中华医学百科全书

公共卫生学

卫生事业管理学

国家出版基金项目
NATIONAL PUBLICATION FOUNDATION

中国协和医科大学出版社

图书在版编目 (CIP) 数据

中华医学百科全书·卫生事业管理学 / 郝模，郭岩主编 . —北京：中国协和医科大学出版社，2019.10

ISBN 978-7-5679-1026-3

Ⅰ . ①卫…　Ⅱ . ①郝…　②郭　Ⅲ . ①卫生管理学　Ⅳ . ① R19

中国版本图书馆 CIP 数据核字 (2019) 第 188986 号

中华医学百科全书·卫生事业管理学

主　　编：郝　模　郭　岩

编　　审：谢　阳

责任编辑：王　霞　傅保娣

出版发行：**中国协和医科大学出版社**
（北京东单三条九号　邮编 100730　电话 010-6526 0431）

网　　址：www.pumcp.com

经　　销：新华书店总店北京发行所

印　　刷：北京雅昌艺术印刷有限公司

开　　本：889×1230　1/16

印　　张：14.75

字　　数：436 千字

版　　次：2019 年 10 月第 1 版

印　　次：2019 年 10 月第 1 次印刷

定　　价：190.00 元

ISBN 978-7-5679-1026-3

《中华医学百科全书》编纂委员会

总顾问　吴阶平　韩启德　桑国卫

总指导　陈　竺

总主编　刘德培

副总主编　曹雪涛　李立明　曾益新

编纂委员（以姓氏笔画为序）

B·吉格木德	丁　洁	丁　樱	丁安伟	于中麟	于布为
于学忠	万经海	马　军	马　骁	马　静	马　融	马中立
马安宁	马建辉	马烈光	马绪臣	王　伟	王　辰	王　政
王　恒	王　硕	王　舒	王　键	王一飞	王一镗	王士贞
王卫平	王长振	王文全	王心如	王生田	王立祥	王兰兰
王汉明	王永安	王永炎	王华兰	王成锋	王延光	王旭东
王军志	王声湧	王坚成	王良录	王拥军	王茂斌	王松灵
王明荣	王明贵	王宝玺	王诗忠	王建中	王建业	王建军
王建祥	王临虹	王贵强	王美青	王晓民	王晓良	王鸿利
王维林	王琳芳	王喜军	王道全	王德文	王德群	
木塔力甫·艾力阿吉	尤启冬	戈　烽	牛　侨	毛秉智	毛常学
乌　兰	文卫平	文历阳	文爱东	方以群	尹　佳	孔北华
孔令义	孔维佳	邓文龙	邓家刚	书　亭	毋福海	艾措千
艾儒棣	石　岩	石远凯	石学敏	石建功	布仁达来	占　堆
卢志平	卢祖洵	叶　桦	叶冬青	叶常青	叶章群	申昆玲
申春悌	田景振	田嘉禾	史录文	代　涛	代华平	白春学
白慧良	丛　斌	丛亚丽	包怀恩	包金山	冯卫生	冯学山
冯希平	边旭明	边振甲	匡海学	邢小平	达万明	达庆东
成　军	成翼娟	师英强	吐尔洪·艾买尔		吕时铭	吕爱平
朱　珠	朱万孚	朱立国	朱华栋	朱宗涵	朱建平	朱晓东
朱祥成	乔延江	伍瑞昌	任　华	华　伟	伊河山·伊明	
向　阳	多　杰	邬堂春	庄　辉	庄志雄	刘　平	刘　进
刘　玮	刘　蓬	刘大为	刘小林	刘中民	刘玉清	刘尔翔
刘训红	刘永锋	刘吉开	刘伏友	刘芝华	刘华平	刘华生
刘志刚	刘克良	刘更生	刘迎龙	刘建勋	刘胡波	刘树民
刘昭纯	刘俊涛	刘洪涛	刘献祥	刘嘉瀛	刘德培	闫永平

米　玛	许　媛	许腊英	那彦群	阮长耿	阮时宝	孙　宁
孙　光	孙　皎	孙　锟	孙长颢	孙少宣	孙立忠	孙则禹
孙秀梅	孙建中	孙建方	孙贵范	孙海晨	孙景工	孙颖浩
孙慕义	严世芸	苏　川	苏　旭	苏荣扎布	杜元灏	杜文东
杜治政	杜惠兰	李　龙	李　飞	李　东	李　宁	李　刚
李　丽	李　波	李　勇	李　桦	李　鲁	李　磊	李　燕
李　冀	李大魁	李云庆	李太生	李曰庆	李玉珍	李世荣
李立明	李永哲	李志平	李连达	李灿东	李君文	李劲松
李其忠	李若瑜	李松林	李泽坚	李宝馨	李建勇	李映兰
李莹辉	李继承	李森恺	李曙光	杨　凯	杨　恬	杨　健
杨化新	杨文英	杨世民	杨世林	杨伟文	杨克敌	杨国山
杨宝峰	杨炳友	杨晓明	杨跃进	杨腊虎	杨瑞馥	杨慧霞
励建安	连建伟	肖　波	肖　南	肖永庆	肖海峰	肖培根
肖鲁伟	吴　东	吴　江	吴　明	吴　信	吴令英	吴立玲
吴欣娟	吴勉华	吴爱勤	吴群红	吴德沛	邱建华	邱贵兴
邱海波	邱蔚六	何　维	何　勤	何方方	何绍衡	何春涤
何裕民	余争平	余新忠	狄　文	冷希圣	汪　海	汪受传
沈　岩	沈　岳	沈　敏	沈　铿	沈卫峰	沈心亮	沈华浩
沈俊良	宋国维	张　泓	张　学	张　亮	张　强	张　霆
张　澍	张大庆	张为远	张世民	张志愿	张丽霞	张伯礼
张宏誉	张劲松	张奉春	张宝仁	张宇鹏	张建中	张建宁
张承芬	张琴明	张富强	张新庆	张潍平	张德芹	张燕生
陆　华	陆付耳	陆伟跃	陆静波	阿不都热依木·卡地尔		陈　文
陈　杰	陈　实	陈　洪	陈　琪	陈　楠	陈　薇	陈士林
陈大为	陈文祥	陈代杰	陈红风	陈尧忠	陈志南	陈志强
陈规化	陈国良	陈佩仪	陈家旭	陈智轩	陈锦秀	陈誉华
邵　蓉	邵荣光	武志昂	其仁旺其格	范　明	范炳华	林三仁
林久祥	林子强	林江涛	林曙光	杭太俊	欧阳靖宇	尚　红
果德安	明根巴雅尔	易定华	易著文	罗　力	罗　毅	罗小平
罗长坤	罗永昌	罗颂平	帕尔哈提·克力木			
帕塔尔·买合木提·吐尔根			图门巴雅尔	岳建民	金　玉	金　奇
金少鸿	金伯泉	金季玲	金征宇	金银龙	金惠铭	郁　琦
周　兵	周　林	周永学	周光炎	周灿全	周良辅	周纯武
周学东	周宗灿	周定标	周宜开	周建平	周建新	周荣斌
周福成	郑一宁	郑家伟	郑志忠	郑金福	郑法雷	郑建全
郑洪新	郎景和	房　敏	孟　群	孟庆跃	孟静岩	赵　平

赵 群	赵子琴	赵中振	赵文海	赵玉沛	赵正言	赵永强
赵志河	赵彤言	赵明杰	赵明辉	赵耐青	赵继宗	赵铱民
郝 模	郝小江	郝传明	郝晓柯	胡 志	胡大一	胡文东
胡向军	胡国华	胡昌勤	胡晓峰	胡盛寿	胡德瑜	柯 杨
查 干	柏树令	柳长华	钟翠平	钟赣生	香多·李先加	
段 涛	段金廒	段俊国	侯一平	侯金林	侯春林	俞光岩
俞梦孙	俞景茂	饶克勤	姜小鹰	姜玉新	姜廷良	姜国华
姜柏生	姜德友	洪 两	洪 震	洪秀华	洪建国	祝庆余
祝陳晨	姚永杰	姚祝军	秦 川	袁文俊	袁永贵	都晓伟
晋红中	栗占国	钱传云	钱忠直	钱家鸣	夏照帆	夏慧敏
柴光军	柴家科	钱传云	钱忠直	钱家鸣	钱焕文	倪 鑫
倪 健	徐 军	徐 晨	徐永健	徐志云	徐志凯	徐克前
徐金华	徐建国	徐勇勇	徐桂华	凌文华	高 妍	高 晞
高志贤	高志强	高学敏	高金明	高健生	高树中	高思华
高润霖	郭 岩	郭小朝	郭长江	郭巧生	郭宝林	郭海英
唐 强	唐朝枢	唐德才	诸欣平	谈 勇	谈献和	陶·苏和
陶广正	陶永华	陶芳标	陶建生	黄 峻	黄 烽	黄人健
黄叶莉	黄宇光	黄国宁	黄国英	黄跃生	黄璐琦	萧树东
梅长林	曹 佳	曹广文	曹务春	曹建平	曹洪欣	曹济民
曹雪涛	曹德英	龚千锋	龚守良	龚非力	袭著革	常耀明
崔 蒙	崔丽英	庾石山	康 健	康廷国	康宏向	章友康
章锦才	章静波	梁显泉	梁铭会	梁繁荣	谌贻璞	屠鹏飞
隆 云	绳 宇	巢永烈	彭 成	彭 勇	彭明婷	彭晓忠
彭瑞云	彭毅志	斯拉甫·艾白		葛 坚	葛立宏	董方田
蒋力生	蒋建东	蒋建利	蒋澄宇	韩晶岩	韩德民	惠延年
粟晓黎	程 伟	程天民	程训佳	童培建	曾 苏	曾小峰
曾正陪	曾学思	曾益新	谢 宁	谢立信	蒲传强	赖西南
赖新生	詹启敏	詹思延	鲍春德	窦科峰	窦德强	赫 捷
蔡 威	裴国献	裴晓方	裴晓华	管柏林	廖品正	谭仁祥
谭先杰	翟所迪	熊大经	熊鸿燕	樊飞跃	樊巧玲	樊代明
樊立华	樊明文	黎源倩	颜 虹	潘国宗	潘柏申	潘桂娟
薛社普	薛博瑜	魏光辉	魏丽惠	藤光生		

《中华医学百科全书》学术委员会

主任委员　巴德年

副主任委员（以姓氏笔画为序）

汤钊猷　　　吴孟超　　　陈可冀　　　贺福初

学术委员（以姓氏笔画为序）

丁鸿才	于是凤	于润江	于德泉	马遂	王宪	王大章
王文吉	王之虹	王正敏	王声湧	王近中	王邦康	王晓仪
王政国	王海燕	王鸿利	王琳芳	王锋鹏	王满恩	王模堂
王澍寰	王德文	王翰章	乌正赉	毛秉智	尹昭云	巴德年
邓伟吾	石一复	石中瑗	石四箴	石学敏	平其能	卢世璧
卢光琇	史俊南	皮昕	吕军	吕传真	朱预	朱大年
朱元珏	朱家恺	朱晓东	仲剑平	刘正	刘耀	刘又宁
刘宝林（口腔）		刘宝林（公共卫生）		刘桂昌	刘敏如	刘景昌
刘新光	刘嘉瀛	刘镇宇	刘德培	江世忠	闫剑群	汤光
汤钊猷	阮金秀	孙燕	孙汉董	孙曼霁	纪宝华	严隽陶
苏志	苏荣扎布	杜乐勋	李亚洁	李传胪	李仲智	李连达
李若新	李济仁	李钟铎	李舜伟	李巍然	杨莘	杨圣辉
杨宠莹	杨瑞馥	肖文彬	肖承悰	肖培根	吴坤	吴蓬
吴乐山	吴永佩	吴在德	吴军正	吴观陵	吴希如	吴孟超
吴咸中	邱蔚六	何大澄	余森海	谷华运	邹学贤	汪华
汪仕良	张乃峥	张习坦	张月琴	张世臣	张丽霞	张伯礼
张金哲	张学文	张学军	张承绪	张洪君	张致平	张博学
张朝武	张蕴惠	陆士新	陆道培	陈子江	陈文亮	陈世谦
陈可冀	陈立典	陈宁庆	陈尧忠	陈在嘉	陈君石	陈育德
陈治清	陈洪铎	陈家伟	陈家伦	陈寅卿	邵铭熙	范乐明
范茂槐	欧阳惠卿	罗才贵	罗成基	罗启芳	罗爱伦	罗慰慈
季成叶	金义成	金水高	金惠铭	周俊	周仲瑛	周荣汉
赵云凤	胡永华	钟世镇	钟南山	段富津	侯云德	侯惠民
俞永新	俞梦孙	施侣元	姜世忠	姜庆五	恽榴红	姚天爵
姚新生	贺福初	秦伯益	贾继东	贾福星	顾美仪	顾觉奋
顾景范	夏惠明	徐文严	翁心植	栾文明	郭定	郭子光
郭天文	唐由之	唐福林	涂永强	黄洁夫	黄璐琦	曹仁发
曹采方	曹谊林	龚幼龙	龚锦涵	盛志勇	康广盛	章魁华

梁文权　　梁德荣　　彭名炜　　董　怡　　温　海　　程元荣　　程书钧
程伯基　　傅民魁　　曾长青　　曾宪英　　裘雪友　　甄永苏　　褚新奇
蔡年生　　廖万清　　樊明文　　黎介寿　　薛　淼　　戴行锷　　戴宝珍
戴尅戎

《中华医学百科全书》工作委员会

主任委员　郑忠伟

副主任委员　袁　钟

编审（以姓氏笔画为序）

开赛尔	司伊康	当增扎西	吕立宁	任晓黎	邬扬清	刘玉玮
孙　海	何　维	张之生	张玉森	张立峰	陈　懿	陈永生
松布尔巴图	呼素华	周　茵	郑伯承	郝胜利	胡永洁	侯澄芝
袁　钟	郭亦超	彭南燕	傅祚华	谢　阳	解江林	

编辑（以姓氏笔画为序）

于　岚	王　波	王　莹	王　颖	王　霞	王明生	尹丽品
左　谦	刘　婷	刘岩岩	孙文欣	李　慧	李元君	李亚楠
杨小杰	吴桂梅	吴翠姣	沈冰冰	宋　玥	张　安	张　玮
张浩然	陈　佩	骆彩云	聂沛沛	顾良军	高青青	郭广亮
傅保娣	戴小欢	戴申倩				

工作委员　刘小培　罗　鸿　宋晓英　姜文祥　韩　鹏　汤国星　王　玲　李志北

办公室主任　左　谦　孙文欣　吴翠姣

公共卫生学

总主编

李立明　　北京大学公共卫生学院

本类学术秘书

王　波　　北京协和医学院

本卷编委会

主　编

郝　模　　复旦大学

郭　岩　　北京大学

学术委员

吕　军　　复旦大学

副主编

胡　志　　安徽医科大学

张　亮　　华中科技大学

吴群红　　哈尔滨医科大学

马安宁　　山东潍坊医学院

编　委（以姓氏笔画为序）

丁　宏　　安徽医科大学

马安宁　　山东潍坊医学院

王志锋　　北京大学

毛静馥　　哈尔滨医科大学

冯占春　　华中科技大学

吕　军　　复旦大学

孙　梅　　复旦大学

杨善发　　安徽医科大学

吴群红　　哈尔滨医科大学

张　亮　　华中科技大学

张治国　　华中科技大学

罗　力　　复旦大学

郝　模　　复旦大学

郝艳华　　哈尔滨医科大学

胡　志　　安徽医科大学

洪　倩　　安徽医科大学

郭　岩　　北京大学

简伟研　　北京大学

前　言

《中华医学百科全书》终于和读者朋友们见面了！

古往今来，凡政通人和、国泰民安之时代，国之重器皆为科技、文化领域的鸿篇巨制。唐代《艺文类聚》、宋代《太平御览》、明代《永乐大典》、清代《古今图书集成》等，无不彰显盛世之辉煌。新中国成立后，国家先后组织编纂了《中国大百科全书》第一版、第二版，成为我国科学文化事业繁荣发达的重要标志。医学的发展，从大医学、大卫生、大健康角度，集自然科学、人文社会科学和艺术之大成，是人类社会文明与进步的集中体现。随着经济社会快速发展，医药卫生领域科技日新月异，知识大幅更新。广大读者对医药卫生领域的知识文化需求日益增长，因此，编纂一部医药卫生领域的专业性百科全书，进一步规范医学基本概念，整理医学核心体系，传播精准医学知识，促进医学发展和人类健康的任务迫在眉睫。在党中央、国务院的亲切关怀以及国家各有关部门的大力支持下，《中华医学百科全书》应运而生。

作为当代中华民族"盛世修典"的重要工程之一，《中华医学百科全书》肩负着全面总结国内外医药卫生领域经典理论、先进知识，回顾展现我国卫生事业取得的辉煌成就，弘扬中华文明传统医药璀璨历史文化的使命。《中华医学百科全书》将成为我国科技文化发展水平的重要标志、医药卫生领域知识技术的最高"检阅"、服务千家万户的国家健康数据库和医药卫生各学科领域走向整合的平台。

肩此重任，《中华医学百科全书》的编纂力求做到两个符合：一是符合社会发展趋势。全面贯彻以人为本的科学发展观指导思想，通过普及医学知识，增强人民群众健康意识，提高人民群众健康水平，促进社会主义和谐社会构建；二是符合医学发展趋势。遵循先进的国际医学理念，以"战略前移、重心下移、模式转变、系统整合"的人口与健康科技发展战略为指导。同时，《中华医学百科全书》的编纂力求做到两个体现：一是体现科学思维模式的深刻变革，即学科交叉渗透/知识系统整合；二是体现继承发展与时俱进的精神，准确把握学科现有基础理论、基本知识、基本技能以及经典理论知识与科学思维精髓，深刻领悟学科当前面临的交叉渗透与整合转化，敏锐洞察学科未来的发展趋势与突破方向。

作为未来权威著作的"基准点"和"金标准"，《中华医学百科全书》编纂过程中，制定了严格的主编、编者遴选原则，聘请了一批在学界有相当威望、具有较高学术造诣和较强组织协调能力的专家教授（包括多位两院院士）担任大类主编和学科卷主编，确保全书的科学性与权威性。另外，还借鉴了已有百科全书的编写经验。鉴于《中华医学百科全书》的编纂过程本身带有科学研究性质，还聘请了若干科研院所的科研管理专家作为特约编审，站在科研管理的高度为全书的顺利编纂保驾护航。除了编者、编审队伍外，还制订了详尽的质量保证计划。编纂委员会和工作委员会秉持质量源于设计的理念，共同制订了一系列配套的质量控制规范性文件，建立了一套切实可行、行之有效、效率最优的编纂质量管理方案和各种情况下的处理原则及预案。

《中华医学百科全书》的编纂实行主编负责制，在统一思想下进行系统规划，保证良好的全程质量策划、质量控制、质量保证。在编写过程中，统筹协调学科内各编委、卷内条目以及学科间编委、卷间条目，努力做到科学布局、合理分工、层次分明、逻辑严谨、详略有方。在内容编排上，务求做到"全准精新"。形式"全"：学科"全"，册内条目"全"，全面展现学科面貌；内涵"全"：知识结构"全"，多方位进行条目阐释；联系整合"全"：多角度编制知识网。数据"准"：基于权威文献，引用准确数据，表述权威观点；把握"准"：审慎洞察知识内涵，准确把握取舍详略。内容"精"："一语天然万古新，豪华落尽见真淳。"内容丰富而精炼，文字简洁而规范；逻辑"精"："片言可以明百意，坐驰可以役万里。"严密说理，科学分析。知识"新"：以最新的知识积累体现时代气息；见解"新"：体现出学术水平，具有科学性、启发性和先进性。

《中华医学百科全书》之"中华"二字，意在中华之文明、中华之血脉、中华之视角，而不仅限于中华之地域。在文明交织的国际化浪潮下，中华医学汲取人类文明成果，正不断开拓视野，敞开胸怀，海纳百川般融入，润物无声状拓展。《中华医学百科全书》秉承了这样的胸襟怀抱，广泛吸收国内外华裔专家加入，力求以中华文明为纽带，牵系起所有华人专家的力量，展现出现今时代下中华医学文明之全貌。《中华医学百科全书》作为由中国政府主导，参与编纂学者多、分卷学科设置全、未来受益人口广的国家重点出版工程，得到了联合国教科文等组织的高度关注，对于中华医学的全球共享和人类的健康保健，都具有深远意义。

《中华医学百科全书》分基础医学、临床医学、中医药学、公共卫生学、军事与特种医学和药学六大类，共计 144 卷。由中国医学科学院/北京协和医学院牵头，联合军事医学科学院、中国中医科学院和中国疾病预防控制中心，带动全国知名院校、科研单位和医院，有多位院士和海内外数千位优秀专家参加。国内知名的医学和百科编审汇集中国协和医科大学出版社，并培养了一批热爱百科事业的中青年编辑。

回览编纂历程，犹然历历在目。几年来，《中华医学百科全书》编纂团队呕心沥血，孜孜矻矻。组织协调坚定有力，条目撰写字斟句酌，学术审查一丝不苟，手书长卷撼人心魂……在此，谨向全国医学各学科、各领域、各部门的专家、学者的积极参与以及国家各有关部门、医药卫生领域相关单位的大力支持致以崇高的敬意和衷心的感谢！

《中华医学百科全书》的编纂是一项泽被后世的创举，其牵涉医学科学众多学科及学科间交叉，有着一定的复杂性；需要体现在当前医学整合转型的新形式，有着相当的创新性；作为一项国家出版工程，有着毋庸置疑的严肃性。《中华医学百科全书》开创性和挑战性都非常强。由于编纂工作浩繁，难免存在差错与疏漏，敬请广大读者给予批评指正，以便在今后的编纂工作中不断改进和完善。

刘德培

凡　例

一、《中华医学百科全书》（以下简称《全书》）按基础医学类、临床医学类、中医药学类、公共卫生类、军事与特种医学类、药学类的不同学科分卷出版。一学科辑成一卷或数卷。

二、《全书》基本结构单元为条目，主要供读者查检，亦可系统阅读。条目标题有些是一个词，例如"药物"；有些是词组，例如"基本药物"。

三、由于学科内容有交叉，会在不同卷设有少量同名条目。例如《卫生事业管理学》《卫生法学　卫生监督学》都设有"医疗机构"条目。其释文会根据不同学科的视角不同各有侧重。

四、条目标题上方加注汉语拼音，条目标题后附相应的外文。例如：

wèishēng xìtǒng
卫生系统（health system）

五、本卷条目按学科知识体系顺序排列。为便于读者了解学科概貌，卷首条目分类目录中条目标题按阶梯式排列，例如：

卫生物力资源 …………………………………………………………………

　药物 ……………………………………………………………………………

　　处方药 ………………………………………………………………………

　　非处方药 ……………………………………………………………………

　　基本药物 ……………………………………………………………………

　　　基本药物制度 ……………………………………………………………

　卫生设施 ………………………………………………………………………

　　病床 …………………………………………………………………………

　卫生设备 ………………………………………………………………………

卫生信息资源 …………………………………………………………………

六、各学科都有一篇介绍本学科的概观性条目，一般作为本学科卷的首条。介绍学科大类的概观性条目，列在本大类中基础性学科卷的学科概观性条目之前。

七、条目之中设立参见系统，体现相关条目内容的联系。一个条目的内容涉及其他条目，需要其他条目的释文作为补充的，设为"参见"。所参见的本卷条目的标题在本条目释文中出现的，用蓝色楷体字印刷；所参见的本卷条目的标题未在本条目释文中出现的，在括号内用蓝色楷体字印刷该标题，另加"见"字；参见其他卷条目的，注明参见条所属学科卷名，如"参见□□□卷"或"参见□□□卷□□□□"。

八、《全书》医学名词以全国科学技术名词审定委员会审定公布的为标准。同一概念或疾病在不同学科有不同命名的，以主科所定名词为准。字数较多，释文中拟用简称的名词，每个条目中第一次出现时使用全称，并括注简称，例如：甲型病毒性肝炎（简称甲肝）。个别众所周知的名词直接使用简称、缩写，例如：B超。药物名称参照《中华人民共和国药典》2015年版和《国家基本药物目录》2012年版。

九、《全书》量和单位的使用以国家标准GB 3100～3102—1993《量和单位》为准。援引古籍或外文时维持原有单位不变。必要时括注与法定计量单位的换算。

十、《全书》数字用法以国家标准GB/T 15835—2011《出版物上数字用法》为准。

十一、正文之后设有内容索引和条目标题索引。内容索引供读者按照汉语拼音字母顺序查检条目和条目之中隐含的知识主题。条目标题索引分为条目标题汉字笔画索引和条目外文标题索引，条目标题汉字笔画索引供读者按照汉字笔画顺序查检条目，条目外文标题索引供读者按照外文字母顺序查检条目。

十二、部分学科卷根据需要设有附录，列载本学科有关的重要文献资料。

目　录

wèishēng shìyè guǎnlǐxué

卫生事业管理学（health service administration）　研究卫生事业发展的基本特点与规律，用管理科学的理论与方法探索如何通过最佳卫生服务把医疗预防保健的科学技术和卫生资源及时有效地提供给全体人民，最大限度地满足整个社会对医疗卫生保健的需要，有效保障人民健康的学科。此学科是伴随着现代管理科学的完善、医疗保健服务的发展、公共卫生事业的进步及其他相关学科的成长而形成的一门新兴学科。作为研究和解决人类健康问题的重要学科，越来越受到社会的重视，并发挥越来越重要的作用。

卫生事业管理学属于管理学门类的公共管理学科分支，因此其基本理论大都源自管理学的基本理论。西方管理科学中的古典管理理论、行为科学理论和现代管理理论，以及从社会普遍存在的管理活动中概括出的原理、理论、职能、方法和技术，普遍适用于卫生事业管理的各个方面。卫生事业管理学是指导卫生部门进行科学管理的理论和方法，目的是在有限的资源条件下创造出最大的效益，即通过管理活动的实施，用管理学的理论和方法探索如何对卫生资源进行优化配置并及时合理地分配给全体人民，最大限度地保障人民健康。

简史　主要包括学科形成基础和历史演变。

学科形成基础　卫生事业管理学是在卫生服务系统及公共卫生事业发展的基础上形成的，伴随着各国卫生事业管理实践不断地发展和完善。①卫生事业管理学是在卫生服务系统得到长足发展的基础上逐步形成的。在相当长的历史时期中，医生作为个体劳动者存在，真正的医疗机构数量少、规模小，因此还谈不上管理。进入 20 世纪初期，随着经济与社会的发展，人们对医疗保健的需求日益增长，医疗组织及医疗服务日益复杂、医疗设备设施和技术的现代化程度显著增加，使卫生系统内部的管理越来越重要，迫切需要一批具有现代管理知识和技术的卫生管理人员来管理卫生工作。有关卫生事业的人力管理、财务管理、物资设备管理、信息管理和业务技术管理等内容逐步成为专门的研究课题，为卫生事业管理学的发展奠定了专业基础。②卫生事业管理学是在公共卫生事业不断发展的基础上成长起来的。在 19 世纪工业化、城市化发展的基础上，环境卫生、传染病管理、生命统计和卫生法规等都有了很大的发展。随着社会的进步，原始的局部疾病观念开始转化为整体疾病思想，健康成为人们的基本权利，健康保险与保障成为社会保障事业的重要组成部分并逐步完善起来。公共卫生和政府参与在疾病防治和增进健康的目标中起到重要作用，卫生事业日益成为整个社会经济发展的重要组成部分，并推动了卫生事业管理学科建设与发展。③卫生事业管理学是伴随着各国卫生事业管理实践而不断发展和完善的。各国的社会制度不同，卫生事业的发展情况也不同，因此卫生事业管理学所包含的内容和重点也不尽相同，每个国家都有自己的特色。作为推动各国卫生事业发展的重要学科，卫生事业管理学涉及各国卫生事业发展的宏观问题和具体问题，这些问题都需要通过加强卫生事业管理学的研究予以解答。

历史演变　卫生事业管理学发端于西方，追溯其学科发展的历史演变，其形成和发展大体上经历了 3 个重要阶段。①起始阶段：起始于 19 世纪初期。由于传染病的流行、饮食及环境等带来的影响健康方面的卫生问题，人们开始调查研究与这些卫生问题有关的防治措施，催生了卫生事业管理学科发展的萌芽。1921 年戴维斯（Davis）编著的《移民健康与社区发展》一书，被认为是现代卫生事业管理领域中的第一部学术著作，揭开了卫生事业管理研究与发展新的一页。②成长阶段：起始于 20 世纪 30 年代。美国是卫生事业管理学发展较早的一个国家，其卫生事业管理学的发展起始于医院管理。1934 年美国芝加哥大学工商学院首先开设了卫生管理学课程，开始把管理学的基本概念和原理引入卫生保健事业。20 世纪 40 年代后，美国其他一些大学也相继开设类似课程。一些医学院校、公共卫生学院单独或与工商学院联合举办卫生管理大学教育或毕业后教育，卫生管理学学士学位教育是在完成 4 年普通大学学习基础上再经成 2～3 年专业教育；毕业后教育则包括硕士学位及博士学位，学制 1～4 年不等。1948 年美国在原医院管理大学教育联合会基础上，成立了美国全国卫生管理大学教育联合会。苏联于 1922 年在莫斯科大学医学院成立了社会卫生学教研室，20 世纪 40 年代改称保健组织学，60 年代改称社会卫生与保健组织学。1978 年颁发教学大纲成为医学生必修课。在卫生管理干部培训方面，从 1930 年，苏联就创办了中央医师进修学院，为各级卫生部门干部开办各种专修班，基本任务是培养保健组织干部。西欧的卫生事业管理学及卫生事业管理教育发展较缓慢。1958 年，英国利兹大学成立了纳菲尔卫生管理干部培训中心，它是利兹大学社会政策与卫生服务研究系的组成部分，1982 年世界卫生组织欧洲地区办事处将此中心指定为它的一个合作机构——"国家卫生事业管理程序协作中心"。该中心的主要任务是培训国家的卫生管理干部，开展卫生事业的研究，它是当前英国最大的一个卫生管理专业培训和研究基地，也是欧洲卫生事业管理研究中心之一。它对欧洲及一些发展中国家的卫生管理教育、科研和学术交流起到一定的作用。③独立阶段：始于 20 世纪 90 年代。由于社会经济的发展，特别是卫生服务需求的加快，医疗卫生资源与卫生服务需求的矛盾日益凸显。昂贵的医疗费用成为国际医疗制度改革的难题。社会发展带来的社会与公共卫生问题，如结核病、获得性免疫缺陷综合征（又称艾滋病）等重大疾病，严重急性呼吸综合征（SARS）和禽流感的出现，不得不让各国政府加强对重大疾病和卫生应急工作的重视与投入。世界很多国家都成立了公共卫生学院，建立了卫生事业管理专业或者成立专门科学研究机构，投入了大量的人力、物力和财力资源以培养卫生事业管理人才，开展了卫生政策与其管理的相关研究，有效地推动了卫生体制、卫生政策和卫生制度的变革，与此同时，也促进了卫生事业管理学的逐步成熟与独立发展。

中国的卫生事业管理学是借鉴苏联卫生管理经验，结合中国国情创建和发展起来的，大体上分为三个时期。①初创时期：卫生事业管理学的前身称为保健组织学，是在新中国成立之初，从苏联引进的，当时各高等医学院校均设有保健组织学教研室，开展教学与研究工作。为了提高中国卫生干部的管理水平，一些省成立了卫生干部进修学院，以《保健组织学》为主要业务课程轮训各级卫生行政干部，1957 年举办了第一期《保健组织学》高级师资讲习班，并逐步开展科学研究，出版专业杂志，进行学术交流。②停顿时期：从 20 世纪 50 年代末期开始，由于当时政治环境的影响，卫生事业管理学的学科建设受到很大干扰，尤其在"文化大革命"中，《保健组织学》在全国医学院校停止讲授，教研室被撤销，学术刊物被停办，科学研究被迫中断，卫生事业管理学科处于停顿状态。③发展时期：1978 年改革开放以来，中国卫生事业管理学有了长足的发展，主要表现为卫生事业管理教育的迅速发展、卫生事业管理科研和学术活动的开展，以及卫生事业管理队伍的壮大和提高。1978 年，卫生部决定在《中国医学百科全书》中设立《社会医学与卫生事业管理学》分卷。与此同时，有些高等医学院校设立了社会医学与卫生事业管理学教研室，逐步开展了有关方面的教学和科研工作。1985 年以来，中国有一批高等医学院校相继设置了卫生管理系，开办了卫生管理等专业，已经形成了包括大学专科、本科、硕士、博士四个层次的教育体系。伴随着卫生事业管理教育的发展，卫生事业管理的科学研究也迅速展开。在国家自然科学基金、卫生部科研基金中都设有卫生管理科学研究项目，卫生事业宏观及微观管理的科研项目取得了丰硕成果并被国家有关部门所采纳，

为国家政策的制定提供了科学依据。卫生事业管理科学研究的开展促进了各种卫生管理专业学会的成立，如中华预防医学会卫生事业管理分会、初级卫生保健分会（后更名为卫生保健分会）等。各种卫生管理杂志也应运而生，卫生管理学术著作相继问世，这些著作的出版不仅为卫生事业管理教育提供了教材，而且标志着中国卫生事业管理学科的成熟，形成了有中国特色的卫生事业管理学科体系。

研究内容 卫生事业管理学是推动卫生事业健康发展的科学，其研究内容是由卫生事业的需要所决定的，并且与社会经济发展密切关联。卫生事业在运行、发展、改革过程中遇到的问题，是卫生事业管理学应该研究的内容。卫生事业管理学主要研究内容包括以下几方面。

卫生事业管理理论 卫生事业管理学之所以能够成为一门学科，重要的是已经形成了具有本学科特色的理论和方法。其中卫生事业管理的理论是解决卫生事业管理学科发展问题的重要基础，如卫生事业的地位和作用、卫生事业的性质、卫生工作方针、卫生发展战略、卫生发展规划、卫生管理体制与运行机制、卫生服务组织、卫生服务筹资、卫生服务支付、卫生服务模式、健康保障制度、卫生服务公平与效率、卫生服务营销、卫生可持续发展等。

卫生事业管理方法 卫生事业管理学作为一门学科，需要研究卫生事业管理中的方法学问题，卫生事业管理方法是解决卫生事业管理学科发展问题的重要手段，如卫生事业发展规划编制方法、区域卫生规划方法、卫生项目管

理方法、卫生政策分析方法、卫生系统绩效评价方法，以及卫生服务营销管理方法等。

卫生政策 国家和社会为保障国民的健康而制定的一系列方针、措施和法律等，对卫生事业发展有着重要影响。一个国家和地区卫生事业的发展，很大程度上取决于正确的卫生政策制定与执行。卫生政策研究的主要内容有卫生资源的筹集、配置和准入政策，医疗保障与医疗救助政策，卫生机构的管理政策，卫生经济政策，卫生机构产权制度政策，医药卫生服务政策，卫生产业政策，卫生监督管理政策，以及卫生科技与教育政策等。

卫生组织 贯彻实施卫生政策的重要载体与组织保证。中国在不同时期卫生组织的设置不同，其管理模式也不同。卫生组织研究的范围包括卫生行政管理组织、医疗服务组织、公共卫生组织、卫生监督执法组织、妇幼保健组织、医疗保险组织、药品管理组织、卫生应急组织，以及医学教育与卫生科技组织等的组织设计与功能评价。

卫生资源 提供各种卫生服务所使用的投入要素的总和，包括人力、财力、物力、信息、技术等资源。卫生人力资源作为卫生资源的主要内容，其特点、构成均影响卫生事业的发展，包括人力资源规划、考核、配置等；信息是管理的基础，如何将实际数据资料转化为信息，以及信息的应用和收集等是信息管理的内容。因此，卫生人力资源管理、卫生投资决策、卫生预算管理与财政补贴、医疗设备和医疗技术准入与管理和卫生信息管理都应属于卫生资源管理的范畴。

卫生行政管理 包括医政管理、疾病预防与控制管理、卫生监督管理、妇幼保健管理、中医药管理、社区卫生服务管理、基本卫生保健管理等。卫生事业管理学需要研究在这些部门和领域内存在着什么问题，有什么规律可循，如何改善和加强在这些部门和领域内的管理等。

同邻近学科的关系 卫生事业管理学是一门理论性、实践性和综合性很强的学科，也是一门多学科交叉的边缘性应用学科，与许多学科既有区别又有密切关系。随着政策学、经济学、社会学、领导科学、信息管理学、保险学和法学等学科的发展和其在卫生事业中的不断运用，卫生事业管理学的外延不断拓展，逐步形成了卫生政策学、卫生经济学、卫生领导科学、卫生信息管理学、医疗保险学和卫生法学等专门学科领域。在卫生系统中，随着卫生事业各部门专业化水平的发展，卫生事业管理学的内涵也在不断细化，形成了医院管理学、疾病控制管理学、卫生监督管理学、妇幼保健管理学、健康管理学、医学教育管理学和卫生科技管理学等分支学科。

卫生事业管理学是现代管理科学在卫生事业管理中的应用，它研究如何从宏观和全局上对卫生事业进行科学规划与管理的问题。它既不同于卫生系统各部门的管理学，也不同于相关的其他学科。因为不同部门的管理具有不同的管理理论、方法与管理手段，卫生事业管理学必须研究其管理体制、运行机制与工作模式，并遵循其发展规律。同时，卫生事业管理学在其自身发展中也必须借鉴其他学科发展的理论、方法与原则，不断丰富卫生事业管理学科的发展内涵，提高学科发展水平，更好地实现学科发展目标。

应用 卫生事业管理学科建设与发展的核心是力求用有限的卫生资源，最大限度地满足人民群众的卫生服务需求，最大程度地改善人群健康状况；探讨并制定适合各国国情的可行的卫生政策与制度，为卫生事业发展确定工作重点和方向；围绕卫生规划、卫生组织、卫生筹资和卫生支付等重要学科问题开展研究工作并指导卫生工作的建设与发展。在中国，《中共中央 国务院关于深化医药卫生体制改革的意见》明确了卫生改革与发展的重点问题，因此，卫生事业管理学科的发展要紧密结合中国医药卫生改革发展大局，通过医药卫生管理体制和运行机制创新，重点做好基本医疗保障制度建设、国家基本药物制度建设、基层医疗卫生服务体系建设，实现基本公共卫生服务均等化，推进公立医院改革试点等研究，为中国医药卫生体制改革发展提供有力的理论支持。

新中国成立70周年和改革开放41年来，卫生与健康事业发展成就世人瞩目。卫生事业管理学科作为医药卫生事业发展的重要推动力量，正在发挥越来越重要的作用。新时代卫生与健康工作方针的制定、《健康中国2030规划纲要》的颁布，世界上规模最大的基本医疗保障制度的建立，全球卫生治理和健康丝绸之路的推进，无不渗透着卫生事业管理的科学思想。因此，提升卫生事业管理学科发展的软实力和创新力，提高卫生管理学科的竞争力和影响力，卫生事业管理学科才能真正屹立众学科之林。

（胡　志）

wèishēng xìtǒng

卫生系统 (health system)

致力于产生卫生行动的由各类卫生组织、卫生机构、卫生资源和卫生制度构成的相互关联的集合体。卫生行动是指包括个人医疗和公共卫生服务在内的一切以增进健康为目的的活动行为。卫生系统是一个复杂的系统，任何以改善健康状况为主要目标的个人、团体、组织及相关资源都属于卫生系统的范畴，如预防保健与医疗服务提供者，筹资中介组织，药品、试剂、医疗设备，以及医生与护士等投入的生产者，卫生服务计划与管理者等。由此可见，卫生系统具有多方参与的特点。这个系统中的各个方面相互联系、相互影响、相互制约，共同努力实现系统的最终目标。

基本内容 卫生系统的构成和运作非常复杂，这种复杂性表现在：①人类所面临的疾病危害多种多样，预防、诊断和治疗方法相对更多，造成卫生系统提供的服务（商品）种类繁多。②卫生系统所服务的对象广泛，包括特定区域内的所有人群。③卫生系统提供的服务涉及人们的生老病死等大事，重要且敏感，所以卫生系统的社会责任重大。④卫生系统提供的服务具有"技术或知识密集"和"劳动力密集"的特征，不仅要针对种类繁多的服务制定完善的技术规范，而且还有必要针对每一个不同的个体辨证施治。⑤卫生系统是一个开放的系统，与社会大系统和其他子系统有着千丝万缕的联系并受其制约。卫生系统的构成及运作规律可用卫生系统宏观模型来表达。

卫生系统所提供的服务（或商品）种类繁多，服务对象则是包括特定区域在内的所有人群。同时，它又是一个开放的系统，与社会大系统和其他子系统之间有着千丝万缕的联系并受其制约。卫生系统可用一系列子模表达并按相应的逻辑关系排列。这些子模分为内部子模和外部子模两类，每个子模都有特定的内涵和范围，可以用相关的概念加以解释。其中，内部子模反映的是卫生系统行为的内部动力，包括结构、过程、系统结果和健康结果，其排列关系遵循"结构－过程－结果"的思路，子模之间的相互影响和制约形成动态平衡过程，投入的卫生"资源"通过特定的服务"过程"产出相应的"结果"。而外部子模体现的是系统行为的外在动力，包括经济发展水平、政治结构、社会文化、人口需要、生物、环境和行为习惯等，对内部子模起着决定性作用。内外部子模相互之间的关系表达，反映了卫生系统的内部运作与社会大系统的关系。卫生系统的子模、子模的常见概念和指标见表。

卫生系统的目标主要包括促进健康、增强反应性及确保卫生筹资的公平性。①促进健康：是卫生系统的首要目标。健康良好包含两层含义，即个体达到最优健康状况、个体之间的健康差异最小。②增进反应性：反应性是指卫生系统能满足人民群众合理期望的程度，这个期望是指患者在享受医疗服务的过程中对非医疗结果的各种期望。③卫生筹资公平性：包括筹资的公平性和大病风险保护两方面。

功能 卫生系统的功能可分为规制、筹资、服务提供和资源开发。①规制：包括制定公正的游戏规则以及确定整个卫生系统的战略方向，其核心问题是如何定位政府的作用。在卫生系统的功能中，规制是最重要的，可以影响其他职能。②筹资：筹集经费、建立统筹及分配资金。适宜的筹资方式可促进卫生系统的持续发展。③服务提供：提供高质量的个人卫生服务及公共卫生服务。在大多数的卫生系统中，卫生服务分为个人卫生服务（包括针对个人的预防、诊断、治疗和康复等）和公共卫生服务（包括针对群体的健康教育、环境卫生等）。个人卫生服务一般涉及公立或私立卫生服务，而公共卫生服务更多地涉及政府责任。④资源开发：卫生系统不仅指卫生管理部门、筹资部门和卫生服务提供部门，还涉及卫生服务投入部门，特别是人力资源、仪器设备及知识。这些机构包括大学和其他教育机构、研究中心、药品生产部门等。在这些方面，卫生决策的核心问题是如何保证供给与卫生系统需求之间的平衡，特别是卫生人力的需求。

(罗 力 郝 模)

wèishēng xìtǒng hóngguān móxíng

卫生系统宏观模型 (macro model of health system)

用立足整体、统筹全局，使整体与部分统一结合的系统分析思想描述卫生系统运作规律的具体表现形式。它是卫生政策研究过程中经常运用的指导性研究方法，借用系统分析的思路，将所有的医疗卫生工作组织、机构、资源和人员等纳入一个整体的大环境中，并将其看成一个由各类相互依存、相互协调和相互作用的功能子系统组成，且趋向于"价值一致"的卫生系统。

概念形成 卫生系统宏观模型是政策分析模型在专业卫生领域（属公共政策范畴）的一个分支。作为政策分析、判断的工具，

表　卫生系统的子模、子模的常见概念和指标

子模名称		概念或维度	常用指标
内部子模	结构		
	（1）资源	人力之量	单位人口卫生人力数
		人力之一般特征	年龄、性别、家庭状况、抚养人口、社会化状况、文化背景
		人力质量和质保	教育程度、资历、两者受承认程度和控制程度
		物力之量	单位人口物化资源配备量
		物力之质	物化资源可供程度的判断［兰德（Rand）曲线］
		物力之质保	物化资源的质量层次、层次被承认和控制程度、投资控制
	（2）组织	组织分类	医防保教研管、层次、级别等
		布局和数量	密度、服务半径等
		管理与监控机制	管理目标、模式、层次和人员、监控体系、方式和内容
		计划与评价机制	资源配置类型、自主权、方法、规划类型、权威和实施内容，评价制度、方法、内容和评价者
		财务与补偿机制	过程、途径、类型和内容（对机构、人员和服务）
		协调与持续机制	纵向、横向、团体间协调，信息系统完善和利用程度
		职业队伍特征	医生非医生比例、医生量质和分布、雇佣状况、认同程度
		公平性特征	组织、资源、服务等描述性和分析性指标［基尼（Gini）系数］
		适宜性特征	覆盖程度、可接受性，职能间平衡
		可计性特征	结构性、行动性（调研）、消费者可计
	（3）行政	自主权	中央性或地方性
		管理层次	统筹政策和计划或事务性
		政策工具使用	范围、内容和方法，质量（适宜、公平、可及、效率）
	过程	利用	门诊：人次、未就诊人口、常规检查项目数、药品消费
			住院：出入院率、平均住院日、人均住院天数、使用率、周转次数
		可及性	物化可及：人口资源比、吸引率、可续性、时间基础指标
			经济可及：服务覆盖、层次、费用负担
			社会可及：年龄分布、女性比例、教育水平、服务可持续和非急性服务利用
			组织可及：与物化可及类似
		伦理问题	资源分配利用障碍、常规机制
		机制问题	机制和机制操作有关的问题
		质量保证	利用状况的测评、监控和反馈
		社会损失	冲突频率和范畴、工作日损失等
	系统结果	效果	目标和成就标准、目前服务水平、类型、程度、对象差距
			现况与目标比较、修正与实施范围（成本效果）
		效率	分配、布局、管理和动态效率
		质量	质量调整期望寿命（QALYs）
		公平性	同上
		可及性	同上
		适宜性	同上
外部子模	人口需要	人口需要	健康状况、一般社会指标、人类发展指标、社会经济状况
	社会经济	直接影响	卫生总费用、人均卫生费用、费用构成、卫技人员收入
		间接影响	人均GDP、收入和收入差异、教育失业和职业分布
			公共支出中卫生比例、经济政策、体制变化和结果
	政治	直接影响	卫生事业的地位、性质，政府部门职能和权限
		间接影响	政治体制、指导思想
	社会文化	技术和知识	技术进步和知识传播
		社会价值观	社会共同价值观念
		文化习俗	
	环境	环境	
		生物	
		生活	

政策分析模型在政策科学中一直扮演着至关重要的角色。早在20世纪50年代，美国政治学家哈罗德·D.拉斯韦尔（Harold D Lasswell）就在《政策（学）的方向》一文中提出，政策科学以社会的变化为对象，具有发展的观念，所以必须建立动态模型加以分析，由于它对于时间和空间十分敏感，它选择的政策分析模型必须在时间和空间上有明确的表示。美国著名政治学家和政策科学家查尔斯·林德布洛姆（Charles Lindblom）率先提出政策分析的概念，并一直致力于政策分析模型和政策制定过程的研究，他认为起源于传统经济学理论的理性决策模型所要达到的基本条件，在现实生活中几乎是无法实现的，由此提出渐进决策模型，至今仍有广泛影响。美国著名公共政策学家托马斯·R.戴伊（Thomas R Dye）在《理解公共政策》一书中提出了旨在解释政治生活、分析公共政策的8个著名决策模型。美国政治学家戴维·伊斯顿（David Easton）认为，政治系统是由一个社会中那些可识别，同时又互相关联的机构和活动组成。系统决策模型便是一种视公共政策为政治系统对来自环境需求反应的决策模型，而卫生系统宏观模型则是运用这一系统分析思想描述卫生系统运作规律

的具体体现。

基本内容　卫生系统宏观模型见图。

卫生系统宏观模型显示，卫生系统的构成虽然繁杂，却依据一定规律运作，可用一系列按逻辑关系排列的子模表达。子模分成内部子模和外部子模，每一个子模都有特定的内涵和范围，可以用相关的概念加以解释。其中，资源、组织和行政模块、服务过程模块、系统结果模块、健康结果模块的组合，可以称为卫生事业、卫生行业或卫生产业（同一内涵应用于不同的术语场合）。内部子模反映的是卫生系统行为的内部动力，内部子模的排列关系遵循"结构－过程－结果"的思路，子模之间的相互影响和制约形成动态平衡过程，投入的卫生"资源"通过特定的服务"过程"产出相应的"结果"。外部子模主要由政治经济社会模块、人口需要模块、环境生物行为模块组成，体现的是系统行为的外在动力，对内部子模起着决定性作用。内、外部子模之间相互关系的表达，反映了卫生系统的内部运作与社会大系统的关系。卫生系统子模之间，具有严密的逻辑关系和顺序，可以用模型中子模之间的箭头表示，箭头有单向和双向之分，一个子模只受那些箭头直接指向自己的子模的影响。例如，"系统

结果"子模只受"服务过程"和"人口需要"两个子模的直接影响和制约；而"人口需要"和"结构（其中又包括资源、组织和行政3个子模）"子模直接对"服务过程"子模发生影响。另外，内部子模和外部子模对卫生系统政策问题的影响程度也不同。

应用　卫生系统宏观模型主要应用于卫生政策的制定和研究过程中。首先，提供了卫生系统运作规律，即把握住卫生系统宏观模型的原理和思路，意味着对卫生系统的运作规律有了深刻的理解，而掌握系统的运作规律，是该系统的政策制定者和研究者制定高价值政策的基础。其次，直接为政策问题确认、政策问题根源分析、政策环境分析提供方法学思路，为政策方案可行性论证、政策评价提供系统思路。例如，在分析与卫生系统有关的社会问题时，只要澄清、界定问题的性质和内涵后，就能进行逻辑归类，将分析的问题归纳于某个特定卫生系统子模，并坐落于相应的子模概念中，形成问题系统；借助卫生系统子模之间的逻辑关系和顺序，运用层次分析法，可逐步确认问题产生的影响因素，从而由浅入深，挖掘和接近问题产生的根源。

（胡　志　杨金侠）

wèishēng shìyè
卫生事业（medical and health service）　为增进人民健康所采取的组织体系、系统活动和社会措施的总和。卫生事业是一个中国化的术语，其内涵与卫生行业、卫生产业接近。卫生行业指卫生服务机构的总称，包括与医疗预防保健服务直接相关的组织机构，以及与医疗预防保健服务存在间接关联的组织机构。有类似含义的

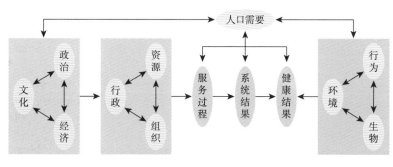

图　卫生系统宏观模型

名词还有卫生部门、卫生机构等。

基本内容　卫生事业包括三部分：一是与医疗预防保健服务直接相关的组织体系、系统活动和社会措施，如医院、疾病预防控制中心、社区卫生服务中心等组织机构，医疗、预防保健活动等；二是与医疗预防保健服务间接关联的组织体系、系统活动和社会措施，如医学院校、医学研究机构、医学学会协会等机构，以及这些机构提供的教学、科研活动；三是行政管理组织体系，如国家和地方的卫生和计划生育委员会、卫生监督所等机构，以及这些机构提供的卫生行政管理活动。

卫生事业的影响因素包括多方面。①社会制度：社会制度不同，对于卫生工作的侧重及相关政策必然不同。②经济水平：一个国家的经济水平决定了能否为卫生事业投入足够的资源，经济水平对卫生事业影响深远。③管理水平：科学的管理能够使有限的资源发挥最大的效益，能够使卫生事业更好更快地发展。④文化背景：主要从卫生人力资源、健康教育水平和卫生保健的可接受性三个方面影响卫生事业的发展。⑤科技发展水平：医学科学技术的发展，使得卫生服务的质量和效率大大提高，只有在医学技术上不停进步和创新，才能有效地应对人类的各种突发疾病和不断改变的健康谱。⑥人口状况和生态环境：人口状况包括人口数量、人口质量和人口构成。卫生事业的服务对象是全体人民，人口状况决定了卫生事业发展的基点高低。环境状况直接影响着人们的健康，不洁净的空气、污染的水、噪声等都会对人类健康有负面影响，同时必然对卫生事业有着相应的要求。

在中国，卫生事业的建设和发展由政府主导。政府不但是卫生制度和卫生政策的制定者，而且为卫生事业的发展提供资金支持。计划经济时期，中国的卫生事业取得了巨大的成就。这一时期，主要是借鉴解放区和苏联的卫生建设经验，并制定了"面向工农兵、预防为主、团结中西医、卫生工作与群众运动相结合"的卫生方针。但经济水平较低，卫生资源投入有限，所以无法实现大面积医疗保障覆盖；另外，卫生技术人员专业素质较低，卫生服务质量无法得到保障。1980年后，随着改革开放的实施，卫生事业的发展逐步踏入正轨。尤其是市场经济体制的确立，卫生事业的发展也逐渐引入了市场化的概念，通过有利的良性竞争，卫生服务的供给能力大大提高。科学技术的迅猛发展也带动了医学技术的发展，卫生技术人员的专业素质得到了普遍提高。自20世纪90年代以来，中国逐步建立了城镇职工医疗保险、城镇居民医疗保险、新型农村合作医疗等医疗保障制度。

地位与作用　卫生事业关系着广大人民群众的根本利益。发展医疗卫生事业，实现人人公平享有基本卫生保健的目标，是人民群众最关心的现实问题之一，对于提高国民健康素质、维护社会公平正义、保障公民基本权益、促进社会和谐稳定，都有重要作用。卫生事业的地位与作用概括起来主要有：①卫生事业是健康的保证。卫生事业发挥着维护人们健康的重要使命。②卫生事业是保持和促进生产力发展的基础。卫生事业承载着保持和提高人力资源质量和数量的使命，对保持和促进生产力的发展起到决定性作用。③卫生事业与经济社会发展相辅相成。人们的健康水平影响经济社会的发展，经济社会的发展为提高人们健康水平提供物质条件。④卫生事业是建设和谐社会的重要内容。随着经济社会的发展和人们生活水平的提高，人们对健康的要求也不断增长，对健康和卫生工作的关注日益增加，应努力发展卫生事业，做好医疗卫生工作，满足人们的健康要求。

（罗　力　郝　模）

jiànkāng guǎnlǐ
健康管理（health management）　以不同健康状态下人们的健康需要为导向，通过对个体或群体的健康状况及各种健康危险因素进行全面的监测、分析、评估及干预，为人们提供健康咨询和指导服务，并制订相应的健康计划，针对各种健康危险因素进行系统干预和管理的过程。健康危险因素指能使疾病或死亡发生的可能性增加或者能使健康不良后果发生概率增加的因素，包括环境、生物、社会、经济、心理和行为等因素。健康管理有广义与狭义之分，广义的健康管理包括疾病预防、临床诊疗和康复保健等，根据其管理对象的大小可分为个人、社区和社会的健康管理，其中只针对个人的健康管理即狭义的健康管理。

健康管理可以从不同的层面来理解：从管理的层面看，健康管理运用管理学的思维与方法，计划、组织、协调和控制健康相关信息和资源，对健康危险因素进行监测－评估－干预－再监测－再评估－再干预，不断循环往复，从而有效地利用卫生资源达到最大的健康效果；从医学层面看，健康管理不同于传统的以疾病为中心的诊疗模式，它针对的不再是单纯的患者，而是健康危险因素，包括患者以及健康人和亚健康人群，其核心是控制健康危险因素，通过控制可变的健康危险因素，以减少疾病发生的可能性，通过系统完善的健康管理服务来预防疾病、提高生活质量，同时控制医药开支；从信息技术角度看，健康管理应用计算机对健康信息进行采集、存储和分析利用，并利用网络达成动态管理。

概念形成　健康管理的概念首先出现于20世纪60年代的美国保险业，随着保险业的发展而发展成熟。保险公司需要对客户进行健康评估，依据健康评估结果进行分类管理，对那些可能发生高血压、糖尿病等疾病风险的人群由不同专业的疾病或健康管理中心进行管理以促进健康，降低医疗费用及保险公司的赔付，控制保险公司的风险。保险公司为了更好更多的营利，健康管理是重要的途径。随着健康管理的发展和理念的推广，20世纪90年代，其他企业也开始意识到员工健康与企业效益及发展的密切关系，将健康管理纳入企业投资的组成部分。很多国家也先后意识到健康管理的重要性，德国、英国、芬兰、日本等国逐步建立起不同形式的健康管理组织。中国健康管理理念是从国外引进的，相关的理论与实践研究起步较晚，并且健康管理服务尚未形成自己的体系，还处于借鉴国外经验的开始阶段。2008年，中国享有健康管理服务的人群只占全人群的0.02%，而美国达70%；中国健康管理相关机构不少于5 744家，但是体检中心占了64.5%，健康

管理的实践工作大多还只是放在识别和发现疾病危险因素上，而没有提供全面的前瞻的干预和指导。

内容　健康管理以个体或群体的健康为中心，基于现代生物医学和信息数字化管理技术，从生物、心理、社会等多维度对每个人进行全面的、个性化的健康事务管理，内容涉及疾病预防、保健、临床诊疗和康复等多个领域，包括健康咨询、健康体检与监测、健康教育、健康危险因素干预和健康信息管理等，其中最基础和核心的是针对健康危险因素所展开的干预、管理和控制活动。健康人群、亚健康人群、亚临床状态人群以及处于疾病期和康复期的病人都是健康管理的服务对象。

步骤　一般来说，健康管理包括三个基本步骤。①健康状况采集：为发现健康危险因素提供资料。②评估和预测：即识别和发现健康危险因素，评估其可能的健康危险后果。③行为干预和咨询指导：即干预健康危险因素。健康管理服务就是遵照上述的步骤不断循环，干预存在的健康危险因素。其中，健康危险因素的识别和控制是健康管理的核心，健康风险评估是健康管理理论的基础。

健康风险评估研究的是健康危险因素与慢性病发病率和病死率之间的数量依存关系及其规律，它将生活方式、行为习惯等因素转化为量化的可测量指标，通过一定的方法预测个体在一定时间内发生疾病或死亡的危险，并估计通过控制危险因素降低疾病风险的潜在可能性。它包括三个基本模块：首先是问卷调查，收集信息，建立个人健康档案。问卷

的内容包括个人健康状况信息、个人生活习惯信息、个人信息或家族史、慢性病随访监测记录等。其次是计算风险，在上述健康信息的基础上，评估该健康特征的个体在一定时间内发生某种疾病或健康结果的可能性，评估预测的方法很多，常用的有两种，分别以单一危险因素与发病率关系和多因素数理分析为基础。前一种方法用相对危险性表示每一种危险因素与发病率的关系，然后计算各相关因素的加权分数来表示健康风险性，该方法相对简单不需要大量的数据分析；后一种方法采用统计学概率的理论与方法分析患病危险性与危险因素之间的关系，它比较准确但是需要大量的数据分析。最后是评估报告，将健康风险评估的结果以报告的形式反馈给个人，可有多种形式。

研究方法　针对健康管理的研究主要涉及健康评估、健康需求、模型开发和系统的理论框架等方面，健康危险因素的评价方法是开展健康管理活动必备的知识基础和核心技能，通常采用临床评估、健康过程与结果评价、生活方式和健康行为评价、人群健康评价等方法。

作用　健康管理过程有助于调动个体及群体的积极性，以达到有效利用卫生资源、改善健康、提高生命质量等目的。完善的健康管理服务可以帮助个人和社会节约大量医疗费用，提高个体的生命质量，并且具有投入少效益高的特点。健康管理可以满足人群日益多样化的健康需求，提高全民健康素质，降低医疗费用，使有限的资源利用获得最大的健康效果。

（罗　力）

wèishēng shìyè guǎnlǐ

卫生事业管理（health service management）

政府依据卫生事业发展的规律和特点，对卫生资源进行科学规划，并对以增进人们健康为目的的组织体系、系统活动和社会措施进行计划、组织和控制的过程。卫生事业管理是管理科学的基本理论在卫生领域的应用，管理的计划、组织、领导、控制等职能是卫生事业管理的基本组成部分。

卫生事业管理的主体是政府，具体包括政府卫生行政部门和政府其他有关部门（如发展和改革部门、人力资源和社会保障部门等）。政府通过制定、实施卫生计划和卫生政策法规，应用财政、价格、税收和收费等经济方式对卫生组织及其活动进行调节、控制。卫生事业管理的对象包括：①卫生服务机构、医学教育机构、药品生产经营机构等各类卫生相关机构。②卫生技术人员、卫生行政人员等卫生服务相关人员。

卫生事业管理的内容主要包括：①卫生资源。包括提供各种卫生服务所使用的人力、财力、物力、信息等要素的总和，卫生管理主要研究人力资源和信息资源管理的内容。②卫生组织。利用卫生资源向人民群众直接或间接提供各类预防、保健、医疗、康复服务的机构或组织，主要有卫生业务组织、卫生行政组织和群众性卫生组织等。③卫生服务。主要指与人民群众健康直接相关的预防、保健、医疗、康复等服务，以及与人民群众间接相关的医学教育、医学科研等活动。卫生事业管理的方式主要有卫生相关法律、卫生政策、卫生规划和计划。

在卫生事业管理中，主要采用卫生管理定量研究、卫生管理定性研究及卫生管理试验研究等方法。卫生事业管理的基本过程是：①计划。卫生事业管理通过正确的卫生计划明确发展目标，选择适当的行为规范和措施，规定合理的卫生资源投入，保证卫生工作在正确的轨道前进。卫生计划工作主要包括编制、实施、评价卫生计划等阶段，而卫生计划包括社会经济发展中长期计划中卫生事业的规划、卫生事业发展的中长期计划、区域卫生规划、卫生事业的财政预算、医疗机构设置规划等。②组织。卫生组织工作包括卫生组织体系的设置与管理体制、组织的变革与发展等内容，是卫生事业管理的主要手段。③控制。组织在动态变化的环境中进行检查、监督、纠偏等管理活动。卫生控制贯穿卫生事业管理的全过程。

（罗　力　郝　模）

wèishēng guǎnlǐ dìngxìng yánjiū

卫生管理定性研究（qualitative research of health management）

在自然情境下，通过现场观察和访谈等多种方法收集资料，对卫生管理现象进行深入研究，归纳总结出理性概念，并对其加以合理解释的研究方法。定性研究侧重于用语言文字阐述和探索事件，揭示现象和发现问题。它以研究者本人作为研究工具，通过与研究对象互动，以获得人们想法、感受等方面的深层反应信息。主要用于了解人们的思想、价值观、动机和行为等方面的问题。其特点表现在：①观察的对象是实际发生的现象，不受数量化的限制，注重事物的过程，而不是结果。②通常以非概率抽样的方法，抽取能够为研究问题提供最大信息量的人或事件，是对少数特定人群的研究，结果不能外推。③需要与研究对象保持密切接触，注重参与者的观点，以当事人的角度来描述问题。④分析方式以归纳为主，结论以描述和解释为主。

理论基础　包括建构主义、后实证主义、解释学、现象学等各种理论流派。它受到诸多不同思潮理论和方法的影响，其中影响最大的是现象学的解释主义。解释主义的主要观点有：主体和客体并不是两个截然分离的实体，社会现象也不是客观存在的，会受主观价值因素的影响。人们对社会现实的建构是在主体以及参与互动的他人对社会客体赋予意义的基础上共同完成的。定性研究就是依据一定的理论与经验，抓住事物"质"的方面，从事物的内在规律性来描述、阐释所研究的事物。

发展历史　定性研究起源于19世纪末，欧美的社会调查运动中就采用了定性研究方法，但这时的定性研究仍是一种附带性工作，没有人意识到它的价值。人类学的兴起标志着定性研究开始作为一种独立的社会实践而存在。人类学研究因强调现场调查、人种志研究而使定性研究方法逐渐得到认可。20世纪60~70年代，由于受现象学和解释学的影响，定性研究得到进一步的发展，并在具体的研究方法、技术、策略，乃至研究观念上都出现了多样化的理解与运用。20世纪80年代以来，定性研究方法得到了长足的发展和广泛的认同，关于定性研究的文章、出版物逐年增多，定性研究正处于热潮之中。在卫生事业管理的调查研究中，定性研究方法已成为获得第一手调查资料的常用方法。

研究方法　卫生事业管理中，

常用的定性研究方法有访谈法、观察法、专题小组讨论、文献分析、个案研究、头脑风暴法、德尔菲法和 SWOT 分析法等。

访谈法 按照事先设计的内容，通过调查人员有目的的和被访谈者之间的谈话，向其提出一系列问题，从而了解被访谈者的认知、态度和行为等状况的方法。研究者主要利用规范化或半规范化的访谈提纲，向被访谈者或调查对象提问的方式，获得所需信息。访谈可以是个别访谈，即与被调查者逐个谈话，也可以是集体访谈，即以座谈会的形式展开访谈。访谈法是卫生管理研究中收集资料最常用的方法之一。

观察法 系统、详尽地观察研究对象在自然生活环境中的行为以及与周围的关系并加以记录的方法。主要依赖视觉、听觉、触觉和直觉，同时通过直接感知和直接记录的方式，获得由研究目的和研究对象所决定的一切有关的卫生管理基础信息和原始信息。观察种类有参与观察与非参与观察、结构式观察和非结构式观察等。

专题小组讨论 根据研究目的，召集具有相近背景或经历的一组人，在主持人的带领下一起讨论研究者感兴趣的某一话题的一种方法。又称焦点组讨论。它是由经过训练的主持人以一种无结构的自然的形式与一个小组的被访问者交谈，从而获得对有关问题的深入了解。主要用于研究人们对某一问题的看法或态度，尤其适用于研究者对所研究问题不甚了解的情况。

文献分析 利用已有的文献作为背景资料，根据一定的研究目的对其进行整理、分析、比较和归纳，从而快速直接地获取一些有用信息的方法。在卫生管理研究中，文献包括相关的政策文件、研究工作计划和研究报告、研究活动记录、官方发表物、专项调查及常规信息资料等。通过文献分析来了解所要研究问题的历史、现状和前瞻性的指导方向，从中发现一些新概念和新动态。

个案研究 对某一特定对象，如某一个人、某个家庭、某个组织或团体、某个现象或问题等，进行详尽的调查分析，弄清其特点及其形成过程的调查方法。它要求调查者对被研究的个案进行全面、深入、细致的了解，不仅要了解其本身的现状、历史，还要调查研究其周围的社会背景与各种社会联系。

头脑风暴法 通过小型会议的组织形式，诱发参加咨询会议的专家就某一个问题进行暴风雨式的、无拘无束、自由奔放、极尽其所能的思维，在大家畅所欲言的基础上进行归纳总结，理出创造性的建议和设想，为决策者提供有用信息的方法。

德尔菲法 一种匿名函询法。其作法是：在对所要预测的问题征得专家的意见之后，进行整理、归纳、统计，再匿名反馈给各专家，再次征求意见，再集中，再反馈，直至专家的意见得到稳定的结果。

SWOT 分析法 通过对组织内部的优势（strength）和劣势（weakness），以及外部环境的机会（opportunity）和威胁（threat）进行动态综合分析，来确定组织的生存和发展战略的一种简单有效的决策分析方法。又称态势分析法。根据这四个要素对所处的环境和形势进行深入的分析，以便充分认识、掌握、利用和发挥有利条件和因素，控制或化解不利因素和威胁，达到扬长避短，争取最好结局的目的。

研究过程 一般包括：①确定研究问题，陈述研究的目的。②选择研究对象，了解研究对象背景资料。③深入调查，搜集资料。④分析资料，得出结论。

应用 定性研究作为卫生事业管理研究方法学的重要内容，在卫生政策、健康教育和卫生服务等领域中都得广泛应用。主要体现在两个方面：①作为收集原始资料的一种方法。定性研究方法可以用来收集卫生管理基础信息或原始资料，特别是收集反映被研究者的思想、动机和行为等方面的第一手资料，为研究者产生新概念、发现新趋向提供必要的信息。②为卫生管理的定量研究起到补充功能。大多数卫生管理定量研究在提出理论假设、阐释事物间因果关系，揭示现象的规律性等过程中需要定性研究的理性思维。如在定量研究前，可以通过定性研究方法探讨人们思想、动机和行为等方面的问题，为定量研究的方案设计和框架构建提供必要基础信息；在定量研究过程中，研究者可以借助定性研究确定现象发生质变的数量界限和引起质变的原因；在定量研究后，可以借助定性研究帮助理解定量研究所得的结果，使研究者对所研究的问题有较为客观、全面的解释。例如，在艾滋病的预防干预研究项目中，研究者多次使用访谈法以了解目标人群对艾滋病性病的知识及安全套的使用等问题，为后来的知识、态度、信念和行为调查结果的理解和解释提供了有用的信息。

为了适应不同的研究目标，定性研究方法在不断创新，已经变得日益多样化。如在线调查则是随着互联网的发展而兴起的一种新的定性研究方法。在网络聊天室进行访谈或 E－mail 互动式访谈，都得到日益广泛的应用，有时比面对面的访谈更有效。除此之外，多种方法还可以结合使用，例如在小组座谈之前（或之后）使用观察法；或者在小组访谈之前先进行文献分析和个人访谈等。

随着定性研究方法的不断创新和多样化，在卫生管理研究领域，定性研究方法的应用也越来越广泛，陆续有新的定性研究方法被尝试和采纳，并取得理想的效果。卫生管理定性研究已成为卫生管理研究领域主要方向之一，而定性研究方法和定量研究方法的结合是卫生管理研究方法发展的趋势。

（胡志秦侠）

wèishēng guǎnlǐ dìngliàng yánjiū

卫生管理定量研究（quantitative research of health management）

用概率论与统计学原理，对卫生管理现象中可以量化的部分进行测量和分析，以检验研究者预定的某些理论假设或者对新的发现作出理论解释的研究方法。主要用调查、实验、统计等方法研究卫生管理现象，通常采用数据的形式，对卫生管理现象进行说明，通过建立假设、确定各种变量，使用经过检测的工具来测量这些变量之间的关系，从而检验研究者对卫生管理中某些理论假设是否正确，以此来推断变量间因果关系。定量研究可以使人们对卫生管理现象的认识趋向精确化，是准确把握卫生管理内在规律的重要方法。其特点表现在：①需要运用变量、假设、操作化、检验等定量化的方法对一些现象进行研究。②选择样本时，强调

采用抽样技术进行，样本量的确定遵循一定的标准。③通过量的分析了解某一现象各要素之间的关系，为认识卫生管理现象的不同性质提供量的说明。

理论基础 定量研究的理论基础是实证主义哲学观，实证主义认为：社会现象是客观存在的，社会现象是有规律的，不受主观价值因素的影响。任何现象都是可以精确测定的，并且可以恰当地用数量化公式来表达。定量研究就是通过对社会事实的测量，来揭示研究对象的数量关系，掌握研究对象的数量特征和数量变化，从量的关系上发现事物的本质联系及其发展变化的内在规律。

发展历史 在古代，定量研究方法只限于自然科学中使用。到了近代，由于数理科学的发展，定量研究才逐步发展成为对各种自然现象和社会现象具有普适特性的科学研究方法。18 世纪，英国约翰·辛克莱（John Sinclair）的统计社会调查成为早期社会现象定量研究的一个范例。到 19 世纪，随着以奥古斯特·孔德（Auguste Comte）为代表的实证主义的兴起，学术界开始对定量研究方法产生浓厚的兴趣，认为量化分析具有自然科学的客观性和科学性，因而定量研究方法逐渐被引入到其他学科。20 世纪是定量研究全面发展的时代，抽样调查的推广、多变量统计分析和统计检验的普及，实验法、问卷法、观察法和访问法的发展，计算机技术的应用等，为定量研究方法的应用和发展提供了更为有利的条件，使定量研究方法成为科学研究的常用方法。现在，定量研究方法已获得学术界的普遍认可，用数据论证各种观点已成为科学研究的新潮。

研究方法 卫生事业管理中，常用的定量研究方法有调查法、实验法、统计分析法、定量预测法、投入产出法、层次分析法、综合评价法、关键路径法和最优化方法等。

调查法 为了达到设想的目的，制订明确的计划，系统或全面地收集能够反映研究对象某些特征的资料，并对收集到的资料进行分析、综合、比较、归纳，以发现某些规律或得到某一结论的研究方法。包括资料收集方法和资料分析方法。常用的资料收集方法有问卷法、访问法、观察法、文献法、量表与测验法；资料的分析方法有统计分析方法和理论分析方法。

实验法 根据特定的目的，在人为控制条件下，排除各种干扰，操纵某种变量来观测它对其他变量影响的研究方法。由操纵自变量、控制无关变量、观测因变量三个相互联系的部分构成。

统计分析法 主要运用于抽样调查方法中，对收集到的有关数据资料进行整理归类并进行解释的一套程序和方法。包括两方面的内容：描述统计和推断统计。描述统计方法是将研究中所得的数据加以整理、归类、简化或绘制成图表，以此描述和归纳数据的特征及变量之间的关系的一种最基本的统计方法。推断统计方法是概率分析法，指用概率形式来推断数据之间是否存在某种关系及用样本统计值来推测总体特征的一种重要的统计方法。

定量预测法 根据已掌握的大量信息资料，运用统计和数学的方法，进行数量计算或图解，来推断事物发展趋势及其程度的一种方法。有时间序列法和因果关系分析法等。

投入产出法 在一定的经济理论指导下，利用投入产出表和相应的投入产出模型，对各种经济活动的投入产出关系所进行的经济分析和预测的一种方法。

层次分析法 将一个复杂的决策问题作为一个系统，将总目标分解为多个目标或准则，进而分解为多指标或方案等若干层次，在此基础上进行定性和定量分析的决策方法。

综合评价法 依据明确的目标，采用特定的指标体系和统一标准，通过一定的评价方法，对评价对象的属性或特征进行量化，并对量化的结果做出价值性判断的研究方法。

关键路径法 运筹学中经常使用的一种方法，它是将项目分解为多个独立的活动，通过分析各项活动之间的相互关系，找出控制工期的关键路线，在一定工期、成本、资源条件下获得最佳的计划安排，以达到缩短工期、提高效率、降低成本的目的。

最优化方法 运筹学中的一种优化方法，主要运用数学方法研究各种系统的优化途径及方案，为决策者提供科学决策的依据。就内容讲，最优化方法又是一种分析的、实验的和定量的科学方法，用于研究在物质条件（人、财、物）已定的情况下，为了达到一定的目的，如何统筹兼顾整个活动所有各个环节之间的关系，为选择一个最好的方案提供数量上的依据，以便能为最经济、最有效地使用人、财、物进行综合性的合理安排，取得最好的效果。

研究过程 定量研究具有一套完备的操作技术，包括抽样方法、资料收集方法、数据统计方法等，正是通过这种测量、计算和分析，以达到对事物本质的把握。

应用 随着卫生事业的快速发展及其科学管理实践的需要，卫生管理定量研究的应用越来越广泛，涉及卫生事业管理的各个方面。比如，人口健康状况和人口预测、卫生人力资源的开发与管理、区域卫生规划、疾病预防控制、卫生管理中的风险评估、医院的营销模式、卫生服务公平性、医疗保障和贫困地区的医疗救助等。

在卫生管理定量研究的应用过程中，主要是通过与卫生管理现象之间建立相应的数学关系，来推断卫生管理现象中各种变量间因果关系，从量的关系上把握卫生管理发展变化的内在规律。体现在：①对变量的总体描叙，如用平均数、中位数、分布和离散趋势等指标，反映卫生管理现象的某些特征；用相关系数、回归系数、方差分析等，反映卫生管理现象中各种变量之间的相互关系。②特定数学公式的应用，如人口预测公式、传播公式，社会发展模式公式等，这些公式具有较高的准确性，也便于进行验证，常用来描述或预测某些确定范围内的卫生管理现象。③研究方法和手段的使用，如卫生服务投入产出法、临床路径法和卫生系统绩效评价等，通过运用一定的方法和手段，人们能够了解和掌握卫生管理发展变化的规律，推知未来状态和趋势，为科学管理和科学决策提供依据。

随着卫生事业管理研究的不断深入，给定量研究方法提供了很好的应用空间和条件。卫生管理定量研究可以借助相关学科的理论研究成果，发展和完善自己的理论和方法，以适应卫生管理研究的需要。例如，基于信息技术的战略管理理论和方法，基于知识管理的项目管理理论和方法，基于数据挖掘的预测与决策技术，定性定量相结合的方法，等等。

(胡志秦侠)

wèishēng guǎnlǐ shìyàn yánjiū

卫生管理试验研究（experimental research of health management）

在一定的地域范围内，实施某项卫生措施，并严格控制条件，随访追踪一段时间该项卫生措施或方案的实施情况，对结果进行必要的分析和评价，为卫生政策决断和全面推行实施的研究方法。该试验过程是发现有效卫生措施最便捷和最有效的途径，是卫生政策实施的必经阶段，也是卫生政策能否全面顺利推广的关键。试验研究的特点表现在：①能主动设置和操纵研究中的某些条件，人为地改变对象的存在方式、变化过程，使它服从于科学认识的需要。②借助各种方法技术，力争减少或消除各种无关因素的干扰，把某种特定的因子从复杂的条件中分离出来，使问题简单化，在纯化的状态下认识研究对象。③以揭示变量之间的关系为手段，从而发现、确认事物之间的因果联系。④可重复验证。

理论基础 ①以一个理论假设为起点，假定某些自变量会导致某些因变量的变化。②在试验开始时对因变量进行测试。③引入自变量，让它发挥作用或影响。④在试验结束前再次测量因变量。⑤比较前测与后测的差异值以检验假设（如果没有差异，说明自变量对因变量没有影响，从而推翻假设；如果有差异，则可证实原假设，即自变量对因变量有影响）。

发展历史 试验研究方法起

源于自然科学，意大利物理学家、力学家和天文学家伽利略·伽里莱（Galile Galilei）第一个将试验作为研究自然科学的一种方法，制定了实验方法论原则而被誉为"实验科学的始祖"。采用试验方法进行管理研究由来已久。事实上，真正使管理学成为一个独立的科学，正是从以美国的工程师、发明家、科学管理理论的代表人物泰勒（Taylor）为代表的一系列实验研究开始的。实验研究的发展实际上与管理研究的发展是同步的，几乎所有的管理研究都是以实验为基本的研究方法。19世纪末期到20世纪50年代是实验研究的起步时期，这一时期的实验研究主要是以人和工作为研究对象，以心理学、行为科学、统计学等社会科学的手段为基础。这一阶段比较著名的实验有泰勒的铲掘实验和梅奥的霍桑实验等。20世纪50~90年代，管理研究开始注重具体的职能管理，而不仅仅关注人和具体的工作。一方面，第一阶段实验研究的方法和手段在此阶段得到了进一步的发展，并从实际实验中总结出了十分有用的管理原则和理论；另一方面，计算机作为一种实验模拟的工具被引用到管理研究中，可以这样说，实验研究由以人和工作为中心开始转向以组织和流程为中心。20世纪90年代以来，最突出的特点是计算机技术的飞速发展和网络的高度发达，在这个阶段，各种管理模拟软件层出不穷，用户甚至可以直接通过互联网参加模拟。

随着学科发展不断进步，学科交叉研究不断增多，管理实验研究方法在应用于卫生事业管理研究领域的同时也发展和完善了卫生管理试验研究方法。目前卫生管理试验研究方法在卫生管理研究领域得到越来越多的运用，已成为卫生管理专业人才必须了解和掌握的主要方法。

研究方法 卫生管理试验研究对象是不同区域或人群，即选取具有代表性的试点和具有可比性的非试点区域进行对照，在试点区域实施一种或多种卫生措施后，随访追踪一段时间，收集试点区与非试点区的相关资料，比较所需观察指标在试点区与非试点区的差异，从而判断或评价干预措施的效果，根据评价效果来决定该项政策的可行性和可接受性，以及是否需要进一步完善等。

随着自然科学的不断进步，试验方法的种类也越来越多。根据试验研究涉及的领域，可以分为单项试验研究方法和综合试验研究方法；根据试验研究的地点，可以分为现场试验研究方法和理论试验研究方法。在日常卫生管理工作中，这几种试验研究方法都在不同程度上得到运用。单项试验研究主要是对卫生管理的决策和管理过程的某单个项目进行社会试验研究，以验证其实施的可行性和取得进一步完善的措施；综合试验研究可以是卫生管理中某几项或多类项目的综合试验，也可以是卫生事业的某些项目与社会经济发展某些项目综合试验；现场试验研究的形式很多主要是以省、市、社区的试点为主，以一定的地域和人口为基础，在此范围内实施卫生干预试验等，为卫生政策的实施提供第一手的可靠资料；理论试验研究方法不通过现场调查获得资料，主要是运用假设推理，查阅文献，专家讨论等方式，对卫生管理中新提出来的措施和决策，进行完善的试验方法。

研究过程 试验研究的基本程序分为准备、实施、总结三个基本阶段。准备阶段包含了确定研究问题和研究目的、提出假设、确定变量、试验设计等基本环节；实施阶段包含了试验对象的选取、变量的控制、操作和测量环节；总结阶段包含了整理分析资料、撰写试验研究报告。

应用 在中国，随着医药卫生体制改革的推进，卫生管理试验研究的作用越来越重要，已成为卫生管理研究工作中不可或缺的组成部分。主要体现在：①评价各地区的卫生领域相关状况，为卫生资源的进一步合理配置提供可靠依据。②了解新的卫生政策的实施情况，评价实施效果，为相关政策的制定和全面推广做好铺垫。③帮助制订卫生计划，确定实施策略和措施等。随着实验管理学的发展及计算机实验研究方法的应用，给卫生管理试验研究方法的发展和应用创造了很好的条件和机会。一方面，可以有效地运用人工智能、人工神经网络系统等相对成熟的技术，扩大应用范围；另一方面，发现和引入新的技术手段，借助实验管理学理论和计算机实验研究方法的成果，发展和完善自己的方法，以适应卫生管理研究的需要。

（胡 志 秦 侠）

wèishēng fúwù
卫生服务（health service） 特定组织在一定的时间、地点，为了满足消费者现实的和潜在的医疗、预防、保健需求，综合利用人力、设备、技术、药品等卫生资源向公众提供疾病预防、临床诊疗、保健、康复、健康教育和健康促进服务在内的各类服务的总称。世界卫生组织对其的定义是：卫生服务包括疾病诊断、治疗以及健康促进、保健和康复在内的所有与健康相关的服务，包括私人的和非私人的，它是卫生系统最直观的功能，涉及资金、人员、设备的投入方式，以及与健康干预相关的药物的提供。

从行业属性看，卫生服务业属于服务行业，具有服务行业的共性，如服务产品的无形性、易变性和不可储存性及生产和消费同时发生等；但是卫生服务领域也具有其自身的特点，如高技术、高风险、服务结果有一定不确定性等，在中国行业分类中，卫生服务业属于服务行业的第三层次——精神和素质服务业。

提供卫生服务的组织或机构包括医院、疾病预防控制机构、妇幼卫生保健机构、基层社区卫生服务机构、康复机构和健康教育机构等。这些组织或机构通过直接或间接地为居民提供医疗、预防、保健、康复、健康促进和健康教育服务，从而达到保障和提高居民健康状况的目的。

卫生服务的研究内容包括卫生服务需要、卫生服务利用、卫生服务公平性测量的相关内容等。①卫生服务需要是居民实际健康状况与理想健康状况之间差距的客观反映，可以用人群健康状况来反映卫生服务需要的量、水平、范围和类型。反映的指标很多，包括疾病指标、残疾指标、死亡及其构成指标、心理行为指标、社会指标、营养与生长发育指标，以及由这些指标派生出的复合指标如生命质量指标、健康期望寿命指标等。常用的有死亡指标和疾病指标，如表示疾病频率指标的 2 周患病率、慢性病患病率、健康者占总人口百分比，以及表示疾病严重程度指标的 2 周卧床率、2 周活动受限率、2 周休工

（学）率、2 周患病天数等。②卫生服务利用可分为医疗服务（包括门诊服务和住院服务）、预防保健服务及康复服务的利用。测量门诊服务利用的指标有 2 周就诊率、2 周患者就诊率等；测量住院服务利用的指标有住院率、人均住院天数、未住院率等；预防保健服务包括计划免疫、健康教育、传染病控制、妇幼保健等，由于预防服务常常发生在现场，有些预防服务的利用率较低，且具有一定的季节性，其测量较为复杂。卫生服务利用的测量的资料主要来源于常规卫生工作登记表及相关报表，这类资料易于收集，并且具有系统性和长期累积性，但是一个地区的居民常常在不同的地点接受卫生服务，利用这类资料要注意是否能反映人群利用卫生服务的全貌。③卫生服务公平性有横向公平性和纵向公平性之分；公平性的测量包括卫生保健公平性和健康公平性两方面，卫生保健公平性主要通过比较需要与利用的关系来测量，健康公平性主要比较人群中健康状况的分布，如不同人群的期望寿命、患病率和死亡率等的差别，常用的方法有极差法、洛伦兹曲线和基尼系数、差别系数、集中指数等。

（罗 力 郝 模）

wèishēng guǎnlǐ tǐzhì

卫生管理体制（health management system）

根据国家法律、法规和政策来规范、指导和约束各类卫生组织运用卫生资源开展卫生活动的制度总和。表现为对卫生服务相关组织机构的设置、隶属关系、责权利划分及其运作制度化的结果。

卫生管理体制受政治体制、经济体制、财政体制、物价体制、

人事管理体制等因素的影响，每一个国家的卫生管理体制各不相同。每一个国家在不同历史阶段，随着外部环境特别是政治经济环境的变化，卫生管理体制也会有所变化。

中国卫生管理体制自 1978 年改革开放以来，主要有以下变化：①由非经济化向事业化与经济化相结合转变。改革开放之前，普遍的观念认为卫生服务应严格奉行人道主义精神，不能掺杂营利性目的，现在卫生体制转向事业化和经济化的结合，将创造经济价值纳入考量，逐渐向产业部门转化，转型成为服务性行业，卫生机构不仅要治病救人也要注重效率进行成本核算和营利，既要履行社会责任也要兼顾市场需求开拓市场，在创造社会效益的同时也要创造经济价值。②资源配置由单一的政府安排向政府指导与市场调节结合转化。传统的卫生资源由政府安排和配置，公平性较好但资源利用效率不高。改革开放之后，市场机制在卫生领域的引入明显增进了卫生资源的利用效率，但同时于公平性上有所削弱，市场失灵现象明显增多，仍然需要政府干预以维护公平。③卫生机构由单一的国有制向以公有制为主、多种所有制并存转化。传统制度下医院属于国家所有，现在倡导社会办医，私营医院或卫生机构不断进入，而政府则重点负责公共卫生、基本医疗以及重要的卫生科研活动。④卫生管理由单一行政化管理向按性质分类管理转化。过去，卫生管理体制是政府集中统一领导，现在是由政府宏观指导，条块结合、以块为主、分级管理，并对医疗机构实行分类管理。

（罗 力）

wèishēng zhèngcè

卫生政策（health policy） 政府为保障人民健康而制定实施的用以规范政府、卫生相关机构和组织、公民行为的法律、规章、条例、策略与措施的综合。属于公共政策的一个范畴。

要素 卫生政策由以下要素组成。①卫生政策目标：期望的结果或效果。这些结果或效果通过各种卫生资源利用和利益关系调整来实现。卫生政策的目标是形成卫生政策的基础。②卫生政策价值：卫生政策是政府对卫生事业及相关领域价值的调整和再分配，是卫生政策主体通过政策作用于政策客体而实现的利益和意志的外在表达。③卫生政策内容：包括卫生政策的主体、客体、价值、目标、原则、方法、措施、手段和方式、障碍与控制、评价，以及适用范围及其要求等。④卫生政策形式：各种卫生政策内容的特定表达方式的综合。常见的表达方式有卫生法令、法规、规划、计划、制度、方针、措施和条例等。⑤卫生政策效果：既定卫生政策目标的达成情况，以及目标之外的正面或负面影响。通常把卫生政策的效果分为目标内效果和目标外效果两个方面。评价者可以依据特定卫生政策的特点，选择合适的卫生政策评价方法从不同层次、不同角度来分析卫生政策的效果。⑥卫生政策的主体和客体：卫生政策主体是指影响或参与卫生政策制定、执行、评估与监控的人、团体或组织。卫生政策客体是卫生政策所发生作用的对象，包括所要处理的卫生问题和所发生功能作用的社会成员。⑦卫生政策环境：分为自然环境和社会环境两大部分。自然环境主要是指地理地貌、区域面积、气候条件、山川河流等。社会环境主要包括政治、经济、文化、宗教、伦理、民俗、人口、教育、法制、科技等。

功能 卫生政策的功能包括以下几方面。①导向功能：是卫生政策最重要的功能。卫生政策能有效地将卫生事业发展过程出现的复杂、多变、相互冲突、漫无目的的行为，统一到一个明确的发展目标上，按照卫生政策制定者的意志，朝既定的方向有序发展。②协调功能：各级卫生部门、卫生工作者和卫生服务对象的价值观念、行为动机互不相同、互为影响，因此要以卫生政策为行为准则，才有可能协调一致。卫生事业需要与政府各部门、社会各方面相互协调，才能稳步发展。③控制功能：卫生政策的目标决定卫生工作的内容，控制着卫生工作以实现卫生政策目标为中心。围绕卫生政策目标的工作计划内容订得越明确、细致、全面，达到目标的控制工作效果就越好。④分配功能：政府制定卫生政策的目的在于提高卫生资源的使用效率，并体现卫生服务的公平性。卫生政策的分配功能要解决向谁分配、如何分配和什么是最佳分配等问题。卫生资源有限，不可能在任何时候都满足人们的所有需要，每个利益群体都希望在有限的资源中获得尽可能大的利益，这势必造成利益冲突。为此需要卫生政策来调整各方利益。

（罗 力 郝 模）

wèishēng zhèngcè píngjià fāngfǎ

卫生政策评价方法（health policy evaluation） 评价主体对卫生决策活动进展和其公平性、效果、效益、效率等进行评价的方法。卫生政策评价是对卫生政策进行实践评价中不可或缺的重要一环。评价主体若想排除卫生政策执行过程中环境等非政策因素的干扰，对卫生政策的发展变化以及构成其发展变化的诸种因素等进行价值判断，就必须按照一定的价值标准，运用公认的科学评价方法予以评价，从而获取确定卫生政策去向的依据。

方法 就政策评价的方法学而言，基本可按照三个层次分类：一是提供分析思路的方法学；二是针对政策评价多指标的分析方法；三是测量政策影响的方法学模型。有三种公认的政策科学理论评价方法，包括前－后对比分析法、专家评定法和自我评定法等。其中前－后对比分析法是评价中最常用的分析法，而专家评定法和自我评定法则受到评价人员本身的立场、能力等因素影响且不易控制，在政策评价实践中可作为对前－后对比分析研究的补充，而不宜单独使用。前－后对比分析法包括简单前－后对比分析、投射－实施后对比分析、有－无政策对比分析、控制对象－实验对比分析四种基本类型。其中，简单前－后对比分析是将政策执行前和执行后的两种情况进行对比，此方法简单明了，但无法明确该项政策的效果是由政策本身引起，还是由其他因素造成，因此一般不推荐使用。而控制对象－实验对比分析需严格按照实验设计的"对照"原则进行实验控制，结论最具说服力，但在实践中，此法需投入大量的人力、物力及时间资源，多数政策评价难以运用。投射－实施后对比分析则应用于政策运行前后时间序列资料，较为简单且可排除部分干扰，优于简单前－后对比分析。有－无政策对比分析是选择两政策环境"对照"地区进行有无政策的对比，由于排除了大部分干扰因素，结果较精确，与投射－实施后对比分析法一起成为评价工作中最常用的分析方法。此外，卫生系统宏观模型、结构－过程－结果研究方法和多维度组合评价方法等也为政策评价提供系统的思路。

进展 医疗卫生服务方面的政策评价和规划评价，与其他领域相比，无论是方法论还是实际行动都较为领先。1980 年，美国俄勒冈州就开始公布每年的健康指标、基本标准。约克大学的艾伦·威廉斯（Alan Williams）教授认为，很多领域都在进行结果评价，在医疗保健领域由临床专家进行的结果评价也有较长历史，并且已进入了新的发展阶段。日本的山谷则把政策评价研究分为两个体系，一是政策科学方面的评价，另一个是公共卫生、教育等方面的评价，后者已有较悠久的评价历史。

中国的政策评价研究在方法论上基本处于模仿和吸收国外成果的阶段。20 世纪 80 年代末至90 年代初，随着改革开放不断地深入推进，对于各项政策的评价研究也从无到有，逐步在本领域内建立起研究框架和研究体系。在方法论上由最初单纯依赖人文学科的阐释学，逐步过渡到运用深入访谈、解剖个案等实地调查方法。经验研究也从以往的仅仅对政策效果作宏观的概括性描述，过渡到对各种具体政策的多重效应、内在机制和动因的深入剖析。21 世纪以来，有中国学者开始关注到政策评价的理论与方法研究，并尝试将其纳入政策评价框架。

具体来说，医疗卫生领域固有的政策评价方法就是针对卫生政策公平和效率这两项基本标准进行评价。由于政策效果的表现形式繁多，影响因素复杂，不可能有一种万能的方法可以适用于任何一项特定的卫生政策。确定卫生政策评价方法时，只要遵循凡是有利于政策效果表达的方法，任何学科、任何公认的方法都是最佳的选择这一基本原则，评价者可以依据特定政策的特点，从不同层次、不同角度来分析选择。

作用 如巴顿（Patton）所说，不经过评价的政策就没有真正的意义。卫生政策评价方法便是检验政策实践效果，使其具有真正意义的科学工具。政策是否按既定计划实施，政策是否达到预期目标，政策多大程度上解决了问题，政策的社会影响和问题怎样等这些效益、效果、效率价值的体现都依赖于评价方法的应用。事实上，客观公正的卫生政策评价是致力于形成"卫生领域－众多问题－问题界定－优先顺序－关键问题－政策问题－根源－影响因素－形成机制－危害－政策思路－政策目标－目标指标－具体措施方法－可行－最优－预期效果－实施－价值"的定性定量动态关系，所以用科学的评价方法对卫生政策进行评价能够解答解决问题的程度、措施合理的程度、社会影响和震荡以及政策问题未解决的归因等一系列疑问。

对政策评价方法贡献较大的往往是经济学、数学、系统工程等领域，这就导致了现有的卫生政策评价大多缺乏医疗卫生领域专业的科学方法论指导，虽然临床防治性研究的系统评价方法等一些技术在卫生政系统评价中具有一定的适用性，但由于卫生政策问题的复杂性、卫生政策研究范畴的专门性以及政策方法论的多元性等，都给卫生政策评价知识和方法的持续更新带来了一定的阻碍。因此，无论是理论亦或实践方面，中国卫生领域的政策评价都还有很长的路程要走，除尚未形成一套成熟、完善的方法论体系外，资料数据上的不充足，评价对象和范围较为狭窄，评价工作基本凭长年的经验进行，不能体现灵活的实际政策等弊端也较为严重。鉴于此，未来的研究应在吸收借鉴国外现有研究成果的基础上，选择立足于实证的复合主义方法论，构建系统、成熟的卫生政策评价理论和方法框架。另外，值得注意的是，目前欧美、日本等一些国家在方法论的选择上都存在着一定的偏向性，几乎所有的国家在卫生政策中只注重公平性，然而用什么方法才能确切地判明公平性却值得深入思考。同时，须谨记，卫生政策评价与中国卫生事业的性质是密不可分的，卫生政策评价方法制定和实施的目标是为了进一步保障每个个体的健康权利，因此，国家综合实力、执政能力、执政水平、社会稳定性、国家安全性等社会变迁分析方式都应与之相结合。

（胡 志 杨金侠）

wèishēng zhèngcè yánjiū

卫生政策研究（health policy research） 运用卫生政策学的理论和方法，分析各种卫生现状、明确政策问题、分析根源和作用机制、提出并择优政策方案、执行政策方案、监测并评价政策执行效果等一系列活动的总称。卫生政策学是研究卫生政策的制定、执行、评估、终结等相关内容的一门学科，其目的是解决卫生领域中的突出矛盾和主要问题、优化卫生事业发展目标和发展方向。

卫生政策研究程序应用于整个卫生政策研究的过程。

研究对象 ①卫生政策的主体与客体：卫生政策主体是政策运行过程中的决策者、参与者的总称；卫生政策客体是指卫生政策的作用对象。②卫生政策与政策环境的关系：政策环境包括经济环境、文化环境、政治环境和国际环境。③卫生政策的运行机制：运行机制由运行体系和运行规律共同构成。运行体系包括信息系统、决策系统和监督系统等，运行规律包括政策作用规律、政策生命周期规律等。

研究原则 ①目标原则：卫生政策是国家或地区发展政策的一部分，它是依据信息分析和决策中心的意图来确定改善人群健康状况的目标和重点，以及实现这些目标和重点的途径。卫生政策的具体目标往往不止一个，但都会围绕最终的目的有所选择。②系统原则：从系统的观点出发，可把卫生政策看作政策主体、政策客体与政策环境相互作用的产物。卫生政策系统的运行实质上就是政策主体、政策客体与政策环境相互作用的过程，它是由信息、咨询、决策、执行、监控和评价等子系统所构成的一个有机大系统，表现为一个系统的不断输入、转换、输出的过程。在这种循环往复过程中，政策便源源不断地产生，政策系统的运行得以持续进行。它的实际运行则表现为政策制定、执行、评估、监控和终结等环节所组成的活动过程。卫生政策主体、政策客体与政策环境以及政策系统的各个子系统之间相互作用，使得政策系统呈现为一个封闭的、动态的、循环往复的运动过程。③民本主义和人本主义原则：所有的社会

政策都是与价值关联的，卫生政策因涉及的是公众的生命和健康，更要关注价值取向。选择哪一种价值并不仅仅是技术判断问题，更需要伦理推导。因此政策价值观与伦理的关系问题在卫生政策制定中占有极为重要的地位。

研究方法 ①系统论和系统分析：系统分析是一种立足整体、统筹全局，使整体与部分统一起来的科学方法。它将分析与综合有机地结合，并努力运用最新的科学技术，定量、精确地描述对象的运动状态与规律，为解决如政策系统这一类复杂系统问题，提供研究的新途径。②结构－过程－结果研究方法：结构－过程－结果研究将医疗卫生服务看成是一个系统，该系统由结构、过程和结果三部分构成。③卫生系统宏观模型：是运用系统分析思想描述卫生系统运作规律的具体体现，可为政策问题确认、政策问题根源分析、政策环境分析提供方法学思路，为政策方案可行性论证、政策评价提供系统思路。④多维度组合评价法：卫生系统是可以由一些纵横交错但又相互依赖的维度来表达的，每一维度又由一些相依的层次组成，层次则可以由一组系列指标反映。只要维度、层次和指标可确定，就可以将复杂的系统有条理地反映出来。⑤区域卫生规划程式：是关于如何进行规划，即面对未来导向型问题时如何进行政策研究的一种指导性方法。⑥定性、定量多重论证方法：是一种科学研究的思路，主要目的是对一些已经得出的结论进行论证，用一套公认的定性定量研究方法来保证结论的科学性、接受程度、可行性与现实的匹配程度。常用的定性方法包括文献论证、意向调查

等。常用的定量研究方法包括各种计量模型分析、模拟等。

（罗 力郝 模）

wèishēng zhèngcè yánjiū chéngxù

卫生政策研究程序（procedure of health policy research）

在熟悉社会大环境的基础上，充分认识、分析、研究卫生政策的主体、客体和运行机制，关注社会及卫生改革、发展的现实和潜在的热点、难点等卫生问题，通过高价值政策切实解决真正关系到大多数人的医疗卫生健康问题和困难，并对研究主要成果——特定政策进行实施、控制、评价、监督和反馈的一整套思路、步骤和方法。具有 5 个基本特征：①该程序的核心是如何才能制定高价值的卫生政策。②该程序是一个始终围绕如何达成基本目的展开过程。③这个过程可分解为若干个逻辑相关联的步骤，且每个步骤均有各自的目标、操作思路和常用方法。④政策研究是一个以科学研究为基础的思考和回答问题的过程。⑤高价值的卫生政策需要不同岗位研究者各司其职，共同努力。

形成与发展 自 20 世纪 50 年代起，许多著名的政策科学家为政策研究的过程和程序作出了贡献。美国著名政策科学家查尔斯·林德布洛姆（Charles Lindblom）致力于政策制定过程的研究；查尔斯·O. 琼斯（Charles O Jones）在《公共政策研究导论》中详尽地分析了实际的政策制定和执行系统的程序化过程，成为当今理解与分析政策研究程序所普遍接受的理论；政策科学家叶海尔·德罗尔（Yehezkel Dror）认为，政策研究在总体上特别是在具体政策上是改进政策制定的程序，并以此理解政策如何演变。

中国对卫生政策科学的研究起步较晚，基本上还处于翻译介绍国外政策学研究情况的阶段。改革开放后，关于医疗卫生政策的研究蓬勃开展：1997 年中共中央、国务院出台《关于卫生改革与发展的决定》，明确提出新时期卫生工作的四大方针这一基本卫生政策。2001 年，卫生部与世界卫生组织西太区合作，对浙江、陕西和广西三省（区）卫生政策进行了情境分析、研究，就中国卫生医疗与人们的健康状况、卫生医疗体制等问题进行了多方位、多角度的分析，剖析了卫生医疗方面及其体制存在的问题，进而为地区及中国的医疗卫生发展及体制改革提供政策设计、选择的框架基础。2005 年，卫生部在《加强卫生政策研究，推进依法行政》的简报中提出确立卫生事业改革发展的中长期政策研究框架，框架不仅分析研究卫生发展的内在规律和政策环境，而且考虑国家的宏观发展政策，尤其是宏观经济政策变动对卫生事业发展的影响，社会经济变化对卫生事业发展带来的新的要求。

基本方法 基本框架由制定步骤、政策环境分析和政策制定、研究优势互补机制三大部分组成。其中，制定步骤包括了七个逻辑相联的部分：①政策问题确认。②政策问题根源分析。③政策方案研制。④政策方案可行性论证。

⑤政策执行。⑥政策系统评价。⑦确定政策去向。以上七个步骤均存在着相应的难点，需要研究者探讨各步骤优势互补的机制。政策环境分析则是用以确认政策环境对每个步骤的约束，其逻辑关系见图。

同处于一个整体政策环境中的每个步骤，均有各自所希望解决的重点问题，有相应的技术要求和特定的被研究的问题，依据这些问题，便可灵活地选用指导性研究方法、设计方法、论证方法、资料收集方法、分析方法和评估方法等。同时，这七个逻辑相联的步骤也逐步介绍政策制定科学程序的总体运作思路，构成了完整政策研究的纵向技术路线。制定者和研究者之间的优势互补机制则渗透在每个步骤中，对重要的结论和观点进行定性定量的多种论证，不断修整和完善，共同追求高价值政策这一目标。

应用 卫生政策研究程序应用于整个卫生政策研究的过程：在特定的卫生区域内，如何从纷繁复杂的问题中抓住关键问题进行研究；如何能够透过现象看本质，深入分析问题产生的来龙去脉，为制定卫生政策服务；如何能够有理有据地制定一个或若干高价值的卫生政策方案；如何从现实条件出发分析特定卫生政策方案的可行性；如何提高卫生政策的执行效果、如何识别并排除

卫生政策执行中的障碍、如何发现和处理卫生政策执行中出现的新情况和新问题；如何科学地开展卫生政策评价活动；在建立评价反馈机制的过程中需要注意什么，如何对特定卫生政策的未来归宿作出判断等。

对政策学的理论研究已相对深入和成熟，如何围绕制定高价值政策这一共同目标，遵循科研与国情相结合的原则，以逻辑性、科学性、可操作性和合理性为基础，在市场经济下，能够约束政府的随意行为，提高卫生政策的实际执行效率，研制出政策研究和政策制定优势互补、互为支撑的科学研究程序便成为中国卫生政策科学能够快速走出困境，并从抽象上升到具体实践的突破口。程序的基本思路需符合逻辑，研究方法被公认，过程可操作，进展和结果可考核。同时，需要明确程序中各步骤的目标和可考核指标，基本操作思路，各步骤中常用方法，包括指导性研究方法、研究设计方法、资料收集方法、统计分析方法、质量控制和评估方法等；进一步确定各步骤操作的主要难点和表现形式，以及为了消除这些难点研究者和决策者各自的职责和需协调之处等。随着卫生政策科学的发展，卫生政策研究程序会更加完善，在解决复杂卫生问题时足够扮演举足轻重的角色。

（胡 志 杨金侠）

wèishēng chǎnyè

卫生产业（health industry） 为增进人民健康而进行的生产和服务。属第三产业，包括公共卫生服务、医疗服务、康复服务、保健服务，以及卫生相关药品、器械和材料的生产和销售。卫生产业和卫生事业一样，都是卫生行

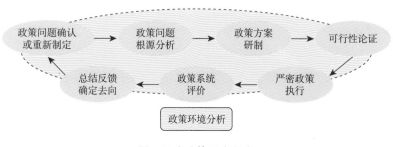

图　卫生政策研究程序

业的一种特定称谓。在中国，卫生产业是卫生事业由计划经济体制转到市场经济体制下的称谓，其内容与卫生事业一脉相承，最终目的都是为人民群众提供技术适宜、及时有效并且可负担的医疗卫生服务。

在中国，把计划经济体制下的卫生事业向市场经济体制下卫生产业的转化的过程称为卫生产业化。一直以来，人们对于卫生产业化的认识不尽相同，主要有六种观点。①不宜笼统提倡"卫生产业化"，而应使用"发展卫生产业"或"走产业之路，办好卫生福利事业"的提法。卫生产业实际上是卫生事业由计划经济体制转到市场经济体制下的称谓。实现医疗卫生产业化就是转换现行卫生管理体制，对非基本医疗服务进行结构调整，优化基本医疗服务市场的资源配置，大幅度提高私人和社会投资强度，提高卫生投入效益和卫生服务质量。②要实行医疗卫生产业化，必然要经历一个长期的过程。卫生事业由传统计划模式向复合型市场模式过渡，需要卫生事业与社会经济变革相互之间的磨合和适应，这就决定了卫生产业化是渐进的、不断调整完善的一个长期过程。③卫生产业化不等于就是企业化，卫生产业化也不是市场化，卫生事业的发展还是以国家投资为主的。卫生产业化是市场原则和政府干预的结合体，是在保持卫生事业基本特点的基础上进行有限投入，以需求为前提，以市场为调节的改革。④卫生产业化的实质就是企业化，但不等于市场化。医疗卫生机构应当在社会主义市场经济环境下，接受国家宏观经济政策的调控，按照市场运行的特点和规律，遵循市场运行的规则经营并参与竞争。⑤主要涉及医疗保险概念，认为社会医疗保障与商业医疗保险相结合的混合模式已经成为现代医疗制度改革的主导模式。所谓卫生产业化，就是指在社会医疗保险与商业医疗保险相结合的混合模式下，将较高层次的医疗产品与服务完全推向市场。⑥卫生产业化的实质是市场经济在卫生服务领域的具体体现。推进卫生产业化的关键是树立市场观念：一是实行集团化、集约化管理；二是实行企业化经营，把提高经济效益作为发展卫生产业的根本动力；三是实行市场化运作，增强市场营销意识，切实把服务当作商品来运作，找准定位，找准服务对象。

（罗 力）

wèishēng gǎigé
卫生改革（health care reform）

通过改变卫生相关法律、法规、政策等制度安排，影响卫生资源的分配格局和利用效率，调整卫生相关利益团体的行为和行为结果，最终改变卫生系统健康产出的过程。世界各国都在进行不同程度的卫生改革，或通过下放财政权力增加医院的收益，或通过尝试新方案扩大社会保险覆盖率，等等。之所以如此，是这些国家都面临着类似的难题，卫生领域公平与效率之间怎么平衡，怎么在保证效率的前提下更好地提高公平性？怎样提高医生的效率？富人和健康人如何帮助穷人和患者？政府应当鼓励公立医疗卫生机构的发展还是私营卫生机构的发展？政府和患者在承担医疗卫生费用时责任怎么分配？对新技术应该采取什么样的态度，是支持还是抑制？引入的技术标准如何在结合国情的前提下给予恰当的界定，等等。解决这些难题涉及卫生系统各个利益团体的利益分配，并与社会价值观与道德传统相关。实施卫生改革还与其他一些因素有关。卫生服务费用增长而政府支付能力有限，政府希望通过变革找到更好的出路；人们生活水平及健康期望的升高，随之而来的是对卫生服务需求也相应提高，当前的卫生服务系统却已经无法满足这种要求；人们对行医行为的认识不断更新，要求不断提高，对卫生系统中服务提供者的行为和当前卫生服务体系官僚化日益不满，这都要求卫生系统做出应对，寻求改变。

卫生改革的方式可分为两种：一种是休克型的，在短期内从根本上改变卫生系统，常发生在政治体制发生巨大变化或政府交替的国家，如津巴布韦和苏联国家；另一种是渐进型的，改革分阶段稳步推进，由于其社会稳定性被大部分国家所采纳。

历史沿革 伴随着经济体制的不断变化，中国卫生系统不断面临着新的形势和局面，环境的变化要求卫生系统做出相应的调整以适应外部环境。自1978年全面实施经济体制改革后，中国人民的生活水平得到了显著提高，人们对医疗服务的需求也相应地迅速提高。原先由国家包揽、大锅饭的形式，使医疗机构活力明显不足，卫生服务供给远远无法满足人民群众的卫生服务需求，于是看病难、住院难、手术难等问题突出，现实情况要求卫生体系扩大卫生服务供给，搞活卫生机构内部运作机制，于是政府相继出台了一系列政策以鼓励卫生服务供给，1980年国务院批准卫生部《关于允许个体开业行医问题的请示报告》，1989年国务院批转《关于扩大医疗卫生服务有关问题的意见》，以调动卫生领域的积极性，满足日益增长的医疗需求。20世纪90年代以后，市场经济在中国日趋发展，卫生领域还保留着很多计划经济时代的做法，上一阶段卫生改革对医疗市场的放开也带来了新的问题：城市和农村卫生资源分布极不平衡，区域间公平差距加大，资源比较丰富的城市也有局部服务过剩的问题；政府对医疗卫生投入不足，再加上医药费用的增长，公费医疗和劳保保障医疗难以为继；以药养医的医疗机构经济补偿制度在一定程度上减轻了政府财政负担，但同时也带来了卫生医疗机构片面追求经济收入导致医疗卫生公益性质衰退等，这些问题的出现要求对卫生系统进行新的调整和变革。1996年12月中国中央政府召开全国卫生会议讨论卫生改革和发展问题，并于1997年1月15日颁布了《中共中央、国务院关于卫生改革和发展的决定》，又于1998年12月14日颁布《国务院关于建立城镇职工城镇职工基本医疗保险制度的决定》，全面的卫生改革在全国展开。2009年4月6日中共中央国务院又发布了《关于深化医药卫生体制改革的意见》，针对改革中面临的新形式，提出了2009～2011年改革的重点，即加快推进基本医疗保障制度建设，初步建立国家基本药物制度，健全基层医疗服务体系，促进基本公共卫生服务逐步均等化，着力解决群众反映较多的"看病难、看病贵"问题。

步骤 卫生改革是一个循环往复的过程，其大致步骤包括确定问题、分析问题产生的原因、政策开发、做出政治抉择、实施改革、评估改革效果，进一步确

定存在的问题，进入下一个循环。现实中，卫生改革过程并不像上述步骤那样清晰明了、按部就班。

功能与作用 卫生改革的核心目标是改善公民健康，提高公民对医疗技术和卫生制度及服务体系的满意度，为个人和家庭提供疾病经济风险保护。要实现这些核心目标可通过一系列中间目标逐步达成，如通过合理控制卫生服务机构的数量，调整卫生服务的结构，提高卫生服务的质量，采用高效的付费制度，以提高卫生系统的效率和效益；通过改进资源配置方式，将重点转向疾病预防保健，保障人民群众享有基本医疗卫生服务，通过采取更均等的卫生融资方案和保障人民群众获得卫生服务机会的均等性，提高弱势群体获得卫生服务的需求等来提高卫生服务的公平性；构建完善的医疗卫生保障制度，以减轻甚至消除因病致贫和因病返贫，降低疾病的经济风险。

(罗 力)

quánqiú wèishēng

全球卫生（global health） 超越国家界限或具有全球性影响的卫生问题或事件。又称全球健康。通过对全球卫生问题和事件的学习、研究和实践，可增强应对跨国全球卫生威胁的能力，保障全球人群的健康状况和卫生公平性。全球卫生体现全世界人民对地球上卫生问题的共同关注，它弱化了国家与国家的界限，使卫生问题脱离摆脱了地缘政治的束缚，是对世界卫生组织人人享有健康策略的呼应，并且全球卫生问题的应对有赖于多方面力量的共同协作，其中包括诸多新兴行为体的加入和参与。

内容 全球卫生涉及的方面很多：首先是公共卫生领域（主

要是疾病预防与控制），其中传染病又是关注的重点。随着全球化的不断深入，国家间的联系和依赖不断加强加深，人口的大范围流动和交通运输速度的加快，使传染病在全球范围内的扩散能力不断提高，传播速度不断加快，2003年的SARS、禽流感，以及2009年的H1N1甲型流感，都是在短期内传播到世界各地并引起了全球范围内的动荡，不仅对世界范围内人们的健康造成了巨大威胁也造成了巨大的经济损失；而艾滋病的全球扩散与跨越国界的毒品、卖淫等犯罪活动密切相关，对整个人类和国际社会构成了严重威胁；应对这些世界范围的公共卫生威胁，需要全世界各个国家间的通力协作。其次是外交领域。长期以来公共卫生在外交政策中一直处于较低层次，而随着全球化的深入，具有全球化属性的公共卫生被赋予更多的特性，在外交中的角色也逐渐凸显，而同时全球卫生问题的解决也需要外交谈判、协商等手段的介入，《烟草控制框架公约》和《国际卫生条例》的产生，彰显了国际外交谈判与协商在全球卫生问题上发挥的重要作用，体现了外交与全球公共卫生的不断融合。

简史 全球卫生一词最早出现于20世纪70年代，从90年代开始逐步成为国际公共卫生领域占主导地位的流行用语，其前身为国际卫生。

14世纪中期，黑死病的大肆流行给整个欧洲世界带来了毁灭性的打击。为了控制传染病的流行，欧洲各国于1851年在法国巴黎召开了第一届国际卫生大会，试图制定统一的海运禁运标准，在控制疾病的同时又不至于对经济发展造成太大的影响，这是世

界历史上第一次跨国界解决卫生问题，是国际卫生合作的起点。由于只召开会议以规范各国行为，其约束力不够，又于 1907 年成立了世界上第一个国际性的永久性卫生组织——国际公共卫生办公室，以研究传染病和执行国际卫生会议的决议。第一次世界大战后，同盟国在国际联盟内部又设立了专门的卫生组织，两个组织分工合作。第二次世界大战的发生，使两个组织无法继续承担国际卫生工作，于是 1948 年在美国旧金山召开的联合国会议上，由巴西和中国代表团提议并正式成立了世界卫生组织，取代了原来的国际卫生办公室和国际联盟内的专门卫生组织，在世界卫生保健、疾病控制等方面发挥作用。这些组织的成立和更替体现了世界各国在应对跨越国界的公共卫生问题上的合作，但是随着全球化、一体化的不断深入，世界各国在经济、政治和社会的依赖与合作日益增强，跨越国界的健康风险不断加大，传染病及与不良生活方式相关的疾病的全球传播，气候变化，环境污染的全球性，这些都与世界上每一个国家和每一名世界公民息息相关，原先国际卫生的概念已经无法满足人们在卫生问题上合作愿望和需求的深度与广度，于是 20 世纪 90 年代，全球卫生的概念悄然兴起，开启了全球范围内的卫生治理的新局面，即全球卫生治理的兴起，同时为诸多新兴行为体与非政府组织参与国际事务与决策提供了更多的政治空间和条件。

（罗 力）

quánqiú wèishēng zhìlǐ

全球卫生治理（global health governance）　在全世界（或称全球）范围内为保护和提高人群

健康而采取的行动与措施。此类治理是全世界各个国家、国际组织在全球化趋势冲击下在卫生领域内进行的国际合作。要正确地理解全球卫生治理，首先是要把握好"治理"的含义，可以将其与"统治"加以比较。治理与统治一样都需要权力和权威作为基础，但是其来源却截然不同。治理的权威来源不一定是政府，不一定有国家机器的保障，而是建立在合作、协商、共同的目标之上，是建立在认同的基础上的，而统治的权威则是建立在政府和国家机器的保障之上，来源于法规命令；治理是一种上下互动的管理过程，而统治更是一种自上而下的发号施令；治理与国家和政府的关系不那么密切，所以它与统治以国家为基础的模式不同，可以跨越国界，摆脱领土与国家主权的束缚。

国内卫生治理是国家存在便有的。国际卫生治理始于 19 世纪中叶，传染病如黑死病的大肆流行给一些欧洲国家带来了政治、经济上的巨大打击，为了应对这些传染病以及后来的鸦片、酒精等公共卫生风险，欧洲国家于 1851 年开始召开国际卫生大会，并于 1907 年成立了国际公共卫生办公室，第一次世界大战结束后同盟国又在其联盟内成立了专门的卫生组织；一直到第二次世界大战的 100 年间，以这两个组织为主的国际卫生组织产生了大量控制传染病的国际性条约。第二次世界大战后，欧洲战败国无法继续维持国际公共卫生的工作，于是 1948 年，在旧金山联合国会议上，由中国和巴西代表团提议并且成立了世界卫生组织，有更多的国家参与进来，国际卫生治理机制得到了深化，统一了战前

多个卫生国际组织的局面；随后的几十年，世界卫生组织在加强贸易机制对国际卫生的作用上做了很多工作和努力，并卓有成效，促进了公共卫生领域的纵向合作的深化。

随着人类社会与经济的发展，随着全球化进程的不断加快，世界向"地球村"转化，世界各个国家及各族人民之间的联系越来越紧密。全球化给世界各国特别是发展中国家带来机遇的同时，也给全球公共卫生带来了极大的挑战，直接导致或加大了跨境的传染病、非传染性疾病的卫生风险，2003 年的 SARS、禽流感，以及 2009 年的 H1N1 甲型流感，都是在短期内传播到世界各地，并且引起了全球范围内的公共卫生危机。

公共健康已经不再是单纯的国内事件，甚至国际公共卫生治理也无法满足全球化背景所需要的合作的深度和广度，它需要国际上各个层面上的行为主体包括国家、国际组织、非政府组织及各种新兴行为体的共同参与、共同分担、共同协商，全球卫生及全球卫生治理理念证实为了适应这种要求而提出的。

全球治理是一种管理机制，不同于传统的以国家的和国家主权为基础的管理模式，是建立在各国政府及各种非政府组织、非国家行为体、社会运动、跨国联盟和知识共同体间达成的共识的基础之上，虽没有正式得到授权，但是通过控制和举行具有跨国影响力的人类活动而在全球卫生事务中发挥着重要的协调作用。全球卫生治理是全球治理理论在卫生领域的具体应用，特别是公共卫生服务领域。

（罗 力）

wèishēng zīyuán

卫生资源 (health resource)

为提供卫生服务所使用的人力、物资、财力和信息等资源。广义上，包括为开展卫生保健活动所使用的一切社会资源；狭义上，是社会为提供卫生服务所占用的各种生产要素的总称。从经济学的视角来看，卫生资源是为提供卫生服务而消耗的社会劳动量。世界卫生组织从人群健康角度曾经提出，卫生资源是恢复和促进人民健康而消耗的经济资源。卫生资源具有有限性、选择性和多样性三个特点。

卫生资源包括卫生人力资源、卫生物力资源、卫生财力资源、卫生信息资源与技术等。卫生人力资源是卫生人力数量和质量的集合，是卫生资源的首要要素，是卫生服务的直接提供者。卫生人力资源研究通常采用普查、分层抽样等调查方法，多以描述性研究为主；世界卫生组织推荐的卫生人力预测方法有健康需求法、健康需要法、人力人口比值法等。卫生物力资源主要是指卫生设备设施、配备的药品和卫生材料等物质材料，是卫生活动开展的硬件。卫生物力资源研究常见的医疗设备评价方法有：①完好性评价。一般医疗设备的完好率应保持在80%以上，完好率的高低反映了设备管理水平的高低。②使用效益评价。使用效益包括设备产生的社会效益和经济效益。效益评价常用指标有机时利用率、经济效益评价和功能利用率等。卫生财力资源是一定阶段为提供卫生服务所消耗经济资源的货币表现，一般用卫生费用这一指标来衡量；测量卫生费用筹资水平及结构的常用指标有卫生总费用、人均卫生总费用、卫生总费用相当于国内生产总值百分比、政府预算卫生支出占卫生总费用百分比、居民个人现金卫生支出占卫生总费用百分比等。卫生总费用核算方法有筹资来源测算法、机构流向法、实际使用法等。卫生信息资源与技术是卫生资源的重要组成部分。

卫生资源配置评价的内容包括公平和效率。通常从三个方面对公平性进行评价。①卫生服务资源分配的公平性：即按照不同个体的需要分配卫生资源。②卫生服务利用的公平性：包括卫生服务提供的公平性和卫生服务可及性的公平性，其中卫生服务提供的公平性又包括横向公平性和纵向公平性。③卫生服务的筹资公平性：包括横向公平，即相同支付能力的人应该支付相同多的费用；纵向公平，即支付能力强的人应该支付相对多的费用。卫生资源配置效率的评价包括技术效率和配置效率评价。技术效率评价是评价卫生资源是否达到了最优的生产要素组合，即是否在现有成本基础上达到最大的产出；配置效率评价主要反映了卫生资源分配与结果的关系。

(罗　力)

wèishēng rénlì zīyuán

卫生人力资源 (health manpower resource)

一定时间、区域内，在卫生领域工作并具备一定专业技能的劳动者数量和质量的总和。分为专业技术人员、管理人员和技能工勤人员等。另外，社区卫生工作者是卫生人力资源中不可或缺的组成部分。其中，专业技术人员又可分为卫生技术人员和其他技术人员，卫生技术人员是指医生、护士、医技人员、药师等；卫生管理人员是指在卫生相关行政部门工作的公务员，以及在各类卫生业务机构管理职能部门工作的人员。由于卫生领域的学科专业性，实际工作中，很多卫生技术人员同时担任着卫生管理职责。对一定区域的卫生人力资源进行获取、组织、激励和控制的过程即卫生人力资源管理。

世界卫生组织在2006年的世界卫生报告中指出："全球卫生人力是指在全球范围内从事保护和促进人民健康的卫生工作者的总和。""卫生工作者能够挽救生命。没有他们，那些需要卫生服务的人们就会失去获得卫生服务的机会，也就不能得到相应的卫生服务。同时，卫生工作者也能够为预防和疾病治疗工作提供评估和监督。"随着社会的发展和生活水平的提高，人们越来越重视生命质量，对于卫生服务的需求也与日俱增。卫生系统必须随之进步和发展才能适应这种需求的增加。作为卫生服务的直接提供者，卫生人力的数量和质量都直接影响着卫生系统的发展。科学开发卫生人力资源，优化配置并提高卫生人力的质量，是推动改进卫生服务行之有效的方法。

卫生人力资源管理研究的内容主要包括卫生人力资源供给研究、卫生人力资源需求研究和卫生人力资源描述性研究。

(罗　力)

wèishēng jìshù rényuán

卫生技术人员 (health staff)

经过专门的医药卫生教育或培训，掌握医药卫生知识，具备医学专业技能，并经相关部门审查通过，在卫生领域从事医疗、预防、护理等工作的技术人员。

卫生技术人员可分为以下几类。①医生：从事医疗工作的卫生人员，包括中医、西医和中西医结合人员。其技术职称分为主任医师、副主任医师、主治（主管）医师、医师、医士。②护士：在医生指导下具备一定医疗处理、预防保健等技能的，在医院、社区卫生服务中心等卫生服务机构承担护理工作的人员。其技术职称分为主任护师、副主任护师、主管护师、护师、护士。③药师：从事包括中药、西药在内的药剂、药检等药品相关工作的人员，其技术职称分为主任药师、副主任药师、主管药师、药师、药士。④公共卫生人员：主要从事预防保健、地方病防治、疾病控制和计划生育等工作，其技术职称分为主任医师、副主任医师、主治（主管）医师、医师、医士。⑤其他技术人员：在医院等卫生服务机构从事影像、病理、检验以及医疗器械维护等工作的技能工勤人员，其技术职称分为主任技师、副主任技师、主管技师、技师、技士。

审查卫生技术人员资格的制度，称为卫生技术资格审查制度。中国卫生技术人员的审定经历了从"单纯评审"到"考评结合"再到"以考代评"三个阶段。最初，中国卫生事业单位依照《关于实行专业技术职务聘任制度的规定》实行专业技术职务聘任制度。对于卫生专业技术资格的认定单纯依靠评审，评审材料由被评审人自己提供，评审主体由各省市卫生行政部门成立的专业技术评审委员会，评审合格即授予相应技术职务。1990年初，天津市成为卫生技术资格考试的试点地区，在延续传统评审标准和日常考核的同时，增加专业技术考试的分量。具体做法是卫生技术人员在申报技术职称前，首先要通过相应的达标考试，才能有资格进入评审程序。这一制度适用于所有卫生机构中的全部卫生技术相关专业人员。2000年后，中国大部分省市建立了卫生专业技术资格考试制度，并在实践中不断完善和发展。卫生专业技术中级资格评审被逐步撤销，卫生专业技术人员只需所在单位的考核推荐，并通过专业技术资格考试，就可评定中级专业技术资格。由此，"以考代评"制度逐步取代了"考评结合"。

（罗力）

yīshēng
医生（doctor） 具备一定医学专业技术，并通过相应的资格审查，从事医疗、预防保健等相关工作的人员。部分具有行医资格，但只是间断从事医疗工作，并不以医生作为其职业的人员也可称为医生。

各个国家医生任职的基本条件有所不同。在中国，医生通常按职称系列划分为：初级职务，包括医士、医师；中级职务，即主治医师；高级职务，包括副主任医师、主任医师。各类职称的医生的任职基本条件如下。①医士：了解本专业基础理论，具有一定的技术操作能力；在上级卫生技术人员指导下，能胜任本专业一般技术工作；中专毕业见习1年期满。②医师：熟悉本专业基础理论，具有一定的技术操作能力；能独立处理本专业常见病或常用专业技术问题；借助工具书，能阅读1种外文的专业书刊；中专毕业，从事医（药、护、技）士工作5年以上经考核证明能胜任医（药、护、技）师职务；大学专科毕业，见习1年期满后，从事专业技术工作2年以上；大学本科毕业，见习1年期满；研究生班结业或取得硕士学位者。③主治医师：熟悉本专业基础理论，具有较系统的专业知识，掌握国内本专业先进技术并能在实际工作中应用；具有较丰富的临床或技术工作经验，能熟练地掌握本专业技术操作，处理较复杂的专业技术问题，能对下一级卫生技术人员进行业务指导；在临床或技术工作中取得较好的成绩，或具有一定水平的科学论文或经验总结；能比较顺利阅读1种外文的专业书刊；大学毕业或取得学士学位，从事医（药、护、技）师工作4年以上；研究生班结业或取得第二学士学位，从事医（药、护、技）师工作3年左右；取得硕士学位，从事医（药、护、技）师工作2年左右；取得博士学位者。④副主任医师：具有本专业较系统的基础理论和专业知识，了解本专业国内外现状和发展趋势，能吸取最新科研成就并应用于实际工作；工作成绩突出，具有较丰富的临床或技术工作经验，能解决本专业复杂疑难问题或具有较高水平的科学论文或经验总结；能顺利阅读一种外文的专业书刊；具有指导和组织本专业技术工作和科学研究的能力，具有指导和培养下一级卫生技术人员工作和学习的能力；具有大学本科以上（含大学本科）学历，从事主治（主管）医（药、护、技）师工作5年以上；取得博士学位，从事主治（主管）医（药、护、技）师工作2年以上。⑤主任医师：精通本专业基础理论和专业知识，掌握本专业国内外发展趋势，能根据国家需要和专业发展确定本专业工作和科学研究方向；工作成绩突出，具有丰富的临床或技术工作经验，能解决复杂疑难的重大技术问题或具有较高水平的科学专著、论文或经验总结；能熟练阅读1种外文的专业书刊；作为本专业的学术、技术带头人，善于指导和组织本专业的全面业务技术工作，具有培养专门人才的能力；从事副主任医（药、护、技）师工作5年以上。

中国古代医生分为官医和民医。官医，又称御医、太医等，最早记载于《周礼》，其中将主管卫生行政事务的人称之为"医师"。《内经》中将主管宫廷医药的医官称之为"医工"。另有"乳医"一说，指的是汉代宫廷的女医。唐代便有"医生"一词，属于太医的一种。医生有多种称呼，南方称为"郎中"，北方称为"大夫"，也有称医生为"先生"的。在日常生活中，医生往往与医师通用，又常被称为医疗人员。从外文翻译的角度来看，如今所说的"physician"源自希腊语"physis"。中世纪以后，西方开始用"physician"表示具有较高学历、行医而不从事教学的医生，民间则称医生为"healer"。之后，随着医学的发展，医学分科的细化，"physician"一词仅指内科医生。

（罗　力）

zhuānkē yīshī

专科医师（specialist physician）

取得高等学校医学专业本科以上学历或取得执业医师资格并从事临床工作，后经过普通专科培训并取得培训合格证书者；或经过考核达到普通专科培训标准后，又经过亚专科培训，取得亚专科培训合格证书的医务人员。又称专科医生。在国外，专科医师通常是指经过住院医师培训阶段，既未终止培训，也未选择全科医生培养方向，而是在特定专科领域继续培训并最终完成各项培训要求的医师。

1993年，世界医学教育高峰会议（爱丁堡会议）提出："专科医生与全科医生之间必须达到一种平衡。高效率、成本效益显著的卫生系统中，全科医生需要解决大部分患者的健康问题，并对患者进行筛选，然后把很少一部分的患者转诊给专科医生。"2000年2月，中国国务院颁布了《关于城镇医药卫生体制改革的指导意见》，目标建立一个高效完整的新型卫生服务体系，这就需要改变格局，确定全科医生与专科医生的合理分工。2003年中国开始了专科医师制度的探索研究，并且进行试点，确定了包括全科医学在内的18个普通专科以及16个亚专科。

专科医师有一整套制度进行管理，包括专科医师培训制度、专科医师准入制度和专科医师管理制度。①专科医师培训制度：专科医师培训分为普通专科医师培训和亚专科医师培训。普通专科医师培训是以医学二级学科为基础，培训时间一般为3年，培养目标是普通专科医师；亚专科医师培训是以医学三级学科或四级学科为基础，培训时间因具体专科而异，一般为1~4年，培养目标是亚专科医师。②专科医师准入制度：医师在获得某一亚专科培训或住院医师规范化培训合格证书后，申请注册成为相应专科协会会员，成为专科医师并获得专科证书。③专科医师管理制度：主要包括专科医师执照审查制度和专科医师继续教育制度。

（罗　力）

zhōngyī yīshēng

中医医生（physician of traditional Chinese medicine）

区别于西医医生而言，用中医学的理论和方法治病的医生。其中，中医学是指中国古代人民根据当时朴素唯物论的阴阳、五行等学说，在整体观念下，通过协调人与自然及人体内部各组成部分之间的关系辨证论治的一门医学学科。

中医医生的官方名称是中医师。中国卫生部《关于医师执业注册中执业范围的暂行规定》第一条第四项第一款规定了中医师的执业范围是"中医专业"，中医科18个二级学科全部包括在内。规定又特别指出，在县及县级以下医疗机构从事基层医疗卫生服务工作的中医师，依法取得两个或两个类别以上医师资格的，可根据实际情况，注册同一类别最多3个专业的执业范围，但必须经县级卫生行政部门批准并报市级卫生行政部门备案。

2006年，中国国家中医药管理局印发了《关于修订中医类别医师执业范围的通知》，在原有的中医类医师执业范围中增加了"全科医学专业"。对于中医师不按照注册的执业类别，或超出执业范围执业的情况，可根据《医疗机构管理条例实施细则》第八十一条第二款："医疗机构使用卫生技术人员从事本专业范围之外的诊疗活动的，按使用非卫生技术人员处理"这一规定处理。

（罗　力）

xiāngcūn yīshēng

乡村医生（village doctor）

按照《乡村医生从业管理条例》规定，获得乡村医生执业证书并在村卫生室从业的医务人员。乡村医生一般是由农村基层选送的，经过中短期专业培养，考核合格后，由相关部门颁发结业证书。乡村医生是农村三级医疗预防保健网络最基层组织中的卫生技术人员。世界上很多国家的农村地区，因为医疗人力资源的严重不足，都采取过短期培训医务人员为所在地居民服务的策略。这些经短期培训形成的医务人员队伍都可以归入乡村医生的概念范畴。

简史　乡村医生最早称为赤脚医生。新中国成立之后，广大农村地区长期医疗服务资源严重不足，为了改善这一境况，同时在政治原因的推动之下，中国大力推行了赤脚医生培训制度，对当地有一定文化程度的农村居民进行必要的医学知识培训，然后让他们回到居住地行医，以此来解决农村居民缺医少药的问题。20 世纪 70 年代，中国的赤脚医生发展迅速，人数达 500 多万，成为中国农村卫生事业的中坚力量。赤脚医生极大地改善了广大农民的健康状况，与农村合作医疗和农村三级卫生服务网络一起被称为"中国农村卫生工作的三大法宝"。20 世纪 70 年代后期，社会发生变革，正规医学生培养数量也在迅速增加，中国卫生行政部门开始采取措施控制赤脚医生数量，并对其专业技术水平进行严格把关。至 20 世纪 80 年代中期，赤脚医生数量减少为原来一半。1985 年，中国卫生部决定取消赤脚医生这一称号。原来的赤脚医生均可参加乡村医生资格考试，考试通过者，授予乡村医生称号，属于中级职称；没有参加考试或考试没有通过者，称为卫生员，属于初级职称。当时约有一半的赤脚医生通过考试，成为乡村医生。20 世纪 80 年代中期至 20 世纪末，中国农村的乡村医生转入平稳发展时期。

职责　在中国，乡村医生的主要职责是向农村居民提供公共卫生服务及一般疾病的诊治。乡村医生承担的公共卫生服务主要包括：一是提供国家基本公共卫生服务，包括建立农民健康档案、健康教育、预防接种、传染病防治、儿童保健、孕产妇保健、老年人保健、慢性病管理、重性精神疾病管理等；二是协助专业公共卫生机构提供国家基本公共卫生服务以外的其他公共卫生服务，包括协助处置突发公共卫生事件等。另外，乡村医生应做好健康知识教育工作，做好计划生育宣传和技术指导，确立本村卫生工作目标以及合理制订工作计划。

注册制度　中国县级人民政府卫生行政主管部门负责乡村医生执业注册工作。《乡村医生从业管理条例》公布前的乡村医生，取得县级以上地方人民政府卫生行政主管部门颁发的乡村医生证书，并符合下列条件之一的，可向县级人民政府卫生行政主管部门申请乡村医生执业注册，取得乡村医生执业证书后，继续在村医疗卫生机构执业：①已经取得中等以上医学专业学历的。②在村医疗卫生机构连续工作 20 年以上的。③按照省、自治区、直辖市人民政府卫生行政主管部门制定的培训规划，接受培训取得合格证书的。

考核制度　中国对乡村医生的考核，每 2 年组织一次。由卫生部负责全国乡村医生考核工作。省级和设区的市级卫生行政部门负责本行政区域内乡村医生考核的监督管理工作。县级卫生行政部门负责本行政区域内乡村医生考核的组织工作。乡村医生考核包括业务考评和职业道德评定两方面内容。业务考评主要包括：工作任务完成情况；业务水平；学习培训情况；省级卫生行政部门规定的其他内容。职业道德评定主要包括医德医风情况。考核委员会在评定过程中要充分听取所在村村民委员会、乡村医生和村民的意见。考核结果分为合格和不合格。中国县级卫生行政部门应当将考核结果记入《乡村医生执业证书》中的"考核记录"栏。乡村医生经考核合格的，可以继续执业；经考核不合格的，在 6 个月之内可以申请进行再次考核。逾期未提出再次考核申请或者经再次考核仍不合格的乡村医生，原注册部门应当注销其执业注册，并收回乡村医生执业证书。

（罗　力）

zhíyè yīshī

执业医师（licensed physician）经国家统一考试合格，取得《执业医师资格证》并经过注册登记，在医院、科研机构中执业的医疗技术人员。

依据《中国执业医师资格考试制度》，具有下列条件之一的，可参加执业医师资格考试：①具有高等学校医学专业本科以上学历，在执业医师指导下，在医疗、预防、保健机构中试用期满一年的。②取得执业助理医师执业证书后，具有高等学校医学专科学历，在医疗、预防、保健机构中工作满 2 年的；具有中等专业学校医学专业学历，在医疗、预防、保健机构中工作满 5 年的。另外，具有高等学校医学专科学历或者中等专业学校医学专科学历，在执业医师指导下，在医疗、预防、保健机构中试用期满一年的，可以参加执业助理医师资格考试。以师承方式学习传统医学满 3 年或者经多年实践医术确有专长的，经县级以上人民政府卫生行政部门确定的传统医学专业组织或者医疗、预防、保健机构考核合格并推荐，可以参加执业医师资格或者执业助理医师资格考试。

《中国医师执业注册制度》规定，"在中国，取得执业医师资格的医疗人员，可以向所在地县级以上人民政府卫生行政部门申请注册，经注册后，可以在医疗、预防、保健机构中按照注册的执业地点、执业类别、执业范围执业，从事相应的医疗、预防、保健业务"。

中国执业医师在执业活动中享有的权利：①在注册的执业范围内，进行医学诊查、疾病调查、医学处置、出具相应的医学证明文件，选择合理的医疗、预防、保健方案。②按照国务院卫生行政部门规定的标准，获得与本人执业活动相当的医疗设备基本条件。③从事医学研究、学术交流，参加专业学术团体。④参加专业培训，接受继续医学教育。⑤在执业活动中，人格尊严、人身安全不受侵犯。⑥获取工资报酬和津贴，享受国家规定的福利待遇。⑦对所在机构的医疗、预防、保健工作和卫生行政部门的工作提出意见和建议，依法参与所在机构的民主管理。

中国执业医师在执业活动中应履行的义务：①遵守法律、法规，遵守技术操作规范。②树立敬业精神，遵守职业道德，履行医师职责，尽职尽责为患者服务。③关心、爱护、尊重患者，保护患者的隐私。④努力钻研业务，更新知识，提高专业技术水平。⑤宣传卫生保健知识，对患者进行健康教育。

（罗 力）

hùshi

护士（nurse）受过护理专业教育，在专业知识、技能和职业素质方面达到一定标准，依照相关规定从事护理工作的卫生技术人员。

简史 护士的起源可以追溯到 16 世纪之前的欧洲，当时的护士工作不被重视，在很长的一段时间里，护士工作由未经专业培训的教会修女担任。1860 年，护士教育和近代护理学奠基人南丁格尔创办了世界上第一所护士学校——南丁格尔护士学校。同年，南丁格尔出版了《护理笔记》（*Notes on Nursing*）。1963 年，国际护士协会将南丁格尔的生日 5 月 12 日定为国际护士节。随着护理活动对医疗服务质量的提升得到认识，护理工作的重要性也得到越来越多人的认可，南丁格尔的卓越贡献更促使护士提升为一个受人尊敬的职业。

西方近代护理学伴随着西方现代文明和科学技术传入中国。传教士宣教是西方近代护理进入中国的主要形式。1914 年，中国第一次举办护士大会，会上根据钟茂芳的建议，将英文"nurse"正式译为"护士"，代替"看护"一词。中国北京协和医学院创办了中国最早的大学护理教育，并在 1921～1953 年培养了一大批水平较高的师资和护理管理人才。1949 年，中国护士人数为 3.2 万，通过普及护理学教育，中国的护士人数在 1978 年底达到 93 万，2010 年达到了 204.8 万，截至 2016 年底中国注册护士总数达到 350.7 万。

随着护士队伍的壮大，亟需专业的护士组织来规范护士管理。1897 年，美国成立了全世界最早的护士组织——美国护士协会（American Nurses Association，ANA），并制定了《伦理学准则》，对护士道德和临床诊断制定了要求和原则。国际护士协会（International council of Nurses，ICN）创建于 1899 年，总部设在日内瓦，是全球护士学会的联盟，每 4 年召开 1 次由全球各国护士代表参加的大会。中国于 1909 年在江西牯岭成立了中华护士会，并于 1922 年加入国际护士协会（ICN）。1964 年，中华护士会更名为中华护理学会（Chinese Nursing Association，CNA）。与此同时，护士的分类不断细化，各国护士分类职责根据各国国情不同有所差异。在美国，护士按照职责和教育程度可分为助理护士、职业操作护士、注册护士、护理医生及行政管理护士。在中国，护士按照技术职称可分为主任护师、副主任护师、主管护师、护师和护士；按照行政职务可分为护士长、科护士长和护理部主任（总护士长）。

立法 20 世纪初，世界各国开始探索护士立法。1903 年，美国北卡罗莱、新泽西等州首先颁布了《护士执业法》作为护士执业的法律规范。英国于 1919 年公布了《护士法》。1953 年，世界卫生组织（WHO）发表了第一份有关护士立法的研究报告。国际护士协会在 1953 年召开的国际护士会议上通过了《护士伦理学国际法》，并于 1956 年德国的法兰克福大会上对该法进行了修订并采纳。1968 年，国际护士委员会特别设立一个专家委员会，制定了《系统制定护理法规的参考指导大纲》（*A Proposed Guide for Formulating Nursing Legislation*），为各国护士立法所必须涉及内容提供了权威的指导。国际护士协会于 1973 年颁布了《护士守则》。护士立法为护士的行为规范、管理制度提供了权威的依据。

注册 护士须依照各国的相关规定从事护理工作。护士注册的组织模式主要分成三种类型。①政府部门直接管理，政府卫生部门组织全国统一考试，考试合格后予以注册并颁发护士执照，此种注册类型以日本为代表。②由政府卫生部门授权护士组织，如护理学会实施护士考试和注册工作，此种注册类型以英国和加拿大为代表。③由护士行业组织负责护士考试和注册工作，此种注册类型以美国和澳大利亚为代表。中国护士注册的组织模式属于政府部门直接管理的类型。执业护士考试的组织、监督、审核以及证件的发放均由中华人民共和国卫生和计划生育委员会负责，根据《护士条例》编订了《护士执业注册管理办法》，这是中国护士执业注册方面最权威的规范，该管理办法对护士执业注册的准入、申请流程、审核标准、吊销依据等均进行了详细的规定。

（吕军　郝模）

yàoshī

药师（pharmacist）　受过药学教育，遵循药事法规和职业道德规范，从事药学专业技术工作的卫生技术人员。在中国，药师按职称的不同分为药师（初级职称）、主管药师（中级职称）、副主任药师和主任药师（高级职称）；按所学专业不同分为西药师、中药师、临床药师；按工作领域的不同分为药品生产企业药师、药品经营企业药师、药房药师（包括医院药房药师和社会药房药师）、药品监督管理药师。依法注册的药师称为执业药师。中国执业药师概念与国际上药师概念相接近，指经权威机构组织考试合格，取得证书并经注册登记，在药品生产、经营、使用单位中执业的药学专业技术人员。所不同的是，中国药师的执业范围比欧美更广，前者分布在药品的生产、经营、使用领域，以保证和维护药品质量和使用安全；后者主要分布于药品使用领域，在药学实践机构或药房发挥着维护患者健康和优化用药的作用。

简史　药师的起源可以追溯到 8 世纪，在欧洲出现了专门配置和发售药物的机构（药房），在药房中专门从事调配和发售药物的人（药师）随之产生。当时从事药学工作的人主要是药房学徒工或者药品批发商和贸易商出身的药剂师，社会地位不高，也没有资格和从业许可的限制。13 世纪的欧洲，药学以法律形式从医学中分离出来，为药师职业的独立奠定了基础。1407 年，意大利修订颁布《热那亚药师法》（The Pharmacist Code of Genoa），规定药师必须获得管理当局的执业许可证才能从事药房工作，并对药师工作提出要求。此后欧洲其他国家随后相继颁布了药事管理法令，如 1725 年，德国提出了药师考试的学科标准，规定药师必须通过正规的专业学术考试。药师的资格和技能等逐渐受到法律的监督和保障。

准入　随着药学领域科学技术的迅猛发展，药学学科体系趋于成熟，药师队伍逐渐壮大，社会地位日渐提高，对药师的要求也越来越严格，很多国家通过立法对药师的准入资格、知识技能、职责权利、继续教育等进行严格的规定，如英国（1815 年）、美国（1869 年）、日本（1898 年）相继发布了《药师法》《药房法》《药剂师法》，明确了只有取得相应资格并注册的药师才能在相关岗位上执业。

中国在 1994 年颁布了《执业药师资格制度暂行规定》，开始在药品生产和流通领域实施执业药师资格制度，1998 年中国成立了国家食品药品监督管理局，于1999 年重新修订了《执业药师资格制度暂行规定》，将执业药师的范围由药品的生产、流通领域扩大到了药品的使用领域，并且实现执业药师和执业中药师部门与行业的统一。

职业道德　药师的行为直接关系到人们的健康和社会的安全，既要遵循行业药事法规，又要遵守药师执业的道德规范。欧美国家通过药学会或药师协会制定了药师的职业道德准则，要求药师保证良好的职业实践。例如，1848 年美国费城药学院制定了美国第一个关于药师的职业道德规范。美国药师职业道德规范详细而具体，包括对药师服务行为、专业知识和法律行为的规定。2006 年中国执业药师协会发布了《中国执业药师执业道德准则》，包括："救死扶伤，不辱使命；尊重患者，一视同仁；依法执业，质量第一；进德修业，珍视声誉；尊重同仁，密切协作"。

作用　中国药师因工作领域类别不同而具有不同的职责和功能。药师在药品生产企业中的职责是制定和执行各种生产管理制度，保证药品生产，包括依法规范生产流程及各项技术标准、质量控制和监督、新产品研发、药品质量稳定性考察、药品不良反应的监测和报告等；药师在药品经营企业中的职责是监控药品经营过程的质量，包括经营各环节的质量管理、依法制定企业质量管理制度并严格执行、药品分类管理等；药师在药房中的职责是药品使用的监督和控制和药品质量管理，包括调配和解释处方、提供用药信息咨询、指导患者合理用药、开展临床药物监测和疗效评价等；药师在药品监督行政部门中的职责主要是依法监督和管理药品流通各环节的质量、规范相关人员的行为、保证公众的生命健康。

（吕军　郝模）

gōnggòng wèishēng rényuán

公共卫生人员（public health worker）

在卫生领域、以促进人群健康为目标，向人群提供公共产品和准公共产品的专业人员、管理人员和技能支持人员。公共卫生人员的服务对象是人群，关心所有威胁健康的问题，更强调发展社区和公众参与，因此，公共卫生人员的工作范围很广泛。但由于各国的经济发展水平、文化、卫生系统和各种保险制度的差异，以及同一国家所处的不同发展阶段和人群健康状况的差异，各国公共卫生人员的服务范围有一定差异。但一般来说，公共卫生人员服务范围主要包括：开展健康教育、倡导健康的行为方式；监测人群的健康状况；预防和控制疾病；针对重点人群开展健康管理；实施卫生监督执法；开展公共卫生研究等。

随着人们健康意识的提高，各国政府对公共卫生越发重视，对公共卫生人员数量的需求逐渐扩大，对公共卫生人员质量的需求也逐渐提高。与此同时，公共卫生人员的分类在逐步细化。公共卫生专业人员包括社会学家、心理学家、公共卫生医师、公共卫生护士、营养学家等。公共卫生管理人员主要包括在公共卫生体系从事管理的行政人员。公共卫生后勤支持人员主要包括卫生助理、操作人员、技术员、通信及协调专业组织的办公室人员。

（吕军　郝模）

wèishēng jiāndū rényuán

卫生监督人员（health supervisor）

接受卫生相关行业资格培训并取得资格认证后，经相关机构聘任，由法律、法规授权承担卫生监督职能的人员。卫生监督职能主要包含食品卫生、职业卫生、环境卫生、学校卫生、放射卫生、传染病、医疗服务等方面的监管。卫生监督人员的数量一般由所辖辖区人口、工作量、服务范围和经济水平等因素决定。

由于法律体系、行政管理体系及社会经济环境的差异，各国家或地区的卫生监督人员分类及称谓均千差万别。以食品卫生监督为例，在英国，依照《食品安全法》行使食品监督职能的食品监督人员分为两类。①环境卫生官员：负责公共卫生事务，如食品经营场所的卫生和食品安全。②贸易标准官员：负责商业法的执行，如检查食品的重量或标签等是否合法。相对应的，在中国执行食品监督的食品卫生监督人员主要分为四类：①来自于各级卫生监督机构的监督人员，主要负责食品安全的综合监督。②来自于各级食品药品监督管理机构的监督人员，主要负责餐饮服务环节的食品安全监管。③来自于各级质量管理机构的监督人员，主要负责流通环节的食品安全监管。④来自于各级出入境检验检疫机构的监督人员，主要负责进出口食品的安全监督。因此在阅读各国文献时，需鉴别其内涵，不要望文生义。

（吕军　郝模）

shèqū wèishēng gōngzuòzhě

社区卫生工作者（community health worker）

被社区成员或机构挑选出来并经过短时间培训，为社区提供健康教育、预防、保健、康复、计划生育技术服务和一般常见病、多发病诊疗等基本医疗卫生服务的人员。乡村卫生工作者、社区卫生助理、社区健康促进者均属于社区卫生工作者的范畴。社区卫生工作者为非卫生技术服务人员的重要组成，是卫生人力资源中不可或缺的组成部分，尤其在卫生人力资源相对薄弱的低收入国家，由于其对社区环境和居民较为熟悉，可提供文化调解、非正式咨询和社会支持等较卫生技术人员更为灵活的服务，成为满足当地居民医疗卫生需求的有力支撑。

社区卫生工作者可追溯到19世纪60年代美国为了在卫生服务水平低下的社区提供健康促进和疾病筛查服务时所使用的人员，80年代伊朗从社区挑选出来的为家庭疫苗接种提供帮助和监测儿童成长发育的"卫生专业辅佐人员"，以及20世纪90年代巴西出现的为社区制订医药计划的"社区健康代理人"等，这些都是社区卫生工作者的前身。社区卫生工作者已经遍布于全世界范围内，据世界卫生组织估计，2005年全世界已有130万社区卫生工作者。

2006年，世界卫生组织呼吁：21世纪的世界范围内，社区卫生工作者的发展还存在着诸多的问题，如何采取有效应对这些问题应引起世界各国的关注。首先，社区卫生工作者的数量远不能满足居民卫生服务的需求，尤以非洲国家为代表的中低收入国家较为突出，如何扩大社区卫生工作者的规模使其能够适应需要成为各国关注策略。其次，许多国家重视不够，社区卫生工作者的工作环境简陋、报酬低下，应积极探讨建立有效地管理和激励机制，提高社区卫生工作者待遇，调动其积极性。再次，缺乏必要的培训，且培训方式与其职业持续发展相脱节，应积极寻求更为有效的培训方式，无论是已经实施这种制度的国家还是未实施这种制度的国家，都要积极地探索社区卫生工作者的制度。

中国的社区卫生工作者可追溯至 20 世纪 60～70 年代的"赤脚医生"。为解决或缓解中国广大农村地区缺医少药的问题，"赤脚医生"队伍建立并发展起来。随着社会经济的发展，受专业训练的专业技术人员数量的增加，"赤脚医生"的名称于 1981 年被取消，原有人员中的一部分考试进入了医学院校，通过系统、正规的教育后取得了乡村医生证书，成为了乡村医生，有些继续从事着医疗助理工作，有些则脱离了卫生工作。受过系统、正规的专业技术教育的乡村医生不再属于该范畴。需要注意的是，当前中国习惯称为"社区卫生工作者"的人员包括社区卫生服务机构的医生、护士、管理者及后勤保障等所有人员，与该词条界定的涵义差异较大。

（吕军 王颖）

wèishēng guǎnlǐ rényuán
卫生管理人员（health administrator）

在医疗卫生领域承担领导职责和管理任务的工作人员。工作范畴涵盖医疗保健、疾病控制、卫生监督、医学科研与教学等业务管理领域，以及党政、人事、财务、信息、安全保卫等行政管理领域；工作场所包括卫生行政部门、医院、乡镇卫生院、疾病控制中心和卫生监督所等单位或机构。

从医疗卫生体系的构成来看，卫生管理人员可分为两类：一类是在各级卫生相关行政部门从事领导和管理的人员，具体是指各级卫生行政及其各业务职能部门的工作人员，从事卫生领域的战略规划、资源分配、监督管理、

经济政策调控、发布医疗卫生相关信息等工作；一类是在医疗卫生业务机构从事领导和管理工作的人员，如医院院长和医院职能科室工作人员，主要承担宏观卫生政策的具体执行和落实，在其所在机构从事机构内部的战略管理、机制建立、资金筹集、文化建设和质量管理等工作。两类人员相互协调与沟通，保障卫生业务工作高效、有序地运行，确保医疗卫生体系有效良性运作。

（王颖 郝模）

wèishēng rénlì zīyuán guǎnlǐ
卫生人力资源管理（health human resource management）

对一定区域的卫生人力资源进行获取、组织、激励和控制的过程。是对卫生人力资源进行有效开发、合理配置、充分利用和科学管理的制度、法令、程序和方法的总和，实现组织目标和区域卫生事业发展目标的同时，能够促进卫生人力的个人发展。

简史 卫生人力资源管理属于人力资源管理的范畴之一，随着人力资源概念的提出和发展，不断发展与完善。根据管理的内容及侧重点的不同，卫生人力资源管理的历史发展可分为以下几个阶段：①第二次世界大战后，卫生人力数量成为卫生人力资源管理工作的重点。当时世界各国的卫生事业发展参差不齐，有些国家通过扩大医学院校招生以改变卫生人力不足的现状；有些国家则人力资源过剩，不得不通过限制医学院招生、提高行医门槛等措施来限制卫生人力的发展。②20 世纪 50 年代中期，卫生人力资源管理致力于人力质量的提高。发达国家越来越重视专科医师的培训，卫生资格认证制度也日趋规范化。由于经过高级培训的医

师不在农村工作，城市和农村卫生人力分布不合理问题也日益突显。③20 世纪 50 年代末 60 年代初，随着世界医生、护士的标准统一，卫生人力资源开始在国际流动。据世界卫生组织报告，一定水平的国民生产总值应对应一定水平的医生密度，否则就会造成不可负担，导致医生外流。许多国家也采取了相应措施，控制这一现象的发生。④20 世纪 60 年代以后，各国陆续开始了卫生人力规划的尝试和实践。苏联首次将卫生服务需求与教育培养能力结合起来进行卫生人力规划，随后不少国家开始重视这一关联性研究，即教育机构如何根据卫生事业发展规划，培养出质量和数量适宜的卫生人力去满足未来卫生服务的需要。⑤20 世纪 80 年代以来，各国开始重视卫生人力资源与卫生系统发展的协调统一，力求将卫生人力的规划、产出与卫生服务规划、发展结合为一个整体，构建成一个能够满足人们健康需要，并不断发展进步的完整系统。

中国的卫生人力资源管理尚处在起步阶段。1978 年改革开放以后，这个领域逐步得到中国政府及研究者的重视，研究内容也逐步从单纯数量分析扩展到了卫生人力资源的整合、奖酬制度、调控、开发等方面。例如，为了加强医师队伍的建设，1998 年中国政府出台了《中华人民共和国执业医师法》，对包括医生、护士及公共卫生专业医师应具备何种资质，如何获取相关的资质等医疗卫生医师的准入方面进行了专业性的要求和规范；对执业医师考试和注册、考核、培训，以及控制等方面做出了规定。再如，2008 年出台的《护士条例》对护

士配置的数量、质量、护士的责任与义务，以及护士的权利等方面进行了规范，等等。

研究内容　围绕着卫生人力资源管理的研究内容主要包括：卫生人力资源供给研究、卫生人力资源需求研究和卫生人力资源描述性研究。①卫生人力资源供给研究：对卫生人力的数量、质量、编制和分布各个方面进行的整体分析，需对卫生系统人力资源利用现况，包括年龄、性别、职称结构、种类和分布等信息的全面掌握。②卫生人力资源需求研究：涉及的重要内容是卫生人力资源需求预测，卫生人力资源需求预测是指为了实现既定卫生目标对于所需卫生人力数量、质量和种类构成的测算。常用的研究方法有卫生人力与人口比值法、卫生人力与设施比、卫生人力的工作负荷比法（任务分析法）和卫生需求法。③卫生人力资源描述性研究：卫生人力资源研究以描述性研究为主，包括横断面研究和纵向研究，也可两种方法结合，进行综合研究。人力资源描述性研究通常采用普查、多阶段抽样调查、分层抽样等调查方法，通过卫生机构的人力报表、统计年鉴等信息媒介，掌握一定区域内卫生人力的数量、质量、结构和分布等信息。

研究方法　通常来看，卫生人力资源管理主要包含获取、整合、奖酬、调控、开发等。①获取是卫生人力资源的规划、招聘和录用过程，实践中表现为卫生人力资源管理部门制订卫生人力资源需求与供给计划，开展招募、考核、选拔、录用与配置等工作。②整合是促使卫生人力资源之间和睦相处、协调共事、取得群体认同的过程，也是卫生人力资源

管理者的协调和组织同化职能。③奖酬是为卫生人力对组织所做的贡献给予奖励的过程，体现了卫生人力资源管理的激励与凝聚职能。④调控包括卫生人力绩效考评与素质评价，以及以考评与评价结果为依据对卫生人力进行晋升、调动、奖惩、解雇等的动态管理，体现了卫生人力资源管理的控制与调整职能。⑤开发是通过对卫生人力素质与技能的培养，使人力资源的潜能得以充分发挥。

（吕军　王颖）

wèishēng shìyèfèi

卫生事业费（government expenditure on health service）政府对其所举办的医疗卫生机构的经常性维持经费和项目经费。在中国，卫生事业费包括各级政府对卫生部门所属医疗卫生机构的经常性经费、专项拨款和其他拨款等。

卫生事业费是政府卫生投入的一部分。在中国，政府卫生投入包括公共卫生服务经费和社会医疗保险经费。公共卫生服务经费包括卫生事业费、计划生育事业费、中医事业费、高等医学教育经费、医学科研经费、卫生行政管理经费和其他政府部门的卫生经费等。社会医疗保险经费则主要指政府投入到城镇职工基本医疗保险制度和新型农村合作医疗制度建设的经费等。

关于卫生事业费的研究主要包括卫生事业费的预算、数量分析及结构分析等。①卫生事业费预算：依据一定的方法，对计划年度的卫生事业费进行测算。主要方法包括系数法、定额法、分析法和综合法等。系数法，是首先根据历年预算收支数据与技术经济指标求出系数，再结合该系

数与计划年度经济指标计算计划年度的卫生事业费。定额法，是根据国家规定的标准与技术经济指标，测算收支预算数，如根据人员工资、副食品价格补贴、福利费等进行测算。分析法，是在原有预算基础上分析预测新因素或原有因素的变化，进而测算预算收支数。综合法，是将系数法与分析法结合起来测算预算收支。②卫生事业费数量分析：通过分析历年卫生事业费的数量，反映政府对卫生投入的量是否适宜，具体指标包括历年卫生事业费以及增长率的分析，并且与人均国内生产总值、财政收入、财政支出、农民人均纯收入、城市居民人均可支配收入等的增长率进行比较等。③卫生事业费结构分析：主要是对卫生事业费投入到不同类型机构的构成进行分析，如将对医疗机构的补助与对防保机构的补助进行比较等。

（郝模　励晓红）

wèishēng cáiwù guǎnlǐ

卫生财务管理（health financial management）各级政府、卫生行政部门、医疗卫生机构财务管理部门等依据国家法令和政策，以医疗卫生机构财务活动为对象，对机构资金实行决策、计划和控制的过程。卫生财务管理是卫生事业管理的一个重要组成部分。

卫生财务管理的目标取决于医疗卫生机构的目标，并且受财务管理自身特点的制约。根据运行目标不同，医疗卫生机构可分为营利性和非营利性两大类。对于营利性医疗卫生机构，如营利性医院，其目标与企业相同，可以概括为生存、发展和获利，当然其也必须承担相应社会责任，但其出发点和归宿是获利。对于非营利性医疗卫生机构，旨在为

社会公众提供服务，其目标不是利润分红。对于医疗卫生机构目标的清晰认识，将决定卫生财务管理的方向，也从根本上决定卫生财务管理的具体思路与方法。

卫生财务管理的内容总体上类似于一般企业的财务管理，包括财务预测、财务决策、财务计划、财务控制、财务分析五部分，管理的职能和思想融入财务管理活动的整个过程中。

根据财务管理主体与对象的层次，卫生财务管理可分为宏观卫生财务管理和微观卫生财务管理两个层次。宏观卫生财务管理是指各级政府、卫生行政部门对各类型、各个医疗卫生机构的预算管理、税收管理等。微观卫生财务管理则是指医疗卫生机构内部的财务管理，具体包括预算编制、成本管理、财务管理信息化、运用财务数据加强机构内部管理、资产管理等。此外，公立医疗卫生机构还涉及财政补助、专项资金的管理等。

卫生财务管理涉及预算、资产、成本等指标的纵向或横向、单指标或多指标的分析，常用分析方法与其他领域的财务管理分析方法相同，较为常用的方法如比较分析法、趋势分析法、图表分析法、比率分析法、结构分析法、因素分析法等。

（郝　模　励晓红）

bǔcháng jīzhì

补偿机制（reimbursement mechanism）

当一个主体（被补偿方）从事各项活动发生成本，其他主体（补偿方）对其进行经济支持时，特定的支持途径和方式以及由此而产生的各主体行为及其相互联系和作用的有机总和。

补偿方式和途径　补偿主体对被补偿主体进行经济支持时，因补偿主体期望达成目的的不同，可采取不同的补偿方式、补偿数量及附带要求，形成各异的补偿途径，通过改变被补偿主体的行为而达成预期目的。从补偿途径来看，一般有政府财政拨款、社会机构（如医疗保险部门）或个人的资助捐赠、主体组织内部及外部相关个体投入等。对公共事业主体而言，因其承担职能或提供服务的公共性质，补偿途径通常以政府拨款为主，兼有部分社会、个人等其他补偿。为确保公共卫生机构履行公共卫生职能，该类机构一般采取这样的补偿途径；非公共事业主体则因其承担服务的不完全公共性质或非公共性质，则以社会和个人补偿为主，政府财政补偿较少，甚至不予以补偿，医疗卫生领域的医疗机构就属于该类主体。从补偿方式来看，按支付时间的先后可分为预付制和后付制，按照补偿数量与医疗卫生服务提供数量之间的关系又可分为开放式、半开放半封闭式和封闭式。两种分类法组合后并可产生出如总额预算、按服务项目、按服务单元、按人头等较多的支付方式。不同的支付方式对被补偿方行为产生不同的影响，以按服务项目支付为例，由于补偿与提供服务量直接相关，有利于调动医疗服务提供者的积极性，同时易于刺激提供过多的医疗服务，可导致医疗费用难以控制；以"总额预算"为例，该补偿方式下医疗服务提供方成为医疗费用支出的控制者，医疗机构努力以最低成本提供一定量的医疗服务，医疗费用易于控制，同时也会由于其主动减少医疗服务的供给，盲目节约成本，产生克扣消费者必要医疗服务的现象。

特征　中国公共卫生和医疗机构的补偿机制不同的时代背景下表现出不同的特征。①公共卫生机构：20世纪80年代以前，公共卫生机构在被界定为全额拨款的事业单位，经济补偿以财政全额补助为主，体现了其承担公共卫生服务的机构性质；80年代中期后，公共卫生机构被定义为"有条件逐步向差额预算管理过渡的全额预算管理单位"，逐步向差额预算管理过渡。为应对财政补助的相对不足，公共卫生机构的业务工作重心在逐渐向来自于社会和个人的有偿服务上转移，表现出"重有偿轻无偿"的行为，公共卫生服务功能一度偏废；2003年传染性非典型性肺炎（SARS）发生后，公共卫生职能及提供服务中政府需承担的责任得到政府和社会的一致认可，2009年《中共中央国务院关于深化医药卫生体制改革的意见》中明确规定"专业公共卫生服务机构的人员经费、发展建设和业务经费由政府全额安排，按照规定取得的服务收入上缴财政专户或纳入预算管理"。中国的公共卫生机构补偿机制再度由逐步转向财政全额拨款。②医疗机构：1949～1978年被界定为政府差额拨款的事业单位，补偿包括政府的财政拨款，以及来自于社会和个人的医疗服务业务收入。为确保广大居民健康保健服务可及性，当时政策规定，业务收入统一实行按项目支付的后付制，除药品外（药品允许15%加成）所有诊疗项目收费均不得高于成本，差额部分由国家补给，除去差额预算外，国家拨给医院用于设备购置、维护、更新的专项拨款。1978年改革开放后，医疗机构被界定为"有经常收入的事业单位，应当逐步做到经费大部自给或全部自给"，"逐年减少事业费补助",同时规定"新设备、新诊疗项目可按成本制定收费标准,对医疗条件较好的医疗机构可适当提高收费标准",药品、新设备和新项目成为按项目支付下,医疗机构能够获取较高收益的补偿项目。随着政府财政补助的不断减少,医疗机构对业务服务补偿性收入,尤其是药品、新设备和新项目等收入的依赖性逐步增强,诱导需求、"以药养医""以新养医"行为普遍,补偿呈现出严重的浪费性。2000年后,为了改革这一浪费性的现实,各级政府尝试诸多的改革措施,如2009年《中共中央国务院关于深化医药卫生体制改革的意见》中明确的"推进公立医院补偿机制改革,加大政府投入,完善公立医院经济补偿政策,逐步解决'以药补医'问题"。2011年10月北京启动解决"以药养医"现状的大医院改革,试点进行医院药房"托管"的举措,以此切断"以药养医"。2012年1月,卫生部部长陈竺表示要在"十二五"期间全面取消以药补医。2015年6月1日,国家发展和改革委员会取消绝大部分药品政府定价,其中除了对麻醉、第一类精神药品仍暂时保留最高出厂价格和最高零售价格管理。2017年10月18日,习近平同志在十九大报告中指出,要全面取消以药养医,健全药品供应保障制度。对于医疗机构补偿机制中,政府补偿职责的大小,服务性收入的补偿方式究竟应该采取哪种方式,在实践中均未达成共识。

(吕军 王颖)

quán'é yùsuàn guǎnlǐ

全额预算管理(whole-budget management) 将预算单位中除特种资金以外的全部收入和支出都纳入国家预算的财务管理形式。作为政府预算管理的主要形式之一,全额预算管理下,政府通过政策性措施向特定履行公共职能机构提供财政捐助或对价格、收入等进行财政支持,以确保公共产品和其他市场失灵情况下的产品或服务的供给。一般适用于没有稳定的经常性业务收入或收入较少的提供公共服务或产品的机构,如行政机关、部分文教、卫生、抚恤和社会福利救济事业单位等。

形式 全额预算管理的形式主要包括六种。①统收统支,结余上缴:这是典型的全额预算管理办法,即单位的各项收入全部纳入国家预算,各项支出全部由国家预算拨款,年终超支,国家补助,年终结余,全部上缴。该预算管理办法在中国财政经济体制改革之前曾被普遍采用。②总额控制,结余上缴:在国家核定的单位年度预算总额范围内,由单位根据实际情况自行统筹安排使用,年终超支,国家不补,年终结余,则全部上缴国家预算。③全额经费包干:国家根据财力可能,按照事业行政单位的基本数字和定员定额,核定单位年度经费预算,由单位包干使用,年终结余留用,超支自理。④部分经费包干:国家在核定单位年度预算时,对其中的一项或几项经费实行包干使用。又称经费定额包干。单位在完成工作任务和事业计划的前提下,包干部分的经费在年终如有结余,留归单位继续使用;未实行包干项目的经费,年终如有结余,应上缴国家财政。⑤全额包干,分类核算:按照国家核定的单位年度预算经费总额对单位实行包干使用,同时按照各项经费的不同性质分别进行核算。⑥以收入抵顶预算拨款:国家对部分实行全额预算管理并已经有了经常性、稳定收入来源的事业单位,用单位的一部分收入抵顶预算拨款,以减少预算资金上缴下拨的事务工作,同时减轻财政负担。

变化 随着医疗卫生改革的不断深入,中国卫生事业单位的全额预算管理对象和内容也发生了改变,大体总结为三个阶段。①1950年开始,中国行政机构、所有卫生事业单位统一实行供给制财政,即各部门各单位的收入一律上缴国库,一切支出由财政按规定标准供给。为加强单位财务管理,1953年改革并建立预决算制度,明确"凡没有收入的单位,或虽有收入但全部上缴财政,不实行以收抵支的卫生事业单位,开始实行全额预算管理",卫生事业单位中除特种资金以外的全部收入和支出都纳入国家预算,政府财政部门按预算拨给经费,严格执行人员编制定额,超编不报销,超支不核销。②市场经济发展的冲击下,为缓解财政的补偿压力,1989年财政部明确提出"原来实行全额预算管理的单位,在条件允许的情况下要逐步向差额预算管理体制转变"。该政策之下,中国大多数卫生事业单位,包括承担公共产品或服务提供的公共卫生机构在内由此转变成为差额预算管理单位。③2003年传染性非典型性肺炎(SARS)的发生后,政府意识到只有实行全额预算管理,才能确保公共卫生机构公共服务或产品的有效供给。2009年《中共中央国务院关于深化医药卫生体制改革的意见》中明确提出,"专业公共卫生服务机构的人员经费、发展建设和业务经费由政府全额安排,按照规定取得的服务收入上缴财政专户或纳入预算管理"。

（吕　军　王　颖）

chā'é yùsuàn guǎnlǐ
差额预算管理（budget management by remainder）

部分政府举办机构在完成指令性任务时会发生收不抵支，政府对其缺口进行财政补助的财政预算管理方式。是财政预算管理方式之一。在国外，与此类似的是政府对承担一定公益事业且自身有一定收入的公立机构的补助，政府补助旨在通过降低产品或服务的价格、促进某种特殊产品或服务的提供以体现公益性，如美国政府对公立医院的补助，旨在低价、甚至免费为弱势人群提供医疗卫生服务。在中国，纳入差额预算管理的机构主要包括科技、教育、文化和卫生机构等，此外，在不同时期，随着政府财政支付能力、不同机构及其提供服务性质的差异等，纳入差额预算管理的机构范围会有所不同。20 世纪 50 年代，中国政府根据各行政事业单位实际情况，采取不同的预算管理方式，包括全额预算管理、差额预算管理和自收自支管理。20 世纪 80 年代，为了减轻财政压力，中国政府提出了"两个过渡"的要求：对有条件逐步向差额预算管理过渡的全额预算管理单位，促其向差额预算管理过渡；对有条件逐步向自收自支管理过渡的差额预算管理单位，应逐年减少事业费补助，在规定年限内达到经济自立，实行自收自支管理。

在不同时期，差额补助的具体形式也有所不同，差额补助力度也随之发生较大变化，以下以公立医院为例。20 世纪 50 年代，中国公立医院实行"全额管理、差额补助"，即医院的收支全部纳入国家预算，财政按医院实际收支差额进行补助，财政补足所有差额，由于当时医院收入较少，政府对医院的财政补助力度实际上相当于全额预算管理，医院增加收入、减少开支的积极性不大。为了减轻财政负担，1960 年对公立医院实行"定项补助"，定项补助包括工作人员的基本工资和附加工资。1979 年进一步提出了"按编制床位实行定额补助"，随着经济发展，财政对医院的定额补助在绝对值上增加，但是财政补助占医院总收入的比例基本上呈逐年下降趋势，医院的生存发展主要依赖于自身业务开展所得收入，这在一定程度上引发了医疗费用的上涨。1998 年，政府对不同规模医院分别实行"定额或定项补助"，大中型医院一般以定项补助为主，小型医院一般以定额补助为主。2000 年，政府对定项补助、定额补助的规定进一步细化，指出：大中型医疗机构的定项补助主要包括离退休费用、重点学科研究、医院发展建设支出和基本医疗服务项目等；基层医疗机构的定额补助主要包括社区卫生服务、预防保健等。进入 21 世纪，随着经济发展，政府欲加大对公立医疗卫生机构的补助，补助方向倾向于公共卫生服务。

（郝　模　励晓红）

shōu-zhī liǎngtiáoxiàn guǎnlǐ
收支两条线管理（separate management of revenue and expenditure）

机构或部门的收入与支出脱钩的资金管理方式。基本特征是单独编制机构或部门的收入与支出账户，便于对资金进行考核、监督与控制。

中国政府将收支两条线管理方式应用于具有执收执罚职能的机构或部门的预算外资金收入的管理。纳入收支两条线管理的国家机关、事业单位、社会团体及其他组织，按照国家有关规定依法取得的政府非税收入全额缴入国库或者财政专户，支出通过财政部门编制预算进行统筹安排。从收入方面看，最主要是对合理合法的预算外收入，不再自收自缴，实行收缴分离，纳入预算或财政专户管理，收入账户只用于预算外收缴，不得用于执收单位的支出。从支出方面，执收单位的收费与罚没收入不再与其支出安排挂钩，单独编制支出预算，交由财政部门审批。实施收支两条线管理方式，目的在于全面掌握这些机构或部门的收入与支出情况，形成完整统一的预算，提高管理和监督水平。

在卫生领域，政府为了规范对医疗卫生机构的财务管理，进行了收支两条线管理改革尝试，如公立医院药品收支两条线管理和社区卫生服务机构收支两条线管理。

（郝　模　励晓红）

wèishēng wùlì zīyuán
卫生物力资源（health material resource）

医疗卫生机构为提供诊断、治疗、预防、保健、康复等卫生服务所需要的物质材料。卫生物力资源是卫生资源的重要组成部分，是开展卫生活动的物质保障。

卫生物力资源可以按照不同方法进行分类。按照使用年限和原始价值，卫生物力资源一般可以划分固定资产和低值易耗品，固定资产是指原始价值较大、使用年限较长的物质资料；低值易耗品则是指原始价值较小、使用年限较短的物质资料。按照在开展卫生服务提供过程中的作用，卫生物力资源可以分为药物、医疗用品、能源、卫生设施、卫生设备等。

关于卫生物力资源的分析，可以从数量、质量、效率、效益以及分布等方面进行。①数量方面：如地区拥有量、人口拥有量等，尤其是大型仪器设备的拥有量是非常重要的指标。②质量方面：如卫生设备的完好性评价，完好率的高低反映了设备管理水平的高低。③效率、效益方面：包括卫生设备等产生的社会效益和经济效益，效率评价常用指标如机时利用率、功能利用率等。④分布方面：主要包括不同国家或地区间卫生物力资源分布的公平性等，具体指标包括按照人口或面积的洛伦茨曲线、基尼系数等。

(郝 模 励晓红)

yàowù

药物（drug；medicine）　可用于查明或改变机体生理功能和疾病状态，用于预防、诊断或治疗疾病的化学物质。一般和药品通用。世界卫生组织对药品的定义是：任何生产、出售的具有治疗、缓解、预防或诊断人和动物的疾病、身体异常或症状的，或者恢复、校正、改变人或动物的器官功能的，单一物质或混合物。《中华人民共和国药品管理法》对药品的定义是：用于预防、诊断、治疗疾病，有目的地调节人的生理功能并规定有适应证或主治功能、用法和用量的物质，包括中药材、中成药、中药饮片、化学原料药及其制剂、放射性药品、生化药品、抗生素、血清、疫苗、血液制品和诊断药品等。

药物能够有目的地调节人的生理功能，预防、诊断、治疗疾病，在维护人们的身体健康中起着不可替代的作用。药物是以机体为使用对象，有规定的适用证、用法和用量要求；患者无法辨认其内在质量，许多药物需要在医生的指导下使用；药物的使用方法、数量、时间等多种因素在很大程度上决定其使用效果。

药物的历史非常悠久，随着人类社会和科学技术的发展药物的发展，药物的发展大致经历了四个不同的时期。①天然物质时期：天然的植物、动物、矿物或者天然物质经过人类加工而成的物质。②人工提取时期：从天然药物中提取分离其有效成分的化学单体。③人工合成时期：随着分子生物学和分子化学的发展，根据药物的化学结构和作用机制进行人工合成。④基因药物时期：利用基因工程技术的药物已逐步推向工业生产和临床应用。

药物的分类方法有很多，按照用途分类包括感冒药、退热药、胃药、泻药、催眠药等各种有利于健康的药物；按照性质分类包括中药材、中药饮片、中成药、中西成药，化学原料药及其制剂、抗生素、生化药品、放射性药品、血清、疫苗、血液制品和诊断药品等；按照管理制度分类包括处方药和非处方药；按照作用部位分类包括局部作用药物和全身作用药物；按照给药途径包括口服、静脉注射、肌内注射、皮下注射、舌下含化、直肠灌注、滴眼、鼻腔喷雾、口腔喷雾等。

(孙 梅 郝 模)

chǔfāngyào

处方药（prescription drug；prescription medicine）　需凭具有处方权的医生开具的处方调配、购买，并在医生指导下使用的药物。简称 Rx 药。在中国，《执业医师法》规定，具有处方权的医生是指执业医师或执业助理医师。

处方药制度是为了保障用药安全。美国、英国、德国、新西兰、日本等 20 多个国家或地区，根据药品品种、规格、适应证、剂量及给药途径不同，建立了分类管理制度，按处方药与非处方药对药品进行管理，在遴选、审批、流通、广告、使用等环节均有明确要求。处方药相对于非处方药，在包装、品牌、标识物、标签等方面均有明确的标识。

各个国家对于处方药的种类和目录的规定各有不同。中国于 2000 年 1 月 1 日起施行《处方药和非处方药分类管理办法（试行）》，由国家及各级药品监督管理机构具体执行。

中国国家食品药品监督管理局在 2004 年颁布的《关于开展处方药与非处方药转换评价工作的通知》中明确规定了以下情况必须使用处方药：①监测期内的。②急救和患者不宜自我治疗疾病的。③消费者不便自我使用的药物剂型，如注射剂、埋植剂等。④用药期间需要专业人员进行监护和指导的。⑤需要特殊保存条件的。⑥作用于全身的抗菌药、激素（避孕药除外）。⑦含毒性的中药材，不能证明其安全性的。⑧原料药、药用辅料、中药材和饮片。⑨国家规定的医疗用的毒性药品、麻醉药品、放射性药品以及其他特殊管理的药品。⑩其他不符合非处方药要求的药品。

(孙 梅 郝 模)

fēichǔfāngyào

非处方药（nonprescription drug；nonprescription medicine）　不需凭医师或其他医疗专业人员处方即可自行判断购买，按照药品标签及使用说明即可自行使用的药物。又称柜台发售药品（over-the-counter drug），简称 OTC 药。相对于处方药而言。

非处方药和处方药并不是药品本质的属性，而是管理上的界定。非处方药的概念起源于美国，由1951年一名药师参议员在《食品、药品、化妆品法》修正案中提出，该修正案规定了处方药与非处方药的分类标准。非处方药制度主要是为了方便公众用药，既可缓解医疗服务提供的压力，又是实现基本药疗的主要途径之一。非处方药具有独特的特征，人们一般可通过品牌、标识物、标签及含有OTC指导的用语等识别非处方药。

很多国家和地区在非处方药和处方药分类管理方面达成了共识，但分类方法存在差别，归纳起来主要有四种：①分别建立处方药和非处方药两个标准（如日本）。②只建立处方药标准，标准以外的药品为非处方药（如美国）。③只建立非处方药标准，任何药品只要有一条不符合非处方药标准即为处方药（如加拿大）。④仅颁布处方药与非处方药的药物名单（如英国）。

非处方药一般源自于处方药，经长期使用后公认确有疗效，同时即使非医务人员也能安全使用的处方药，经相关部门审批后即可成为非处方药。能够成为非处方药的药品或活性成分必须具备的共同特征，即应用安全、质量稳定、疗效确切、使用方便、标识详细、价格合理。

中国在1986年开始酝酿建立非处方药管理制度，1999年已出台的《处方药与非处方药管理办法》，拟订了处方药和非处方药的分类标准。中国的非处方药由国家食品药品监督管理部门组织有关专家根据"应用安全、疗效确切、质量稳定、使用方便"的原

则标准遴选并批准公布，同时依据《中华人民共和国药品管理法》的规定，将非处方药分为甲类和乙类非处方药两种，分别使用红色和绿色的"OTC"标志。甲类非处方药不须医生处方就可以购买和出售，但必须在药店出售，并在药师指导下使用；乙类非处方药有着长期安全使用的记录，可以像普通商品一样在超市、杂货店直接出售。

(孙梅 郝模)

jīběn yàowù

基本药物（essential drug; essential medicine） 具备疗效确切、安全可靠、可获得性高等特征，且可以满足大多数人卫生保健优先需要的**药物**。基本药物是各国根据本国的国情和基本药物政策运用科学方法从各类临床药物中遴选出的代表性药物。建立并完善基本药物制度，确定满足人群卫生保健需要的基本药物清单，可以帮助各国确定药物采购、分配和使用优先顺序，改善药物供应、加强合理使用，有效节约卫生资源，降低卫生系统成本和医疗费用。同时基本药物是基本医疗卫生服务的基石，其与标准治疗指南及国家处方集配合有助于提高医疗卫生人员特别是基层医疗卫生的诊疗水平和质量，规范合理用药，对保障人民的健康具有积极意义。在中国，基本药物是指由国家及各级政府制定的《基本药物目录》中的药品。

概念形成 20世纪70年代，为解决必需药品短缺、医疗费用急剧上升等问题，世界卫生组织（WHO）开始提出基本药物的概念，当时WHO认为基本药物是"最重要、最基本、不可或缺的，全部居民卫生保健所必需的药物"。1985年，WHO在内罗毕会

议上扩展了基本药物的概念，指出基本药物是能满足大多数人卫生保健需要的药物，国家应保证生产和供应；此外，还应高度重视基本药物与合理用药相结合。随着时代的发展，WHO将基本药物定义为"那些可以满足人群卫生保健优先需要的药品。这些药物的筛选考虑到了患病率、安全性、药效以及相对成本效益。在一个正常运转的医疗卫生体系中，基本药物在任何时候都应有足够数量的可获得性，其剂型是适当的，质量是有保障的，价格是个人和社区能够承受的"。截至2009年，WHO的基本药物标准清单已更新至第16版，分为核心清单与补充清单两大部分，包括27大类、350多种药品，且2年更新一次。

自20世纪70年代来，许多国家都开始建立国家基本药物目录，以促进药品的可获得性、可负担性、质量保证和合理使用，然而根据本国的实际情况和基本药物政策，各国基本药物目录的遴选标准有所差异。

中国于1979年开始参与WHO基本药物行动计划，当时国家卫生部会同国家医药管理总局组织成立国家基本药物遴选小组，并将基本药物定义为"医疗卫生、防病治病及计划生育等必需的、疗效比较确切、安全可靠、适合国情的药物"。2009年随着医疗卫生体制改革的推进，中国将基本药物进一步定义为"适应我国基本医疗卫生需求，剂型适宜，价格合理，能够保障供应，公众可公平获得的药品"；同时公布了《国家基本药物目录管理办法（暂行）》和《国家基本药物目录（基层医疗卫生机构配备使用部分）》（2009年版）。该目录收录

了 307 种的药品，其中中成药 102 种，化学药品和生物制品 205 种。该目录之后进行过多次修订。

遴选标准 WHO 基本药物遴选和使用专家委员会遴选基本药物的标准包括：①科学的证据，有来自临床的充足的关于安全性和有效性的数据。②疾病负担，考虑疾病的发生和流行情况，考虑遗传和人口的变化。③相对成本效果，在同类药品中筛选基本药物时主要考虑的因素。④药物代谢动力学结果，同时也要考虑到生产条件、药品有效期和贮存条件等实际因素。⑤稳定性，采用能确保质量的剂型，在不同情况下都有较高的稳定性的药品。⑥尽量采用单一的化合物即单方药。⑦考虑特殊的诊断与治疗需要，如治疗疟疾、结核病和艾滋病药产生耐药时可采用固定剂型的复方制剂等。

中国于 2009 年由卫生部、国家发展和改革委员会、工业和信息化部、监察部、财政部、人力资源和社会保障部、商务部、国家食品药品监督管理局与国家中医药管理局等九部委联合下发的《国家基本药物目录管理办法（暂行）》中明确，制定《国家基本药物目录》的程序为：①从国家基本药物专家库中，随机抽取专家成立目录咨询专家组和目录评审专家组，咨询专家不参加目录评审工作，评审专家不参加目录制订的咨询工作。②咨询专家组根据循证医学、药物经济学对纳入遴选范围的药品进行技术评价，提出遴选意见，形成备选目录。③评审专家组对备选目录进行审核投票，形成目录初稿。④将目录初稿征求有关部门意见，修改完善后形成送审稿。⑤送审稿经

国家基本药物工作委员会审核后，授权卫生部发布。中国基本药物的具体遴选原则为：防治必需、安全有效、价格合理、使用方便、中西药并重。

（孙 梅 郝 模）

jīběn yàowù zhìdù

基本药物制度 （essential drug policy）

为满足大多数人卫生保健优先需要，对基本药物的遴选、生产、流通、使用、定价、报销、监测评价等环节实施有效管理的制度。基本药物制度的实施是一项系统工程，需要各个环节相互衔接和配合，需要多个部门的协作，以基本药物的遴选为起点和基础，组织基本药物的生产以保证可供性，对生产进行监督以保证药物质量的可靠，组织采购、配送和储存等物流环节保证其可获得，规范和管理基本药物定价使其可负担，通过临床使用指南、处方集等的实施保证其合理使用，并保证与相关的医疗保障制度配合衔接。

1977 年，世界卫生组织（WHO）正式提出基本药物的概念并在全球范围内积极进行推广基本药物行动规划。截至 21 世纪初，WHO 的 193 个成员国中已有 156 个国家制定了正式的国家基本药物目录。但英国及其他多数西欧国家、美国等并未建立基本药物制度，主要是因为这些国家的医疗保障体系对药品的报销品种很多，绝大多数上市的药物对民众来说都是可获得的。

中国政府从 1979 年参加 WHO 基本药物行动计划。1982 年，中国第一部药品目录《国家基本药物目录》颁发，之后并进行过多次修订。1997 年《中共中央、国务院关于卫生改革与发展的决定》提出要建立并完善基本

药物制度，要制定鼓励基本药物生产、流通的政策，首次以法规形式确定在中国推行基本药物政策。然而中国国家基本药物制度在实际工作中的地位和作用一直逐步淡化，基本药物制度建设始终滞留于"目录"工作状态，没有形成一种有效的政策制度。直至 2009 年 8 月 18 日，由中国国家发展和改革委员会、卫生部等九个部委联合发布了《关于建立国家基本药物制度的实施意见》，这标志着中国建立国家基本药物制度工作正式启动。

建立国家基本药物制度，保证基本药物足量供应和合理使用，有利于保障群众基本用药权益，也有利于促进药品生产流通企业资源优化整合，对于减轻用药负担，实现人人享有初级卫生保健，维护人群健康，体现社会公平，具有十分重要的意义。

（孙 梅 郝 模）

wèishēng shèshī

卫生设施 （health facilities）

为提供卫生服务所配备的房屋建筑及其配套设施等。此类设施是卫生物力资源的重要组成部分。房屋建筑由业务用房、实验检验用房、行政后勤保障用房等部分构成。从地理分布来看，配套设施包括地上、地下两部分。从类型来看，配套设施包括四类：第一类是常规配备的设施，如供电、给排水、供气、空调、电梯、通信、通风、消防设施等；第二类是不同地区、不同机构需选配的设施，如集中供氧、锅炉等设施；第三类是必要的家具，如病床等；第四类是环保或生活配套设施，如绿地、废水处理、浴室、道路、停车场等。

中国把 "sanitation" 也翻译成卫生设施，和本词条的涵义有

所不同，其特指安全处置人类粪便，以及垃圾收集和废水处理等保持环境清洁的设施和服务。

（郝模 苌凤水）

bìngchuáng

病床 （hospital bed；medical bed）

用于诊断、治疗、康复等的床类用品。属于卫生设施。为了满足人们的各种需求，伴随着技术进步，出现了各种功能和类型的病床，如可移动、可升降、有护栏等。

具有可调节护栏的病床是1815～1825年在英格兰出现的，美国1874年发明了现代病床的雏形，即一种可以抬升的带铰链的床垫结构。现代三折病床（盖奇床）是美国20世纪早期发明的，带按钮控制的病床则出现在1945年。

病床有多种分类：按材质可分为ABS塑料病床、全不锈钢病床、半不锈钢病床、全钢制喷塑病床等。按功能可分为电动病床和手动病床，其中电动医用病床可分为五功能和三功能等，手动医用病床可分为双摇（三折病床）、单摇（二折病床）和平板三种。按床身型式分为三种，即床身离地高度一定、床身离地高度可调节、床身离地高度一定但床头架及床脚架可取下。另外，还有其他一些特殊功能的病床，如烫伤翻身床、婴儿床、ICU监护床、诊查床等。家庭病床是近期出现的医疗卫生机构的一种服务形式，该类病床虽然不在医疗卫生机构，但具有检查、康复、治疗等病床的功能。

病床作为重要的卫生资源，是提供医疗卫生服务的物质基础之一，病床数量一方面很大程度上反映了机构的服务能力和管理水平，另一方面也体现了地区卫生资源的供给能力。病床配置及其分布，应与医疗服务水平、范围和承担的功能等相适应，测算方法大致可分为定性和定量两类：常用的定性方法有函询调查法、专家会议法及德尔菲法等，常用的定量方法有卫生资源与人口比值法、健康需要法、有效需求法、服务目标法、统计模型法等。

（郝模 苌凤水）

wèishēng shèbèi

卫生设备 （health equipment）

在医疗卫生服务中用于诊断、治疗、康复等的仪器装备及其软件。卫生设备的发展与科学技术的发展息息相关。1895年X射线的发现很快直接导致X线机的发明，1903年发明了心电图机，1929年发明了脑电图仪，1931年发明了透视电子显微镜，1956年发明内镜，超声波扫描1958年开始应用。20世纪70年代以来，随着科学技术的飞速发展，更多的高、精、尖仪器设备应用于卫生领域，极大提高诊断、治疗、教学、科研水平，如1969年发明了伽马刀，1973年发明CT扫描和磁共振成像（MRI），正电子发射型电子计算机断层扫描仪（PET-CT）是2000年发明的。

卫生设备有多种分类方法：按用途可分为实验、检验、预防、诊断、治疗（包括缓解）、康复设备等；按结构可分为有源医疗器械和无源医疗器械；按使用状态可分为接触或进入人体器械、非接触人体器械。

卫生设备中具有高技术水平、贵重、精密的仪器装备及其软件，称为大型医用设备。主要用于医学诊断、治疗、教学、科研等领域。2017年5月4日修订的《医疗器械监督管理条例》中对大型医用设备的定义为使用技术复杂、资金投入量大、运行成本高、对医疗费用影响大且纳入目录管理的大型医疗器械。随着中国经济的发展和医疗业务的需要，国外的医用设备被不断的引入国内，其中一些大型设备不论是购置费用、使用费用均较为昂贵，如不加管理，可能会带来过度与超前消费；此外，处于安全性等考虑，一些设备对使用者的资质等方面也有很高要求；中国公立医院大型设备购置主要由政府负责。从上述几方面综合考虑，为了合理配置和有效利用这些医用设备，特别是那些高技术水平、精密、贵重的设备，中国卫生部1995年制定了《大型医用设备配置与应用管理暂行办法》，对大型医用设备进行了明确的定义，决定对其配置、应用和上岗人员实行三证管理，并制定了设备配置和应用的管理程序，但是这一办法的实施在现实中遭遇了很多瓶颈，最重要的是缺乏大型设备的准入标准。为此，中国卫生部、发展与改革委员会、财政部对该暂行办法进行了修改和完善，2004年12月颁布了《大型医用设备配置与使用管理办法》，该办法确定了大型医用设备的品目，将大型医用设备分为甲、乙两类，分别由国务院卫生行政部门、省级卫生行政部门实行配置规划和配置许可证制度管理。根据2004年的《大型医用设备配置与使用管理办法》，甲类大型医用设备有：①X线，即正电子发射型电子计算机断层扫描仪（PET-CT），包括正电子发射型断层仪（PET）。②伽马射线立体定位治疗系统即γ刀。③质子治疗系统。④医用电子回旋加速治疗系统（MM50）。⑤其他未列入管理品目、区域内首次配置的单价在500万元以上的医用设备。乙类大型医用设备包括：①X线电子计算机断层扫描装置（CT）。②医用磁共振成像设备（MRI）。③单光子发射型电子计算机断层扫描仪（SPECT）。④800mA以上数字减影血管造影X线机（DSA）。⑤医用电子直线加速器（LA）。

根据《大型医用设备配置许可管理目录（2018年）》，甲类大型医用设备（国家卫生健康委员会负责配置管理）包括：①重离子放射治疗系统。②质子放射治疗系统。③正电子发射型磁共振成像系统（英文简称PET/MR）。④高端放射治疗设备，指集合了多模态影像、人工智能、复杂动态调强、高精度大剂量率等精确放疗技术的放射治疗设备，包括X线立体定向放射治疗系统（英文简称Cyberknife）、螺旋断层放射治疗系统（英文简称Tomo）HD和HDA两个型号、Edge和Versa HD等型号直线加速器。⑤首次配置的单台（套）价格在3000万元人民币（或400万美元）及以上的大型医疗器械。乙类大型医用设备（省级卫生计生委负责配置管理）包括：①X线正电子发射断层扫描仪（英文简称PET/CT，含PET）。②内窥镜手术器械控制系统（手术机器人）。③64排及以上X线计算机断层扫描仪（64排及以上CT）。④1.5T及以上磁共振成像系统（1.5T及以上MR）。⑤直线加速器（含X刀，不包括列入甲类管理目录的放射治疗设备）。⑥伽马射线立体定向放射治疗系统（包括用于头部、体部和全身）。⑦首次配置的单台（套）价格在1000万～3000万元人民币的大型医疗器械。

大型医用设备概念的提出及其管理办法的相继出台，对促进中国合理布局医用设备、提高利用率和服务质量、遏制过度消费和医疗费用过快增长等都起到了一定作用。

(郝　模　苌凤水)

wèishēng xìnxī zīyuán
卫生信息资源（health information resource）

与卫生工作相关的有一定使用价值的有序信息的集合。此为卫生资源的重要组成部分。广义的卫生信息资源包含了卫生信息及与其相关的各种资源的总和，是各类同卫生相关的实践活动中积累并使用的信息、信息人员、信息技术、信息设备等要素的集合。

狭义信息资源种类　卫生工作历来属于信息密集程度高的领域，比如医生作出诊断前需要搜集患者的体征、症状、实验室检查、影像检查等方面的信息，同时在诊疗过程中又会开出处方、记录门诊日志、撰写病历等。卫生工作中积累起来的各种信息经过加工处理之后成为一系列有序集合，为日常管理、临床诊疗、科学研究、健康促进及宏观管理等提供有力的支持。这是狭义上的卫生信息资源，即信息内容本身。从不同使用者的角度看，它涵盖了以下几种类型：①用户健康信息。这是一类对卫生服务利用者或潜在利用者有用的信息。其重点在于自我保健、预防方法以及社区内传播和使用的健康信息。②临床医学与服务信息。涵盖了临床医护人员从事临床医疗活动中所需要的各类决策支持信息，也包括整个医疗实践活动中产生的各类信息。③公共卫生信息。这类卫生信息形成于各类公共卫生活动并为其所用。④卫生管理信息：目的在于改善各级卫生管理水平，提高卫生系统绩效。

广义信息资源种类　信息发挥作用需要一定的存储媒介、传播渠道、人员参与、处理技术及相应的设备设施。离开这些支撑性工具，信息的价值将无法为人们所感受。卫生工作中已经大量采用计算机、通信网络及相关软件系统，并且有专门人员从事卫生信息收集、整理、传递、加工、分析等信息活动。这些与卫生工作相关的信息技术、信息设备与设施以及信息人力和信息内容一道构成了广义上的卫生信息资源。除卫生信息内容外，广义上的卫生信息资源包括：①卫生信息人力。在卫生工作中专门从事信息采集、整理、存储、处理与分析、传播与管理的人力队伍。②卫生信息技术。在科学研究、临床服务、公共卫生、卫生管理等卫生工作所使用的信息技术。③卫生信息设备。在卫生工作中使用到的信息设备，包括信息采集、存储、通信、分析处理等相关设备。④卫生信息基础设施。保障各类卫生信息活动顺利开展的基础设施，如图书馆（室）、病案室、信息中心等。

简史　卫生信息资源概念的兴起源自于20世纪中后叶。人们意识到医学科研与实践产生了大量的原始信息和知识。如何有效利用这些积累下来的信息和知识以改善临床诊疗和疾病预防的效果成为研究者所关注的重要领域。起初，人们将卫生信息资源局限于同卫生工作相关的文献档案资料，出现了专门的卫生信息管理部门。这一时期主要的研究工作集中于如何将这些文献、档案组织起来便于检索和利用，其产出表现为各类光盘检索系统。但是随着医学研究的发展及信息技术水平的大幅提高，可以开发和利用的卫生信息快速增多。与此同时，信息设备成本的快速下降为其在各类卫生机构的大量使用创造了条件。进入 21 世纪以后，卫生信息资源成为一个内涵更加丰富的概念，它涵盖了整个卫生工作中一切可以利用的相关信息，以及支持这些信息利用与开发的人力、设备和设施。

研究 卫生信息资源研究围绕着卫生信息的组织、配置和利用等三个方面展开，包括了卫生信息的采集、整理、存储、传播、利用与开发等全方位的过程。目前研究重点在于如何采用先进的信息技术提高各个环节的效率，如何开发新颖的信息组织模式来实现高效的卫生信息管理。

（张 亮 马敬东）

wèishēng xìnxī xìtǒng
卫生信息系统（health information system）

由处理卫生信息的基础设施、技术设备和人力资源构成，并附着于卫生系统各个层次结构上，围绕卫生工作收集、整理、分析、存储和传递信息以改善系统运行效果和效率的系统。卫生信息系统涉及卫生信息和信息系统两个概念。卫生信息是卫生领域内有用的事实或者数据的集合，而信息系统则是处理和存储数据、信息和知识的诸多组件相互作用相互联系而成的复合体；信息系统是为组织每一个层次上的决策过程提供信息支持的系统。因此卫生信息系统的最终目的并非收集或者存储信息，而是通过降低决策过程中的不确定性，提高卫生系统中各类各级组织的运作绩效。根据组织的层级，人们将卫生信息系统划分为机构性信息系统、区域性信息系统和国家信息系统；根据组织的功能类别，则划分为公共卫生信息系统、医院管理信息系统、医疗保险信息系统、卫生管理信息系统等。

人类的医学实践与信息密不可分。医学作为科学的一个门类诞生之时，患者和健康者的相关信息就以各种形式被收集、记载、分析以供诊断或者治疗决策之用。但早期，对这些信息的处理是自发的、离散的、无序的。1854 年，英国的斯诺医生用标点地图描述了霍乱在特定人群中的分布，揭示了霍乱以受污染水源作为传播途径的传染性本质。这一事件一方面为现代流行病学的萌芽奠定了基础，另一方面向人们揭示了系统记载和分析卫生信息的价值。此后，现代流行病学和卫生统计学的迅速发展为卫生信息系统的早期萌芽提供了机遇和方法学上的支持。人们开始设立专门的机构来从事同疾病和死亡相关的信息的收集、整理、分析和报告。这是卫生信息系统最早期的形式，也即病因和死因监测系统。第二次世界大战后电子计算机的问世以及随后互联网的诞生迅速改变了人们处理信息的模式。一方面，大量信息技术的采用使得监测系统的内容更加丰富、功能更加强大、运作更加高效。另一方面，新型信息技术促使卫生系统内其他组织的信息系统迅速发展，医院信息系统、医疗保险信息系统等应运而生。现代信息技术的发展促成了早期卫生信息系统转型为面向决策的信息系统，其形成过程包括四个阶段，第一阶段信息处理和储存以纸质为基础转向以计算机为基础；第二阶段信息系统的建构由部门扩大到整个组织机构；第三阶段信息系统的用户由专门人员扩展到管理者和业务工作者；第四阶段跨机构区域互联的信息系统逐渐出现。

卫生信息系统研究涵盖了系统科学、管理科学、信息科学、计算机科学等多个学科领域的方法和技术。对于卫生信息系统的评估通常有以下几个维度或指标：①数据质量（数据采集、输入与记录）。②数据分析（数据传输与报告）。③信息利用（决策与行动）。④信息系统资源（资金、人员、设施、设备）。⑤信息系统管理（协调和联络）。

信息的核心价值在于减少决策过程中的不确定性。卫生信息系统的功能重点体现在其决策支持能力上。这在卫生行政、临床实践和公共卫生干预上均有显著的作用。建立结构合理、灵活满足各个层级组织信息需求的卫生信息系统，有助于提高卫生管理的整体水平，增加不同卫生组织之间的信息共享，提高信息利用水平。

（张 亮 马敬东）

yīyuàn guǎnlǐ xìnxī xìtǒng
医院管理信息系统（hospital management information system）

医院内收集、存储、处理和检索同医疗服务相关的管理信息的卫生信息系统。医院管理信息系统随着计算机和网络通信技术的发展而不断完善，早期的医院管理信息系统主要以口头或书面的形式向卫生管理人员提供过去、现在或者预测的医院内外部环境的信息，以帮助改善决策。随着信息技术和信息处理设备的发展和完善，医院管理者开始考虑如何利用先进的技术与设备来增强管理信息系统的功能和效率。因此，医院管理信息系统的概念与内涵随着可利用信息技术与设备的发展而演进，其间经历了以单机和小型局域网应用为标志的初级阶段、以局域网和广域网应用为标志的全面发展阶段，以及以互联网应用为标志的区域化医疗信息系统等三个发展阶段。同时，医院信息化建设也由医院管理信息系统转向包含临床信息系统在内的医院信息系统，并衍生出"数字医院""电子健康（e-health）"等概念。

医院管理信息系统是管理信息系统在医院中的应用。现代管理信息系统是以人为主导的，利用计算机系统、网络通信系统和其他终端办公设备为信息处理与共享手段，进行管理信息的采集、存储和检索，为组织机构不同水平的管理活动提供信息服务的人机系统。因此，现代医院管理信息系统本质上是一个人机系统。典型的医院管理信息系统包括功能模块、流程模块、应用模块和物理数据处理模块。功能模块描述人或者机器为了实现管理任务和目的而必须执行的一系列活动，如财务管理、病案管理；流程模块描述医院管理活动的时间顺序和逻辑顺序；应用模块使用相应的计算机软件来支持或者实现医院信息系统的管理功能；物理数据处理模块则包括实现应用软件程序的信息处理工具。

医院管理信息系统研究旨在结合新的医院管理模式，引入主流的信息技术和信息管理方法，以不断强化医院管理信息系统的功能，并提高其效率与效果。研究者常使用成本效益、成本效果等方法对医院管理信息系统进行评价。

医院管理信息系统通过对管理信息的搜集、整理、存储、传递以及检索与分析等活动，实现对医院管理过程全方位支持，辅助各类管理人员进行计划、组织、

协调、沟通、控制和决策，从而提高医院管理系统绩效。同时，医院管理信息系统的引入有助于医院实施新的管理模式、进行新颖的管理变革。

（张　亮　马敬东）

yīliáo bǎoxiǎn xìnxī xìtǒng

医疗保险信息系统（information system for medical insurance）连接医疗保险机构、医疗卫生机构和参保方，通过对医疗保险（简称医保）以及医疗服务信息的收集、存储、传递、检索和分析，实现医保基金的征缴、使用、核算、监管等管理职能的卫生信息系统。简称医保信息系统。

医疗保险信息系统可分为三大功能模块，分别为医疗保险机构模块、医疗卫生机构模块和参保方提供服务模块。医疗保险机构模块可以实现医保政策调整、医疗监控、费用征缴、信息查询、决策分析和基金账户管理等功能；医疗卫生机构模块能进行费用审核与监控、费用结算、医疗系统信息查询、统计分析和质量管理等辅助活动；参保方模块则以查询为主，支持参保人员进行账户查询、结算查询等。

医疗保险信息系统是跨机构的卫生管理信息系统，具有层次性。操作上，医疗保险信息管理中心居于整个系统核心地位，担负着系统组织与管理的任务；医疗卫生机构则是整个系统的数据源头，并可参与部分系统管理；参保方（含参保单位和参保个人）则是系统查询服务的对象。医疗保险信息系统多采用 IC 卡作为个人信息载体。

医疗保险信息系统研究方法遵循管理信息系统开发的一般流程，即需求分析、系统设计、系统实施和系统评价等四个过程。

其评价指标包括经济性、适应性、维护性、安全性等方面的指标。

医疗保险信息系统其他管理信息系统一样，功能体现在数据处理、预测、计划、决策优化和控制等五个方面。具体而言，其功能涵盖了医疗保险管理的各个业务过程，包括基金动态监测与管理、费用结算与支付、服务质量监管等。医保信息系统有助于进行宏观决策，如医疗费用控制。其他功能如为参保个人和社会公众提供查询信息等服务。

（张　亮　马敬东）

gōnggòng wèishēng xìnxī xìtǒng

公共卫生信息系统（information system for public health）用于实现公共卫生事件的实时监测与预警、疾病预防与控制、突发公共卫生事件应急与指挥、医疗救治、卫生监督、日常公共卫生服务管理等功能的计算机网络卫生信息系统。技术上，公共卫生信息系统包括支持多网络传输的公共卫生数据采集中心、公共卫生异构数据处理平台、基于地理信息系统（geographic information system，GIS）的公共卫生事件实时监测系统和集成异构数据的公共卫生数据仓库。功能上，公共卫生信息系统包括公共卫生管理系统、疫情和突发公共卫生事件监测系统、医疗救治信息系统、卫生监督执法信息系统、突发公共卫生事件决策指挥系统。

公共卫生决策需要准确的数据。早在电子计算机问世之前，公共卫生信息的收集与分析体系便已建立。而电子计算机和网络技术的诞生与发展促使公共卫生信息收集与分析体系转向一个现代意义上的信息系统。公共卫生信息系统的发展也经历部门应用、区域应用和国家级平台三个阶段。

1978 年改革开放以来，随着信息技术和基础设施的普及，中国公共卫生信息系统得到了长足的发展，初步建立了以疫情、疾病监测、卫生监督为主体的公共卫生信息系统，形成了从县到中央的四级卫生防疫信息网络。2003 年 SARS 暴发暴露出当时公共卫生信息系统中存在的问题和不足。此后，中国卫生行政部门提出《关于建立国家公共卫生信息系统的方案》，明确了公共卫生信息系统的建设任务。2004 年中国启动了传染病与突发公共卫生事件网络直报系统，县级以上医疗机构、乡镇卫生院实现了网络报告传染病和突发公共卫生事件信息。2005 年启动省级突发公共卫生事件应急指挥与决策系统建设。到 2006 年，中国基本完成国家公共卫生信息系统的建设规划。

公共卫生信息系统研究方法遵循管理信息系统开发的一般流程，即需求分析、系统设计、系统实施和系统评价等四个过程。其评价指标包括经济性、适应性、维护性、安全性等方面的指标。

公共卫生信息系统是卫生信息系统的重要组成部分。宏观上能为政府进行公共卫生领域的重大决策提供支持，同时能够提高公共卫生机构内部管理效率，并为公共卫生研究提供丰富的数据资源，也能为公众健康促进与健康教育提供支持平台。

（张　亮　马敬东）

gōnggòng wèishēng xìnxī

公共卫生信息 （public health information）

公共卫生领域所涉及的一切文件、资料、图表和数据等信息的总称。包括公共卫生及有关机构在各种业务和管理活动过程中所产生、获取、处理、存储、传输和使用的一切信息资源，贯穿于公共卫生工作运行的全过程。在资源属性上，信息资源可再生、共享和继承。公共卫生信息的主要来源：科研课题产生的数据；监测、调查的数据；业务管理数据；成熟的历史数据；其他有关数据等。

分类　公共卫生信息可分为 3 个主题域、17 个主类。3 个主题域分别为疾病预防控制类信息、公共卫生服务类信息、公共卫生管理类信息。疾病预防控制类信息，包括报告与监测、调查、干预、评价和信息发布 5 个主类信息。公共卫生服务类信息，包括卫生检测与监测、调查、干预、评价和信息发布 5 个主类信息。公共卫生管理类信息，包括政策管理、组织管理、资源管理、教育培训、科研管理、国际交流合作及评价 7 个主类信息。在每个主类下，根据需要分出若干子类，如在疾病预防控制主题域的"报告与监测"主类中，又可以分为健康监测与管理，疾病报告与管理和危险因素监测 3 个子类。这些子类就是信息的源头，如某类监测或报告。

管理策略　①规划公共卫生信息资源：信息资源规划以整个公共卫生的发展目标为基础，结合信息技术发展趋势，提出公共卫生的信息化远景、目标、战略，全面系统地指导公共卫生信息化的进程，充分有效地利用公共卫生信息资源。②科学管理公共卫生信息：根据建立公共卫生信息标准体系的要求，逐步形成公共卫生标准化研究开发和组织管理体系，充分研究现有国际、国家以及行业等标准，统一制定公共卫生信息资源管理标准，为构建功能统一、数据共享的集成信息系统平台，建立公共卫生信息虚拟专网提供信息资源管理标准。③健全公共卫生信息管理规范：制定公共卫生信息管理工作规范，包括系统建设规范、应用功能规范、基本数据规范以及数据传输规范等。④建立公共卫生信息集成平台：集成平台为公共卫生的信息集成应用提供了可操作的一致平台和使用工具。通过信息资源集成平台的建设，公共卫生信息资源可实现有效共享、相互协作、关键数据能够被多业务系统所使用，最终实现跨越业务系统的实时数据处理。

研究　公共卫生信息资源研究围绕着信息的组织、配置和利用等三个方面展开，包括了卫生信息的采集、整序、存储、传播、利用与开发等全过程。目前研究重点在于如何采用先进的信息技术提高各个环节的效率，如何开发新颖的信息组织模式来实现高效的卫生信息管理。

基本功能　公共卫生事业宏观管理和科学决策的基础；监督、评价卫生规划实施进展的依据；有效开发利用公共卫生人力、物力和财力资源的指南；公共卫生事业发展的动力。

（马安宁　王春平　王象斌）

chuánrǎnbìng yìqíng zhíbào xìtǒng

传染病疫情直报系统 （real-time epidemic reporting system）

通过计算机网络信息平台，实现传染病疫情实时监测、预警与上报的公共卫生信息系统。中国的传染病疫情直报系统为一个覆盖中央、省、地（市）、县（市区）四级疾病预防控制中心和乡镇卫生院以上医疗单位的广域网，连接着全国各个省级疾病预防控制中心和地（市）级疾病预防控制中心的计算机局域网及其下属县（市、区）疾病控制机构的计算机网站。

网络直报病种包括：①甲、乙、丙类传染病（含国家决定列入乙类、丙类传染病管理的其他传染病）。②其他传染病，即省级人民政府决定按照乙类、丙类管理的其他地方性传染病和其他暴发、流行或原因不明的传染病。③重点监测疾病，即根据传染病预防控制工作的需要，县级以上卫生行政部门决定开展监测的疾病。网络直报内容涵盖了《中华人民共和国传染病报告卡》内的全部填写信息。

传染病疫情直报系统研究方法遵循管理信息系统开发的一般流程，即需求分析、系统设计、系统实施和系统评价等四个过程。其评价指标包括经济性、适应性、维护性、安全性等方面的指标。

传染病疫情直报系统的功能主要是：实现以传染病病例个案报告为基础的医疗机构网络直报工作，实时掌握传染病疫情的发展、变化；实现传染病个案通过网络从基层医疗机构到中央有关部门的实时报告，改善数据的及时性和准确性，使有关部门能够在第一时间内及时采取应急措施，减少不必要的损失；提高疫情分析能力，有助于开展地区或跨区域疫情分析和预警。

（张 亮 马敬东）

wèishēng guǎnlǐ xìnxī xìtǒng
卫生管理信息系统（health management information system）

采用以计算机为主的技术设备，通过自动化通信网络，利用完善的通信网，促进或辅助卫生领域计划、组织、协调、控制和决策等管理活动的卫生信息系统。从宏观角度看，卫生管理信息系统是政府卫生管理部门充分利用卫生信息资源对各医疗卫生机构进行管理，为政府、卫生机构、辖区内居民提供各类卫生信息服务的信息系统；从微观角度看，卫生管理信息系统是各类医疗卫生机构根据自身的工作目标和特点，利用各种信息技术，对各自管理和服务的对象进行综合管理，以提高管理和服务效率与水平的一套应用系统，如医院管理信息系统等。

卫生管理信息系统研究方法遵循管理信息系统开发的一般流程，即需求分析、系统设计、系统实施和系统评价等四个过程。其评价指标包括经济性、适应性、维护性、安全性等方面的指标。

卫生管理信息系统建设是社会信息化发展的重要组成部分。卫生改革发展需要在各个层级和部门建立相应的管理系统，包括公共卫生、医疗服务、卫生监督、社区卫生、新型农村合作医疗等。卫生管理信息系统的功能是为各级卫生行政部门和医疗卫生机构的管理者提供准确、可靠、及时的信息，不仅能大幅度提高政府机构管理水平及部门间协同工作的能力，还能提高政府工作效能和社会服务能力，同时也提高了医疗卫生机构管理和服务的效率和水平。

（张 亮 马敬东）

wèishēng xìnxī guǎnlǐ
卫生信息管理（health information management）

应用管理学的理论和方法，对卫生信息资源和相关信息活动进行计划、组织、协调、控制及决策等的过程。卫生信息管理是卫生管理活动的重要内容，其管理上的特征主要表现在：管理的对象不是人、财、物，而是卫生信息资源及相关的信息活动，包括对卫生领域内信息的收集、传输、加工和储存等活动；卫生信息管理贯穿于整个卫生管理过程之中。其需求特征主要表现在：信息量猛增；信息处理和传播速度更快；信息处理的方法日趋复杂；信息管理所涉及的领域不断扩大。进入信息时代后，卫生信息管理从手工管理转向自动化、网络化、数字化；管理系统由分散、孤立、局部地解决问题转向系统、整体、全局性解决问题；管理活动由以收集和保存为主转向以传播和信息挖掘、创新为主；管理对象由卫生信息本身转向卫生信息活动有关的全部资源。

卫生信息管理的评价指标有两点：及时和准确。所谓及时就是要灵敏、迅速地发现和提供管理活动所需要的信息，主要包括两个方面：一是要及时地发现和收集信息；二是要及时传递信息。为保证信息准确，首先要求原始信息可靠，其次是保持信息的统一性和唯一性。

卫生信息管理的作用主要为卫生管理决策提供信息支持服务；为医疗、医学教育及科学研究提供情报支持服务；为公共健康促进提供知识服务。信息的特点决定了卫生信息管理提供的决策支持证据具有很强的时效性。

（张 亮 马敬东）

bìng'àn guǎnlǐ
病案管理（medical record management）

对病案资料的收集、整理、装订、编号、归档和提供等工作程序。广义的病案管理还包括对病案记录进行二次加工，提炼和挖掘有价值的信息，并按照其外部特征建立索引系统，对病案中的相关信息进行分类加工与统计分析，并向卫生服务利用者、医护人员、管理人员和研究人员提供适宜的病案信息服务。

病案是医务人员对患者口述或由他人转述的病情记载，以及对患者的客观检查结果、诊断分析、治疗过程、病情转归等信息记录的文档资料，此外还包括与此相关的具有法律意义的文件。它是以病历为基础建立的档案卷宗，因而是一种重要的卫生信息资源。病案管理的发展几乎是与医学进步的历史齐头并进，随着其记录载体的变化而不断演进。自现代医学诞生以来，病案及其管理就成为医疗体系中重要一环。病案形成的初期，仅有纸张为载体的手工记录，并存放于临床科室，没有专职管理人员，也没有建立索引。计算机的应用为病案管理翻开了新的一页。最早的计算机应用于病案首页数据库系统。电子病历的诞生则使病案管理模式发生了革命性的变化，无论是其信息组织模式还是信息服务都逐渐集成化和智能化。1921年，中国出现了第一个病案室，建立了姓名索引系统、疾病分类系统、手术分类系统和病案编号索引系统，标志着中国病案管理的系统化初步形成。

病案管理工作包含：①收集一切与患者个体有关的主诉、病程记录、诊断与医疗操作记录、护理记录、检查报告、签字文件、随诊资料等。②将杂乱的病案按照某种顺序排列整理，归档贴标，形成卷宗。③将原始病案资料中的重要内容按照信息组织的基本原理加工成索引的形式。④对病案卷宗入库后进行保管，对病案实施质量控制，并为相关人员提供病案信息服务。

病案管理研究集中于如何利用现代信息技术组织管理病案信息，并提供高质量的病案信息服务。常用的研究方法包括信息需求分析、功能/数据分析等方法。

病案管理是卫生信息管理中的主要业务之一，可为临床医疗、临床研究、医学教学、医院管理等提供有价值的信息，同时可为医疗纠纷处置提供法律依据。

（张　亮　马敬东）

jūmín jiànkāng dàng'àn

居民健康档案（resident health record）

记录有关居民健康信息的文档资料。它是医疗卫生机构以居民个人健康为核心、贯穿整个个体生命过程、涵盖各种健康相关因素的系统化文件记录。

居民健康档案的对象为辖区内常住居民，包括居住半年以上的户籍及非户籍居民。其重点对象为0～36个月儿童、孕产妇、老年人、慢性病患者等人群。与病案不同的是，居民健康档案涉及居民全生命周期内的健康相关因素；病案仅限于某段时间或单次医疗就诊情况的记录。居民健康档案内容主要由个人基本信息、健康体检记录、重点人群健康管理及其他卫生服务记录组成。由社区卫生服务中心、社区卫生服务站和乡镇卫生院、村卫生室等城乡基层医疗卫生机构具体负责。居民健康档案信息通过开展国家基本公共卫生服务、日常门诊、健康体检、医务人员入户服务等多种方式获得。

21世纪的公共卫生体系面临新发传染病与慢性非传染性疾病的双重挑战。为应对挑战，公共卫生体系需要依赖健全的卫生信息系统。《中共中央　国务院关于深化医药卫生体制改革的意见》（中发〔2009〕6号）明确提出城乡居民享有均等化的基本公共卫生服务以及建立覆盖城乡的基本医疗卫生服务体系的目标。居民健康档案则是实现这两个目标的重要工具。因此，国家卫生部门于2009年开始实施居民健康档案的试点工作，并发布了《关于规范城乡居民健康档案管理的指导意见》（卫妇社发〔2009〕113号）。

居民健康档案推广过程的考察与考核指标包括：①健康档案建档率＝建档人数/辖区内常住居民数×100%。②健康档案合格率＝填写合格的档案份数/抽查档案总份数×100%。③健康档案使用率＝抽查档案中有动态记录的档案份数/抽查档案总份数×100%。其中，有动态记录的档案是指1年内有符合各类服务规范要求的相关服务记录的健康档案。

居民健康档案能满足城乡基本公共卫生服务和基本医疗服务中的信息需求，是了解社区居民主要健康问题和卫生问题的流行病学特征，筛选高危人群，开展疾病管理，采取针对性预防措施的有效工具。同时，居民健康档案的电子化还是卫生系统提供连续性服务的重要载体。居民健康档案是卫生信息系统的基石。

（张　亮　马敬东）

jíbìng fēnlèi tǐxì

疾病分类体系（disease classification system）

根据疾病的病因、病理、临床表现和解剖位置等特征，按照一定的规则进行分门别类，并对分类进行编码建立索引，从而实现某种特定功能的分类信息查询系统。按照不同的介质，疾病分类系统可分为纸质索引工具、光盘检索系统及网络查询系统。

疾病分类体系涉及疾病分类、疾病命名、疾病分类轴心等概念。疾病分类是按照疾病的某些特征，依据一定的规则进行分组。疾病命名是给疾病一个特定命名，使之有别于其他疾病。疾病分类轴心则是指分类时采用的疾病特征，比如病因、病理、临床表现、解剖位置等。疾病分类体系的开发往往根据不同的目的进行分类方案的制定。目前出现了多种不同目的的疾病分类体系，但最常用的通用性疾病分类体系为世界卫生组织编订的国际疾病分类（International Classification of Diseases，ICD），已被各国所公认。国际疾病分类是世界各国进行卫生信息交流的基础，已在中国得到广泛应用。

疾病分类源自死因统计的需要。国际疾病分类体系的原型可以追溯到 1891 年国际统计研究所组织成立的死亡原因分类委员会，该组织于 1893 年在国际统计大会上提出了一个分类系统，包括三大死亡原因分类。到目前为止，国际疾病分类体系历经 11 次修订。从第 9 次修订起，国际疾病分类体系更多顾及医院统计、管理与支付等需要。第 10 次修订将分类系统更名为《疾病和有关健康问题的国际统计分类》。第 11 次修订将传统医学纳入疾病分类体系。其他常见的分类体系包括国际社区医疗分类、精神疾病诊断和统计手册、人类与兽类医学系统术语、国际肿瘤疾病分类、相关诊断群组等。

疾病分类体系的评价指标包含科学性、准确性、完整性、适用性和可操作性。科学性表示分类能够反映当前医学发展水平。准确性表示各个分类类目相互独立、互相排斥。完整性表示分类系统应该能涵盖所有可能的分类对象。适用性则要求分组合理、粗细适宜。可操作性强调分类体系要便于用户使用。

疾病分类体系是死因与疾病分类统计的基础，能够满足基础和临床医学、流行病与卫生统计学的教学与研究需要。应用疾病分类体系可以帮助卫生机构改善管理。除此之外，某些疾病分类体系，如诊断相关群组（diagnosis related groups，DRG）已成为医疗费用支付的重要依据。疾病分类及其相关标准是进行卫生信息管理以及实现卫生信息系统标准化的前提。

（张　亮　马敬东）

gōnggòng wèishēng zīyuán

公共卫生资源（public health resource）

公共卫生服务生产要素的总和。公共卫生资源是一个动态的综合系统，不仅包括用于公共卫生服务的人力、财力和服务设施等"硬"资源，而且还包括有关信息、技术和管理方法等"软"资源。公共卫生资源是满足所有社会成员共同需要的资源；政府对公共卫生资源的合理分配，可以保证居民平等地获得。

随着社会经济的发展，人们对健康的认识更加深刻，对公共卫生服务的要求也越来越高，公共卫生资源与卫生事业的发展以及广大人民群众日益增长的卫生保健需求之间的矛盾越来越突出。公共卫生资源本身具有稀缺性的特点，不可能无限地满足这种需求。因此，合理分配和有效利用稀缺的公共卫生资源，让公共卫生服务按照"公平、合理、高效"的原则得到落实，关系到一个国家或地区居民的健康水平和资源的利用效率。

国际上对公共卫生资源的研究，主要是从公共政策特别是卫生政策角度，寻求公共卫生资源配置的公平性、合理性和有效性。中国对公共卫生资源的研究多是从卫生经济学的角度和卫生管理学的角度来进行的。公共卫生资源的表达指标主要包括公共卫生资源总量、人均公共卫生资源数量、公共卫生资源占公共资源的比例、公共卫生资源支出占国内生产总值的比例、居民对公共卫生服务的满意度、公共卫生资源利用指标等。

公共卫生资源的功能：①提供私人不愿意或不能提供的卫生资源。公共卫生资源的公共性决定了不以营利为目的，私人机构往往不愿意提供；公共信息私人机构也难以全面获得，社会动员私人机构难以做到，而政府提供的公共卫生资源是为保证居民对公共卫生和基本医疗服务所必需的。②保护整个人群的健康。公共卫生资源的使用目的是为了提高全民健康水平，提升每一名社会成员的健康质量。公共卫生资源反映的利益结构是在社会成员个体健康权利得到充分保障的前提下，维护全社会生命健康利益。③体现政府职能。提供公共产品和服务是政府的重要职能。以人群健康为最高目标，在区域间、部门间、社会人群阶层间合理分配公共卫生资源，是政府保障居民健康权利、提供健康服务职能的重要体现。

（马安宁　蔡伟芹　王象斌）

gōnggòng wèishēng rénlì zīyuán

公共卫生人力资源（public health human resource）

从事和提供公共卫生服务及其管理和辅助人员的数量和能力的总和。世界卫生组织（WHO）将公共卫生人员划分为专业人员、辅助和技术人员、次要和非技术人员。专业人员包括公共卫生医师，基础化学和生物学家，消毒、公共卫生及有关的工程师，公共卫生监察员；辅助和技术人员包括卫生助理、操作人员、技术员、通信及协调专业组织的办公室人员；次要和非技术人员包括医务助理、保管员、实验员、驾驶员、饲养员、勤杂人员。

美国公共卫生协会（APHA）将公共卫生人员划分为：流行病学家；环境工程师；环境工程技师；环境科学专家；环境科学技术人员；职业安全与卫生专家；职业安全与卫生技术人员；健康教育者；公共卫生政策分析员；卫生服务事业管理人员；公共卫生与社区服务人员；精神卫生与防止药物滥用方面的社工；精神治疗医师、精神健康提供者；酒精与药物滥用的咨询顾问，包括成瘾性疾病的戒断；心理咨询顾问。

公共卫生专业人员所需的核心素质涉及八个领域，即公共卫生学基础、文化素质、交流、社区实践、财政规划和管理、领导能力和系统的思考、政策制定和项目规划、分析和评价。

公共卫生人力资源研究的内容主要包括：公共卫生人力的数量和比例，公共卫生人力的质量和教育状况。通常采用普查、多阶段抽样调查、分层抽样等调查方法。也可以通过卫生机构的人力报表、统计年鉴等信息媒介获得资料。①公共卫生人力在卫生人力和整个人力资源中的数量和比例。主要指标有平均每万人公共卫生医师拥有量、每万卫生人员中公共卫生医师的比例、专业与辅助人员的比例等。②公共卫生人力的质量和教育状况。主要指标有公共卫生人员的年龄、职称和专业结构，受正规医学教育的学历、学制以及医师执照考试合格率等。

公共卫生人力资源的主要功能和作用是：提高卫生机构服务能力，促进卫生机构的发展，从而提高人民健康水平，延长健康寿命和提高生活质量；推动公共卫生服务体系建设，促进基本公共卫生服务均等化，实现公共卫生服务的公平性。

（马安宁　王春平　王象斌）

wèishēng zǔzhī

卫生组织（health organization）

在一定区域内，根据人群的健康需求，以保护和增进人群健康为目标，依法成立一套贯彻国家卫生政策，动用卫生资源和运用医学科学技术，为社会直接或间接提供卫生服务的社会机构或团体。卫生组织是卫生系统的核心组成部分，它涵盖了传统的卫生服务组织，如医疗机构，预防保健机构，也包括具有直接管理卫生职能的卫生行政组织。

国际卫生组织　国际上从事与卫生有关活动的组织机构，包括隶属于联合国的组织机构，也包括独立的国际组织。①世界卫生组织（World Health Organization, WHO）：联合国下属的一个专门机构，国际最大的公共卫生组织。WHO是联合国系统内卫生问题的指导和协调机构。它负责对全球卫生事务提供领导，拟定卫生研究议程，制定规范和标准，阐明以证据为基础的政策方案，向各国提供技术支持以及监测和评估卫生趋势。世界卫生组织的宗旨是使全世界人民获得尽可能高水平的健康。②联合国儿童基金会（United Nations International Children's Emergency Fund, UNICEF）：从1953年起成为联合国系统的永久成员，隶属联合国系统，受联合国大会的委托，致力于实现全球各国儿童的生存、发展、受保护和参与的权利。③联合国艾滋病联合规划署（the Joint United Nations Programme on HIV/AIDS, UNAIDS）：1996年1月1日在日内瓦正式成立。整合了10个联合国机构的资源，共同在全球开展艾滋病防治工作。主要目的是集中人力财力，加强联合国各机构在防治艾滋病方面的协调与合作，以及向发展中国家提供技术支持，更好地应付全球范围内的艾滋病流行。该机构的主要任务是帮助各国制定预防艾滋病的计划和政策，在研究和医疗技术方面给予合作，并更加有效地指导和协调有关国际机构对艾滋病的预防和调查研究工作，降低个人和社区（及特殊人群）对艾滋病的脆弱性和易感性，减轻艾滋病流行所造成的影响。④红十字国际委员会（International Committee of the Red Cross, ICRC）：1863年2月9日创立于日内瓦，是一独立团体，有自己的章程。红十字国际委员会的总部位于瑞士日内瓦，在大约80个国家设有办事机构。红十字国际委员会是国际红十字、红新月运动及国际人道法，尤其是《日内瓦公约》的发起者。国际法赋予红十字国际委员会的永久职责是为受到冲突影响的被关押者、伤病人员和平民采取公正行动。

中国卫生组织　根据其功能和任务的不同又可以划分为三类，包括卫生行政组织、卫生服务组织和卫生第三方组织。

卫生行政组织　对公共卫生事务实施管理的组织。广义的卫生行政组织指一切具有计划、组织、指挥、协调、监督和控制等管理功能的卫生组织机构，它包括政府卫生行政部门，也包括卫生立法、司法机关中管理卫生行政事务的机构。狭义的卫生行政组织指国家机构中的政府卫生行政部门。根据政府组织法规定，政府卫生行政部门按行政区划设立，包括中央、省（自治区、直辖市）、地（市、州、盟）、县（市、区、旗）等不同级别，是一个分散的网络。卫生行政部门主要包括：①国家卫生健康委员会，它是国务院主管全国卫生工作的职能部门。②国家市场监督管理局。③国家中医药管理局，它是国务院管理中医药行业的国家机构。其他卫生相关的行政部门主要包括人力资源和社会保障部、民政部、医保局等。

卫生服务组织 以保障居民健康为主要目标，直接或间接地向居民提供医疗服务、预防服务、保健服务、康复服务、健康教育和健康促进等服务的组织。狭义的卫生服务组织大致包括医疗服务提供组织、预防服务提供组织、妇幼卫生服务提供组织以及其他卫生服务组织。广义的卫生服务组织还包括血液及血液制品生产组织、药品和医疗器械生产机构、药品检验机构、医学科研组织、医学教育组织等。由于卫生服务本身的复杂性，卫生服务组织的管理比其他类型的组织更加复杂。主要体现在：产出的界定和衡量比较困难；卫生工作性质复杂，变异性大；很多工作带有救急性质，不可拖延；不允许有任何模糊或者错误；高度的相互依赖，需要不同专业群体的高度协调；高度专业化；组织成员重视职业忠诚；对于医生的诱导需求和费用上涨缺少有效的组织或管理控制手段。

卫生第三方组织 相对于卫生行政组织和卫生服务组织以外的，由各种非政府部门以及民众自发组建的不带法律强制性质的社会团体。又称非政府组织（non-governmental organization，NGO）。此类组织主要包括与卫生相关的学会、研究会、协会、基金会等，如中国红十字会；中华医学会；中华预防医学会；中华全国中医学会；中华护理学会；中国肝炎防治基金会；中国医院协会；中国医师协会；中国女医师协会；中国整形美容协会；中国农村卫生协会等。卫生第三方组织的特征：①非营利性，即不以营利为目的。其主要活动是在某个特定的卫生领域从事公益事业。其经费主要来源于会员缴纳的会费或社会的捐赠。其非营利性主要体现在所获利润必须用于其组织所从事的事业，不能在成员之间分红，法律也禁止它们的把营利分配给组织的经营者。②非政府性，卫生第三方组织是来自民间，在某个特定的卫生领域服务于社会或其成员的自治组织。③志愿性，卫生第三方组织的成员大致分为两类：一是拿工薪的成员；二是征招的志愿人员，他们没有工薪，但是给一些工作和生活津贴。通常职位较固定的长期工作人员是拿工薪的，而临时工作人员则多是志愿性质的。④民主性，卫生第三方组织的成员是平等、自愿地结合在一起的，组织的活动是通过民主的和非强制性的方式去开展的。⑤专业性，卫生第三方组织在某个特定的卫生领域开展活动，往往需要特定的专业知识和技能，工作内容具有专业化特征。

对卫生组织的研究大致可以分为体制和机制两个方面。体制包括卫生组织之间的权力、责任和义务配置，如卫生组织的设置、具体卫生组织的功能定位和职责、卫生组织之间功能的协调和配合等。机制从卫生组织外部来分包括卫生组织的调控机制、治理机制、补偿机制、监管机制等，从卫生组织的内部来分包括卫生组织内部人、财、物的管理和运行机制等。常见的表达指标也根据体制和机制进行相应的划分。体制方面如卫生组织愿景、卫生组织近期和长期目标等，机制方面如卫生组织规章制度建设情况、卫生组织成员的工作表现、卫生组织成员的学历、职称、技能和仪器设备拥有、完好和使用情况、卫生组织成员归属感、满意度和忠诚度情况、卫生组织所处的政治、经济、社会和技术环境分析（PEST 分析）以及卫生组织的优势、劣势、机会和挑战（SWOT 分析）等。

（张治国　张　亮）

wèishēng zǔzhī tǐxì

卫生组织体系（health organization system） 在一定区域内，由不同层级、不同职责的卫生组织有机组成的、以提高人群健康为最终目标的系统。狭义上的卫生组织体系主要包括由各级政府卫生行政部门组成的卫生行政组织体系，由医院、诊所、疾病预防控制机构等组成的卫生服务组织体系，由医学会、医师协会、医院协会等组成的社会卫生组织体系三类。广义上的卫生组织体系除具备狭义上的概念内涵外，还包括与上述三大组织体系各自相关的组织，如与卫生工作相关的社会保障部门、民政部门可以纳入广义上的卫生行政组织体系，与卫生服务相关的血液及血液制品生产组织、药品和医疗器械生产机构、药品检验机构、医学科研机构、医学教育机构可以纳入广义上的卫生组织体系等。

国际卫生组织体系 卫生事业是一个国家或地区社会事业的

重要组成部分，因而各国政府都构建了一套正式的组织体系来开展本国的卫生活动。最初这些组织形式主要包括两类：一类是建立各级各类卫生服务组织，为公众提供安全、有效、方便和价廉的医疗卫生服务；一类是建立各级卫生行政管理组织，对卫生事务实施计划、组织、指挥、协调、监督与控制等管理职能。20世纪后期非政府卫生组织兴起和发展以后，越来越多的国家或地区出现了第三类卫生组织，即卫生非政府组织（又称社会卫生组织、卫生第三方组织或群众性卫生组织），这类卫生组织在卫生行政组织和卫生服务组织之间发挥着协同和促进作用。上述三大卫生组织群通过一定的管理体制和运行机制形成各自的组织体系，又通过体系之间的协作和联系，共同组成一个相互联系、相互影响的有机整体，这一整体便构成了一个国家或地区卫生系统的主体部分。

各国卫生组织体系由于社会制度、文化背景和社会发展阶段不同，具体组织的名称、结构和功能在不同的国家或地区有一定的差异。但从宏观组织构架上看，世界各国卫生组织体系一般均包括卫生行政组织体系、卫生服务组织体系和社会卫生组织体系。随着国际交流的增加，一个国家或地区卫生组织体系的具体组成、设置和功能也受到其他国家同类组织体系的影响，表现在组织设置和功能方面的趋同性。

中国卫生组织体系 由卫生行政组织体系、卫生服务组织体系和社会卫生组织体系三个部分构成，不同部分由不同层次的组织组成，具有特定的体系功能。①卫生行政组织体系：对卫生行政事务实施管理的政府组织网络。中国卫生行政组织体系主要包括国家卫生行政部门、省（市、自治区）卫生行政部门、市（地级市、自治州、盟）卫生行政部门以及县（县级市、区、旗）卫生行政部门。不同层级组织管理权限不同，但基本职能大体一致，分别代表相应的同级政府行使卫生行政管理权，管理国家或本区域范围内的卫生行政事务，并通过卫生行政组织之间的分工协作，协同完成系统内各项工作任务。②卫生服务组织体系：以保障居民健康为主要目标，直接和间接地向居民提供医疗、预防、保健、康复等卫生服务的组织网络。中国卫生服务组织体系主要包括医疗服务组织体系、疾病预防控制组织体系、妇幼保健组织体系等。其主要功能是通过体系间各级各类卫生服务机构的分工协作，向城乡居民提供医疗、预防、保健、康复等服务，并尽可能使服务的提供具有连续性、协调性和综合性。③社会卫生组织体系：独立于卫生行政组织和卫生服务组织以外，由各种非政府部门以及非政权性质的社会团体组成的网络。中国社会卫生组织体系主要是由非政府部门、职业群体或社会团体自发组建的与健康相关的社会组织构成，如医学会、医师协会、肝炎防治基金会、红十字会等。社会卫生组织体系由于组成的多样化，不同类别的社会卫生组织体系功能有所差异。如学会类社会卫生组织体系以开展学术研究、学术交流为主；协会类社会卫生组织体系以行业自律为主，基金会类社会卫生组织体系以筹集社会资金，参与有关卫生事务为主。

对卫生组织体系的研究采用的方法主要是运用系统分析方法，运用现代组织理论，如权变理论和制度理论，来分析卫生组织体系的结构、功能、要素与环境的协调性和适应性，研究主要集中于卫生组织体系中三大组织体系的具体设置、功能定位、职责等管理体制、调控、治理、补偿、监管等方面的运行机制以及功能实现、绩效评价等方面。

（张 亮）

wèishēng fúwù zǔzhī

卫生服务组织（health service organization） 以保障居民健康为主要目标，直接或间接地向居民提供医疗、预防、保健、康复、健康教育和健康促进等服务的卫生组织。广义的卫生服务组织还包括血液及血液制品生产组织、药品和医疗器械生产机构、药品检验机构、医学科研组织、医学教育组织等。

新中国成立以来，特别是改革开放以来，中国基本形成了覆盖城乡的医疗卫生服务体系，疾病防治能力不断增强。随着中国经济体制改革的不断深入，中国卫生服务组织的外部环境发生了重大的变化。《中共中央　国务院关于深化医药卫生体制改革的意见》（中发〔2009〕6号）中指出，中国医药卫生事业发展水平与人民群众健康需求及经济社会协调发展要求不适应的矛盾还比较突出。工业化、城镇化、人口老龄化、疾病谱变化和生态环境变化等，都将给卫生服务组织带来一系列新的严峻挑战。

由于卫生服务的多样性和复杂性，卫生服务组织的管理比其他类型的组织更加复杂。各级卫生行政部门也进行了一系列改革和探索，如对医疗服务提供组织中的公立医院，大力推进公立医院管理体制改革，从有利于强化公立医院公益性和政府有效监管出发，积极探索政事分开、管办分开等多种实现形式以及落实公立医院独立法人地位；对预防服务提供组织中的公共卫生与基层医疗卫生事业单位开展绩效考核，实施绩效工资等。所有这些改革的出发点均是为了进一步促进卫生服务组织更好地提供安全、有效、方便、价廉的卫生服务。

分类　卫生服务组织有多种分类方法。

根据地域划分　卫生服务组织可以分为城市卫生服务组织和农村卫生服务组织两大类。新中国成立到 2000 年城镇医药卫生体制改革之前，城市实行市、区、街道三级医疗卫生服务体系。市级卫生服务组织包括市级医院、专科医院、妇幼保健院、疾病预防控制中心、卫生监督所、计划生育机构等。区级卫生服务组织是市级机构与街道级机构之间的纽带。街道级医疗机构是城市卫生服务组织的最基层，承担就近居民的最基本医疗预防等服务工作。在 2000 年城镇医药卫生体制改革之后，城市卫生服务组织由市、区及街道三个层次逐步向以社区卫生服务为基础的新型城市医疗卫生服务体系过渡。农村卫生服务组织由县及县以下卫生服务组织构成，形成农村三级医疗预防保健网络。

根据功能划分　卫生服务组织可以分为医疗服务提供组织、预防服务提供组织、妇幼卫生服务提供组织及其他卫生服务组织。①医疗服务提供组织包括医院、疗养院、急救中心、采供血机构等。②预防服务提供组织包括中央和地方各级疾病预防控制中心、卫生监督所（中心）、健康教育所（站、中心）等。③妇幼卫生服务

提供组织包括妇幼保健院、妇幼保健所等。④其他卫生服务组织可分为医学科研机构和医学教育机构。处于基层的社区卫生服务中心（站）、卫生院、门诊部、诊所、村卫生室等卫生服务组织则向服务对象综合提供基本的医疗服务、预防服务、妇幼卫生服务（见基层卫生机构）。

根据经济类型划分　卫生服务组织可以分为国有、集体、联营、私营和其他五类。

根据主办单位划分　卫生服务组织可以分为政府办、社会办和个人办。政府办包括卫生行政部门和其他行政部门办的卫生机构；社会办包括企业、事业单位、社会团体和其他社会组织办的卫生机构。

根据属性和分类管理划分　卫生服务组织可以分为非营利性和营利性两大类。

研究方法　对卫生服务组织的研究常见的研究方法包括 PEST 分析、SWOT 分析、平衡记分卡（BSC）、关键绩效指标（KPI）等，研究的内容包括卫生服务组织的目标、结构、技术、人员、财务和内外部环境等。

功能　处于基层的卫生服务组织，往往提供综合性卫生服务。城市社区卫生服务中心（站），提供疾病预防控制等公共卫生服务、一般常见病及多发病的初级诊疗服务、慢性病管理和康复服务。农村乡镇卫生院负责提供公共卫生服务和常见病、多发病的诊疗等综合服务，并承担对村卫生室的业务管理和技术指导；村卫生室承担行政村的公共卫生服务及一般疾病的诊治等工作。不同级别和类型的卫生服务组织提供的服务产品不同，功能也相应不同。

医疗服务提供组织　①在城

市，各级各类医院负责危重急症和疑难病症的诊疗、医学教育和科研、指导和培训基层卫生人员等。②在农村，县级医院作为县域内的医疗卫生中心，主要负责基本医疗服务及危重急症病人的抢救，并承担对乡镇卫生院、村卫生室的业务技术指导和卫生人员的进修培训。

预防服务提供组织　预防服务提供组织指政府举办的实施疾病预防控制与公共卫生技术管理和服务的公益性组织。中央一级的预防服务提供组织为中国疾病预防控制中心，主要任务是通过对疾病、残疾和伤害的预防控制，创造健康环境，维护社会稳定，保障国家安全，促进人民健康。在卫生部领导下，对疾病预防控制策略与措施进行研究，做好各类疾病预防控制工作规划的组织实施；开展食品安全、职业安全等各项公共卫生业务管理工作，开展应用性科学研究，对全国疾病预防控制和公共卫生服务进行技术指导、培训和质量控制，在防病、应急、公共卫生信息能力的建设等方面发挥国家队的作用。

妇幼卫生服务提供组织　妇幼保健院是区域内妇幼卫生服务提供的技术指导机构，其级别与同级医疗机构、疾病预防控制机构相同。

其他卫生服务组织　医学科研机构和医学教育机构分别从事与卫生有关的科研和教学工作。

（张治国　张　亮）

jīcéng wèishēng jīgòu
基层卫生机构（grass-root health institution）　按照一定的行政区划、地理位置和人口分布特点设置，在基层为城乡居民综合提供基本医疗和公共卫生服务的卫生服务组织。从性质上讲，基层卫

生机构提供的基本医疗和公共卫生服务是政府实行一定福利政策的社会公益性事业的具体体现。从提供服务的内容上，基层卫生机构提供的预防、保健和基本医疗等服务多为具有明显外部效应的公共产品或准公共产品，是投入产出效率很高的服务项目，是体现政府作用的最佳领域。

基层卫生组织可以按照不同的标准进行分类。①按城乡可以分为城市基层卫生机构和农村基层卫生机构两类。城市基层卫生机构包括城市社区卫生服务中心和社区卫生服务站、街道卫生院、门诊部、诊所、卫生所、医务室、护理站等；农村基层卫生机构包括农村乡镇卫生院、村卫生室、诊所等。②按经济类型可以分为国有、集体、联营、私营、其他五类基层卫生机构。③按主办单位可以分为政府办、社会办、个人办三类基层卫生机构，其中政府办又可以进一步分为卫生部门主办和其他政府部门主办两类。④按分类管理可以分为非营利性和营利性两类基层卫生机构。

基层卫生机构主要提供基本医疗和公共卫生服务，其目标、功能、定位都不同于医院，具有其特殊性。基层卫生机构是世界卫生组织提出的"人人享有基本卫生保健"的主要载体，是城市和农村卫生服务网络的网底，往往也是居民寻求卫生服务的首诊机构，其功能的完善关系着卫生服务的公平性和可及性，影响着群体健康、社会稳定与和谐。基层卫生机构中城市社区卫生服务中心（站）是城市医疗卫生服务体系的主要组成部分，门诊部、诊所、卫生所、医务室、护理站等是城市基层卫生机构的必要补充部分。乡镇卫生院和村卫生室是农村医疗卫生服务体系的主要组成部分。

基层卫生机构的研究内容和表达指标，往往从服务内容方面考虑，包括公共卫生服务和基本医疗服务两个方面，如健康档案建档率、传染病疫情报告及时率、主要慢性病患者规范化管理率、儿童系统管理率、产前健康管理率、产后访视率、门诊处方抗菌药2联及以上联用比例、门诊处方激素使用比例、门诊处方注射剂使用比例、门诊及住院处方基本药物使用比例、患者满意度等。

（张治国　张　亮）

jiànkāng wéihù zǔzhī
健康维护组织（health maintenance organization，HMO）　将筹资（医疗保险公司）和为预先支付医疗费用的签约者提供综合性的卫生服务（卫生服务提供者）职能融为一体的公立或私立的卫生组织。20世纪20年代起源于美国，从20世纪70年代开始，美国政府将健康维护组织作为控制卫生服务费用的一种有效方法进行推广。健康维护组织是管理型保健计划中的一类组织。除健康维护组织外，管理型保健计划还包括优先提供者组织和服务点计划两大类。健康维护组织是在一个组织内提供各类卫生服务，并且在一个固定的、预先协商设定的费用基础上提供各类卫生服务。正因如此，健康维护组织为控制医生提供不必要的、昂贵的诊疗行为提供了很强的经济激励，同时也鼓励医生更加重视所负责患者的健康，更多提供预防保健等服务，维护被保险人的健康，故称健康维护组织。

健康维护组织包括预付费集团提供模式和医疗保险基金模式两种典型的类型。预付费集团提供模式通过一个医疗保险公司和某一独立的医疗机构签约后，为被保险人提供卫生服务，通常按被保险人人数对该医疗机构进行付费（即按人数付费）。最早于1929年在美国加利福尼亚州出现的罗斯－鲁斯（Ross-Loos）医疗集团是预付费集团提供模式的先驱。医疗保险基金模式通常包括若干个医疗保险公司，同时与很多个体医生或小诊所签约。这些个体医生或小诊所之间形成一个松散的网络，独立开业。医疗保险基金模式典型代表包括加利福尼亚州圣华金河基金会和俄勒冈州克拉克马斯郡医师协会。

健康维护组织的支持者认为通过签订合同，健康维护组织能够保证签约者即被保险人获得卫生服务，同时鼓励患者（或签约者）早期寻求诊治，而不会由于经济原因推迟，从而有利于开展预防服务。因此，一些潜在的严重健康问题就能在早期被诊治从而降低总费用。健康维护组织的反对者则质疑这种推理，他们认为预先支付医疗费用的方式会带来不必要的就诊，同时出于费用控制的原因，使得医生不能对病人开展全面的检测。

对健康维护组织的研究可从是否真正节省成本、与按服务项目付费医疗之间的质量差异情况和公众形象三个方面展开：①对是否真正节省成本，可比较传统型医疗保险和健康维护组织的保费差异或比较健康维护组织和按服务项目付费计划医疗组织的服务成本。②对医疗之间的质量差异情况，可从住院率、住院时间等方面进行比较。③对健康维护组织的公众形象，可比较公众满意度等。

（张治国　张　亮）

nóngcūn sānjí yīliáo yùfáng bǎojiàn wǎngluò

农村三级医疗预防保健网络

（three-tier health network in rural health） 以县级卫生机构为业务中心，乡镇卫生院为枢纽，村卫生室为基础，把县域范围内的县、乡、村三级医疗卫生机构有机联结，综合实施医疗、预防、保健、康复等卫生工作内容的农村医疗卫生体系。农村三级医疗预防保健网络的顶端部分是县级卫生机构，由县医院、县中医院、县妇幼保健院（所）、县疾病预防控制中心及其专业防治站（所）、县卫生监督局（所）等组成，它是上连城市、下接乡村的重要桥梁，是全县医疗卫生的服务中心、技术指导中心、科研中心和人才培养基地，根据其职能不同承担比较专业化的卫生工作。中间部分为乡镇卫生院，它是连接县级卫生机构和村卫生室的枢纽，起着承上启下的作用，主要向当地居民提供医疗、预防、保健、康复、中医、计划生育和健康教育等综合性卫生服务。底端部分为村卫生室，它是最基层的一级卫生组织，是农村居民利用卫生服务的"第一接触点"，是实施初级卫生保健的起始一级，主要承担传染病疫情报告、计划免疫、妇幼保健、健康教育、常见病及多发病的一般诊治及康复等工作。

主要研究方法包括系统分析和绩效评价方法，研究内容侧重于农村三级医疗预防保健网络的资源配置、功能实现和运行绩效等方面。常见的表达指标有各级医疗机构服务门诊人次比例、县乡两级住院人次比例、双向转诊患者数量、上级卫生机构对下级卫生机构的卫技人员培训次数及患者满意度等。

县、乡、村三级医疗卫生机构通过有效的政策支持和一系列机制安排形成了医疗康复网、疾病预防控制网、妇幼保健服务网和卫生监督网等网络模式。网络内不同机构功能分工明确，密切协作，协同完成各项卫生任务，如医疗康复网通过建立双向转诊、上级对下级的业务指导和卫生人力培训等协作机制实现协调配合，相互支援，为农村居民提供综合性、连续性的医疗、预防、保健、康复等服务。

（张　亮）

xiànjí wèishēng jīgòu

县级卫生机构

（county level health organization） 根据中国国情，依据县级级别行政区划，由县级政府举办并设置的医疗卫生机构的总称。根据中国行政管理体制，一般以县级政府作为农村行政管理的中心。相应的，在卫生机构配置上，也以县为单位。每个县一般均配置有县医院、县中医院、县妇幼保健院、县疾病预防控制中心、县卫生监督局、急救站等机构，这些机构组成了县级卫生机构。

县级卫生机构作为农村三级医疗预防保健网络中的龙头，除提供医疗卫生服务外，也提供疾病预防控制、妇幼保健、应急救治、卫生监督等公共卫生服务。它既是县域内医疗服务中心，又是农村基层卫生机构技术指导和进修培训中心，与城市医院建立长期合作制度。

县医院、县中医院和县妇幼保健院的床位、科室、人员、设备等具体要求，执行国家的相关规定。县疾病预防控制中心、县卫生监督局（所）、急救站的具体结构要符合疾病预防控制中心、卫生监督所、急救组织体系的

要求。

对县级卫生机构中县医院、县中医院的研究可从医疗资源、服务效率、服务质量、患者医药费用等几个方面进行研究。医疗资源的表达指标主要有实有床位数、执业医师数等。服务效率表达指标有诊疗人次数、病床使用率、出院者平均住院日等。服务质量表达指标有住院手术前后诊断符合率、急危重症抢救成功率等。患者医药费用表达指标有出院患者人均医药费用、门诊患者人次均医药费用等。妇幼保健院、疾病预防控制中心、急救站等的表达指标有不同的规定。

（张治国　张　亮）

xiāngzhèn wèishēngyuàn

乡镇卫生院

（township health center） 县级人民政府卫生行政部门根据本行政区域卫生发展规划、医疗机构设置规划和乡镇建设发展总体规划，统筹考虑本行政区域内农村居民的卫生服务需求、地理交通条件及行政区划等因素，按乡镇级别设立的综合性卫生机构。

乡镇卫生院按功能分为一般卫生院和中心卫生院。一般卫生院提供以预防保健、基本医疗、健康教育、计划生育、康复等为主要内容的综合性服务；中心卫生院是辐射一定区域范围的医疗卫生服务中心，除具有一般卫生院的功能外，还承担对周边区域内一般卫生院的技术指导工作。

乡镇卫生院床位一般控制在100床以内，分无床、1～20床、21～99床三种类型。原则上，乡镇卫生院人员编制按照服务人口1‰左右的比例核定。乡镇卫生院根据基本职能和有关规定，合理设置预防保健、医疗服务等相应业务部门。临床部门重点可设全

科医学科、内（儿）科、外科、妇产科、中医科、急诊科和医技科。公共卫生部门可内设预防、保健等科室。规模较小的卫生院也可按照业务相近、便于管理的原则设立综合性科室。

对乡镇卫生院的研究包括乡镇卫生院综合管理、公共卫生服务、基本医疗服务和满意度评价等方面。综合管理的表达指标有机构内部布局和科室设置及服务环境达标率、乡村一体化管理中核心制度执行率、新农合相关服务制度执行率等；公共卫生服务的表达指标有健康档案建档率、疫苗接种率、疾病规范管理率等；基本医疗服务的表达指标有年门诊人次数、病床使用率、处方合理用药比例等；满意度评价的表达指标有社会公众满意度、单位职工满意度等。

乡镇卫生院是基层公益性医疗卫生事业单位，在农村三级医疗预防保健网络中发挥着重要的基础性作用。乡镇卫生院以维护当地居民健康为中心，综合提供公共卫生服务和基本医疗等服务，并承担县级人民政府卫生行政部门委托的卫生管理职能。主要职责如下。①预防保健：包括开展计划免疫、传染病防治、妇女保健、儿童保健、老年人保健、慢性病预防控制、健康档案管理、健康教育等。②基本医疗：包括常见病、多发病的诊疗、中医药服务、常见病理产科处理、计划生育技术服务、常规及简单生化检验、X线、心电、超声检查、康复治疗、转诊服务等。③受县级卫生部门的委托，承担辖区范围内的公共卫生管理工作，负责对村级卫生组织的管理和技术指导以及乡村医生的培训等。

（张治国　张　亮）

cūn wèishēngshì

村卫生室（village clinic）　由村集体或其他形式（如乡镇卫生院在村设点、村医联营等形式）兴办的非营利性、公益性、以村为范围开展医疗卫生活动的卫生机构。村卫生室的建设和发展对于中国农村三级医疗预防保健网络的完善具有重要作用，村卫生室承担了村或农村社区的公共卫生服务及一般疾病的诊治等工作，是农村三级医疗预防保健网络的网底。县级卫生行政部门根据区域卫生规划和医疗机构设置规划，综合考虑服务人口、居民需求以及地理条件等因素，合理规划村卫生室设置。原则上每个行政村设置1所村卫生室，人口较多或居住分散的行政村可酌情增设；乡镇卫生院所在地的行政村原则上不设村卫生室。

村卫生室的设置由能够独立承担民事责任的单位或个人按照《医疗机构管理条例》和《医疗机构管理条例实施细则》有关规定申请，其法人代表根据国家有关法律法规承担相应的法律责任。村卫生室可以由乡村医生联办、个体举办，或者由政府、集体或单位举办，经县级卫生行政部门批准后设立。村卫生室的用房和基本设备按照国家规定的标准配备。政府采取公建民营、政府补助等多种方式，支持村卫生室的房屋建设和设备购置。在村卫生室执业的乡村医生应当达到《中华人民共和国执业医师法》和《乡村医生从业管理条例》规定的条件。在村卫生室从事护理等其他服务的人员也应具备相应的合法执业资格。

对村卫生室的研究包括村卫生室综合管理、公共卫生服务、基本医疗服务和满意度评价等方面。综合管理的表达指标有机构内部布局和科室设置及服务环境达标率、乡村一体化管理中核心制度执行率、新农合相关服务制度执行率等；公共卫生服务的表达指标有健康档案建档率、新生儿访视率、产后访视率、高血压患者健康管理率、糖尿病患者健康管理率等；基本医疗服务的表达指标有医疗文书合格率、处方合理用药比例、处方基本药物使用比例等；满意度评价的表达指标有村委会满意度、社会公众满意度等。

（张治国　张　亮）

gōnggòng wèishēng fúwù zǔzhī tǐxì

公共卫生服务组织体系（system of public health service）　由不同职责、不同层级的公共卫生组织相互联系而形成的，为公众提供疾病预防、健康促进等服务的卫生服务组织体系。公共卫生服务组织体系是一个庞大的组织系统，具有较为复杂的内部结构。根据地域范围可以划分为国际、国家和地区等层面。国际层面的公共卫生组织体系主要由世界卫生组织（WHO），世界卫生组织非洲、美洲、西太平洋区等区域办事处，以及世界卫生组织驻各国代表处等国际卫生组织及其分支机构组成，主要负责全球性公共卫生问题的协调及行动。世界上大多数国家都建立有涵盖各级各类公共卫生机构的公共卫生组织体系，为本国居民提供公共卫生服务。美国的公共卫生服务组织体系在联邦一级，设置有公共卫生署、疾病预防控制中心等公共卫生服务机构，州和地方的公共卫生局则负责为本辖区的居民提供必要的公共卫生服务。中国的公共卫生服务组织体系主要由疾病预防控制体系、妇幼保健服务体系、卫生监督组织体系等子系统组成，每一子系统又有自身的内部组织结构。

从职能分工看，一国内部的公共卫生组织体系主要包括专业公共卫生服务网络和医疗服务组织体系中的公共卫生服务功能部分。在中国，专业公共卫生服务网络主要包括疾病预防控制、健康教育、妇幼保健、精神卫生、应急救治、采供血、卫生监督和计划生育等领域的专门卫生机构。医疗服务组织体系中的基层医疗卫生服务网络，承担为公众提供日常性公共卫生服务的职能。

研究主要集中在体系的组织构建、制度安排、职责履行、绩效考核等方面。常用的研究指标有人均基本公共卫生服务经费、法定报告传染病发病率、孕产妇死亡率等。

随着公共卫生服务内涵和外延的改变，公共卫生服务组织体系的职能也处于变化之中。美国医学研究所（IOM）提出现代公共卫生体系具有三项基本职能，包括评估、政策发展和保证，并在此基础上提出了美国公共卫生体系的十项基本服务职能。中国的公共卫生服务组织体系，兼具服务和管理两方面的职能。其中服务职能包括：疾病预防控制（传染病防治、慢性非传染性疾病防治、地方病和寄生虫病防治等）、妇幼保健、精神卫生保健和突发公共卫生事件应急管理等。管理职能包括：依法监督检查卫生机构及其人员的执业行为，开展卫生监督监测（学校卫生、环境卫生、职业卫生、营养和食品卫生），制定公共卫生服务工作规划，培养公共卫生管理和技术人才等。

（冯占春　张　亮）

gōnggòng wèishēng zǔzhī
公共卫生组织（public health organization）　与公共卫生工作有关的部门、团体、机构等的总称。不同国家公共卫生组织结构设置不同。例如，美国公共卫生组织机构由联邦政府、各个州以及地方性的公共卫生机构三级行政机构组成，国家和大城市中的公共卫生机构只占大约4%的比例，其余的都是分布在中小城市、城镇和乡村，共同履行公共卫生预防保健职责。日本的公共卫生组织机构，中央设有"厚生省"（相当于卫生部），其下属机构有公共卫生局、医务局、儿童局。工业卫生由劳动省（劳工部）负责；农村卫生由农林省（部）负责；地方设有各都道府县的卫生部（局）。各都道府县及人口达20万人以上的市，担任公共卫生活动的基层工作。人口达10万人以上，成立保健所1处。此外，还有各市町村的国民保险组合以及自行设置的诊所或保健妇（公共卫生护士）。除以上官方卫生机构外，还有结核预防会等人民团体、国立预防卫生研究所、公共卫生院等机关。中国公共卫生组织结构包括行政管理体系、疾病预防控制体系、卫生监督服务体系和行业卫生管理体系、爱国卫生运动委员会等。

公共卫生组织按照不同的标准可以分为不同的类别。按区域可以划分为：①国际公共卫生组织。通过参加组织、加入协约与公约等形式，指导、监督、协调各个国家与地区的公共卫生工作，如世界卫生组织、绿色和平和世界自然基金会等。②国家或地区（地方）公共卫生组织。作为政府行政管理机构，代表政府提供公共卫生服务，共同发挥支柱作用，

如卫生部门、劳工与保障部门、国土与环境部门、规划与发展部门等。按职能与职责划分：①卫生保健提供者。主要提供预防、诊治、康复和护理等服务，如疾病预防控制机构、医疗机构、社区卫生服务机构、精神卫生服务机构、医学实验（检验）中心、护理机构等。②公共安全组织。主要负责预防和处理意外伤害和公共卫生事件，如警察局、消防队、医疗急救中心。③环境保护、劳动保护和食品安全机构。主要负责依法监督管理环境、劳动和食品安全。④文化、教育、体育机构。主要为社区提供促进健康的精神环境和物质环境。⑤民政、慈善组织。主要为弱势人群包括失能人群、低收入人群和独居及高龄人群提供政策与物质支持。

对公共卫生组织的研究主要包括公共卫生组织的特征与类型的研究、公共卫生组织的绩效管理研究、公共卫生组织的变异与权力制约研究和卫生组织战略管理研究等。通常采用定性研究、定量研究或定性研究和定量研究相结合的方法。公共卫生组织功能与职责主要包括：监测人群健康状况，疾病或健康危害的预防和控制，制定公共卫生政策和规划，执行公共政策、法律、行政法规、部门规章和卫生标准，开展健康教育和健康促进活动，提供面向全体人群或特定人群的公共卫生服务项目，保证卫生服务的质量和安全性，研究、发展和实施创新性的公共卫生措施，组织开展各项爱国卫生运动等。

（马安宁　王春平　王象斌）

gōnggòng wèishēng jīgòu
公共卫生机构（public health institution）　针对辖区内全体人群，主要运用预防医学手段，开

展疾病预防控制、健康促进、健康保护等活动的卫生组织。狭义的公共卫生机构主要包括疾病预防控制中心、卫生监督机构、妇幼保健机构、专业防治站（所）、血站等一系列依据卫生规划而设置的专业公共卫生服务机构。广义的公共卫生机构则涵盖了一切能够促进健康、预防疾病、保护健康的卫生服务机构，如食品药品监督管理机构、医疗机构、环境保护机构、公共卫生研究机构等。

对公共卫生组织的研究主要集中于公共卫生机构的组织结构、功能设置、服务内容、资源配置、支付方式、服务产出等方面。不同类型的公共卫生机构常用的研究指标也有所差异。

公共卫生机构的功能与职责主要包括：监测人群健康状况，疾病或健康危害因素的预防和控制，实施公共卫生政策和规划，执行公共卫生政策、法律、法规和卫生标准，开展健康教育和健康促进活动，提供面向全体人群或特定人群的公共卫生服务项目，保证卫生服务的质量和安全性，研究、发展和实施创新性的公共卫生措施等。

（冯占春　张　亮）

jíbìng yùfáng kòngzhì tǐxì

疾病预防控制体系（disease prevention and control system）

预防和控制健康危险因素、疾病、伤害和失能，旨在提高全人群健康水平和生命质量的公共卫生服务组织体系。主要由各级各类疾病预防控制机构及其他相关的公共卫生机构组成。世界主要发达国家多建立自成系统的疾病预防控制体系。美国疾病预防控制中心（CDC）及各州和地方的公共卫生机构，构成了美国的疾病预防控制体系。英国则建立了以健康保护局（HPA）为主体的疾病预防控制体系。欧盟于2005年建立了欧洲疾病预防控制中心（ECDC），包括遍布欧洲的30个成员单位，旨在加强欧洲范围内的疾病预防与应对。

在中国，已初步形成以国家、省、市、县四级疾病预防控制机构为主体，乡镇卫生院、社区卫生服务中心等基层卫生服务机构为基础的疾病预防控制体系。各级疾病预防控制机构在同级卫生行政部门的领导下，根据职能分工开展疾病预防控制工作，承担上级卫生行政部门和上级疾病预防控制机构下达的各项工作任务。基层卫生服务机构接受所在辖区疾病预防控制机构的指导，具体落实疾病预防控制任务。此外，还有不同类型的专业防治站（所），负责特定疾病的预防控制工作，是疾病预防控制体系的重要组成部分。

疾病预防控制体系的研究主要集中在体系的资源配置标准、功能履行评价等方面，常用指标有疾病预防控制经费投入占地方财政经常性支出的比例、信息网络正常运行率、传染病总发病率、慢性病病人规范管理率等。

疾病预防控制体系的主要职能包括：疾病预防与控制、突发公共卫生事件应急处理、疫情报告及健康相关因素信息管理、健康危害因素监测与干预、实验室检测分析与评价、健康教育与健康促进、技术管理与应用研究等。

（冯占春　张　亮）

jíbìng yùfáng kòngzhì zhōngxīn

疾病预防控制中心（center for disease prevention and control, CDC）

实施公共卫生技术服务和管理，集疾病预防与控制、监测检验与评价、健康教育与促进、应用研究与指导等功能为一体的公共卫生机构，简称疾控中心。作为疾病预防控制体系的核心功能主体，主要特征包括：①技术要求高。实施疾病预防控制策略，涉及流行病学调查、实验室检测、健康行为研究、卫生统计等多学科的技术与方法。②服务范围广。作为多种公共卫生服务的提供载体，疾病预防控制中心的服务对象主要是服务范围内的全体人群。③兼具管理功能。在履行疾病监测、健康信息管理、突发公共卫生事件应急处置等公共卫生职能的过程中，需要与医院、下级疾病预防控制机构等卫生服务机构发生联系，对其具有进行技术指导和管理协调的功能。

历史沿革　作为公共卫生组织的一种类型，最早产生于美国的疾病预防控制实践。建于1946年的美国疾病预防控制中心，是世界上第一个具有现代意义的疾病预防控制机构，其职责从最初的控制单一疾病，逐渐扩展至研究和提供多种疾病的综合预防控制服务。中华人民共和国成立之初，借鉴苏联的卫生防疫模式，建立了以各级卫生防疫站为主体的卫生防疫体系，其功能主要是实施传染性疾病预防与控制的干预策略，履行卫生监督执法职能。随着经济社会发展和人群健康需求的改变，在中国的公共卫生管理实践中，"疾病预防控制"逐渐替代了"卫生防疫"概念，20世纪90年代开始借鉴美国CDC模式改革原有的卫生防疫体系。1998年上海市成立了中国首个疾病预防控制中心。2001年4月卫生部启动了疾病预防控制体制改革，要求原省、地、县级卫生防疫站被赋予的卫生执法、监督功能整体划出，有关卫生事业单位中的疾病预防控制、公共卫生技术管理和服务职能集中，相应增加了预防控制慢性非传染性疾病等工作职能，卫生防疫站更名为疾病预防控制中心。2002年1月组建中国疾病预防控制中心。中国的疾病预防控制中心主要按行政区划设立，分为国家级、省级、设区的市级和县级四级，分别执行不同的人员、房屋、设备配置标准。

研究 相关研究主要包括建设标准、绩效管理等方面。建设标准研究可从经费投入、人力资源、设备配置、服务规范等方面展开，可用指标有职工年人均拨款额、人力综合素质指数、财政拨款占年度支出的比例等。绩效管理研究主要从各项公共卫生服务的职能履行、绩效评价、绩效控制与改善等方面展开，常用指标有疫苗接种率、职业危害因素监测覆盖率、检验设备达标率、突发公共卫生事件报告及时率、传染病总发病率等。

职能 疾病预防控制中心的主要职能包括：实施疾病预防控制工作规划，开展质量检查和效果评估；组织实施重大疾病的监测、预测、调查、处理，研究重大疾病与公共卫生问题发生发展规律和预防控制策略；实施辖区内免疫规划方案与计划，负责预防性生物制品使用管理，开展疫苗使用效果评价，参与重大免疫接种异常反应及事故处理，组织实施免疫、消毒、控制病媒生物的危害；突发公共卫生事件应急处置；疫情报告及健康相关因素信息管理；健康危害因素监测与干预；实验室检测分析与评价；健康教育与健康促进；技术管理与应用研究的指导。

（冯占春　张　亮）

zhuānyè fángzhìzhàn（suǒ）
专业防治站（所）（specialized prevention and treatment center）

以特定疾病为防治对象，开展专业预防、治疗服务及管理的公共卫生机构。专业防治站（所）所针对的特定疾病，多为严重危害人群健康的某些常见病、多发病，如传染病、寄生虫病、地方病、职业病、慢性非传染性疾病等。除了在所在辖区内实施预防干预和管理措施，提供专科治疗服务外，通常还兼有研究特定疾病发生、发展、传播规律和防治方法的职责。

专业防治站（所）主要类型包括职业病防治站（所）、地方病防治站（所）及传染病防治站（所）等。随着人群疾病谱改变，又有一些新类型的防治站（所）出现，如慢性非传染性疾病防治站（所）等。①职业病防治站（所）是为了保障从事有害作业职工的身体健康，负责职业病防治及管理工作，开展劳动卫生和职业病研究与防治服务的公共卫生机构，是职业病防治与科学研究工作的技术指导中心。②地方病防治站（所）是从事地方病防治工作的公共卫生机构，针对所在辖区的主要地方病开展预防和治疗工作，并结合防治实践开展科学研究。③传染病防治站（所）是从事特定传染病防治工作的公共卫生机构，在中国主要包括结核病和麻风病防治站（所）。结核病防治站（所）是从事结核病防治的专科性防治机构，是所在辖区结核病防治工作的组织者和业务指导者。麻风病防治站（所）一般是在省一级设置麻风病防治所（院），市、县设防治站、麻风医院或麻风村，负责当地的防治任务。

专业防治站（所）的研究主要集中在机构的运行、防治工作的开展和防治效果的改善等方面。常用的指标有机构的收支及其构成，防治工作完成的数量和质量，以及所针对疾病的发病率和治愈率等。

（冯占春　张　亮）

xuèzhàn
血站（blood bank）　不以营利为目的采集、制备、储存血液，并向临床提供血液的公益性卫生机构。血站是主要为临床用血提供服务的专业机构，负责一定区域范围内的血源组织和供应。美国规定在5小时的车程范围内可达到的地方为一个供血范围，其下设采血点和流动采血车。为了保证输血安全、降低临床输血风险和输血误差，血站应具备对血液和血液制品进行实验室检测的条件。

在中国，血站包括一般血站和特殊血站两种类型。一般血站包括血液中心、中心血站和中心血库，负责本行政区域的采供血工作。血液中心一般设置在直辖市、省会城市或自治区首府，主要职责是在规定范围内开展无偿献血者的招募、血液的采集与制备、临床用血供应以及医疗用血的业务指导等工作。中心血站设置在设区的市，供血的半径大于100公里，负责所在市及所辖县（市）的采供血工作。在血液中心或中心血站3小时车程内不能提供血液的县（市），可根据实际需要在县级综合医院内设置中心血库，负责辖区内的采供血工作。特殊血站包括脐带血造血干细胞库和卫生部根据医学发展需要批准、设置的其他类型血库。

血站的主要研究集中于义务献血、临床用血的足量供应和用血安全等方面。主要指标包括各类血液的可供应量、血液安全的主要实验室指标、经输血感染的传染病发病率等。

(冯占春 张 亮)

wèishēng jiāndū zǔzhī tǐxì

卫生监督组织体系（health supervision system）

按照卫生法律、法规，行使卫生监督职能，对公众和医疗卫生机构实施监督检查，维护公共卫生和医疗服务秩序的卫生管理组织体系。

卫生监督制度是国家行政监督的一部分，是实现国家对社会的卫生行政管理、保护公众健康、维护国家卫生法制的重要保证。国际上的卫生监督组织体系主要有三种模式：①卫生部门之外设置卫生监督机构，如英国设置了全国卫生及安全委员会（HASC）等机构，下设执行委员会及各类专职监督员。②卫生部门和其他部门共同实施卫生监督，如美国的食品和药品管理局（FDA）、职业安全与卫生管理局（OSHA）、环境保护局（EPA）、联邦贸易委员会（FTC）等机构分别对食品、职业健康、环境、化妆品等实施卫生监督。③卫生部门内设置卫生监督机构，以独联体国家为代表。各级卫生防疫站既是行政机构，又是卫生监督管理的业务机构。苏联解体后，俄罗斯设立了国家卫生防疫监督委员会，原来的各级防疫站改为卫生防疫监督中心，负责卫生监督事务。

中华人民共和国成立之初，借鉴苏联经验，建立了国家卫生监督制度。2000年开始实施的卫生监督体制改革，将原有的卫生监督职能集中，建立起以专职卫生监督机构为主体的卫生监督组织体系。中国的卫生监督组织体系包括两大类组织：政府监管部门和法律法规授权的卫生监督组织。政府监管部门包括卫生行政部门、国境卫生检疫机构、食品药品监督管理机构、人口和计划生育管理机构等。法律法规授权的卫生监督组织主要是指卫生行政机构下设的专门的卫生监督机构，主要包括卫生监督中心、卫生监督局、卫生监督所，此类机构是开展卫生行政监督执法的功能主体，按照中央、省、设区的市、县（县级市）四级分别设置，其机构性质为承担行政职能的事业单位。各级卫生监督机构在同级卫生行政部门领导下承担卫生监督工作任务。此外，医师协会、医学会等第三方组织也承担了卫生行政部门授权的部分监督职能。主要职责包括依法监督管理食品、化妆品、消毒产品、生活饮用水及涉及饮用水卫生安全产品；依法监督管理公共场所、职业、放射、学校卫生等工作；依法监督传染病防治工作；依法监督医疗机构和采供血机构及其执业人员的执业活动，整顿和规范医疗服务市场，打击非法行医和非法采供血行为；承担法律法规规定的其他职责。

卫生监督组织体系的研究主要集中于功能分工、运行机制及监督管理效果等。主要指标包括公共场所卫生信誉度等级和卫生监督频次等。

(冯占春 张 亮)

wèishēng jiāndū jīgòu

卫生监督机构（health supervision institution）

行使卫生监督执法职能的公共卫生组织。卫生监督机构是卫生监督组织体系的主要组成部分，其设置在各国并没有统一的模式。有的国家成立专门的卫生监督机构，如俄罗斯在中央一级设置了国家卫生防疫监督委员会，各地设立卫生防疫监督中心。有的国家则没有设置专职卫生监督机构，其卫生监督职能由卫生行政部门及其他政府部门履行，如美国负责食品卫生监管的食品与药品管理局（FDA）是联邦卫生主管机关的直属机构，而负责职业卫生监管的职业安全与卫生管理局（OSHA）则为劳工部门的下属机构，环境保护局（EPA）、联邦贸易委员会（FTC）等机构分别对环境卫生、化妆品卫生等实施监督管理。

中国卫生监督机构，按照国家、省、地市、县四级设置。卫生部设置卫生监督中心，各地设置卫生监督所或卫生监督局。按照划片设置、垂直管理的原则，县级卫生监督机构在乡（镇、街道）设置卫生监督派出机构。条件不具备的地方主要是在乡镇聘任卫生监督人员。各级卫生监督机构接受同级卫生行政部门委托，依法行使卫生监督职能。主要职责是在同级卫生行政部门领导下和上级卫生监督机构的指导下，依法在公共卫生、医疗保健等领域，开展综合性卫生监督执法工作。具体包括：组织拟定卫生监督执法工作计划，并进行实施；负责卫生许可和执业许可的申请受理、初审、上报和批准后证书发放的具体工作；组织卫生监督执法检查，定期上报抽检结果；协助卫生行政部门定期向社会通报卫生监督结果；对卫生污染、中毒等重大、突发事件等进行调查取证，采取必要的控制措施，提出处理意见；组织现场监督检测、采样工作；负责卫生监督信息的收集、整理、分析和报告；负责对卫生监督员法律知识和业务的培训工作；负责对卫生监督执法的投诉、举报的受理和查处工作；开展卫生法律法规知识的宣传教育和咨询；对新建、扩建、改建工程的选址、设计进行卫生审查和竣工验收等。

（冯占春　张　亮）

shípǐn yàopǐn jiāndū guǎnlǐjú

食品药品监督管理局（food and drug administration，FDA）

综合监督消费环节中食品、保健品、化妆品安全质量，负责监督管理药品、医疗器械的研究、生产、流通、使用各环节运行情况的行政机构。简称药监局。1906 年，美国总统签署《纯净食品药品法案》，标志着美国食品药品监管制度开始建立。成立于 1930 年的美国食品药品监督管理局（Food and Drug Administration，FDA），是对食品、药品、保健食品、化妆品、消毒药剂、医疗器械、兽药、食品添加剂、饲料和放射性产品等关系健康的产品实行统一监管的行政机构。瑞典、韩国、泰国、印度等国家也都采用了 FDA 的监管模式。中国于 1998 年成立了国家药品监督管理局，主要负责全国的药品监督管理工作。2003 年，借鉴美国 FDA 管理模式，中国以原国家药品监督管理局为基础，成立了国家食品药品监督管理局，实行食品与药品统一监管。

2018 年，中国政府改革市场监管体系，将国家食品药品监督管理局的职责与国家其他市场监管主体的职责整合，实行统一的市场监管，组建国家市场监督管理总局。考虑到药品监管的特殊性，单独组建国家药品监督管理局，由国家市场监督管理总局管理。药品监督管理局的主要职责是负责药品、医疗器械、化妆品的监督管理。药品市场监管实行分级管理，药品监管机构只设到省一级。药品经营销售等行为的监管，由市县市场监管部门统一承担。

（冯占春　张　亮）

fùyòu bǎojiàn fúwù zǔzhī tǐxì

妇幼保健服务组织体系（maternal and child health care organization system）

为妇女儿童提供健康教育、预防保健等公共卫生服务，开展与妇女儿童健康密切相关的基本医疗服务的卫生服务组织体系。狭义的妇幼保健服务组织体系仅包括专门以为妇女儿童提供公共卫生服务为主的妇幼保健机构和以公共卫生为重要服务内容的基层卫生组织。广义的妇幼保健服务组织体系不仅包括狭义的妇幼保健服务组织体系，还包括各级综合医院的妇产科、儿科，以及以提供医疗为主的妇女医院、儿童医院等其他医疗机构。一般所说的妇幼保健服务组织体系指狭义的妇幼保健服务组织体系。

妇女和儿童属于健康脆弱人群，妇女儿童的健康改善对于全体人群的健康改善具有显著性影响。妇幼保健服务组织体系是促进妇女儿童健康的组织载体，世界各国政府及世界卫生组织、联合国儿童基金会等国际组织非常重视妇幼保健服务组织体系的建设。日本于 1965 年颁布实施了《母子保健法》，在各地建立综合母子保健中心，由政府筹资向保健对象提供健康检查、保健指导、疗养补助、医疗对策等服务。中国从 20 世纪 50 年代开始建立城乡妇幼保健网络，其中城市妇幼保健服务网络按技术力量和设备条件划分为市级、区级和基层机构三级；农村妇幼保健服务网络则包括县、乡、村三级，其中县级一般独立设置妇幼保健机构，

乡级主要在乡镇卫生院内部设置防保科，村级多和村卫生室一体。此外，中国还在省（直辖市、自治区）一级设立专门的妇幼保健院，隶属于省级卫生厅，除提供妇幼保健服务之外，还负责全省的妇幼保健服务业务指导、信息收集与分析以及部分业务管理、协调工作。

妇幼保健服务组织体系的功能与职责体现了保健与临床医疗服务相结合的特点，主要包括：负责妇幼卫生监测，开展妇女保健、儿童保健、计划生育技术指导、婚前体检、优生、遗传咨询工作，并承担临床医疗、科研、教学和宣传等任务。

妇幼保健服务组织体系的主要研究集中于体系建设、分工合作和工作效果等方面。主要指标包括育龄妇女体检率、生殖健康知识知晓率、孕产妇系统管理率、孕产妇死亡率、免疫接种率、儿童系统管理率、婴儿死亡率、新生儿出生缺陷率等。

（冯占春　张　亮）

fùyòu bǎojiàn jīgòu

妇幼保健机构（maternal and child health care institution）

为妇女儿童提供公共卫生和基本医疗服务的公益性机构。其业务范围涵盖预防、保健、医疗、科研和培训等方面。从性质上讲，妇幼保健机构属于公共卫生机构，是妇幼保健服务组织体系最重要的组成部分，既不同于综合医院，又不同于妇女、儿童专科医院。日本的综合母子保健中心，是由政府筹集专项资金举办的妇幼保健机构。中国的妇幼保健院（所、站）是由政府举办的各级妇幼保健机构的专有名称，社会力量举办的医疗机构不得使用该名称。

中国的妇幼保健机构按省、

市（地）、县三级设置。按照规模大小，分别称为妇幼保健院、妇幼保健所、妇幼保健站。妇幼保健院一般须设置床位，其内部机构多按照院、科两级管理体制进行设置，科室设置应与其承担的公共卫生职责和基本医疗服务相适应，一般包括保健科室和临床科室两大类。

妇幼保健机构的主要研究包括机构的投入、产出和功能履行、绩效管理等方面。主要指标有政府财政投入、机构的收支构成、孕产妇系统管理率、儿童系统管理率等。

妇幼保健机构的主要职责是提高妇女、儿童群体健康水平和出生人口素质，提供全面系统的妇女、儿童保健服务，且承担辖区内母婴保健技术指导中心、监测中心的职责。在履行公共卫生职责的同时，开展与妇女儿童健康密切相关的基本医疗服务。针对危害妇女儿童身体健康与心理卫生的各种疾病和因素，对其进行系统的健康保护和疾病防治。此外，对基层预防保健组织、防保员的业务指导与培训工作也是妇幼保健机构的重要职能之一。

（冯占春　张　亮）

yīliáo fúwù zǔzhī tǐxì

医疗服务组织体系（medical service organization system）

为满足广大人民群众对医疗服务多层次需求为主要目标，以疾病诊治为主要功能，兼顾提供预防、康复、健康教育和健康促进等服务的卫生组织体系。

各国医疗服务组织体系因国家的社会制度、经济发展阶段、文化背景和卫生事业发展水平不同而有所差异，但也有许多共性的特征，具体体现在：①大多由公私医疗机构共同提供医疗服务。

一般而言，初级医疗服务由私立机构提供，二、三级医疗服务提供者的组织形式则呈现出多样化，即公立医疗机构、非营利性机构和营利性机构并存。②医疗服务机构实行分级。一般分为初级、二级和三级三个层次。初级医疗服务主要针对常见病、多发病、普通病提供门诊服务，主要由全科医生执业；二级医疗服务则由医院提供，主要针对急诊、需要住院治疗的重病和需要专科医生治疗的疾病；三级医疗服务则是针对一些特殊的疑难病症，提供专业化的特殊治疗与护理。③建立首诊和转诊制度。依靠社区卫生服务网络和全科医生，实行社区首诊制，解决居民的初级保健问题。在社区和医院/专科医生之间建立转诊制度，将社区不能诊疗的患者转向上一级医院就诊，康复期再转向社区或家庭。

中国医疗服务组织体系有两部分构成，即城市医疗服务组织体系和农村医疗服务组织体系。在计划经济时代，城市建立了由省市医院、区级医院和街道卫生院等组成的三级医疗服务体系，农村建立了县、乡、村三级医疗预防保健网络。20世纪90年代，中国大力发展社区卫生服务，城市逐渐形成了由省市医院、社区卫生服务机构组成的新型两级医疗服务组织体系。城乡医疗服务组织体系有机连接，共同形成一个完整的医疗服务组织网络。

医疗服务组织体系的主要研究是运用系统分析和绩效评价方法，研究其卫生资源宏观布局、系统功能和绩效的实现情况。主要指标包括：卫生资源各要素在各级医疗机构的分布；各级医疗机构诊疗（门诊和住院）人次比例、各级医疗机构病床使用率、

上级医疗机构对下级医生的培训次数、协同完成手术数、病人转诊数量、患者满意度等。

医疗服务组织体系的主要功能包括：①分级分工医疗功能。各医疗机构根据功能定位和职责不同分别承担相应的医疗服务。②医学教育培训和科研功能。除开展正常的诊疗任务外，还承担一定的医学教育培训和医学研究功能，特别是教学医院，通过临床治疗和科学研究并举，不断提高医疗水平。

（张　亮）

yīliáo jīgòu

医疗机构（health care institution）

依法定程序设立，从事疾病诊断、治疗活动的卫生机构的总称。中国的医疗机构设置遵循公平性、整体效益、可及性、分级医疗、公有制主导、中西医并重的原则。单位或个人筹建医疗机构须符合医疗机构设置规划和不同医疗机构的基本标准，满足相应类别医疗机构的床位、科室设置、人员、房屋、设备、规章制度、注册资金等方面的最低要求。筹建好的医疗机构必须经注册登记领取《医疗机构执业许可证》后方可执业。

按通用名称分类　根据《医疗机构管理条例实施细则》规定，医疗机构的名称由识别名称和通用名称依次组成。根据通用名称，医疗机构可分为13个类别。①医院：运用医学科学和技术，对患者、特定人群或健康人群提供医疗、预防、保健和康复等服务的场所，具有一定数量的病床、医务人员和必要的设备，通过医务人员的集体协作，以达到保障人民健康的目的。医院包括综合性医院、中医医院、中西医结合医院、民族医院、专科医院、康复

医院等。②妇幼保健院（站、所）：由政府举办，不以营利为目的，具有公共卫生性质的公益性事业单位，是为妇女儿童提供公共卫生和基本医疗服务的专业机构。③卫生院：负责向辖区居民提供公共卫生服务和常见病、多发病的诊疗等综合服务，并承担对村卫生室的业务管理和技术指导。④社区卫生服务机构：以社区、家庭和居民为服务对象，以妇女、儿童、老年人、慢性病人、残疾人、贫困居民等为服务重点，开展健康教育、预防、保健、康复、计划生育技术服务和一般常见病、多发病的诊疗服务，具有社会公益性质，属于非营利性医疗机构。⑤门诊部：为患者提供门诊诊断和治疗的医疗机构，除口腔门诊部外一般设置若干个科室，不设病床（产床），不开展技术复杂、难度较大、风险较高的医疗服务。⑥诊所、医务室、卫生站、卫生所、卫生保健所。其中诊所包括中医诊所、中医坐堂医诊所、民族医诊所、中西医结合诊所、美容整形外科诊所、口腔诊所、医疗美容诊所、精神卫生诊所等。⑦急救中心（站）：向100万以上人口区域提供高水平院前院内急救服务的医疗机构，并承担相应的高等医学院校教学和科研任务，是区域内高层次的医疗机构和急救医疗、教学、科研相结合的技术中心。⑧专科疾病防治院（所、站）：对各种专科疾病进行预防和治疗的专门性医疗机构。⑨疗养院：针对慢性病患者、职业病患者等提供疗养服务。⑩村卫生室（所）：承担行政村的公共卫生服务及一般疾病的诊治等工作。⑪临床检验中心：由政府设置，主要对临床检验工作进行质量控制的机构。⑫护理

院、护理站：由护理人员组成的，在一定社区范围内，为长期卧床患者、老人和婴幼儿、残疾人、临终患者、绝症晚期和其他需要护理服务者提供基础护理、专科护理、根据医嘱进行处置、临终护理、消毒隔离技术指导、营养治疗、社区康复指导、心理咨询、卫生宣教和其他护理服务的医疗机构。⑬其他诊疗机构。

按经营目的分类 根据医疗机构的经营目的、服务任务，医疗机构可分为非营利性和营利性医疗机构。①非营利性医疗机构：为社会公众利益服务而设立和运营的医疗机构，不以营利为目的，其收入用于弥补医疗服务成本，实际运营中的收支结余只限用于自身的发展，如改善医疗条件、引进技术、开展新的医疗服务项目等。非营利性医疗机构执行政府规定的医疗服务指导价格，执行财政部、卫生部颁布的《医院财务制度》和《医院会计制度》等有关法规、政策，享受相应的税收优惠政策。②营利性医疗机构：医疗服务所得收益可用于投资者经济回报的医疗机构。政府不举办营利性医疗机构。营利性医疗机构医疗服务价格放开，参照执行企业的财务、会计制度和有关政策，依法自主经营，照章纳税。

(张治国 张 亮)

yīyuàn

医院（hospital） 运用医学科学和技术，对患者、特定人群或健康人群提供医疗、预防、保健和康复等服务的场所。具有一定数量的病床、医务人员和必要的设备，通过医务人员的集体协作，达到保障人民健康的目的。医院的构成条件：①有正式病房和一定数量的病床设施，有能力对住

院患者提供合格与合理的诊疗、护理和基本生活服务。以实施住院诊疗为主，一般设有相应的门诊部。②有基本的医疗设备，至少应设立药剂、检验、放射、手术及消毒供应等医技诊疗部门。③有相应的、系统的人员编配。④具备基本的医疗、休养环境及卫生学管理设施。同时，有相应的工作制度与规章制度，包括组织制度、人事制度、医院医疗质量管理制度等。

简史 回顾医院在历史上的角色和功能的变化，大体经历了医院的萌芽时期、医院的初期形成时期、近代医院正规化发展时期和医院现代化发展时期。①医院的萌芽时期（公元前7世纪至18世纪末叶）：中国是医院萌芽最早的国家之一。这些萌芽时期的医院基本上可分为宫廷医疗组织、寺院医疗组织、军事医疗组织等组织类型。②医院的初期形成时期（18世纪末叶至19世纪中叶）：这个阶段的医院，主要特征有：以城市医院为主要形式；医疗技术手段逐步多样化；医院业务系统逐步条理化。③近代医院正规化发展时期（19世纪中叶至20世纪60年代）：主要特征有临床科室的细化、医疗业务和各项管理的制度化、医院的普及化。④医院现代化发展时期（20世纪70年代以来）：社会的发展和生活方式的变革促进了现代医院模式的转变，不断适应社会发展和人类健康的要求而逐步形成医疗、教学、科研、预防、保健、康复及指导基层卫生保健的中心。现代化医院的特点是规模大、设备新、分科细、技术精、结合好（医教研）、出人才、出成果。

性质 ①公益性：医院作为一个保障人民健康的实体机构，

无论是营利性医院还是非营利性医院，都以救死扶伤为天职，即公益性是医院的基本社会属性。②服务性：现代社会中，医院、医务人员与病人的关系，是服务与被服务的关系。医院属于服务行业，它运用医学科学技术，对特定人群进行生理和心理的医疗、预防、保健和康复服务，使其恢复健康、增强体质，间接促进社会发展。③经营性：医院是一个经济实体，它的医疗活动需要人力、财力、物力、时间和信息的投入，并受到商品经济价值规律的制约，因此，医院除了要遵循医疗服务的内在规律外，还要遵循商品经济的价值规律，注重经营管理。

分类 按不同的划分角度，医院可划分为不同的类型。

按功能分类 按功能，医院可分为一级医院、二级医院和三级医院。①一级医院：直接为社区居民提供医疗、预防、保健、康复、健康教育、计划生育指导的医疗预防保健服务的机构。政府举办的一级、部分二级医院和国有企事业单位所属医疗机构等基层医疗机构通过调整卫生资源，大部分已转型为社区卫生服务机构。②二级医院：为一个地区（跨几个社区）的居民提供医疗、预防、保健、康复服务和承担一定教学、科研任务的医院，包括各地一般市、县级医院以及省、直辖市的区级医院。③三级医院：向多个地区提供高水平医疗卫生服务和承担医学教学与科研任务的医院，主要指中央、省、自治区、直辖市直属的城市大医院及医学院校的附属医院。三级医院是中国医疗、教学和科研的中心。

按收治类别分类 按收治类别，医院可分为综合医院、中医医院和专科医院。①综合医院：主要从事多专科的疾病诊治。大型综合医院主要从事急危重症、疑难病症的诊疗，并结合临床开展教育、科研工作。②中医医院：主要运用传统医学技术从事疾病诊治。包括中医医院、中西医结合医院、民族医院。③专科医院：为特定专科疾病提供诊疗的医疗机构，一般只针对患特定疾病的患者，主要提供疾病诊治，并结合临床开展教育、科研工作，如传染病医院、妇产科医院、眼科医院、精神卫生中心、特殊治疗中心等。

按经营目的分类 按经营目的和服务任务，医院可以分为营利性医院和非营利性医院。①非营利性医院：为社会公众利益服务而设立和运营的医院，它不以营利为目的，其收入用于弥补医疗服务成本，实际运营中的收支结余只限用于医院的自我发展。②营利性医院：以利润最大化为经营目的的医院，其医疗服务盈余可用于投资者的经济回报。营利性医院根据市场需求自主确定医疗服务项目，医疗价格放开，依法自主经营，照章纳税。

按举办主体分类 按举办主体，医院可分为公立医院、民营医院。①公立医院：经济类型为国有和集体办的医院（含政府办医院）。公立医院担负着中国主要的医疗保健任务和大量的防病治病工作，是形成中国城乡三级医疗网络的主导力量。②民营医院：由社会资本举办的除公立医院以外的其他医院，又称非公立医院，包括联营、股份合作、私营、台港澳投资和外国投资等医院。它弥补了公立医院医疗服务提供的不足。

研究内容与方法 对医院群体的研究主要侧重于医院配置的均衡性，重点是指医生和床位的均衡性。对医院个体的研究主要侧重于医院经济补偿状况、服务产出、社会责任、内部运行、医疗质量。经济补偿状况的表达指标有收支结余率、流动比率、速动比率等。服务产出的表达指标有每医生年服务门诊人次、床位周转率、床位使用率、平均住院天数等。社会责任的表达指标有健康教育活动开展次数、免费医疗人数和金额等。文化的表达指标有医院特色学科、职工满意率等。医院医疗质量可采用一整套方法来评价，如美国医疗机构评审国际联合委员会（Joint Commission on Accreditation of Healthcare Organization，JCAHO）用于对美国以外的医疗机构进行认证的附属机构（JCI）评价标准，以及一些带有普遍性的评价指标，如出入院诊断符合率、抢救成功率、病死率等。

功能 医院在以医疗工作为中心、提高医疗质量的基础上，保证教学和科研任务的完成，并不断提高教学质量和科研水平。同时做好预防、指导基层和计划生育等技术工作。①医疗：一般分为门诊医疗、住院医疗、康复医疗和急救医疗等，为医院的主要功能和中心任务。诊疗、护理两大业务为医疗工作的主体，并和医院的医技及其他辅助科室协作配合形成医疗整体。②教育：医院除了承担医疗服务任务外，还承担一定的教学任务，尤其是教学医院。按医学教育的对象划分，医院的医学教育可分为医学生的临床见习、临床实习、毕业实习和《执业医师法》规定的试用期医学毕业生的临床实践活动；毕业后继续教育；继续医学教育。

③科研：疾病诊断和质量的复杂性及其临床上新问题、新困难的不断出现使科研成为医院的另一项重要任务。医学的许多课题，首先是在临床实践中提出，又通过临床观察和实践得以完成，并以此来实现医疗质量的提高和医疗技术的发展。④预防和保健康复：随着医学模式的转变，加强预防和保健康复工作已成为医院的一个发展动向。医院要扩大预防，同时要开展健康咨询、门诊和住院体格检查、疾病普查、妇幼保健指导、医疗康复、卫生教育等业务。

(张治国 张 亮)

zōnghé yīyuàn

综合医院 (general hospital) 提供多专科疾病诊治的医院。大型的综合医院还结合临床开展教育、科研工作等。一般设有一定数量的病床，分有内科、外科、妇产科、儿科、眼耳鼻喉等各种专科及药剂、检验、放射等医技部门以及相应人员、设备等。综合医院作为医院主体，其地位举足轻重。现代医疗服务往往是由具有较高深技术的专科医务人员之间进行协作诊疗完成，患者的病情诊治也常需要多专科的协作，综合医院易发挥这种功能。

对综合医院的研究类似于医院的研究方法和表达指标，包括综合医院的经济补偿状况、服务产出、社会责任、文化、医疗质量等。

综合医院根据任务和功能不同，可分为三个等级：一级综合医院（大部分转型为社区卫生服务中心），承担着辖区的各项基本医疗卫生服务；二级综合医院，给辖区提供全面、连续的医疗护理、预防保健和康复服务；三级综合医院，除了具有接受二级及以下医院的转诊，正确处理复杂疑难病症，提供以高水平专科医疗服务为主的功能外，还承担着预防、保健、康复服务以及相应的高等医学院校教学和科研任务。

(张治国 张 亮)

zhuānkē yīyuàn

专科医院 (specialized hospital) 以某一类疾病或某一系统疾病分科或针对某一特定人群提供诊疗服务的医院。专科医院和综合医院最大的区别在于：综合医院收治范围广泛，且诊治的病种多，拥有一定数量的病床和比较齐全的科室，提供医疗保健全方位的服务，不是单为某一个年龄段或是某一个系统的疾病防治而独设的医院；而专科医院对收治疾病范围等有一定的限制，而且它们在该专业领域的诊断和治疗上进行专门的研究，为患者提供针对性的特殊的医疗服务。

对专科医院的研究类似于医院的研究方法和表达指标，包括专科医院的经济补偿状况、服务产出、社会责任、内部运行、医疗质量等。

到 20 世纪末期，世界各国医院的形式日益多样化，在社区医院满足了人们对常见疾病诊疗要求的同时，专科医院、医学中心的发展以及临床专业的分化使得医院和医生更专注于某种或某类疾病的诊疗。同时，医疗消费动机表现出多层次、多样化的特点。人类医学科学的发展使临床分科越来越细，很多医学学科分离发展成为独立的专科医院。专科医院按诊疗范围划分，可分为口腔医院、眼科医院、耳鼻喉科医院、肿瘤医院、心血管病医院、胸科医院、血液病医院、妇产（科）医院、儿童医院、精神病医院、传染病医院、皮肤病医院、结核病医院、麻风病医院、职业病医院、骨科医院、康复医院、整形外科医院、美容医院等其他专科医院，不包括中医专科医院、各类专科疾病防治院和妇幼保健院。针对特定疾病或特定人群，它具有综合医院的主要功能，即医疗、教育、科研、预防保健等。

(张治国 张 亮)

yīyuàn jítuán

医院集团 (hospital group) 以一个或数个医院为核心，通过资金或合同等形式，把具有共同利益的其他医疗机构或相关机构有机联结而构成的医疗服务组织联合体。医院集团的组织架构主要有两种类别形态。①民营医院集团组织结构：集团本部是投资中心和决策中心，集团董事会聘任院长及财务负责人，重大决策由董事会作出，院长执行决策并管理日常事务。这种结构为民营医院集团多用。②公立医院集团组织结构：医院集团成立理事会或管委会作为议事机构。理事长通常由核心医院院长担任。理事会下设集团办公室，作为具体办事机构。理事会的经费由各成员单位按约定比例承担。

对医院集团往往从其战略目标、集团规模、产权制度和治理结构、组织结构、运营情况、成本效率等方面进行研究和分析。运用 SWOT 分析和 PEST 分析进行战略目标定位；运用生存分析进行医院集团适宜规模（如床位、人员）等的分析；运用交易成本、法人治理结构等理论分析医院集团的产权制度和治理结构；等等。

通过组建医院集团，实现如下功能：①对医院产权制度进行改革。通过医院之间的资金参股，各医院按股份共担风险，实现权、责、利的统一和集团资产的多元化。②医院所有权和经营权分离。通过部分医院委托或租赁给其他医院经营的方式，探索医院所有权与经营权分开。③扩大品牌技术影响力，实现集团的规模效益。受让医院使用医院集团的名称、标志，或与核心医院实现技术、资源共享，达到战略联盟，实现规模效益。④患者得到实惠。核心医院向成员医院输送管理、技术、人才，患者在基层医院可得到实惠优质的医疗服务。

（张治国 张 亮）

jīcéng wèishēng fúwù tǐxì
基层卫生服务体系（grass-root health care system）

以城乡基层卫生机构为载体，综合提供医疗、预防、保健、康复、健康教育和健康促进以及计划生育技术等服务的卫生网络。基层卫生服务体系在一个国家或地区的卫生服务体系中处于基础性地位，是实现人人享有基本卫生保健的关键载体。各国基层卫生服务体系中的基层卫生机构具体称谓虽有差别，但其基本功能一致，大多是以全科医生或家庭医生为主提供综合性、可及性的卫生服务，多数建立起全科医生守门人或社区首诊制度，将基层卫生机构不能诊治的患者转诊到专科医生或医院，在康复期则转回到基层卫生机构或家庭。在具体组织形式上，社区卫生服务中心（站）、全科医生诊所、家庭医生诊所成为各国基层卫生服务组织模式的主流发展趋势。

中国基层卫生服务体系主要由城、乡基层卫生服务体系两部分构成。城市基层卫生服务体系由社区卫生服务中心（站）、街道卫生院、基层医院、各种形式举办的诊所及门诊部、康复中心、疗养院等组成。农村基层卫生服务体系主要由乡镇卫生院、村卫生室以及各种私人诊所等组成。城乡基层卫生服务体系有机连接，共同形成一个完整的基层卫生服务网络。

基层卫生服务体系的主要研究方法包括系统分析、绩效评价等方法，研究内容集中于卫生资源布局、体系功能以及运行绩效等方面。常见的表达指标包括基层卫生机构设备、床位及全科医生数量分布、年门诊人次在农村卫生服务体系中所占比重、公共卫生服务项目指标完成情况（如免疫接种率、居民健康档案建档率等、传染病疫情报告数、协助开展疫情监测次数、慢性病管理率等）。

基层卫生服务体系主要功能如下：①基本医疗服务功能。包括对常见病、多发病的诊治、预防、康复等初级保健服务。一般以全科医生或者家庭医生作为患者的守门人，促进了卫生服务提供的综合性、可及性和连续性。②基本公共卫生功能。包括疾病免疫接种、传染病防治、慢性非传染性疾病管理、妇幼保健系统管理、居民健康档案管理、健康教育和健康促进以及疾病干预计划的实施等。此外，农村乡镇卫生院还要承担对村级卫生机构的行政管理职能。

（张 亮）

shèqū wèishēng fúwù zhōngxīn
社区卫生服务中心（community health center）

设置在社区，以社区、家庭和居民为服务对象，以妇女、儿童、老年人、慢性病患者、残疾人、贫困居民等为服务重点，以主动服务、上门服务为主，开展健康教育、预防、保健、康复、计划生育技术服务和一般常见病、多发病的诊疗服务，具有社会公益性质的非营利性医疗机构。

发展社区卫生服务，构建以社区卫生服务为基础、社区卫生服务机构与医院、预防保健机构密切合作的新型城市卫生服务体系，是实现人人享有初级卫生保健目标的基础环节。社区卫生服务是城市医疗卫生工作的重要组成部分。社区卫生服务网络既包括提供综合服务的社区卫生服务中心（站），也包括为社区居民提供专项服务的护理院（站）、诊所等。社区卫生服务中心（站）是社区卫生服务网络的主体，提供公共卫生服务和基本医疗服务。在大中型城市，政府原则上按照3万~10万居民或按照街道办事处所辖范围规划设置1所社区卫生服务中心，根据需要可设置若干社区卫生服务站。社区卫生服务中心与社区卫生服务站可实行一体化管理。

对社区卫生服务中心的研究包括社区卫生服务中心机构管理、公共卫生服务、基本医疗服务、中医药服务和满意度评价等方面。机构管理包括机构环境、人力资源管理、财务资产管理、药品管理、文化建设、信息管理和服务模式等；公共卫生服务包括居民健康档案管理、健康教育、预防接种，妇女、儿童和老年人健康管理，高血压、2型糖尿病和重性精神疾病患者管理，传染病和突发公共卫生事件报告和处理、卫生监督协管、计划生育技术指导等；基本医疗服务包括医疗工作效率、医疗质量、合理用药、医疗费用、康复服务等；满意度评价的表达指标有服务对象综合满意度、卫生技术人员综合满意度等。

（张治国 张 亮）

ménzhěnbù

门诊部（ambulatory care clinic）

为患者提供门诊诊断和治疗的具有独立法人的医疗机构。一般分为若干个科室，不设病床（产床），不开展技术复杂、难度较大、风险较高的医疗服务。不同于医院门诊部和诊所。

按诊疗范围不同，门诊部细分为综合门诊部、中医门诊部、中西医结合门诊部、民族医门诊部、专科门诊部。①综合门诊部：有5个以上临床一级诊疗科目的门诊部。②中医门诊部：有3个以上中医临床科室的门诊部。③中西医结合门诊部：以现代医学知识及手段来继承和发展中医药，中西医学相互补充，诊治疾病的门诊部。要求至少设有急诊室、内科、外科3个科室。④民族医门诊部：设有3个以上民族医门诊科室的门诊部，要求其设有民族药药房并具有民族药基本保管与炮制能力。⑤专科门诊部：只设1个临床一级诊疗科目的门诊部。包括普通专科门诊部、口腔门诊部、整形外科门诊部、医疗美容门诊部。

对门诊部的研究包括门诊部综合管理、公共卫生服务、基本医疗服务和满意度评价等方面。综合管理的表达指标有门诊部内部布局和科室设置及服务环境达标率等；公共卫生服务的表达指标有开展健康教育活动的种类和数量等；基本医疗服务的表达指标有医疗文书合格率、处方合理用药比例、处方基本药物使用比例等；满意度评价的表达指标有社会公众满意度等。门诊部作为基层医疗机构的一部分，是以社区卫生服务为基础的新型城市医疗卫生服务体系的重要补充。

（张治国　张　亮）

zhěnsuǒ

诊所（clinic）

为患者提供门诊诊断和治疗，不设病床（产床），不分科，只开展简单的、风险较低的医疗服务以及部分基本公共卫生服务的医疗机构。中国人口众多，且分布不均，医院难以满足群众多层次的卫生服务需求。诊所在城市和农村医疗卫生服务体系中起到了重要的补充作用。它运用中西医药技术，开展一般常见病、多发病的规范化诊疗，还开展健康教育、健康促进活动等。国家鼓励有资质的人员开办诊所，同时也明确了个人在城市、乡镇、村设置诊所的各种条件。

按诊疗活动范围，诊所可分为西医诊所、中医诊所、中医坐堂医诊所、中西医结合诊所、民族医诊所、美容整形外科诊所、口腔诊所、医疗美容诊所、精神卫生诊所。其中中医坐堂医诊所由中药饮片品种不少于400种的药店设置，只允许提供中药饮片处方服务。

对诊所的研究侧重于诊所的基本设置、医疗质量、从业人员资质、消毒隔离状况、患者满意度等方面。诊所的基本设置表达指标有人员配备的数量、房屋面积的大小、基本医疗设备是否齐全等。医疗质量的表达指标有年服务诊疗人次、处方合格率、治愈好转率、处方差错率等。从业人员资质的表达指标主要有《医疗机构执业许可证》以及护士证和执业药师证等执业资格证件是否齐全等。消毒隔离状况的表达指标有清洁区、污染区划分是否明确有标志、年一次性注射器使用率等。患者满意度的表达指标有医疗费用合理性、患者隐私保护性等。

（张治国　张　亮）

yīxué jiàoyù zǔzhī tǐxì

医学教育组织体系（medical education organization system）

经国家或地方有关部门批准成立，为社会培养、培训和输送卫生人力为主要任务的各类医学教育机构和相关培训机构组成的教育组织体系。

卫生技术人员是国民健康的重要保证。世界各国根据本国国情建立了一套适合所在国家卫生人力发展的医学教育组织网络。英国、美国、澳大利亚等发达国家已经形成以高等医学院校教育为基础，以毕业后教育为核心，并且通过继续教育，把教育培训同持续终身的职业生涯统一起来的医学教育体系。中国医学教育组织体系形成了以高等医学院校（含综合性大学的医学院）为主、中等医学院校及其相关医学教育培训机构为补充的格局。其中，高等医学院校主要包括综合性大学的医学院、独立设置的医学院（医科大学）、中医学院（中医药大学）、高等（高职）医学专科学校、卫生干部进修学院以及以其他名称命名的医科院校等；中等医学院校主要包括卫校和医学职业技术学校；医学培训机构主要由卫生行政部门举办或高等院校成立的医学培训中心以及各级医疗机构成立的培训中心等组成。随着终身教育成为现代医学教育的发展趋势，中国形成了基础医学教育（包括中医药教育）、毕业后教育和继续教育在内的连续统一的医学教育体系。其中，基础医学教育是指在高中等医学院校接受的学历教育；毕业后医学教育包括医学研究生教育、住院医师规范化培训、专科医师培训和全科医师规范化培训等形式；继续医学教育是指在完成基础医学教育和毕业后医学教育之后进行的在职进修教育。

医疗教育组织体系主要研究方法是运用系统分析方法，侧重于医学教育组织体系的结构、功能实现和教育培训质量等方面。常见的表达指标有各医学教育组织的地区分布比例、各医学学科或专业在校生人数、每年医学生毕业人数以及社会对医学毕业生满意度等。

医疗教育组织体系主要功能如下：①医学教育培训功能。医学教育组织体系的基本功能是通过学历和非学历医学教育，为社会培养或培训多样化医学专门人才。同时，通过各层次各类医学教育组织的沟通和衔接，构建有利于医学人才成长的管理体制。②医学科学研究功能。医学教育作为一门学科体系是不断发展的，医学教育组织体系不断适应社会、卫生环境和医学模式的变化展开医学科学研究和探索，发挥医学科技和人才优势，发展高新科技产业，推进产学研一体化。

（张　亮）

wèishēng guǎnlǐ jiàoyù tǐxì

卫生管理教育体系（health care management education system）

以培养或培训卫生管理专业及其相关专业专门人才为任务的各类卫生管理教育培训机构组成的系统。卫生管理教育体系是为适应社会对卫生事业管理专业人才和相关专门人才需求而建立起来的。世界绝大多数国家卫生管理教育体系虽然在培养目标、具体课程设置、学制和办学方式等方面有所差异，但都能提供多层次的、学历教育和非学历教育相结合的卫生管理教育和培训计划，形成了卫生管理专业的基础教育、毕业后教育和继续教育在

内的连续统一的教育体系。中国卫生管理学历教育主要由高等医学院校（含综合性大学的医学院）的公共卫生学院（系）、卫生管理学院（系）实施；卫生管理培训主要由独立设置的卫生管理人才培训中心或挂靠在高等医学院校里的卫生管理人才培训中心承担，以在职培训为主。

卫生管理教育体系主要研究方法是运用系统分析方法，集中于卫生管理教育体系的资源布局、功能实现、教育质量等内容。常见的表达指标有：卫生管理教育和培训组织在各区域的分布、卫生管理专业在校生数量、每年卫生管理专业毕业人数以及社会对卫生管理专业毕业生满意度等。

卫生管理教育体系主要功能如下：①卫生管理教育培训功能。卫生管理教育体系的基本功能是通过学历和非学历卫生管理教育，为社会培养或培训多样化卫生管理及其相关专业专门人才。同时通过各级各类卫生管理教育组织的沟通和衔接，构建有利于卫生管理专业及其相关专业人才成长的管理体制。②卫生管理科学研究功能。卫生管理教育作为一门学科体系是不断发展的，卫生管理教育体系不断适应社会、卫生环境和医学模式的变化展开卫生管理科学研究和探索，促进卫生管理的科学化，提高卫生政策制定的正确性。

（张　亮）

yīxué kējì zǔzhī tǐxì

医学科技组织体系（medical science and technology organization system）

以探索和研究人体生命本质和疾病发生规律，寻求防病治病、恢复健康方法为目的的医学科技机构所组成的系统。医学科技组织体系是适应医学事

业发展，维护和促进公众健康而建立起来的一类研究组织体系。

医学科技组织按专业设置一般可分为综合和专业两类；按管理隶属关系，一般可分为独立和附设性研究机构两类。中国的独立性医学科技机构直接隶属于各级卫生行政部门，人员编制相对固定，组织管理系统完善，经济独立核算。附设性医学科技组织主要包括两类，一是事业单位，如高等院校、医疗机构内的医学科学技术研究中心、研究院（所）等科学技术机构；二是医药企业内附设的医药研发机构和医疗器械研发机构。这类医学科技组织均是所在单位的重要组成部分，由专职和兼职两种人员组成，接受附属单位的统一领导，经济上不独立核算。

医学科技组织体系主要研究方法是运用系统分析方法，集中于研究医学科技组织体系功能的实现程度。主要表达指标有医学科技机构的设置及其地域分布、医学科技投入经费总额、医学专利数量、医学科技成果转化率、医学科技论文发表数、医学科技成果转化的经济效益等。

医学科技组织体系主要功能和职责包括加强医学科学技术研究，维护和促进公众健康；加强医学科技人才培养，提高科技竞争能力；促进医学科技成果转化和适宜技术推广；促进医学科技交流与合作，提高自主创新能力；向政府提供医学科技发展的政策建议等。

（张　亮）

jíjiù zǔzhī tǐxì

急救组织体系（emergency institution system）

对紧急情况下的危、急、重患者进行救援、救治的急救组织所组成的网络。

急救组织体系是应对意外事故、自然灾害、社会灾难、突发传染性疾病传播等造成人员伤亡或重症疾病而建立起来的组织系统。世界上第一个急救医疗服务组织于1240年在意大利佛罗伦萨建立，目的是进行伤员救护和转运。1973年，美国国会颁布《公法93-154，急救医疗服务法案》（the emergency medical service act），并逐渐将院前急救-急诊科院内急救-重症监护病房（ICU）救治有机连接，形成一个完整的急救医疗服务体系（emergency medical service system，EMSS）。其后，全国所有EMSS区域连接成网，形成了美国全国的急救医疗网。

急救组织体系一般以一定区域为基础，设置管理协调组织和服务组织。管理协调组织由政府行政部门（如卫生、警察、消防、交通、医药、军队、信息产业、教育等）联合组成的各级急救医疗委员会或急救工作领导小组，并在各级领导小组下设立各级急救医疗通信指挥系统及其办事机构，负责急救工作的组织协调。急救医疗服务体系是由符合条件的各级医疗机构组成，主要负责院前抢救和院内救治任务。完善的区域急救医疗体系包括自救互救系统、指挥调度系统、通信联络系统、医疗监护运输系统、医疗救治系统及急救信息系统，并由指挥调度系统统一控制，以急救对象为中心，构成一个相互协作的急救服务网络。各区域急救组织体系连接成网，组成全国的急救组织体系。

对急救组织体系的研究主要是运用系统分析方法，集中于研究急救组织体系的资源配置、功能实现情况。常用的表达指标有一定区域内医疗急救人员、急救床位和急救运输工具的配备标准、急救回车率、急救人次数、急救服务质量指标等。

急救组织体系集急救医疗服务和管理于一体的组织体系，主要功能和职责是在政府领导下实现各部门协作配合，实现急救工作的联络、组织、协调、指挥、调度、传达等管理功能，从而使院前急救和医院急救工作的环节紧密结合，对在重大事故、自然灾害、社会灾难或紧急条件下的危、急、重病伤者进行及时救护，尽可能降低死亡率和病残率，挽救患者生命。其他功能和职责包括培训急救人员、宣传急救知识等。

（张　亮）

shèhuì wèishēng zǔzhī tǐxì
社会卫生组织体系（health organization funded by private sources）

独立于卫生行政组织体系和卫生（医院）服务组织体系以外，由各种非政府部门及非政权性质的社会团体组成，致力于社会卫生公益事业发展的卫生组织体系。又称非政府卫生组织体系、群众性卫生组织体系或卫生第三方组织体系。社会卫生组织属于非政府组织的一类组织，一般具备非政府组织的5个特征，即组织性、非政府性、非营利性、自治性和志愿性。然而由于各国国情不同，很多国家的社会卫生组织难以完全符合上述标准。世界各国根据本国政治和文化界定符合自己国家的社会卫生组织，但一般均包括非政府组织的主要特征，如自治性、非政府性等。

简史 20世纪后期兴起的新公共管理理论推动了包括卫生在内的非政府组织的发展。该理论认为，传统意义上由政府全盘包揽的公共卫生服务体制无法充分激励其成员有效率地工作，且这种全能政府的管理体制远不能适应现代社会的发展趋势，更不能有效满足社会对于公共卫生服务的多元化需求。在新公共管理理论影响下，各国社会卫生组织发展很快，广泛分布于卫生系统的各个方面，特别在非卫生行政事务管理领域和公共卫生领域，如在艾滋病防治、控烟运动、突发公共卫生事件等方面，社会卫生组织和政府卫生行政组织工作相辅相成，相互补充，发挥着不可替代的作用。

分类 中国于1904年成立了第一个社会卫生组织——中国红十字会。中华人民共和国成立后，政府鼓励社会卫生组织发展。1978年改革开放以后，受世界各国非政府组织不断壮大的影响和卫生事业本身的发展需要，社会卫生组织相继建立起来，形成了多元化的组织系统。按群体组成划分，主要包括由非国家机关、人民团体代表组成的社会卫生组织，由卫生专业人员组成的学术团体，由广大卫生工作者及群众卫生积极分子组成的基层群众卫生组织等三类体系。按组织类型分，主要包括各类学会、研究会、协会、基金会等。

学会类社会卫生组织体系包括中华医学会、中华全国中医学会、中华中医药学会、中国保健学会、中国性学会、中国卫生经济学会、中华医院管理学会以及各学会在地方的同类组织。这类社会卫生组织体系的主要任务和职责是开展学术交流与合作，开展医学教育，推广医学科技成果转化，维护学会成员合法权益，受政府委托开展相关卫生事务性工作等。

研究会类社会卫生组织体系比较庞杂，涵盖与卫生相关的各个方面，如中国医药卫生研究会、中国公共卫生事业发展研究会、中国医疗事业创新发展研究会、全国儿童肿瘤研究会等。这类社会卫生组织体系的主要任务和职责是开展相关卫生领域的科学研究和学术交流、组织编辑出版相关刊物、开展相关培训工作等。

协会类社会卫生组织体系包括中国医院协会、中国医师协会、中国医药管理质量协会、中国抗癌协会以及各协会在地方的同类组织。这类社会卫生组织体系的主要任务和职责是协助政府部门加强行业自律管理、维护协会合法权益、开展医学教育、开展学术交流与合作、受政府委托开展相关卫生工作等。

基金会类社会卫生组织体系包括中国癌症基金会、中国预防性病艾滋病基金会、中国初级卫生保健基金会、中国煤矿尘肺病治疗基金会以及各基金会在地方的同类组织。这类社会卫生组织体系的主要职责和任务是募集资金，开展社会公益卫生活动；为相关卫生工作提供专项基金；开展相关卫生工作的学术交流、科研工作等。

研究方法　主要是运用系统分析方法，集中于从政治、经济和社会变迁以及国家和社会关系的视角进行宏观的理论研究，实证方面的研究主要集中于社会卫生组织体系的功能实现等内容。主要的表达指标有：开展学术交流次数、参与卫生工作次数等。

（张　亮）

wèishēng xíngzhèng zǔzhī tǐxì

卫生行政组织体系（health administration organization system）

为实现政府管理卫生事业，由相互联系、相互影响的各级政府卫生职能部门组成的卫生组织体系。卫生行政组织体系是一个国家或地区的政府为行使卫生行政事务而设计的一套行政管理组织系统。各国卫生行政组织体系基本是按照行政层级设立了从中央到地方的卫生行政机关。英国按照国家卫生部、大区办公室、地区卫生局和社区卫生委员会四级设置；美国由国家卫生和人类服务部、州公共卫生局和县（市）卫生局组成。中国则由国家、省（直辖市、自治区）、地级市、自治州、盟、县（县级市、区、旗）四级卫生行政组织组成。

卫生行政组织体系研究采用的方法主要是运用系统分析方法，侧重于研究它的功能实现和运行绩效方面。常见的表达指标主要有：预期寿命、孕婴死亡率、乡镇卫生院达标率、社区卫生服务中心覆盖率等。

卫生行政组织体系主要功能包括：根据各层级和职责不同，赋予相应的卫生行政管理权力，制定和实施各项卫生政策、规划、计划；通过各级卫生行政组织明确分工和协作，综合行使行政调控功能；各级卫生行政组织以及法律法规授权的卫生监督组织按照各自职责分工，系统发挥监管功能。

（张　亮）

wèishēng xíngzhèng zǔzhī

卫生行政组织（health administration organization）

依法成立，贯彻和实施政府的卫生法律、法规和政策，行使卫生行政管理权的卫生组织。广义的卫生行政组织指一切具有计划、组织、指挥、协调、监督和控制等管理职能的卫生组织机构，它包括政府卫生行政部门，也包括卫生立法、司法机关中管理卫生行政事务的机构。狭义的卫生行政组织仅指国家机构中的政府卫生行政部门。世界各国卫生行政组织的具体名称、设置与该国的政治体制、社会制度以及社会文化密切相关，但一般均包括中央和地方卫生行政组织。公元前1100年，中国周代就建立了医政组织和医疗考核制度，是最早设置卫生行政组织的国家之一。中华人民共和国成立后，按行政区划设立了各级卫生行政组织，包括中华人民共和国卫生部、省（直辖市、自治区）卫生厅（局）、市（地级市、自治州、盟）卫生局、县（县级市、区、旗）卫生局四级卫生行政组织。

卫生行政组织的基本职能是代表国家行使卫生领域的行政事务管理权、监督权，以改善公众健康状况和提高社会福利水平，具体包括以下主要功能和任务。①制定政策：卫生行政组织根据管理权限和卫生事业发展需要，制定促进全国或本辖区卫生事业发展的卫生政策并且监督实施。②规划功能：根据管理权限提出卫生事业发展规划和战略目标；制定全国或本辖区卫生事业发展的长期规划和年度计划；拟订卫生人才发展规划和政策并指导实施；制定对人群健康危害严重的疾病防治规划；实施区域卫生规划，实行卫生工作全行业管理。③调控功能：对卫生机构、从业人员、医疗技术应用以及大型医疗设备实行准入制度；运用经济政策，确保公共卫生服务和弱势人群基本医疗服务的供给，促进卫生公平；对各级各类医疗卫生机构实行不同的经济补偿政策，满足人们就医需求。④监管功能：建立完善有关法律、法规和管理制度，对贯彻卫生政策法规进行监督检查，规范医疗服务行为，加强服务质量监控。对卫生总费用的流向、使用进行监督检查。引导和培育市场，促进医疗服务领域有序、科学发展。

（张 亮）

wèishēngbù
卫生部（ministry of health） 依法设立，实施国家卫生法律、法规和政策，组织、领导全国卫生行政管理工作的中央政府组成部门。

不同文化背景和政治体制的国家对卫生部的设置有所差异，多数国家实行单设，名称为卫生部或公共卫生部。设置卫生部的国家有菲律宾、新西兰、巴基斯坦、阿富汗等；设置公共卫生部的国家有柬埔寨、老挝、朝鲜、俄罗斯等。有些国家实行复合型设置，其中卫生与劳工、计划生育、社会福利、教育、人口、妇女事务、儿童福利和家庭事务等相结合的比例最高，如孟加拉设置卫生与计划生育部，缅甸设置卫生与教育部，斯里兰卡设置卫生与妇女事务部，日本厚生省设置卫生和社会福利部，瑞典设置卫生与社会事务部，希腊设置卫生、福利和社会保障部，荷兰设置福利、卫生和体育部，美国设置卫生与人类服务部等；还有少数国家将卫生融合在社会服务部门之中，如不丹王国的社会服务和交通部、摩洛哥的公共工程与社会事务部。从复合型设置来看，欧美多数发达国家将卫生与社会福利事务进行整合成为普遍的发展趋势。

中华人民共和国卫生部成立于1949年11月1日，时称"中央人民政府卫生部"，于1954年10月10日改称"中华人民共和

国卫生部"，简称"卫生部"。随着社会环境的变化，卫生部经过几次大的机构改革，其内设机构、职能进行了相应的调整，但卫生部的主要管理职能没有改变。作为国家卫生行政管理的最高行政机构，卫生部的主要任务是制定卫生政策、卫生规划和计划并指导实施；对全国卫生事务进行宏观管理和业务指导；围绕卫生工作的战略目标和战略重点，统筹协调全国卫生事业，提高公众健康水平；贯彻国家卫生法律、法规，实施卫生监督执法和卫生信息服务等工作。2013年，国务院将卫生部的职责、人口计划生育委员会的计划生育管理和服务职责整合，组建国家卫生和计划生育委员会。

为推动实施健康中国战略，树立大卫生、大健康理念，把以治病为中心转变到以人民健康为中心，预防控制重大疾病，积极应对人口老龄化，加快老龄事业和产业发展，为人民群众提供全方位全周期健康服务，2018年中国政府将国家卫生和计划生育委员会、国务院深化医药卫生体制改革领导小组办公室、全国老龄工作委员会办公室的职责，工业和信息化部的牵头《烟草控制框架公约》履约工作职责，国家安全生产监督管理总局的职业安全健康监督管理职责整合，组建国家卫生健康委员会，作为国务院组成部门。国家卫生健康委员会主要职责是，拟订国民健康政策，协调推进深化医药卫生体制改革，组织制定国家基本药物制度，监督管理公共卫生、医疗服务和卫生应急，负责计划生育管理和服务工作，拟订应对人口老龄化、医养结合政策措施等。

（张 亮）

wèishēngtīng（jú）
卫生厅（局）（bureau of health of the provinces，autonomous regions and municipalities） 依法行使卫生行政管理权的省（自治区、直辖市）人民政府的职能部门。

世界各国政治体制、文化和社会环境不同，省级卫生行政部门的具体名称、内设机构和职能有所差异，比如美国50个州卫生局有3种形式，一是在州卫生委员会以下设的卫生行政机构；二是独立设置的州卫生局，其负责人由州长任命并主持日常工作；三是采取复合型设置，与福利、教育、精神卫生、环境卫生、医疗保险等工作合署办公。日本的省级卫生行政机构为都道府县，大多设立独立的卫生部（局），下设若干个科。加拿大设置省（或特区）政府卫生部。在中国，省级地方政府按照中央政府机构设置原则，建立省级卫生行政部门。省（直辖市、自治区）其机构名称随中央卫生行政部门变化而变化，历经卫生厅（局）、卫生与计划生育委员会，2018年组建省（直辖市、自治区）级卫生健康委员会。

作为地方卫生行政组织的最高管理部门，卫生厅（局）负责本省（自治区、直辖市）卫生领域的各项规划、计划、组织、协调、控制和监督等卫生管理工作，同时接受国家卫生部和省级人民政府的领导和指导，执行国家的卫生法律、法规和政策，起着承上启下的作用。其主要功能如下：①制定政策。根据本省（自治区、直辖市）卫生事业发展状况，制定促进本省（自治区、直辖市）卫生事业发展的卫生政策并监督实施。②规划功能。根据国家卫

生工作的方针政策、法规，因地制宜制定本省（自治区、直辖市）卫生事业发展规划、卫生区域发展规划、卫生人力资源等卫生资源配置标准和工作计划；承担综合管理本省（自治区、直辖市）的基本卫生保健和医疗保障工作。③调控功能。贯彻预防为主的方针，组织防治和控制本省（自治区、直辖市）危害人民健康的疾病，开展妇幼保健工作，开展全民健康教育，组织协调爱国卫生等群众性卫生活动；指导本省（自治区、直辖市）卫生服务体系建设和医务人员相关管理工作，协调本省（自治区、直辖市）卫生资源配置；依法对本省（自治区、直辖市）内医疗卫生事业进行全行业管理，对医疗机构、从业人员和健康产品实行准入制度。④监管功能。监督国家各项卫生工作方针政策、法规和本省（自治区、直辖市）有关卫生政策、法规在本省（自治区、直辖市）的实施，管理中西药品，进行药品质量监督；监督和管理各种疾病的预防控制，维护和增进人民健康；规范医疗服务行为。

（张　亮）

Aiguó Wèishēng Yùndòng Wěiyuánhuì

爱国卫生运动委员会（patriotic health campaign committee，PHCC）　《国务院关于加强爱国卫生工作的决定》（1989 年 3 月 7 日）中定义为：全国和各级爱国卫生运动委员会是国务院和各级人民政府的非常设机构，负责统一领导、统筹协调全国和各地爱国卫生和防治疾病工作。贯穿中央、省（直辖市、自治区）、市、县（区）各级水平。其主要任务包括：拟定、组织贯彻国家和地方公共卫生和防病治病等方针、政策和措施；统筹协调有关部门

及社会各团体，发动广大群众，开展除"四害"，讲卫生、防病治病活动；广泛进行健康教育，普及卫生知识，提高卫生素质；开展群众性卫生监督，不断改善城乡生产、生活环境的卫生质量；检查和进行卫生评价，提高人民健康水平。

爱国卫生运动诞生于 20 世纪 50 年代。新中国刚刚成立，美国发动侵朝战争，并在战争中使用细菌弹。为了抗美援朝，保家卫国，毛泽东主席发出了"动员起来，讲究卫生，减少疾病，提高健康水平，粉碎敌人的细菌战争"的伟大号召。1952 年 3 月，中央人民政府成立防疫委员会，组织发动全国人民开展反对美帝细菌战的斗争。各地方政府亦陆续成立相应的机构。人民群众把这项伟大的运动称为"爱国卫生运动"。党中央肯定了这个名称并指示各级领导机构，以后统称为"爱国卫生运动委员会"。在随后的时代发展过程中，爱国卫生运动委员会的功能由最初的"应对细菌战"向改善公共环境卫生、疾病防治、健康教育等健康促进功能转变。

（郭　岩）

guójì wèishēng zǔzhī

国际卫生组织（international health organization）　与保护和促进人类健康相关的国际组织。按照不同依据可对国际卫生组织进行不同的分类。根据其核心职能可将国际卫生组织分为两类：①以保护健康为核心职能的国际卫生组织，如世界卫生组织、联合国艾滋病规划署、全球基金抗击艾滋病结核和疟疾基金等。②将健康发展作为其职能一部分的全面发展组织，如世界银行、联合国儿童基金会、联合国开发

计划署等。根据参与方面或国家数量可分为：①由两个以上方面或国家参与的多边国际组织，如世界卫生组织、联合国艾滋病规划署、世界银行、联合国儿童基金会、国际红十字会、无国界医生组织等。②由两个方面或国家参与的双边组织，如英国的国际发展部、瑞典国际发展署、加拿大的国家发展研究中心等。根据范围，可分为全球性国际卫生组织（如世界卫生组织）与区域性国际卫生组织（如世界卫生组织西太平洋地区办事处）。根据其主体构成情况，可分为政府间国际卫生组织和非政府间国际卫生组织，有些国际组织是由政府间组织与民间组织共同组成，如医护人员协作国际组织。

国际卫生组织产生的主要动力来自于不断加强和深化的卫生领域内国际合作。1909 年，"国际公共卫生事业处（OIPH）"在法国巴黎成立，成为最早的国际性卫生组织，其主要职能是传递世界范围内传染病的流行和防治信息。之后，各种国际性卫生组织不断出现，截至 2008 年，已有200 多个。国际卫生组织在提供国际援助、协调国际卫生工作、促进卫生领域合作、关注弱势群体等方面发挥重要作用。

（郭　岩）

Shìjiè Wèishēng Zǔzhī

世界卫生组织（World Health Organization，WHO）　联合国系统内负责卫生工作的国际机构。只有主权国家才能参加，是国际最大的政府间卫生组织。截至2015 年，WHO 共有 194 个成员国。1946 年国际卫生大会通过了《世界卫生组织宪章》，1948 年 4 月 7 日世界卫生组织宣布成立。总部设在瑞士日内瓦。

目标和职能 WHO 的章程规定了该组织在国际卫生工作中是一个起指导和协调作用的权威机构。其宗旨是"使全世界人民获得最高水平的健康",其健康的定义是"身体、精神和社会的完美的状态,而不仅是没有疾病"。1978 年,WHO 和联合国儿童基金会联合召开了关于初级卫生保健的国际会议,正式通过了《拉木图宣言》,它是一个以初级卫生保健为重点,2000 年人人享有卫生保健为目标的声明。"21 世纪人人享有卫生保健"的总目标是:①使全体人民增加期望寿命和提高生活质量。②在国家之间和在国家内部改进健康公平。③使全体人民利用可持续发展的卫生系统提供的服务。

主要任务 WHO 的主要任务包括:根据会员国的要求,协助政府加强卫生服务;根据需要建立并进行管理及技术服务,包括流行病学和统计学的服务;为卫生领域提供信息、咨询和帮助;促进流行性、地方性疾病及其他疾病的根治工作;促进改善营养、住房、卫生、工作条例和其他环境卫生方面的工作;促进专业组织间的合作,以利于加强卫生工作;提出关于卫生事业的国际公约及协议;推动并指导卫生领域的研究;制定食品、生物制品及药物的国际标准;协助开展群众性的卫生宣传工作。

主要工作 WHO 主要从事国际公共卫生工作,20 世纪 70 年代提出了"2000 年人人享有卫生保健"的战略目标,遂调整了各项工作的方针,使之为这一目标服务。其主要工作包括:制定全面卫生规划,传染病的预防和管理,非传染性疾病的防治、预防、诊断、治疗药物方面的主要工作,

主要包括制定药物政策和管理规划;药品质量控制,环境卫生,家庭卫生和计划生育,发展卫生服务,推行初级卫生保健,卫生人力开发,卫生情报和文献服务。

规划和经费来源 WHO 的工作规划分为中期规划和年度规划,中期规划为 6 年,确定总任务、工作方向和方针政策,两年一度的规划预算分为全球性、地区级和国家级。WHO 的经费来源有二:一是会员国交纳的会费(正常预算);二是泛美卫生组织、促进组织志愿基金、联合国系统(联合国开发计划署、人口活动基金、儿童基金会、控制药品滥用基金、环境规划署、紧急活动、难民事务高级专员署、救灾署、世界银行等)提供的捐款和其他收入。

主要机构 WHO 的组织机构包括以下几个。①世界卫生大会:是 WHO 的最高权力和决策机构,每年 5 月在日内瓦举行。由所有会员国参加,大会主要任务是审议总干事工作报告,通过两年一度的规划预算,决定重要的政策问题。②执行委员会:是 WHO 的最高执行机构,由 32 名在卫生领域技术上合格的人士组成,每个人都是由大会选出的会员国指派的,被选出的会员国任期 3 年、被指派为执委的人员都是以个人身份参与工作,每年至少要举行 2 次全体会议。执委会的主要职能是执行卫生大会的决议及政策,并为其提出建议,总的来说执委会是促进世界卫生大会的工作。③秘书处:是 WHO 的常设机构,是由约 4500 名在卫生及其他领域的行政及专业人员组成,他们分散在总部、6 个地区办事处及各会员国工作。秘书处由总干事领导,总干事由执委会提名,卫生

大会任命:由 1 名副总干事及 5 名助理总干事协助工作。④地区组织:有 6 个地区组织,每个地区组织由地区委员会及地区办事处组成,每个地区办事处就是该地区的主任。非洲区办事处设在布拉柴维尔;美洲区办事处设在华盛顿、东南亚区办事处设在新德里;西太平洋区办事处设在马尼拉;欧洲区办事处设在哥本哈根;东地中海办事处设在亚历山大,中国属于西太平洋区。⑤驻国家代表和规划协调员:由 WHO 地区办事处派驻在同该组织有技术合作活动或有该组织援助项目的国家和地区,代表 WHO 协调 WHO 与政府卫生当局的关系,协助合作项目的执行,监督检查该组织派出的专家顾问的日常工作,1981 年 5 月 WHO 在华设立办事处。⑥WHO 的专业组织顾问和临时顾问:WHO 为完成某些专业性很强的任务而请的专家,包括同声传译、笔译和编辑人员、每年达 6000~7000 名。⑦专家咨询团和专家委员会:咨询团有 47 个,包括传染病、慢性病、保健预防、妇幼卫生等方面。咨询团成员由总干事聘任、任期 3~5 年,他们用通讯方式或参加专家委员会议向 WHO 提供咨询服务或专业进展报告。⑧全球和地区医学研究顾问委员会:是 WHO 发展生物医学研究的最高咨询机构,有一名主席和 18 名成员组成,任期 4 年。⑨世界卫生组织合作中心:是 WHO 与会员国合作开展生物医学研究的一种组织形式。

(郭 岩)

Liánhéguó Értóng Jījīnhuì

联合国儿童基金会(United Nations International Children's Emergency Fund,UNICEF) 联合国的正式组织之一,于 1946 年

12 月 11 日成立，其前身为联合国国际儿童紧急基金会，1953 年改为现名，简称儿童基金会，总部在纽约。受命于联合国大会之命，目的在于保护儿童权利，协助满足儿童的基本需要，并扩大机会以充分实现其潜能。儿童基金会认为儿童的生存、保护和发展是人类进展中不可分割的责任，目标是通过其国别方案促进妇女和女孩的平等权利，并支持她们充分参与其社区的政治、社会和经济发展。其宗旨是帮助发展中国家儿童的保健、福利和教育等问题，援助对象主要是少年、儿童和年轻的母亲。

联合国儿童基金会于 1965 年设立了莫里斯·佩特奖以纪念联合国儿童基金会第一任执行主任莫里斯·佩特。截至 2011 年，儿童基金会设有 7 个区域办事处，并在 191 个国家和地区设有地方办事处。绝大多数 UNICEF 工作人员在发展中国家，帮助贫穷的儿童和家庭实现他们的权利。

儿童基金会受《儿童权利公约》指导，确定儿童权利是对待儿童行为的持久的道德原则和国际标准，并坚持认为儿童的生存、保护和发展是人类进展中不可分割的任务。儿童基金会通过动员政治资源和物资资源以协助各国，特别是发展中国家，确保"儿童第一"，并帮助建立适当政策，向儿童及其家庭提供服务。儿童基金会无党无派，其合作也无歧视，在它从事的所有工作之中，处境最不利的儿童和有最大需要的国家享有优先。同时，儿童基金会承诺确保处境最不利的儿童（战争、灾难、极度贫困、一切形式的暴力和剥削受害者及残疾者）受到特别保护。在与联合国和人道主义机构的合作之下，儿童基

金会向其合作伙伴提供其独特的设施以供迅速响应，来减除儿童及向他们提供照顾的人的苦难。儿童基金会与所有它的伙伴共同努力，以实现社会的可持续的发展目标，及实现《联合国宪章》所载的和平与社会进步的理想。

儿童基金会下设机构有执行局，是领导机构，其成员由理事会按照地区分配和主要捐款国、受援国的代表性原则选举产生，任期 3 年，秘书处负责处理日常事务，并且在各有关国家设有办事处。

（郭 岩）

wèishēng gōngzuò fāngzhēn

卫生工作方针（guidelines on health service） 国家维护居民健康而制定的卫生工作主要目标、任务和行动准则。卫生工作方针是卫生政策的一种表现形式，属于基本政策。不同国家针对该国一段时期内具体情况制定不同的卫生工作方针。

中国卫生工作方针是在总结卫生工作实践经验并吸收国际理念基础上形成的，并随着政治、经济、文化和医学科学技术的发展而充实新的内容，不断地完善和提高。新中国成立初期，国家经济落后，人民健康水平普遍低下，急、烈性传染病流行，人口死亡率为 20‰，婴儿死亡率 200‰，人均期望寿命只有 35 岁；卫生人员数量少，质量低，卫生机构少，分布不平衡，广大农民缺医少药。根据当时的卫生状况，1949 年 9 月，中央人民政府卫生部和中国人民解放军军事委员会卫生部召开了全国卫生行政会议，初步确定了全国卫生功能建设的总方针（当时称"卫生工作原则"）："预防为主，卫生工作的重点应放在保证生产建设和国防

建设方面，面向全国农村、工矿、依靠群众，开展卫生保健工作。"1950 年 8 月第一届全国卫生会议确定了中国卫生工作的三大原则，"面向工农兵，预防为主，团结中西医"，并于 1950 年 9 月经中央人民政府政务院第 49 次政务会议正式批准了卫生工作三大原则。1952 年 12 月第二届全国卫生会议，总结了当时开展爱国卫生运动的经验，根据周恩来总理的提议，将"卫生工作与群众运动相结合"列入中国卫生工作原则之一，形成了中国卫生工作的四大原则，即"面向工农兵，预防为主，团结中西医，卫生工作与群众运动相结合"。20 世纪 60 年代，农村卫生工作方针发生变化。1965 年 6 月 26 日，毛泽东同志发出："把医疗卫生工作的重点放到农村去"的指示。随后，农村三级医疗网普遍建立，形成一支以半农半医为基础的"赤脚医生队伍"，合作医疗保健制度得到普及。20 世纪 80 年代，"团结中西医"这一中医工作方针向"中西医结合"的方向发展。1997 年 1 月，《中共中央、国务院关于卫生改革与发展的决定》提出的卫生工作方针是："以农村为重点，预防为主，中西医并重，依靠科技与教育，动员全社会参与，为人民健康服务，为社会主义现代化建设服务"。《"健康中国 2030"规划纲要》明确中国新时期卫生与健康工作方针，俗称三十八字卫生方针，"以基层为重点，以改革创新为动力，预防为主，中西医并重，将健康融入所有政策，人民共建共享"。

（郭 岩）

wèishēng fǎguī

卫生法规（health regulation） 权威机构制定或认可并强制实施

的，用以调整人们在卫生活动中形成的各种社会关系的法律规范的总和。卫生法规是人们在卫生领域内工作或活动的准则，旨在维护人民健康及其合法权益，促进卫生事业发展。

表现形式 不同国家、不同社会体系下对卫生法规的表现形式是不同的。卫生法规通常涵盖：①适用于卫生保健的总的原则和规则的法律。②与公众和社会卫生有关的专门法律法规。③关于医疗保健机构的调整、医疗服务提供、筹资、医疗服务质量方面的法律法规。卫生法规有狭义和广义之分，狭义的"卫生法规"通常是指由国务院根据宪法或卫生法律制定的卫生规范性法律文件，如《医疗事故处理条例》《中医药条例》等。广义的"卫生法规"不仅包括狭义的卫生法规，还包括卫生相关的所有法律、法规、规章及规范等。

卫生法律由全国人民代表大会及其常务委员会制定的卫生规范性法律文件，如《食品安全法》《执业医师法》《母婴保健法》等。卫生规章由卫生行政部门制定的卫生规范性法律文件，是卫生法律和卫生行政法规的补充。卫生规章不仅限于卫生部制定、修改和发布的规范性法律文件，还包括国务院其他承担医药卫生管理职能的部门如国家卫生和计划生育委员会、国家质量监督检验检疫总局（简称国家质检总局）等制定、修改和发布的规范性法律文件，如《重性精神疾病管理治疗工作规范》《农村妇女"两癌"检查项目管理方案》《盲人医疗按摩管理办法》等。地方性卫生法规由省、自治区、直辖市及省会所在地的市和经国务院批准的较大的市的人大常委会，根据国家授权或为贯彻执行国家法律，依法制定和批准的有关医疗卫生方面的规范性文件。省、自治区、直辖市人民政府制定发布的卫生方面的规范性文件称为地方政府卫生规章。

全国人民代表大会常委会颁布的卫生法律有《食品安全法》《执业医师法》《职业病防治法》《母婴保健法》《红十字会法》《献血法》《药品管理法》《传染病防治法》《国境卫生检疫法》等；国务院发布或批准发布的卫生行政法规有 100 多件；国家卫生部制定的各种规章、卫生技术标准有 1000 多件。

中国卫生法规初步形成了较为完善的体系，主要包括：公共卫生和疾病控制类如《食品安全法》《传染病防治法》《艾滋病监测管理的若干规定》等；医政管理类如《医疗事故处理条例》《执业医师法》等；药政管理类如《药品管理法》等；中医类如《中医药条例》等；技术性法规类包括医疗技术规范、操作规程和卫生标准等；其他法律中有关卫生的内容行政法、刑法、民法、婚姻法、劳动法等其他的法律中有关卫生方面的法律规范；以及中国参加的国际卫生条约或与其他国家签订的有关卫生方面的国际协定等，如《国际卫生条例》。

特点 卫生法规除具有与其他法律相同的一般社会属性外，还因其调整对象的特殊性，具备以下特点。①卫生法规与现代医学科学技术密切相关：卫生法规与现代医学科学技术密切相关卫生法规的许多具体内容都是依据医药卫生科学和生物科学等基本原理或研究成果制定的，所以，卫生法规中各种卫生标准、卫生措施都是符合医学科学原理的。不仅如此，卫生法规的建立，又保障和推动了现代医学科学的进步和发展。②卫生法规以技术规范作为调整手段：技术规范也称操作规程，其在卫生法规中占很大比重。这些技术规范（如食品卫生标准、诊疗标准、药品检验、技术规程等）具有法律效力，在卫生活动中起着调整人们的社会关系的作用。③卫生法规是全社会和全人类的共同需要：医药卫生问题关系到人类健康和社会发展与进步，是全人类所面临的共同问题，具有广泛的社会性。

（郭 岩）

wèishēng jīběnfǎ

卫生基本法（basic law of health） 国家为保护人体健康而对全国医药卫生预防保健工作所制定的综合性、系统性规定的法律文件。卫生基本法以宪法为依据，通常涉及卫生基本制度、公民卫生权利和义务、保健组织资金来源等卫生领域基本问题，是协调卫生部门内部以及卫生部门与其他社会部门相关的准则，对整个卫生事业起指导作用。同时它也是全部卫生法律、法规的"母法"，对卫生立法起规范作用。

从世界范围看，部分国家已制定卫生基本法，如苏联 1969 年制定的《苏维埃社会主义共和国联盟及各加盟共和国卫生法规》、罗马尼亚 1978 年制定的《保障人民健康法》、朝鲜 1980 年制定的《人民保健法》、俄罗斯联邦制定的《俄罗斯联邦公民保健法》、墨西哥制定的《卫生基本法》等。2014 年 12 月 30 日，全国人民代表大会教科文卫委在人民大会堂召开《中华人民共和国基本医疗卫生法》起草工作机构第一次全体会议暨基本医疗卫生法起草工作启动仪式，标志着由全国人大教科文卫委员会负责牵头起草的、社会普遍关注的《中华人民共和国基本医疗卫生法》的立法工作全面启动。2014 年，全国人民代表大会确定立法时，将法律的名称定为《中华人民共和国基本医疗卫生法》是符合中国国情的。但随着形势的发展，建立"健康中国"已成为国策，为此，《中华人民共和国基本医疗卫生法（草案）》更名为《中华人民共和国基本医疗卫生与健康促进法（草案）》，并于 2017 年 12 月 22 日提请第十二届全国人民代表大会常务委员会第三十一次会议进行审议。中国已制定出多部卫生相关法律法规，如《中华人民共和国执业医师法》《中华人民共和国母婴保健法》等。

（郭 岩）

jihuà miǎnyì zhèngcè

计划免疫政策（programmed immunization policy） 政府为了保障计划免疫工作的顺利开展、实现预防和控制疾病的目标而采取的策略和措施。世界卫生组织（WHO）于 1974 年提出扩大免疫计划（expanded program on immunization，EPI），利用计划免疫的方法应对天花等多种疾病的流行，并要求各成员国运用公共政策力量推进该计划的开展。1978 年第 31 届世界卫生大会上决定成立 EPI 顾问小组，并强调扩大免疫计划是实施初级卫生保健的主要内容之一，儿童免疫接种率的高低被视为 WHO 全球战略成功与否的标志之一。

在世界卫生组织 EPI 的框架下，各国政府结合本国的具体情况，围绕纳入政府计划免疫的疫苗种类、疫苗的生产和提供、疫苗质量的保障和计划免疫效果监测等核心问题制定政策安排。世界卫生组织在计划免疫项目管理、疫苗采购、冷链装备、质量监督、免疫安全等多个方面开展研究并提供技术支持。

中国政府一直以来都重视计划免疫工作。《中华人民共和国传染病防治法》规定："国家实行有计划的预防接种制度。"根据《全国计划免疫工作条例》，中国国内实施计划免疫工作时，所需生物制品经费、接种器材消耗补助费和劳务补贴费，由各级卫生行政部门统筹安排。各级医疗卫生单位和全体医疗卫生人员，均有执行该条例的责任和义务。中国国内居民均应按规定接受预防接种。居住在中国的外国人、华侨、港澳同胞可根据本人申请，经当地卫生行政部门同意，进行预防接种。

早在 20 世纪 50 年代，中国政府就倡导全国普种牛痘疫苗。1978 年，国家卫生部下发《关于加强计划免疫的通知》。20 世纪 80 年代后，中国参与了 WHO 倡导的 EPI 活动，成立卫生部医学科学委员会计划免疫专题委员会，并颁布了《全国计划免疫工作条例》等一系政策和规范性文件。1986 年 6 月，全国儿童计划免疫工作协调小组成立。进入 20 世纪 90 年代后，计划免疫不断扩大其内容。乙型病毒性肝炎、新生儿破伤风、高危险育龄妇女破伤风类、甲型病毒性肝炎、流行性脑膜炎、出血热等免疫接种陆续纳入计划免疫管理。2009 年，中国在新一轮医药卫生体制改革的相关文件中，针对中国传染病面临的主要问题，在乙型肝炎疫苗接种、适龄儿童落实计划免疫等方面，提出更为明确的目标和行动计划。2017 年，国务院办公厅印发了《关于进一步加强疫苗流通和预防接种管理工作的意见》（以下简称《意见》），部署加强疫苗流通和预防接种管理工作，从完善机制、促进研发、加强管理、强化监督等方面提出具体要求。

（郭 岩）

jihuà shēngyù zhèngcè

计划生育政策（policy of family planning） 通过立法、行政使公民有计划地生育子女，实行有计划减少的人口控制。1982 年计划生育被定义为基本国策，同年 12 月被写入宪法。其基本内容包括晚婚、晚育、少生、优生。中国宪法规定，"中国推行计划生育，使人口的增长同经济和社会发展计划相适应""夫妻双方有实行计划生育的义务"。中国婚姻法还将计划生育作为一个基本原则确立在总则之中。概括地讲，中国的计划生育政策就是指通过行政手段有计划地调节人口的增长速度，使之与经济发展水平相适应。

中国的计划生育政策与国外经常提到的"family planning"（计划生育）有本质差异。国外的"计划生育"是指夫妇生育子女的数量由每个家庭自己来决定，政府在其中仅起引导的作用，主要通过宣传教育，达到优生优育、提高人口质量的目的。而中国的计划生育政策主要是通过强制性行政手段来控制人口数量。随着社会经济发展，中国的人口管理也越来越重视优生优育工作。国内外对计划生育的理解正在趋同。

计划生育并不仅仅是指个人和家庭范围内的生育"计划"，而是由政府宏观规划、统一领导，在全社会范围内对人口再生产进行有计划地调节，并针对各种具体情况区别对待、分类指导，使人口数量、素质、分布和结构等与经济和社会的发展相适应，以促进社会的可持续发展。

中国的计划生育政策作为强制性行政手段，包括生育政策、避孕节育政策、奖励优待政策和限制处罚政策等几个方面，其中生育政策是整个计划生育政策的核心。随着计划生育工作的深入，中国计划生育工作的重点正在逐渐发生转移：由控制人口数量逐步转向提高人口质量和家庭幸福，由生育调节逐步转向以生殖健康为中心，由社会控制逐步转向家庭和个人控制。

针对问题及形成机制 包括下列内容。

计划生育思想的提出 中国古代有不少思想家反对人口增长过多过快，也有部分思想家、政治家提出了减少人口的主张。先秦时期的老子和韩非，明清时期的徐光启、冯梦龙和洪亮吉等，是其中杰出的代表人物。而在西方国家，英国牧师托马斯·罗伯特·马尔萨斯在1798年发表的《人口学原理》中提出：人口增长超越食物供应，会导致人均占有食物的减少。只有自然原因（事故和衰老）、灾难（战争、瘟疫及各类饥荒）、道德限制（晚婚和禁欲）和罪恶（马尔萨斯所指包括杀婴、谋杀、节育和同性恋）才能够限制人口的过度增长，其中道德限制手段最有效。这些控制人口增长的思想，同提高人口质量以及重视人口统计的思想一起，共同构成人类计划生育思想的古代渊源。

计划生育思想的形成 第二次世界大战后，随着国际形势的缓和、生产率的迅速提高以及医学的不断发展，人口数量普遍增长较快，尤其在经济不发达或欠发达的国家和地区，其总和生育率在20世纪60年代中期一般都

达到5以上，约等于2010年世界平均总和生育率（2.7）的2倍。

从那时起，很多国家和地区都意识到过快的人口增长难以与经济和社会的发展相适应，不利于社会的可持续发展，因此开始通过政府的宣传教育工作，鼓励公民的优生优育。比较典型的是一些亚洲国家和地区，如新加坡，以及中国的台湾和香港，都提出了"两个就够了！""一个不算少，两个恰恰好"等相关口号。"两胎"已在20世纪60~70年代成为国际约定俗成、控制人口过快增长的"警戒线"。从实践看，此举行之有效，且较为科学。韩国自1962年开始倡导二胎宣传，使原来5.5的生育率降至1995年的1.65，到1996年该宣传即宣布结束。新加坡通过优生优育宣传，使生育率从1963年的5.1迅速降至1977年的1.82，20世纪80年代起转而鼓励生育。中国台湾地区，以及伊朗、越南等也是如此。

但对于中国而言，在20世纪50~60年代，由于国际形势紧张等原因，中国对人口膨胀未能及时进行干预，反而在全国范围内大规模鼓励生育，失去了抑制人口过快增长的良机。1969年和1970年的全国人口自然增长率分别高达26.1‰和25.8‰，人口增长面临失控。为了减轻人口增长过快对中国的经济、社会、资源、环境造成的负面影响，中国政府在20世纪70年代开始推行计划生育；1979年，中国政府进一步将"实行计划生育，控制人口数量，提高人口素质"确立为基本国策之一，明确限制城市已婚男女只能生育一名子女，但对农村夫妇、少数民族以及夫妇均为独生子女等几种情况作出了例外规定，即"一胎化政策"（one child

policy）。2013年，适应中国人口与经济社会发展的新形势，中国政府启动实施一方是独生子女的夫妇可生育两个孩子的政策，即"单独二孩"。在此基础上，2015年，中国政府启动全面实施一对夫妇可生育两个孩子政策，即"全面二孩"；实行生育登记服务制度，对生育两个以内（含两个）孩子的，不实行审批，由家庭自主安排生育。

随着国际经济社会大环境的变化，从20世纪70年代到21世纪初，世界人口特征发生了巨大变化。根据联合国人口基金会2010年的《世界人口状况报告》显示，世界总人口为64.647亿，人口增长率是1.2%。其中，发达国家人口为12.113亿，增长率是0.3%；发展中国家人口则为52.535亿，增长率是1.4%。全球平均每个妇女生2.6个孩子，发达国家只有1.5个，发展中国家为2.8个。各个国家根据自身经济社会发展情况及人口情况，实行不同的人口政策。第一类是实行鼓励生育人口的国家，包括日本、俄罗斯，以及西班牙等西欧国家，这些国家经济大都比较发达。第二类是计划生育人口的国家，包括中国和印度等。第三类是既不鼓励也不限制、随其自然生育的国家，包括美国以及多数发展中国家。

具体措施 一些国际会议和文件中规定了与人口和计划生育相关的具体主张。1968年国际人权会议提出："每对夫妻都应享有自由负责地决定其子女人数和生育间隔的基本人权，以及在此方面获得充分教育和信息的权利。"1969年12月联合国大会通过的《社会进步和发展宣言》再次宣称："父母享有自由负责地决定其

子女的数目和出生间隔的专有权。"1974 年联合国人口和发展大会通过以下决议："人口政策应该与以下这些普遍现实相符合:社会和经济发展,妇女在法律、政治、社会和文化方面的平等地位,对父母和儿童权利的尊重,以及父母繁衍后代和自主负责地决定其子女人数和生育间隔的权利。"

基于上述国际社会公认的主张,在各国通行的计划生育措施,主要是通过政府立法的方式规定公民的权利义务,以达到引导公民优生优育的目的。墨西哥在 1974 年颁布的《普通人口法》,土耳其在 1983 年颁布的《人口计划法》,秘鲁在 1986 年颁布的《全国人口政策法》,印度尼西亚在 1992 年颁布的《人口发展与幸福家庭法》等,均在本国人口与社会经济发展的实际情况基础上,规定了人口政策的实施、人口政策与国家发展计划的协调、国家人口委员会的设置及其性质和职责、国际移民、外国人在本国的活动、非法移民遣返等具体人口政策。但这些国家的法律中均明确规定,夫妇有权自由决定生育子女的数量和间隔。

研究方法和表达指标 评价计划生育政策,主要从过程和结果两个方面着手。过程主要是指计划生育政策的执行程度,表达指标主要是总和生育率,即假设妇女按照某一年的年龄别生育率度过育龄期,平均每个妇女在育龄期生育的孩子数。结果主要是指计划生育政策带来的人口增长减缓程度,表达指标是出生率、少出生的人口。

效果的历史评价 生育率下降作为联合国人口议题上公认的 20 世纪的两项重大成就之一,全球范围内的计划生育措施在其中

起着不可忽视的作用。20 世纪 60 ~ 70 年代在全球范围内展开的计划生育宣传教育措施,使得很多在第二次世界大战后生育率居高不下的发展中国家的生育率大幅下降。1994 年,亚洲、拉丁美洲和加勒比大多数国家的生育率已持续下降至少 20 年,撒哈拉以南非洲一些国家的生育率也开始下降。全球年人口增长率已从 1965 年至 1970 年期间的 2.02% 降至 1.54%,并且确实还在下降。欠发达地区总生育率从 1965 年至 1970 年间的每个妇女生育 6 个孩子下降到 2005 年至 2010 年间的 2.8 个。而日本、北欧国家等一些发达国家尽管采取了鼓励生育的人口措施,但其生育率仍呈下降趋势,这些都造成了全球范围内生育率的降低。

但与此同时,42 个发展中国家(其中多为最不发达国家)在 2005 ~ 2010 年间仍保持着每个妇女生育 4 个孩子以上的总体生育率水平,导致了这些地区人口的迅速增长,计划生育效果在地区间的差异明显。此外,生育率下降加上寿命延长导致了老龄化现象的产生。到 2050 年,60 岁及以上人口占世界人口的比例预计将上升到 22%,全球范围内 60 岁及以上人口的数量将增加几乎 2 倍,从 2009 年的 7.43 亿将会增加到 2050 年的 20 亿,将在历史上首次超过 15 岁以下儿童的数量。发达国家人口老龄化程度更高,60 岁及以上人口在 2010 年已占其总人口的 21%。与发达国家相比,发展中国家仍相对年轻,儿童占发展中国家人口的 30%,老年人仅占 9%。然而,由于发展中国家的整体生育率快速下降,其人口将快速老龄化,预计到 2050 年将呈现发达国家 2010 年的情况。因

此,如何应对生育率下降后全球范围内的老龄化问题将是未来面临的严峻挑战。

在中国,计划生育国策实施以来,对于控制人口的数量、提高人口的质量起到了积极作用。但是同时随着社会经济的发展,中国也出现了人口老化的问题。进入 21 世纪以来,中国的人口政策又做了调整。2013 年 11 月 15 日十八届三中全会通过的《中共中央关于全面深化改革若干重大问题的决定》提出"坚持计划生育的基本国策,启动实施一方是独生子女的夫妇可以生育两个孩子的政策",标志着单独二孩政策的实施。2015 年 12 月 27 日由第十二届全国人大常委会十八次会议修改通过的、2016 年 1 月 1 日实施的《中华人民共和国人口与计划生育法》第十八条规定"国家提倡一对夫妻生育两个子女",标志着国家二孩政策的开始。

(王志锋)

zhōngyīyào zhèngcè

中医药政策(traditional Chinese medicine-related policy) 不同历史时期,政府、政党对中医药工作的规定、诠释、指导原则、指示、文件精神以及法律条款等。目的是发展传统中医药科学。中医药是一门具有独特理论体系和丰富实践经验的医药学科,它对发展人类的医疗保健事业具有重要的地位和作用。中医药在治疗常见病、多发病和疑难病等方面有独具的特色与优势,是世界传统医学的重要组成部分,在世界尤其在中国的卫生保健工作中发挥着不可替代的作用。回顾总结新中国成立以来中国政府制定的一系列有关中医药发展的方针政策,其基本要点是:①努力继承、发掘、整理、提高中国医药学。

②团结和依靠中医，发展和提高中医，更好地发挥中医的作用。③坚持中西医结合，组织西医学习和研究中医。④积极为中医发展与提高创造良好的物质条件。⑤中医中药要逐步实现现代化。⑥保护和利用中药资源，促进中医药可持续发展。⑦坚持"中西医并重"，把中医和西医摆在同等重要的地位，互相补充，共同发展。⑧坚持中医中药结合，医药并重，促进中医中药同步发展与振兴。⑨正确处理好继承与发展的关系，保持特色，发挥优势，积极利用先进科学技术，促进中医药学发展。

1950 年在第一届全国卫生工作会议上将"团结中西医"列为国家卫生工作方针的"四大方针"之一。1955 年卫生部党组组织西医离职学习中医。1978 年中共中央转发了卫生部党组《关于认真贯彻党的中医政策，解决中医队伍后继乏人问题的报告》，文件对认真贯彻落实中医药政策、办好中医院校、培养中医药人才、办好中医医院、加强中医药研究机构建设、组织西医学习中医等提出明确要求。1982 年《中华人民共和国宪法》明确规定"发展现代医药与传统医药"。1985 年中央书记处在关于卫生工作的决定中指出，"要把中医和西医摆在同等重要的地位"。1986 年国务院常务会议研究讨论中医中药问题，会议决定设立国家中医管理局，并对加工、生产中药饮片实行免税政策。在此基础上 1988 年国务院又决定成立国家中医药管理局。1991 年，全国人大七届四次会议上将"中西医并重"列为新时期卫生工作的五大方针之一。

1997 年《中共中央 国务院关于卫生改革与发展的决定》进一步明确了"中西医并重"的方针，同时提出"正确处理继承与创新的关系"。2002 年，《中共中央 国务院关于进一步加强农村卫生工作的决定》，提出加强县级中医医院建设和乡（镇）卫生院中医科建设，加强乡村医生的中医药知识和技能培训。2003 年颁布实施的《中华人民共和国中医药条例》，将多年来中医药工作的一系列方针、政策，以国家行政法规的形式确定下来。2009 年《中共中央 国务院关于深化医药卫生体制改革的意见》指出，充分发挥中医药（民族医药）在疾病预防控制、应对突发公共卫生事件、医疗服务中的作用；加强中医临床研究基地和中医院建设，组织开展中医药防治疑难疾病的联合攻关；在基层医疗卫生服务中，大力推广中医药适宜技术；采取扶持中医药发展政策，促进中医药继承和创新。

2015 年，国务院印发《中医药健康服务发展规划（2015 - 2020 年）》，提出充分释放中医药健康服务潜力和活力，充分激发并满足人民群众多层次多样化中医药健康服务需求，推动构建中国特色健康服务体系，提升中医药对国民经济和社会发展的贡献率。2016 年，国务院印发《中医药发展战略规划纲要（2016 - 2030 年）》，提出迫切需要继承、发展、利用好中医药，充分发挥中医药在深化医药卫生体制改革中的作用，造福人类健康。同年召开的全国卫生与健康大会明确提出要着力推动中医药振兴发展，坚持中西医并重，推动中医药和西医药相互补充、协调发展，努力实现中医药健康养生文化的创造性的转化、创新性的发展。2016 年，全国人大常委会审议通过了《中华人民共和国中医药法》，第一次从法律层面明确了中医药的重要地位、发展方针和扶持措施，为中医药事业发展提供了法律保障。

（王志锋）

yīliáo jīgòu fēnlèi guǎnlǐ zhèngcè

医疗机构分类管理政策（categorized management of hospitals）

根据医疗机构的性质、社会功能及其承担的任务，对医疗机构进行分类，制定并实施不同的财税、价格政策。对医疗机构进行分类管理是国际上许多国家的通常做法，但在实践中具体如何分类各国理解不一。最常见的做法是把医院分为政府医院、私立非营利性医院和营利性医院三类。其中，政府医院属于非营利性的公立医院，私立非营利性医院主要包括公益性组织举办的医院，如教会医院、社区医院及其他私立医院。营利性医院包括业主医院（私立医院）和投资人所有医院（公司制医院）。

针对问题及形成机制 ①医疗机构分类管理的提出背景：人类发展的历史表明，健全而和谐的现代社会是由三个部门构成的有机整体，即有限而负责的政府（公共部门）、自由而充满活力的企业（私人部门）以及自愿超越功利目标并致力于人类幸福的非营利性组织（第三部门）。具体到医疗领域，情况也是如此。②医疗机构分类管理的形成：随着国际上一些国家的医疗服务市场格局的演变，逐渐形成由政府举办的公立医院、私立非营利性医院和私立营利性医院组成的多元混合市场。不同的医疗机构承担的职责不同，决定了其享受的财政、税收和价格的政策也有所不同，因此医疗机构分类管理的方法逐渐被许多国家采用。中国于2000年2月颁布了《关于城镇医药卫生体制改革的指导意见》，提出建立新的医疗机构分类管理制度，将医疗机构分为营利性和非营利性两类进行管理。

具体措施　美国、英国、德国和日本等国家对医疗机构进行分类管理的主要做法和经验：①对非营利性医疗机构有明确的规定，一般不能给投资者分红，并且明确规定，在医疗机构解散时，财产要归社会所有。②非营利性医疗机构也可提供特需服务，但必须实现"富人补贴穷人"的"交叉补贴"的社会政策目标。③只要资质符合政府规定的条件，营利性机构也可获得医保定点资格和政府补助，也可提供基本医疗服务。④政府对基本医疗服务的保障，体现在资金的筹集和支付方面，医疗机构的举办和运营可以交给民间投资主体，而不是国家直接举办。

效果的历史评价　可根据制定医疗机构分类管理政策的具体目标来评价其实施效果。该政策的具体目标为：①引进社会资本办医院，支持卫生事业的快速发展，满足群众多层次的医疗服务需求。②促进医疗机构之间开展公平有序的竞争，从而提高服务质量和水平，控制医疗费用的过快上涨。③促进公立医院的体制改革，促使其提高效率、改善服务。

该政策是在长期历史演变过程中形成的，政策实施之初，各个国家之间的情况差别较大。例如，多数发达国家在对医疗机构进行划分之前，其私立医院和社会团体医院已在经营规模、经济实力、设备档次、技术水平、服务质量等方面与政府医院不分上下，甚至整体上强于政府医院；而在中国，民营医疗机构无论在规模、实力、设备和技术上都与政府所属医疗机构存在较大差距，所以对该政策的具体实施效果进行评价，需视各国的具体情况进行具体地分析。中国已经基本建立了医疗机构分类管理制度，公立非营利性医疗机构在资源、服务质量等方面占据主导地位。

（王志锋）

yàopǐn jiāchéng zhèngcè

药品加成政策（policy of drug price markups）　国家为控制医疗卫生机构药品销售价格所采取的管理模式或者管制政策。别名药品加价政策。医疗卫生机构可依照国家价格管理规范，在药品采购价的基础上，加上一定百分比的利润得出药品的销售价格。由药品加成政策又衍生出了"顺加作价""药品差价"等政策。药品加成政策的原则是根据药品的生产经营成本和药品的临床疗效定价，一般是按成本顺加计算药品价格，根据会计制度的规定计算成本，加利润则为出厂价，再加流通差价即构成批发价或零售价。

药品加成政策的实施，需要政府设立药品价格管理部门，按法规、制度管理药品价格，如意大利的价格委员会、法国的药品价格委员会、澳大利亚的"药品补贴计划定价委员会"、中国的国家发展和改革委员会物价司，这些专门部门依据国家规定的权限，可以组织相关药品的药理、临床、科研、生产、管理方面的专家进行研究讨论和审核，提出药品定价或药品价格调整的建议方案，最后由政府部门对方案进行审查，制定出药品价格或调整药品价格。

针对问题及形成机制　包括政策提出和政策形成。

药品加成政策的提出原因　药品费用是卫生费用的主要组成部分，也是造成卫生费用急剧增长的主要因素之一。所以，发达国家都把控制药品费用作为卫生费用控制战略的重要组成部分，对药品价格的控制则是其中一项有力的控制措施，这也为发展中国家药品政策的制定提供了有利的参考。在探索科学有效地控制药品价格的过程中，药品加成政策即被提出并发挥出一定的作用。

药品加成政策的形成　药品的价格不仅与药物研发、生产、销售、批发各环节相关联，还受到政府及社会医疗保险预算等多方面因素的影响，使价格决定成为一个非常复杂的过程。控制药品价格是各国的普遍做法，不论其实行的是国家保险体制、社会保险体制还是商业保险体制，都会采取不同程度的药品价格干预，而且具有各种控制药品价格的方法。药品定价政策的目标是协调医药产业、医院和患者三者的利益，促进国家医药产业的发展。由于具体国情不同，各国采取了不同的药品价格规制模式，国际的药品价格管理模式主要有：以市场定价为主的美国模式，控制原研药利润的英国模式，政府制定大部分药品价格的加拿大、日本、澳大利亚模式等，这些比较成熟的模式中，多数采用药品加成政策，实行不同的加价率来制定药品价格。

在中国，新中国成立初期，医疗服务实行低价格政策。1954年，政府担心提供给医疗机构的资金不足，于是出台了药品加成政策，并在全国实施，即国家允许医疗机构在零售药品时，可以在批发价格基础上进行加成，形成药品的零售价格。国家发展改革委在 2006 年《关于进一步整顿药品和医疗服务市场价格秩序的意见》明确规定："县及县以上医疗机构销售药品,以实际购进价为基础,顺加不超过 15% 的加价率作价"。2009 年《中共中央国务院关于深化医药卫生体制改革的意见》提出,对于基层医疗卫生机构要改革药品加成政策,实行药品零差率销售;对于公立医院通过实行药品购销差别加价、设立药事服务费等多种方式逐步改革或取消药品加成政策。新医改以来,2011 年在所有政府办的基层公立医疗机构取消了药品加成,2015 年在县级公立医院全部取消了药品加成,2016 年 200 个公立医院综合改革试点城市全部取消了药品加成。2017 年,国家卫生和计划生育委员会、财政部等 7 部委联合下发《关于全面推开公立医院综合改革工作的通知》,要求 9 月 30 日前,全面推开公立医院综合改革,所有公立医院全部取消药品加成(中药饮片除外)。

具体措施　在美国,药品价格形成以市场为主,同时实行"医药分业"的方式,医院按规定赚取药品差价,药房的收入仅占医院总收入的 5% 左右,主要靠收取诊疗费维持其基本运转;在德国,药品批发和零售环节价格实行差别差率,价格越高加价率越低,实行药店全国统一零售价格,避免价格的无序竞争;1994 年以前,意大利采用成本加成法决定新药的价格,药品成本由所治疗疾病的流行程度、药品创新性、制造技术和药品的经济影响力来加权,之后意大利开始实施药品分类价格管理,对于可报销的药品逐渐由欧洲平均价格定价发展

为多方协商定价,而放开不予报销的药品的价格;在澳大利亚,政府制定相关加成标准,实行药师药品加成的方式,用于补偿药剂师药品福利计划规定的药品存储和处理成本,但是医院收入不与药品挂钩。

在中国,药品加成政策采用的方法是:医疗机构在药品批发价基础上,依照规定的加成率计算药品的零售价格,其中药品批零差价的收入采取免税政策,所得全部收入都留给医疗机构。随着医药卫生体制改革的实行,"取消药品加成政策"渐被提出。在 2009 年新医改方案中,政府提出要通过增设药事服务费,增加政府投入等措施来逐步改变"以药补医"的现象。

研究方法和表达指标　主要从药品价格、药品费用以及卫生费用三个方面评价药品加成政策。

效果的历史评价　药品加成政策需政府宏观调控,其优点是强化国家对药品市场的宏观调控,国家规定了不同药品相应的加价率,从而防止出现垄断性药价过高,达到了一定的控制药品价格的效果。缺点是管理难度大,政府管理成本高,而且形成了医疗机构的发展依赖于药品收入即"以药补医"的机制,导致医疗机构资源分配不合理,对药品购买以及相关的投入过大,不利于国家控制药品费用相关政策的推行,同时诱发了医疗机构,特别是部分医务人员在医疗活动中开大处方、开贵药的情况,加重了患者的经济负担。

(王志锋)

jiànkāng chéngshì

健康城市(healthy city)　世界卫生组织(WHO)在 1994 年给健康城市的定义是"由健康的人

群、健康的环境和健康的社会有机结合的一个整体,能不断地改善环境、扩大社区资源,使居民能互相支持,以发挥最大潜能的城市"。由 WHO "健康城市"的定义,可看出其特点:强调行动,注重人们采取实际行动改善环境以及居民之间的相互扶持;强调协作,注重城市以及各领域间的差异;其界定是描述性的,而非量化或公式化的标准等。健康城市以健康促进为核心,内涵是以人为本,以健康为中心,从政治、经济和环境等方面全方位解决健康问题;重要原则是:政府主导,部门间的真诚合作,全体居民的积极参与,平等与可持续性。1996 年 4 月 5 日,根据世界各国开展健康城市活动的经验,WHO公布了健康城市 10 项标准,具体规定了健康城市的内容。随着城市化的不断发展,国内外出现了一些相关概念,如"生态城市""安全城市""绿色城市""卫生城市"等。

针对问题及形成机制　包括问题提出和健康城市形成。

健康城市的提出　城市化进程在给人类的发展提供广阔的空间并促进经济和社会发展的同时,也给人类健康带来了许多负面影响,如环境问题的突显、传染病的暴发与流行、慢性非传染性疾病的增多、精神卫生问题的加剧及城市弱势群体的涌现等,这些都与人们追求健康的理念背道而驰。20 世纪 80 年代,在"新公共卫生运动"、《渥太华宪章》和"人人享有健康"战略思想的基础上产生了"健康城市"这一概念,作为世界卫生组织为面对 21 世纪城市化给人类健康带来的挑战而倡导的行动战略。

健康城市的形成　1984 年,

在加拿大多伦多召开的国际会议上，首次提出"健康城市"的理念。1986 年世界卫生组织开始介入健康城市项目，将其纳入制度化轨道，随后成立欧洲区健康城市办事处。1988 年欧洲部分地区和城市启动健康城市项目，并顺利地完成了前 3 个阶段的建设。2003 年 10 月世界卫生组织在英国的贝尔福斯特召开了健康城市国际会议，宣布欧洲进入健康城市第 4 阶段的建设。在欧洲开展健康城市活动的同时，世界各国也陆续加入到健康城市项目的行列中。1993 年在美国旧金山召开了第一次国际健康城市大会，引起了强烈反响，全球健康城市运动迅速开展起来。WHO 将 1996 年世界卫生日主题定为"城市与健康"，并提出了健康城市的 10 条标准，为城市的发展指明了方向。2010 年世界卫生日的主题定为"参与全球活动，促进城市卫生"，呼吁世界人民共同努力建设一个更加安全、卫生、健康的城市家园。

在中国，建设健康城市可划分为两个阶段。①试点阶段：1993 年以前，中国健康城市项目活动主要包括引入健康城市的概念，与 WHO 合作开展相关的培训等；从 1994 年 8 月开始，WHO 与中国卫生部合作，在中国北京市东城区、上海市嘉定区启动健康城市项目试点工作。②全面发展阶段：SARS 以后，苏州市与上海市创建健康城市的工作颇具典型；2007 年底，爱国卫生运动委员会在全国范围内正式启动了建设健康城市、区（镇）的活动，并确定将上海市、杭州市、苏州市、大连市、克拉玛依市、张家港市、北京市东城区、北京市西城区、上海市闵行区七宝镇、上海市金山区张堰镇等 10 个市（区、镇）作为全国第一批建设健康城市试点。

具体措施 WHO 将健康城市计划划分为三个阶段。①启动阶段：了解自己的城市，组建支持小组，然后寻找项目资金，准备项目提案并且取得市政会批准。②组织阶段：任命指导委员会，分析项目环境，定义项目工作，建立项目办公室，计划项目策略，培养项目能力，建立责任权制。③行动阶段：增进健康知晓，倡导策略规划，动员部门合作，鼓励社区参与，促进革新，确保健康的公共政策。在这三个阶段中，WHO 着重强调各部门的整合作用。

研究方法和表达指标 WHO 健康城市及城市政策研究合作中心于 1998 年提出了有关健康城市评价的 12 个方面。①人群健康。②城市基础设施。③环境质量。④家居与生活环境。⑤社区作用及行动。⑥生活方式及预防行为。⑦保健、福利及环境卫生服务。⑧教育。⑨就业及产业。⑩收入及家庭的生活支出。⑪地方经济。⑫人口学统计。在具体研究过程中，各城市可根据自身具体情况，制定与自身发展相适应的参考指标。

效果的历史评价 随着人们追求健康的意识越来越强，对于健康的理解越来越全面，"健康城市"运动在全世界范围内开展起来。截至 2000 年，全世界有 4000 多个城市通过各种途径加入了全球健康城市网络。2003 年 10 月，全球共计 3000 多个城市、社区、乡镇、村庄、岛屿加入到健康城市项目。2007 年，全世界已有 4000 多个城市通过各种途径加入了全球健康城市项目，其中包括 100 多个发展中国家的城市。截至 2017 年 7 月，健康城市联盟共有来自 9 个国家的 177 个城市和地区为其正式成员，另有 43 个包括非政府组织在内的其他类型成员。

（王志锋）

jiànkāng bǎozhàng zhìdù
健康保障制度（health security system） 国家或社会依法建立的，具有经济福利性的、社会化的，旨在帮助社会成员应对健康风险的系统安排。狭义上，健康保障制度包括帮助国民抵御疾病经济风险的医疗保险、社区筹资和医疗救助计划；而广义上，健康保障制度除了保障国民疾病医疗的制度或政策，还包括众多有助于降低民众疾病风险的安排，如预防保健服务的提供和公共卫生政策的安排。关于健康保障制度的阐述，以狭义范畴为主。

简史 健康保障制度的发展可以分为四个时期。

萌芽时期 自 17 世纪初到 19 世纪中下叶。社会保障制度产生于实行工业化最早的英国，以 1601 年英国政府颁布《济贫法》为标志。济贫法制度规定了贫困人群的救济政策，其中包括对患病者和身体不健全者提供救济和医疗服务。医疗救助制度是这一时期健康保障的主要形式，但政府所起的作用还很弱。医疗保障尚未作为一个独立的制度进行安排。而且，国家承担的保障责任仅限于保障特定的贫困人群，保障水平也仅限于有限的医疗服务。

建立时期 自 19 世纪末到第二次世界大战。1883 年德国颁布了全世界第一个医疗保障法律《企业工人疾病保险法》，标志着用社会保险机制实现医疗保障的一种新制度的诞生。其后，很多国家颁布法律，建立医疗保险制度。这一时期的健康保障制度的保障对象大多局限在城市的产业工人及其家属。保障内容主要涉及这些行业的特殊工种，以补偿因疾病蒙受的直接利益损失为主要目标，各项保障措施大多分散且不成体系。

发展时期　自第二次世界大战后到20世纪70年代。这一时期，世界健康保障制度的发展出现两大显著的趋势：一方面，早期建立健康保障制度的国家从单一制度向多元化的制度体系发展并逐步完善；另一方面，没有建立健康保障制度的国家也奋起直追，建立包括医疗保障制度在内的社会保障制度已经成为一种潮流。健康保障制度的覆盖范围从产业工人扩展到其他雇员、供养人，有的甚至扩展到全民。

改革时期　自20世纪70年代至21世纪初。20世纪70年代，西方资本主义国家爆发战后最严重的经济危机。这直接影响到健康保障制度的筹资能；兼之人口老龄化、医疗保健成本的上升等一系列问题，健康保障制度面临"双重压力"。面对此种困境，西方国家纷纷采取各种措施"开源节流"；很多国家引入市场机制，缓解政府财政压力。苏联和东欧社会主义国家巨变，原有福利供给体制不复存在；中国等另一些社会主义国家在经济改革的进程中，也面临健康保障制度的改革问题，多元化的健康保障体系逐步建立。

分类　从健康保障制度的覆盖人群特征、政府在制度中承担的责任以及制度保障功能等方面进行归纳，健康保障制度的模式可以分为社会医疗救助、国家卫生服务、社会医疗保险、市场医

疗保险和个人储蓄健康保障等五种模式。

社会医疗救助制度　由政府举办，其保障对象是低收入、无收入人群及失去劳动能力的人群。以疾病医疗费用保障为主，保障基本医疗需求，一般作为制度体系的基本制度。典型代表是美国的医疗救助制度。该制度由美国联邦政府和州政府共同筹资，覆盖低收入人群，主要是贫困老人、残疾人、贫困单亲家庭成员。覆盖的卫生服务主要包括：住院服务；医生服务；家庭保健计划服务；长期护理服务；对儿童进行检查、诊断和治疗以及护士和助产服务。

国家卫生服务　由政府主办，覆盖所有居民或部分特定人群。不仅包括疾病医疗的保障，还包括预防保健服务，保障水平较高。一般作为一个国家制度体系的主体。英国的国家卫生服务体系（NHS）是这种制度的典型代表。在NHS框架下，所有英国公民都有权享受低廉的卫生服务。国家公共财政负责为卫生系统筹资，然后自上而下地拨款至地方NHS信托机构。NHS信托机构雇佣全科医生为辖区居民提供初级卫生保健，同时向当地医院购买住院服务。整个系统由筹资、管理到服务提供，政府承担主要责任。

社会医疗保险　政府以法律的形式引导，社会主办。覆盖一般收入人群，有的国家也将高收入人群和低收入人群纳入。保障范围一般包括疾病医疗以及疾病和生育补贴，也有逐步扩展到预防保健的趋势。保障水平随国家经济发展水平不同而有所不同。德国、法国、日本等国都建立了法定的医疗保险制度。德国的社会医疗保险制度规定，除了收入

特别高的群体外，都需要购买强制性社会医疗保险。德国每个州都有承担社会保险任务的疾病基金会。法律赋予这些基金会行使"强制性"保险的职能，收取保险费。这些基金会一方面与当地的开业医生组织协商，购买门诊服务，另一方面与当地的医院谈判，购买住院服务。

市场医疗保险　市场医疗保险是人们自由选择私人保险机构，自愿缴费，保险公司按照保险合同规定的项目为被保险人提供保障。整个保障过程政府没有直接参与，只是在外围监管。这种以私人保险为主体的保险，主要覆盖高收入人群，保障较高水平的医疗需求。除个别国家外，一般作为一个国家制度体系的补充。美国的私人医疗保险是市场医疗保险的典型。美国有形形色色的私人医疗保险公司，既有营利性的，也有非营利性的。非营利性保险公司主要是由医生和医院联合会发起成立的，如美国蓝盾保险公司。这类保险公司主要为投保者提供门诊和住院医疗服务。营利性保险公司主要是为个人或团体提供住院医疗保险，重点承担费用较高的医疗项目。

储蓄健康保障　政府采取相关政策鼓励个人通过储蓄来自保。覆盖有收入的人群，保障基本医疗需求。新加坡的个人医疗储蓄制度是此制度的典型。新加坡建立了公积金管理机构，要求每一个国民在年轻时就要为其终生医疗需求储蓄资金，从而避免了医疗保健费用的代际转移。患者可以根据自己的经济支付能力自主选择医疗服务的项目，发生的医疗费用从个人医疗储蓄账户中按规定支付，享受的医疗服务水平越高，个人自付的费用就越多。

个人储蓄医疗保障制度是一种个人或家庭的医疗资金的纵向积累，除在家庭成员之间可以相互调剂使用外，不能在社会成员之间互济使用。

内容　健康保障制度保障的核心是社会成员的疾病风险。对于个人来说，其生病和受伤害的概率是不可预测的。没有健康保障制度覆盖的个体，当出现疾病经济风险而个人又无法独立应对时，便会产生社会的不安定因素。然而对于一个群体，疾病风险通过大数法则可以预测。按照大数法则推算这个群体的健康风险后，可以通过一定的筹资手段，筹集与风险水平相应的资金。当群体中某些个体发生风险时，便可以使用这部分筹资的资金帮助他们应对疾病风险，降低他们的疾病经济负担。

健康保障制度的核心内容包括三方面，即筹资能力、待遇水平和覆盖人群。筹资关注资金筹集的渠道和水平；待遇关注采用怎样的方式帮助受保障者应对风险；覆盖人群则关注哪些人通过此保障制度获益。无论是筹资、待遇还是覆盖面，都存在不同的设计模式，例如，可以选择税收筹资，也可以选择通过保险来筹资；可以选择保障"基本需要"，也可以选择保障"特定的服务"；可以选择覆盖全民，也可以选择只保障特定的高风险人群。在筹资、待遇和覆盖面上选择不同、组合不同，形成了形形色色的健康保障制度。

筹资、待遇和覆盖面是相互影响的。在筹资能力一定的情况下，待遇水平越高，受益面就越窄；反之，要保证较为广泛的覆盖面，只能选择较低的保障水平。正因为存在这些约束和限制，尽管世界各个的保障模式多种多样，但尚未出现一种得到世界公认最优的、普适的健康保障模式。每个国家和地区在建立健康保障制度时，都是根据自身的社会经济发展的实际情况和实际需要，选择适合于自身良性发展的制度。

研究重点　筹资方式、待遇水平和覆盖人群是健康保障制度的核心，也是反映不同健康保障制度特征的核心指标，还是长期以来研究健康保障制度的核心内容。换句话说，分析一个健康保障制度时，了解了这个制度的筹资模式（税收、强制保险、自愿保险、个人储蓄）、待遇水平（基本服务、高端服务）和覆盖人群（全民、特殊群体），就把握了这个制度的基本特征。在制度完善过程中，也是从筹资、待遇和覆盖面这三个方面入手进行调整和改革，从而改变健康保障制度的模式。

健康保障制度的核心是帮助人们抵御疾病经济风险。然而，随着老龄化社会的进程，兼之卫生保健成本的上升，以及人们对健康保障预期和需求的提高，健康保障制度的发展面临着巨大的挑战。概而论之，世界各国对健康保障制度的研究重点，一是结合本国国情分析不同筹资模式的利弊，扩展筹资渠道；二是调整支付方、服务方和服务提供方的关系，降低管理成本，提高健康保障基金的使用效率。

（简伟研）

Zhōngguó jiànkāng bǎozhàng zhìdù

中国健康保障制度（health security system of China）　始建于 20 世纪 50 年代。随着中国社会经济的发展，中国健康保障制度也经历了巨大的变革。按照历史跨度，中国健康保障制度分为"计划经济时期的健康保障制度"和"经济转型期的健康保障制度"两个阶段；目前，处于"经济转型期"的中国健康保障制度仍然在不断探索和变革当中。

计划经济时期的中国健康保障制度，基于中国城乡长期二元分割状态，由面向城镇居民的公费医疗、劳保医疗和面向农村居民的合作医疗三种制度共同构成。公费医疗和劳保医疗是新中国成立后为了适应高度集中的指令性计划为特征的产品经济模式，以工资收入者为主要对象，并惠及其家属的制度安排。农村合作医疗则是建立在农村集体经济基础之上的农村居民互助保障制度。随着经济转型，计划经济时期的健康保障制度与新形势的矛盾在 20 世纪 80 年代以后突显出来。相应的改革探索随之出现。20 世纪 90 年代中期以后，城市和农村健康保障制度的重大变革逐步铺开。到目前为止，中国健康保障制度的主体是面向城市劳动者的"城镇职工基本医疗保险"、面向城市老年人和儿童的"城镇居民基本医疗保险"和面向农村居民的"新型农村合作医疗"。截至 2016 年底，全国基本医疗保险参保人数超过 13 亿人，参保覆盖率稳固在 95% 以上。以城镇职工基本医疗保险、城镇居民基本医疗保险和新型农村合作医疗为主体的全民医保初步实现。基本医疗保险保障能力和可持续性进一步增强。基本医疗保险待遇水平逐步提高。

计划经济时期中国的健康保障制度　由公费医疗、劳保医疗和合作医疗构成的医疗保障体系，对于解决城乡居民疾病医疗后顾之忧，提高国民的健康与素质，曾经发挥过重大作用。但随着中国经济体制改革的推进，计划经济时期的健康保障制度丧失了相应的经济基础和组织依托，兼之自身存在一些内在的缺陷，需要进行相应的改革。

公费医疗制度 公费医疗是根据 1952 年中央政府（当时称政务院）发布的《关于全国各级人民政府、党派、团体及所属事业单位的国家工作人员实行公费医疗预防的指示》确立的，覆盖范围包括各级政府机关、党派、人民团体及文化、教育、科研、卫生等事业单位的工作人员，二等以上革命残疾军人、高等院校在校学生等。国家机关及全额预算管理单位的公费医疗经费来源于各级财政拨款；差额预算管理及自收自支预算管理的事业单位从提取的医疗基金中开支。享受公费医疗的人员在指定的医疗机构就诊和住院。除挂号费、营养滋补药品以及整容、矫形等少数项目由个人自付费用外，其他医疗费用全部或大部分由公费医疗经费开支。

劳保医疗制度 劳保医疗的政策依据是 1951 年政务院颁布的《中华人民共和国劳动保险条例》。劳保医疗的享受对象包括全民所有制企业的职工、城镇集体企业参照执行及其直系亲属，离退休工人等。劳保医疗由企业根据国家制定的劳保医疗政策自行组织实施，其经费按照企业职工工资总额和国家规定的比率在生产成本项下列支，职工患病时可以在本企业自办的医疗机构和指定的社会医疗机构就医，可享受近乎免费的医疗待遇，其供养的直系亲属可享受半费医疗待遇。

农村合作医疗制度 合作医疗是一种社区筹资，医疗费用由集体和个人共同负担，在看病时

享有部分免费医疗服务。1956 年以后，集体经济逐步介入农村疾病医疗，开始出现以集体经济为基础，集体和个人相结合，互助互济的集体保健医疗站、合作医疗站或统筹医疗站。1959 年，农村合作医疗制度得到中央的正式肯定，尤其是 1965 年中共中央批转卫生部党委《关于把卫生工作的重点放到农村的报告》以后，合作医疗在农村地区进一步走向发展和普及。到 1976 年，全国 90% 以上的农民参加了合作医疗。

经济转型期中国的健康保障制度 包括城镇职工及居民基本医疗保险制度，新型农村合作医疗制度。

城镇职工基本医疗保险 建立在中央集权计划经济体制下的传统职工医疗保险制度，其价值取向和建制理念因超越所处时代的客观条件而显得过于理想化。它能够与传统计划经济相适应，却又不够规范、成熟和稳定，而且不具有可持续性。中国健康保障制度的改革探索从城市劳动者的健康保障制度开始。经历了 20 世纪 80 年代初期单位自发的改革探索后，到 80 年代的后期，国有企业的改革，推动了深受医疗费用增长过快所累的地方政府。此后，中央政府主导下的改革试点开始。1994 年，国务院选择江苏镇江和江西九江 2 个中等城市进行医疗保险改革试点（简称"两江"试点）。1998 年，国务院在继续总结"两江"试点经济的基础上，发布《国务院关于建立城镇职工基本医疗保险制度的决定》，成为中国现行的城镇职工医疗保险制度的政策基础。自此，城镇职工基本医疗保险制度逐步取代公费医疗和劳保医疗，覆盖所有城镇劳动者。

城镇职工基本医疗保险制度在探索发展的过程中，其制度内容在不断调整。但其基本原则一直坚持"基本保障，广泛覆盖，双方负担，统筹结合"十六字方针，即基本医疗保险水平要与社会主义初级阶段生产力发展水平相适应；城镇所有用人单位及其职工都要参加基本医疗保险，实行属地管理；基本医疗保险费由用人单位和职工双方共同负担；基本医疗保险基金实行社会统筹和个人账户相结合。

城镇职工基本医疗保险制度具体的筹资方式是，用人单位出资额为在职职工工资总额的 6% 左右，职工出资额为工资收入的 2% 左右。确定用人单位缴纳的基本医疗保险费 30% 左右划入个人账户，其余部分建立社会统筹基金，并划定两部分基金各自支付范围，不得相互挤占。起初，统筹基金用于医疗费的起付标准，控制在职工年平均工资的 10% 左右；最高支付限额控制在年平均工资的 4 倍左右；随着社会经济的发展，中国健康保障制度向着进一步降低受益人负担的方向迈进，起付标准有所降低，最高限额也逐步宽松。截至 2010 年底，全国共有近 2.37 亿的城镇劳动者参加了城镇职工基本医疗保险。

城镇居民基本医疗保险 计划经济时代的劳保医疗覆盖企业职工供养的直系亲属，但城镇职工基本医疗保险制度却并未覆盖。换言之，城镇职工基本医疗保险制度旨在解决城镇劳动者健康保障问题，而城镇非从业居民（尤其是老人和儿童）的健康保障问题则尚待解决。为此，2007 年，国务院颁布《关于城镇居民基本医疗保险试点的指导意见》，逐步建立中国城镇居民基本医疗保险

制度。城镇居民基本医疗保险的覆盖对象是不属于城镇职工基本医疗保险制度覆盖范围的中小学阶段的学生、少年儿童和其他非从业城镇居民，采取家庭自愿参保、政府补助的方式，待遇水平以保大病为主。2007 年，全国已经有 88 个城市开展了城镇基本医疗保险试点，财政补助标准为 40 元/人。2008 年，扩大试点，试点城市新增了 229 个，财政补助标准也增加到 80 元/人。截至 2010 年底，全国参加城镇居民基本保险的人数超过 1.95 亿。

新型农村合作医疗　简称"新农合"，是指由政府组织、引导、支持，农民自愿参加，个人、集体和政府多方筹资，以大病统筹为主的农民医疗互助共济制度。采取个人缴费、集体扶持和政府资助的方式筹集资金。自 20 世纪 80 年代初中国中国取消了政社合一的"人民公社"，家庭联产承包责任制的实施，使家庭重新成为农业生产的基本经营单位，以农业合作社为依托的合作医疗制度出现了滑坡的局面。1985 年的调查结果显示，全国实行合作医疗的行政村以从过去的 90% 猛降至 5%。中国政府在 20 世纪 80 年代以来一直进行着恢复与重建合作医疗的艰难探索。

中共中央和国务院在 2002 年 10 月 19 日下发的《中共中央、国务院关于进一步加强农村卫生工作的决定》中明确指出："各级政府要积极组织引导农民建立以大病统筹为主的新型农村合作医疗制度""到 2010 年，新型农村合作医疗制度要基本覆盖农村居民""农民为参加合作医疗、抵御疾病风险而履行缴费义务不能视为增加农民负担"。农民自愿参加、政府筹资责任明确、以县为

单位分担风险是该制度的特征。截至 2010 年底，新农合在全国范围内覆盖的人口数达到 8.36 亿。

新型农村合作医疗制度建立之初，其筹资模式采取中央政府、地方政府和参合者各出 1/3 的模式。随着制度的发展，财政投入逐步加大。2010 年，新农合筹资总额达 1308.3 亿元，补偿受益人次数达到 10.87 亿次。另外，新农合建立之初，强调住院服务的保障，而随着制度的发展，到 2010 年底，全国 2/3 的地区开展了门诊统筹工作。

中国健康保障制度在经济转型期成功转轨，是中国医疗保障制度改革的伟大成就。这一成就主要体现在医疗保障的社会化取向和相关机制的建设上。具体而言，中国的医疗保障已由原来各自封闭状态走向社会化；医疗费用分担机制也初步建立；多元并存、覆盖全民的医疗保障体系正在形成。在肯定医疗保障制度改革取得成就的同时，这一制度还面临着较为严峻的挑战。①健康保障制度的保障程度依然比较低。②健康保障制度多元分割运行，直接影响制度运行效率。③制度运行过程中，从筹资到支付尚未形成高效的管理机制。④保障制度设计尚未适应疾病模式的转变。所有这些都是当前中国健康保障制度改革的难点，也是研究的热点。中国健康保障制度的下一步改革，将对着力对现有制度——城镇职工基本医疗保险、城镇居民基本医疗保险和新型农村合作医疗——进行有机整合，从城乡分割的制度变为城乡融合的制度，再发展成区域性的统一国民健康保障体系，逐步走向国民健康保障制度。

（简伟研）

bǔchōng yīliáo bǎoxiǎn
补充医疗保险（supplementary medical insurance）　相对于基本医疗保险而言的，以自愿为原则，在基本医疗保险的基础上，个人（或组织）为了减轻自身（或组织成员）的疾病医疗后顾之忧而参加的保险措施。与基本医疗保险不同，补充医疗保险不是通过国家立法强制实施的，而是由用人单位和个人自愿参加的，是在单位和职工参加统一的基本医疗保险后，由单位或个人根据需求和可能原则，适当增加医疗保险项目，来提高保险保障水平的一种补充性保险。企业可以通过企业补充医疗保险、商业医疗保险等多种形式，为员工提供补充医疗保险。补充医疗保险是基本医疗保险的有力补充，也是多层次医疗保障体系的重要组成部分。

企业补充医疗保险　企业在参加城镇基本医疗保险的基础上，国家给予政策鼓励，由企业自主举办或参加的一种补充性医疗保险形式。其形式可以由商业医疗保险机构举办，或由社会医疗保险机构经办，也有大集团、大企业自办的。

中国医疗保险制度改革的目标，是实现多层次的医疗保险体系。因此，国家鼓励企业建立补充医疗保险制度，以保证该企业职工医疗保险待遇水平不降低。具体规定是：按规定参加各项社会保险并按时足额缴纳社会保险费的企业，可自主决定是否建立补充医疗保险。补充医疗保险基金，用于企业按规定参加当地基本医疗保险，对城镇职工基本医疗保险制度支付的待遇以外，由职工个人负担的医药费用的适当补助，减轻参保职工的医疗费负担。企业补充医疗保险费在工资

总额4%以内的部分，企业可直接从成本中列支，不再经同级财政部门审批。企业补充医疗保险办法应与当地基本医疗保险制度相衔接。企业补充医疗保险资金由企业或行业集中使用和管理，单独建账，单独管理，用于本企业个人负担较重的职工和退休人员的医疗费补助，不得划入基本医疗保险个人账户，也不得另行建立个人账户或变相用于职工其他方面的开支。财政部门和劳动保障部门要加强对企业补充医疗保险资金管理的监督和财务监管，防止挪用资金等违规行为。

商业医疗保险 由保险公司经营的、营利性的医疗保障，它是医疗保障体系的组成部分，单位和个人自愿参加。国家鼓励用人单位和个人参加商业医疗保险。消费者依一定数额交纳保险金，遇到重大疾病时，可以从保险公司获得一定数额的医疗费用。商业医疗保险的保障水平和补偿项目及方式多种多样，受保单条款的严格约束。同时，商业保险与社会保险的显著差别是商业保险的逆向选择问题，即商业保险者不愿意接受高疾病风险者来投保以降低保障基金的财务风险；而投保者在得知自己得病时才去投保，并隐瞒病情，以较低的保费获得较高的补偿。

中国医疗改革的目的是要建立一个由基本医疗保险、用人单位补充保险、商业医疗保险三者共同支撑的健康保障体系。单位为职工交纳其工资总额的6%作为统筹基金，职工看病所需费用超过本地年平均工资的10%的，统筹资金开始为职工支付费用，但最高支付限额控制在本地职工年平均工资的4倍左右。

(简伟研)

yīliáo jiùzhù

医疗救助（medical aid） 政府主导的、帮助特殊困难群体解决无力支付疾病医疗费用问题的保障制度。它既是医疗保障体系的一个组成部分，也是社会救助体系的一个组成部分。与社会医疗保险、补充医疗保险等不同的是，社会医疗救助不强调权利和义务的对等，无需个人缴费，其资金来源于政府财政拨款和社会捐助，享受条件不是基于求助者是否参与或者缴纳过相关费用，而是贫困程度及疾病医疗的需要。其保障对象主要是无固定收入、无生活依靠、无基本医疗保险的老年人、失业者、残疾人以及生活在最低生活保障线以下的贫困者。这是世界各国医疗救治制度的共同特点。

不同国家医疗救助制度的差别，主要表现在其救助形式上。例如，新加坡政府通过提供补贴鼓励对低收入者到特定医疗机构和特定等级病房的就医，同时投资在公立医院建立困难群体就医补助基金，资助困难群体获得医疗服务；德国对于低收入群体和其他特定群体的医疗救助采用政府资助其参加强制医疗保险计划和在其就医时减免自付费用相结合的方式；英国是在其覆盖全民的"国家卫生服务（NHS）"体系基础上，采用减免困难全体自付部分医疗费用的方式，施行医疗救助。

传统意义上，中国的医疗救助对象是城乡低保家庭成员和"五保户"["五保"即保吃、保穿、保医、保住、保葬（孤儿为保教）]，主要的救助方式是为覆盖对象支付其所发生的医疗费用。

2009年以来，医疗救助制度逐步将其他经济困难的家庭成员

纳入支付覆盖范围。救助方式除了直接支付医疗费用外，还资助覆盖对象参加城镇居民医疗保险或新型农村合作医疗保险，并且对其难以负担的基本医疗自付费用给予补助。

(简伟研)

gōnggòng wèishēng zhèngcè

公共卫生政策（public health policy） 政府为改善社会的公共卫生状况、实现公共卫生目标而确定的一系列行动准则和法律法规、文件及具体措施。主要包括三类。①健康促进政策：即制定健康的公共政策；创造支持性环境；强化社区性活动；发展个人技能；调整卫生服务方向。②疾病预防与控制政策：针对危害人民健康重大疾病的预防控制和对疫情暴发、中毒及生物化学恐怖等突发公共卫生事件作出反应和处理的政策措施。包括公共卫生监测和分析、对突发公共卫生事件调查处理、建立和实施疾病预防和控制项目等。③基本医疗保障政策：包括基本医疗保险政策、基本医疗救济政策、基本医疗福利政策、基本医疗优抚政策等。其建立与发展的目的是，保障居民基本医疗需求、提高人民群众健康水平、促进经济社会发展、满足社会公平的需要。

原则 公共卫生政策的制定应当遵循一般公共政策的原则。①社会进步原则：社会是不断进步的，制定公共卫生政策必须着眼于促进社会进步，不能背离社会文明的发展方向。②社会公正原则：社会公正是人类的追求和现代社会行为的基本准则。制定公共卫生政策必须以有利于促进社会公平为目标，对全社会成员都一视同仁。③社会利益原则：公共卫生政策要把实现社会成员

的共同利益作为核心，始终以社会成员的利益要求为政策的着眼点和落脚点。④连续性原则：公共卫生政策问题的发生一般都有深刻的历史渊源，制定公共卫生政策要以现实条件为基础，注意政策的连续性。

研究过程 公共卫生政策研究的主要过程如下：①政策问题的确认。此为政策制定的起点。其过程一般要经过问题察觉、界定、陈述等几个阶段。当决策者觉察到某一公共卫生问题已引起社会广泛注意和议论，在自己职权范围内确实需要解决时，即将此问题作为政策问题进行研究处理。②政策制定的程序。第一步，确定目标。目标要具体、可行、规范、协调。第二步，设计方案。包括轮廓构想和细节设计两部分。第三步，评估择优。采用一定的标准，将备选方案按优先顺序加以排列。第四步，可行性论证。包括政治可行性、经济可行性、技术可行性和法律可行性等。③政策执行的过程。一项公共卫生政策颁布以后，首先要组织学习和宣传。其次，要制定政策执行计划，根据政策的要求和实际情况，把政策转化为具体的行动细节。再次，试验推广。最后，协调监督与反馈，防止和纠正政策执行落实不到位。④政策评估的程序。分为准备阶段、实施阶段、撰写评估报告三个阶段。准备阶段，任务是确立评估对象和制定评估方案；实施阶段，包括评估信息的采集与综合分析评估两个环节；评估报告，除了对评估结果做客观描述外，还要对评估过程、方法及评估中的一些主要问题加以说明，对评估工作的优缺点进行总结。⑤政策终结。一般有两种情况：一是政策目标已经实现或者政策问题已经解决；二是政策无效或失败，需要新的政策取代。

功能 公共卫生政策的主要功能有导向、控制、协调、管理、分配、规范、中介、监控、再生和动力功能等。①导向功能：公共卫生政策能够有效地将公共卫生事业发展过程中出现的复杂多变、相互冲突、漫无目的的行为，统一到一个明确的发展目标上。②协调功能：一方面，因为各级卫生部门、卫生工作者和卫生服务对象的价值观念、行为动机互不相同、互为影响，故要以公共卫生政策为行为准则，才能协调一致；另一方面，公共卫生事业需要与政府各部门、社会各方面相互协调，才能稳步发展。③控制功能：首先，公共卫生政策的目标决定公共卫生工作的内容，控制着公共卫生工作以实现卫生政策目标为中心。其次，围绕公共卫生政策目标的工作计划内容定得越明确、全面，达到目标事物控制工作效果就越好。④分配功能：公共卫生资源是有限的，每个利益群体都希望在有限的资源中获得尽可能大的利益。公共卫生政策能够调整各方利益，合理有效地配置资源。⑤监督功能：包括对公共卫生政策的制定、实施、调整和终止的各阶段、各环节进行全面的监察和督导。

（马安宁 王象斌 王春平）

àiguó wèishēng yùndòng

爱国卫生运动（patriotic health campaign） 中国各级政府组织，全社会共同参与，以改善社会卫生状况、提高人群健康水平为目标的群众性公共卫生活动，是一项具有中国特色的公共卫生政策。

基本内容 包括：增强卫生意识，讲究卫生，消除"四害"，减少疾病发生，提高健康水平；振奋民族精神，移风易俗，改造国家。工作方式方法：宣传教育与评比检查相结合，以宣传教育为主；经常保持与突击整治相结合，以经常保持为主；治本与治标相结合，以治本为主；块块与条条相结合，以块块为主。基本方针：政府组织、地方负责、部门协调、群众动手、科学治理、社会监督。

随着中国经济社会发展，爱国卫生运动的内容有了重大变化。当前的主要任务是：普及卫生知识、消除"四害"、改水改厕、创建卫生单位（村、镇、县和城市）活动。

特点 ①群众性：这是爱国卫生运动的基础和核心。爱国卫生运动要求广泛动员群众、组织群众参与活动，并让群众在运动中自我教育，自我改造。②创新性：这是中国创造的公共卫生工作方式，创造出了很多行之有效的工作模式，在经济相对落后的情况下，创造了许多公共卫生工作奇迹。③综合性：爱国卫生运动是跨行业、全覆盖的公共卫生综合管理工作模式，工作范围涉及社会生活的多个方面，不仅改造自然面貌，而且也改造人们的精神面貌。④时代性：爱国卫生运动都与当时的社会经济环境紧密结合，在不同的历史时期有不同的主题和工作任务。⑤科学性：爱国卫生运动以普及卫生科学知识为重要使命，逐步形成了完善的管理体系、工作体系。

发展阶段 爱国卫生运动是在技术可行、经济可能的条件下为群众创造一个良好的生活、学习和工作环境，以提高群众的生活质量，防治疾病，维护健康。大致经历了四个阶段。①第一阶段：抗美援朝和反细菌战时期（1952～1954年）。主要任务是粉碎美国的细菌战；集中全力消除传播鼠疫、霍乱、伤寒等传染病的病媒虫害，在城乡开展爱国卫生防疫运动。②第二阶段：社会主义改造和建设时期（1955～1965年）。主要任务是贯彻落实《全国农业发展纲要》，除"四害"，讲卫生，消灭疾病，保护劳动力。③第三阶段："文化大革命"时期（1966～1978年）。主要在农村开展"两管"（管理粪便垃圾、管理饮用水源）、"五改"（改良厕所、畜圈和禽圈、水井、环境和炉灶）。④第四阶段：改革开放时期（1978年至今）。主要以防病保健为重点，把城乡环境卫生的改善，提高全民的卫生文明水平放在首位，开展创建卫生城、卫生镇活动，带动农村改水、改厕和健康教育工作发展。

爱国卫生运动是中国政府根据国情需要，运用国家行政功能，发挥制度优势，以群众运动的方式，组织实施的规模宏大、卓有成效的社会卫生系统工程。在改善中国人民生活环境、控制疾病滋生和蔓延、提高全民族健康素质、促进文明建设等方面都发挥了重要作用，得到了群众的广泛认同，赢得了国际社会的高度评价。它的发展和成就反映了中国卫生工作的特色。

伴随高速发展的城乡建设，诸多如社会、卫生、生态等问题正逐渐成为威胁人类健康和社会和谐的重要因素。在世界卫生组织的倡导下，世界上许多国家和地区已经开始进行健康城市、健康镇、健康农村、健康岛屿的行动规划，旨在推动以人为本的人与自然和谐发展。卫生运动与群众运动相结合的工作模式，是经

济社会迅猛发展时期卓有成效的社会卫生管理方式，符合国际上解决重大公共卫生问题和重大疾病防制问题的发展趋势，符合中国的基本国情和现阶段的工作需要。

爱国卫生运动有力改善了城乡环境卫生面貌，显著提升了群众文明卫生素质，极大提高了全民健康水平。2017年7月5日，世界卫生组织向中国政府颁发"社会治理杰出典范奖"，以表彰中国爱国卫生运动取得的辉煌成就。

（马安宁 张艳丽 瞿建俊）

wèishēng jìhuà

卫生计划（health planning） 以卫生资源为基础、以提高卫生服务能力为手段、以保护和发展人民健康为目的而制定一系列干预措施及其行动方案的过程。常见的卫生计划可分为卫生发展计划、卫生机构计划及卫生项目计划三类。卫生发展计划指在一个国家或地区环境和资源允许的范围内，为改善居民健康状况，提高居民健康水平，按照一定的目标为居民提供必需卫生服务所采取的措施、方案。卫生机构计划指为了实现组织机构的目标而制定的一系列行动方案。卫生项目计划指在特定时间内，应用一定的资源，针对具体的卫生问题，为实现特定目标所采取的干预措施或行动方案。

制定原则与依据 中国制定卫生计划需要遵循的原则包括：与国家的社会经济发展相适应原则、与社会主义市场经济体制相适应原则、公平与效率兼顾原则、均衡发展与突出重点相结合的原则、成本与效果相统一的原则。制定卫生计划的依据包括：国内外卫生发展的理论、相关政策及卫生发展趋势，当地社会经济发

展水平及发展规划，当地人群健康状况、卫生服务水平及拥有的和潜在的卫生资源状况。

制定程序 计划的制定因内容的不同而异，但基本程序大同小异。计划的基本程序包括形势分析、确定目标、制定策略和方案、确定实施具体措施、监督和评价、编制活动预算和确定活动进度。

形势分析 对区域内人群健康状况、卫生服务及其影响因素，以及这些因素的性质、范围、作用和变化作出全面正确的分析判断。目的在于找出本地区的主要卫生问题，确定卫生投资重点，为计划的制定提供依据。不同类别的计划形势分析的内容不同。一般来讲，卫生发展计划的形势分析包括对区域自然生态环境和社会经济形势、社会经济发展政策及卫生政策、人口增长和结构变化、居民健康状况和卫生服务需求、卫生资源配置和利用效率分析等情况。所需要的具体信息包括：①社会经济基本状况，包括经济发展水平（如人均国内生产总值、人均国民收入、人均国内生产总值年增长率、就业率、城市化程度等）、人口指标（如人口总数、农业人口数、人口自然增长率、老龄化系数等）、文化教育（如成人识字率、适龄儿童入学率等）、政策状况（如政府对卫生工作承诺的决定、卫生总费用占国内生产总值的百分比、享受各类医疗保险的人口比例等）、生活条件（如安全饮用水普及率、卫生厕所普及率、人均住房面积、恩格尔系数等）等。②卫生资源情况，包括卫生机构、卫生设施、卫生人力和财力资源。③卫生服务状况，包括卫生服务（医疗服务、预防保健服务、康复服务）

数量、卫生服务的质量及对卫生服务的利用情况。④人群健康状况，包括人口动态（粗死亡率、婴儿死亡率、5岁以下儿童死亡率、孕产妇死亡率、前10位死因构成、平均期望寿命等）和疾病和伤残状况（如主要疾病的报告发病率、患病率、伤残率等）。

确定目标和指标 目标是组织活动要达到的最终结果和效果，是计划的关键一环。只有有了明确的目标，才能明确组织的行动方向；阐明各项活动与结果间的联系；明确工作的理由；表达工作的期望；加强了承诺；明确所需的合作。目标是评价的依据、控制的标准和决策的前提。确定目标时要注意目标的特征，即时间性、可测量性、可考核性。目标的时间性指确定目标时一定要明确在什么期限内完成这些目标。目标的可测量性即要求目标一定是可以测量的，其可测量性反映在具体的指标上。目标的可考核性指除目标的时间性和可测量性外，还应明确组织内每个个体对目标的实现应该负什么责任。这就构成了目标管理的基础。确定目标时，还要注意明确目标的层次和等级体系。目标等级体系包括总目标、政策目标、项目目标、资源目标、实施目标；确定目标时，还要明确目标的内涵，包括5W1H，即目的（why）；目标内容，针对的问题和性质（what）；目标人群是谁（whom），行动的领导者、操作者和实施者是谁（who）；目标人群所分布的地区（where）；完成活动的期限（when）；数量和质量的标准是什么（how many；how much）。同时要明确目标的效果，即目标实现的程度。指标是对目标的细化，测量指标可以反映目标的实现程

度。因此指标的设立要紧密围绕目标，要注意其可靠性、灵敏性和特异性。根据目标的等级和层次，常见的卫生指标包括卫生政策指标（如政府出台的社会保障政策）、卫生资源指标（如每千人医生拥有率、人均卫生经费）、卫生服务指标（如孕产妇系统管理率、儿童系统管理率）和人群健康指标（如婴儿死亡率、孕产妇死亡率）。

制定策略和方案 首先需要制定备选方案，目的是提出尽可能多的对策和备选方案以解决存在的问题，确保目标实现。备选方案的内容包括：方案的主要特征、描述主要服务内容、被利用的资源种类、估计各种备选方案的成本和代价、对危险因素和障碍因素的估计、方案本身的优缺点。其次，需要对限制因素进行分析。目的是找出限制规律，以便采取相应对策。分析内容一般要将问题系统本身在发生发展过程中的每一环节都有可能出现情况、发展规律，疾病的严重程度、复杂程度等，以及实施系统的限制因素，属于客观因素，包括人、社会经济环境等两方面的内容进行综合分析。最后，通过对策略方案的评价进行选择。评价方法包括技术效果分析、成本效果分析及管理可行性分析。

确定实施具体措施 措施是在策略的指导下实现目标的具体手段和方法。首先，计划中所采取的措施必须与策略和目标相一致。此外，与策略相比，措施更应强调具体、可行和可操作。

监督和评价 计划的具体实施中要注意：确保所设计的方案中的活动都得到实施，确保这些行动以正确的顺序实施，确保重点任务首先得到实施，确保工作

人员能将自己的工作与他人的工作协调起来，达到最大的效果。为了达到上述目的，在实施过程中，管理部门要对计划的实施及时进行监督和评价。监督和评价应该贯穿规划从制定到执行的全过程，包括对规划的适宜性、充分性、进度、效率、效果及对健康的作用进行分析。区域内还建立年度评价的机制，以指导当前和未来计划活动的人力与财力的分配。根据监督、评价结果，可能需要对规划做出调整或修订执行进度。计划中要明确监督评价的对象、内容、层次、频度和方法。

编制活动预算 预算是用财政术语（如收益、支出和资本）或非财政术语（如提供量）来说明预期成果。有时人们把预算说成是货币化的计划。编制活动预算的基本思路：详细列出各种卫生服务的提供量或项目活动量；测算每个活动各种卫生资源的投入量；并用货币的形式将这些资源表示出来；根据实施计划，进一步汇总所需的一次性投资及经常性费用；落实经费来源。编制活动预算要注意三点：预算一定要与计划中的活动紧密结合、预算要具体、预算要准确。

确定活动进度 制定活动日程表，是为了使组织中每个工作人员明确何时该完成什么样的工作，并协助工作人员有效地安排时间。活动时间图（甘特图）是最常用的活动日程表。

意义 ①明确发展方向：通过卫生计划，可以给出特定区域、系统、机构、组织的发展方向，更好地促使有关人员展望未来，预见变化，考虑变化的影响，制定适当的对策，减少外界环境变化带来的冲击，使不确定性降到

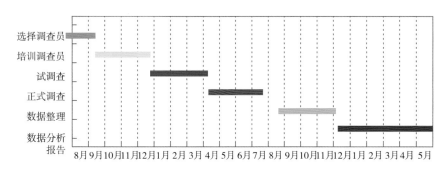

图 现场调查的活动时间图——甘特图

最小。②为控制活动提供标杆：卫生计划设立了各类卫生活动所需达到的目标和标准，由此可以通过一系列的控制活动，将各类卫生活动实际取得的卫生成效与既定的目标或标准进行比较，发现存在的偏差，采取必要的校正行动，有利于组织目标的实现。③统筹卫生资源配置，协调各类卫生活动：每个卫生机构都有发展的要求，并会采取相应的卫生活动，包括基础建设、人才培养、服务提供等。良好的规划可以统筹协调这些机构的活动，通过比较甄别和指定活动承担机构等方法去除某些重复性和浪费性的卫生活动，有利于更经济地进行管理。④统一思想，促进工作协调：卫生计划能使所有有关人员了解某项卫生活动的目标、资源和障碍，以及达到目标所要采取的行动，在此基础上，有关人员就能开始协调他们的工作，互相合作，结成团队，避免走弯路，从而提高实现目标过程的效率。

(郭 岩)

qūyù wèishēng guīhuà

区域卫生规划（regional health planning） 在一定的区域范围内，根据自然生态环境、社会经济发展、人群疾病负担、主要卫生问题和卫生服务需求等多方面因素，确定区域内卫生发展目标、模式、规模和速度，统筹规划、合理配置卫生资源，改善和提高区域内卫生服务质量和数量，向全体居民提供公平、有效卫生服务的整体发展战略。实行区域卫生规划的目的是从各地的实际出发，优化配置、有效利用资源，改善和提高医疗预防保健综合服务能力，逐步满足人民群众日益增长的健康需求。区域卫生规划的周期一般为5年。

任务 主要包括以下几方面。

确定区域卫生发展目标与发展策略 在对历史、现状及未来发展分析研究的基础上，正确选择今后若干年内区域卫生工作的指导思想和奋斗目标，目标的选择既要符合国家卫生工作方针和卫生事业发展总目标，又要符合当地国民经济和社会发展总体规划以及居民对卫生服务需求。正确选择实施卫生发展目标的策略是区域卫生规划的关键，通过形势分析来确定主要卫生问题和优先领域。同时，遵循均衡发展，突出重点，按照公平与效率、成本与效果相统一的原则来选择基本发展战略和重点领域。均衡卫生中发展战略主要实施三级预防策略，即以健康促进为目的的经济有效的干预措施来防止疾病发生的第一级预防；早期发现、早期诊断和早期治疗以防止或减缓疾病发展的第二级预防；对症治疗防止伤残和促进康复的第三级预防。

优化卫生资源配置 优化资源配置是现阶段区域卫生规划的核心，是经济体制转型时期卫生事业改革和发展的难点与重点。当前要从实际出发，以增量优化配置为重点，分阶段、有步骤地进行不合理的存量调整，根据卫生服务供给和需求分析，确定失衡原因，正确选择资源优化方式，逐步加以调整。为了实现资源优化配置，必须积极探索优化资源配置的途径与方法。

加强区域卫生规划与管理能力 ①建立统筹规划、协调、全行业管理的机制。②建立资源配置的管理和约束机制。③加强区域卫生规划的宣传，形成共识。④建立健全信息系统，加强统计信息资料的收集、整理和分析。⑤加强区域卫生规划及其相关的改革政策研究与试点。实行区域卫生规划，需要一系列配套的政策和改革措施。

制定的程序 主要包括以下几步。

形势分析 对区域内人群健康状况、卫生服务及其影响因素，以及这些因素的性质、范围、作用和变化做出全面正确的分析判断。内容包括对区域自然生态环境和社会经济发展、人口增长和年龄结构变化、居民健康模式转变和卫生服务需求、卫生资源配置和利用效率等情况进行调查分析和变化趋势的预测。形势分析要从卫生服务供需双方入手，不仅要对卫生服务供方，包括医疗、预防、保健、康复等服务范围、水平、费用和利用效率，更主要的是对社会经济发展、卫生服务和其他有关因素导致居民健康、疾病模式的变化进行详尽分析。通过健康需求与服务供给之间，以及与其他区域之间的比较，找出存在的问题和差距。形势分析要依靠信息的支持，区域卫生信息系统在信息收集、分析与提供有关决策依据等方面发挥重要作用。

确定主要卫生问题与优先领域 通过形势分析，发现存在的卫生问题，按问题的严重性排序，决定哪些问题是本区域主要的卫生问题。现阶段确定主要卫生问题的基本原则：引起居民过早死亡或危害居民健康、造成健康损失的主要疾病及危险因素；这些疾病的病因学和流行规律已基本清楚，并有符合成本效益的干预措施；能够制定目标和指标加以测量、监测和评价，并具有达到这些目标和指标的社会经济条件和资源能力。除此之外，还应根据区域使用政策、干预措施和利用资源的能力来调整主要卫生问题的优先级，那些社区认为是重要和关心，最常见、最严重，并随时间变化频率上升的卫生问题是优先考虑的领域。

制定区域卫生发展战略目标和指标 实施区域卫生规划，首先要求各地在对历史、现状及未来发展分析研究的基础上，确定今后若干年内区域卫生发展目标。中国不同区域自然生态环境、社会经济发展不平衡，所面临的主要卫生问题不尽相同，因此，区域卫生发展目标的选择既要符合国家卫生工作方针和卫生事业发展总目标，又要适应当地国民经济和社会发展的总体规划及居民对卫生服务需求，提出本区域可以量化的目标、指标。建立目标、指标要注重正确处理历史与未来、内涵与外延、局部与整体、有利条件与制约因素、科学性与可行性的关系，因地制宜、量力而行。

区域卫生发展战略和干预策略的选择 区域卫生规划的目的就是要找出最有效率和效益的途径去提高健康状况，正确选择实施卫生发展目标的途径、手段和方法是区域卫生规划的关键。选择发展战略和干预策略应该是多学科、多领域和多部门的共同参与，要立足过去的经验，着眼于未来。不论区域所面临的主要卫生问题是传染病，还是慢性非传染性疾病的问题，都应该采取综合防治策略，争取通过符合成本-效益原则的干预措施和选样均衡的发展战略和重点领域，公平地向全体人民提供质量好，国家、集体和个人都承受得起的卫生服务。

不同策略适用于疾病的不同阶段，需要不同的资源，由不同的机构以不同的成本去实施，产生的健康效益也不同。为了更好地预防和控制疾病的发病率、病死率及致残率，应该对各类疾病的三级预防措施进行分析，选择更符合成本-效益的干预措施。许多疾病的控制可采取第一级和第二级预防措施，不少干预措施可在医务人员的指导下以较低的成本在社区进行。在区域卫生规划中，应首先重视第一级预防，第二级预防（通过首诊接触，疾病与危险因素筛查）可能对某些疾病有效，但必须在确实符合成本-效益的原则下谨慎地进行。随着中国疾病流行模式的变化及慢性疾病对卫生保健负担的增加，医疗服务无疑会越来越重要，但是，重点仍应放在效率更高、更符合成本-效益原则的第一级预防，而不是第二级、第三级预防上。

区域发展战略目标和干预策略的选择要与卫生工作方针相一致。在中国，应突出农村卫生、预防保健和中医药三大战略重点，强化基本卫生服务和社区防、保、医、康和卫生管理一体化，走以内涵发展为主、内涵与外延相结合的发展道路。区域卫生规划在发展模式上，要从扩大规模为主，转到提高服务质量和效率为主，调整结构，优化资源配置，提高卫生服务的综合效益；在重点选择上，把农村卫生、预防保健、振兴中医药作为长期战略重点，加强基层卫生，突出社区卫生服务；在策略导向上，强化政府对人民健康的责任，动员全社会参与，建立和完善多层次的医疗保障制度，公平普及基本卫生服务；在发展的根本措施上，依靠科技进步、人才培养、改革政策、完善法制、增加投入、强化管理，实现卫生事业的健康、持续、协调发展。

制定实施计划和经济预算 制定了目标与指标，选定了策略后，便要制定实施计划。实施计划要求明确某一项活动在哪一级、由什么机构、用什么资源（房屋、设备、人员、经费）、采用什么方法来完成。县、乡级按照区域卫生规划和资源配置标准制定年度执行计划，并按计划编制预算。根据实施计划，汇总所需的一次性投资及经常性费用，并落实费用来源。

区域规划的实施、监督和评价 实施规划是制定规划的唯一目的，规划的科学性、正确与适宜程度也只能在实施中得到检验，并不断地修正、补充和完善。要实施好规划，必须做到组织落实、政策落实、技术措施落实、任务落实和经费落实。在实施过程中，区域卫生委员会和各级卫生行政部门要对规划的实施进行监督和评价。监督和评价应该贯穿规划从制定到执行的全过程，包括对规划的适宜性、充分性、进度、效率、效果及对健康的作用进行分析。区域内还要建立年度评价的机制，以指导当前和未来计划活动的人力与财力的分配。根据监督、评价结果，可能需要对规划做出调整，或修订执行进度。调整后的规划，由区域卫生委员会审核批准后实施。

意义 区域卫生规划是从区域和人群出发，以居民的主要卫生问题为规划依据，规划以居民健康指标为目标，而不是以床位、人员增长为目标，正确地确定区域卫生发展的目标和方向，促进卫生事业健康、有序、持续、协调发展。区域卫生规划以优化配置区域卫生资源为核心，围绕区域人群健康目标这个中心，对区域各项卫生资源"规划总量、调整存量、优化增量"，特别是对存量卫生资源从结构、空间分布上进行横向和纵向调整，推行卫生全行业管理，按照公平、效率和效果兼顾的原则合理配置，使有限的卫生资源得到充分的利用。区域卫生规划采取"产出决定投入"的计划模式，要求采取的干预措施要符合成本－效益原则，以推动卫生资源向成本低、效益高的卫生服务领域流动，更好地提高卫生事业的社会效益和经济效益。区域卫生规划着眼于提高卫生系统的综合能力，明确了各层次各类卫生机构的地位、功能以及相互协作关系，形成了功能互补、服务综合、整体发展的卫生服务体系。区域卫生规划从编制、实施到评价有其一套科学的管理程序。重视卫生管理体制、管理制度、技术措施和运用机制等方面的改革，注重建立管理信息系统，并且充分利用这个系统为规划服务。

（简伟研）

jiànkāng lúnlǐ
健康伦理（health ethics） 调整人与人、人与自然、人与社会以及人与环境之间的关系，使之适应人类健康需要的伦理准则和道德规范的总和。健康伦理所涉及的内容随着医学模式和医疗科技的进步在不断增加。20 世纪以前，健康伦理主要是指卫生服务提供方与患者之间的关系，希波克拉底的思想精髓统治健康伦理核心价值观近 2000 年。随着生物科学与生物技术如器官移植、遗传学、分子生物学等技术和学科的发展进步，生命伦理学成为健康伦理的又一个维度。同时，随着世界卫生费用的快速增长，以及卫生服务需求和卫生资源之间的差距，卫生政策伦理进入健康伦理范畴。在世界卫生组织倡导"健康是人的基本权利"之后，维护人的基本权利、促进健康公平逐渐成为健康伦理的重要内容。

基本原则提出的依据 ①健康是人的道德权利。第一，健康是人的基本权利。世界卫生组织章程指出，健康是每个人的基本权利之一，也是其他权利的前提和基础。这是因为人类在与自然和社会的斗争中，为了求得自身的生存和发展，必须进行物质资料的生产，这就需要强壮的体魄，健康也就成为人类生活的基本需要。第二，健康是人的平等权利。健康是人类每个个体都必须具有的，而不是某些人的占有物和少数人的特权。健康权利对每个人来说，不因国籍、肤色、宗教、信仰、性别、年龄而不同。第三，健康是人的普遍权利。它不受地区、自然条件、生产力水平高低、人口密度等因素的影响，存在于一切与健康有关的农业、工业、交通运输、文化教育等社会、经济活动中。②健康不仅与医学发展密切相关，而且与社会因素关系十分密切。文化、经济、政治、社会分层与社会结构、生态环境等一系列社会因素对健康产生重要影响。

基本原则 ①维护人类健康：健康是每个人的基本权利，是全世界的一项目标。保护人民健康，实现人人健康的目标，是健康伦理的一项重要基本原则。②优化生存环境：人类在与生存环境的斗争中发展自由的同时，健康受到了生存环境恶化的严重威胁，包括自然环境和社会环境的威胁。例如，资源的日益贫乏、粮食危机、人口爆炸、生态环境遭到破坏、战争、种族冲突、国家政治制度与体制等环境的影响。消除或限制威胁人类健康的自然和社会因素，优化人的生存环境也是健康伦理的基本原则之一。③全社会支持：健康应受到全社会的重视，不仅仅是卫生部门。正如《阿拉木图宣言》中指出的那样："除卫生部门外，还涉及国家及基层的各有关部门及方面，特别是农业、食品、工业、教育、住宅、群众工作、交通以及其他部门，并要求所有这些部门的协作。"为此，需要国际社会、国家和集体，各国各部门通力协作，把健康作为社会经济发展的最终价值取向之一，政策导向一致，共同承担维护人类健康的责任。④人人参与：人人应当树立正确的生态观和行为，维护个人健康，不损害他人健康，并尽自己所能增进他人健康。总体来说，健康伦理遵从以下几个核心词汇：公平、正义、权利、平等、全社会。因此，健康伦理的基本原则也是健康伦理的本质和核心。

（简伟研）

wèishēng cèlüè

卫生策略（health strategy）

为实现既定卫生目标采取的途径、手段和方法。卫生策略与卫生政策相互联系，又有区别。卫生策略是卫生政策的一种。卫生政策是国家对卫生资源的使用进行合理的控制和最优化的配置，从而使有限的卫生资源发挥最大的功用，真正实现维护人类健康利益目标所采取的一系列有计划的措施和行动的总称。卫生政策体现的是改善卫生状况的目标，目标的重点以及实现重点目标的主要行动路线。卫生策略是在一系列制约下，为达到某一理想和愿望对决策系统未来目标和方向所作的选择。卫生策略是以卫生政策为基础，实施某项卫生政策所必需的主要行动纲领。

卫生策略包括社会卫生策略和其他卫生策略。社会卫生策略是根据健康状况评价和影响健康因素的研究，找出需要优先解决健康问题，通过政治、经济、法律、规章制度等渠道，采取卫生立法、卫生规划和社区卫生服务等手段，改善社会卫生状况，从根本上解决影响人群健康的不利因素，实现医学保护人群健康，提高人群健康水平的目标。简言之，社会卫生策略即是根据社会卫生状况，针对卫生和健康问题所采取的一系列综合干预措施，通常包括合理配置卫生资源，科学组织卫生服务和突发性公共卫生事件应急机制，发展医疗卫生事业，研究与保护人群健康事业的政治、经济、法律和文化教育等方面的策略与措施。其目的就是要通过这一系列策略与措施的

实施，实现社会卫生状况和人群健康状况的根本改善。

卫生策略方案的拟定包括设计、论证和合法化三个阶段。卫生策略方案的设计是一个动态的过程，可以分为设想、分析、初选、评定、淘汰等环节，从而制定出备选方案。在制定由备选方案组成的方案库时，应遵循：拟定的所有方案都应进入方案库；方案之间必须互相排斥，不能相互包含；拟定的方案需要考虑经济、技术及政治的可行性。而方案的选择，应最大限度地实现卫生政策目标，能够最少地消耗各种卫生资源，能够对多种风险具有最大的应变性，能够在政策实施中产生最小的负面效应。影响较大的方案在初步选定后，还要进行试点，以期发现问题，进一步完善。方案被选出来之后，需要依照一定的法律程序予以审定，使其合法化，具有约束力。

（郭　岩）

gōnggòng wèishēng cèlüè

公共卫生策略（public health strategy）

针对卫生和健康问题，为提高整个人群的健康水平而提出的一系列解决方式方法和方案。与公共卫生政策不同，公共卫生策略是为了提高整个人群的健康水平，首先预先根据可能出现的公共卫生问题制定的若干对应方案，并且在实现目标的过程中，根据情况的发展和变化来选择相应的方案或制定出新的方案。

特点　①针对公共卫生问题：公共卫生策略根据公共卫生问题的类型和严重程度，以及产生的原因，提出改善社会卫生状况，提高人群健康水平的综合性、社会性策略与措施。即社会医学"处方"。②以消除健康危险因素和保护人群健康为目的：公共卫

生策略是以提高健康为目标，所干预的对象是影响健康的危险因素。目的是要通过综合性措施的实施，减少或消除健康危险因素，提高人群健康水平和生命质量。③强调群体策略：公共卫生策略的目标是整个社会人群。所有措施均面向群体，而不是特定个体。在公共卫生策略的制定与实施过程中，特别重视某些特定的高危人群及弱势人群，如老年人、妇女、儿童、贫困人口和残疾人等。④注重综合性措施：健康危险因素的作用往往是非特异性的。不同的健康危险因素产生的原因、存在方式和作用机制千差万别。公共卫生策略必须从预防发生、控制发展和保护人群等方面采取综合性的措施。

变化　随着社会经济的进步和卫生事业的发展，全球卫生状况和主要卫生问题不断发生变化，公共卫生策略也在进行相应的调整。20世纪中后期，随着全球经济的快速发展，慢性非传染性疾病逐渐成为威胁人群健康的主要公共卫生问题。进入21世纪后，人群健康又面临新的问题。主要表现为，发达国家死亡率不断下降且下降速度加快，以艾滋病为代表的新传染病发病率上升，成人与儿童死亡率出现分离现象，存在一些被低估的潜在危险因素及健康方面持续的社会不平等。针对这些挑战，世界卫生组织于2002年提出了未来世界卫生发展的六个目标：改善健康状况，提高人群平均健康水平是卫生系统的首要工作；减少健康分布不平衡，改善卫生资源的分布；提高对合理期望的反应性，倡导尊重个人和以服务对象为中心；提高效率，使用可利用的资源，最大限度达到卫生系统的目标；预防

个人、家庭和社区的财产损失；提高卫生服务提供及筹资方面的公平性。

制定步骤　主要包括四步：①发现健康问题，对群体不健康状况、群体亚健康状况及群体健康状况进行评价。②寻找健康问题的原因。③确定需要优先解决的问题，此问题必须符合客观实际、有解决的可能性、符合政治事件发展的规律。④制定社会卫生策略，包括卫生目标确定和卫生策略方案拟定。卫生目标是政策制定者要实现的一种理想状态和衡量目标实现的一系列指标。目标与要解决的卫生问题密切相关。卫生策略方案的拟定包括设计、论证和合法化三个阶段。

(马安宁　王春平)

wèishēng xiàngmù

卫生项目（health program）　一个卫生组织为实现既定的目标，在一定的时间、人员和其他资源的约束条件下所开展的有一定独特性的、一次性的工作。只要是为创造特定的卫生产品或服务而开展的一次性活动，均属于卫生项目的范畴，如建设一所医院、开发一种新药、组织一次医院等级评审；大到全国结核病控制项目、奥运会医疗保障，小到一项对社区卫生服务满意度的调查、组织一次义诊活动；开发一种新技术、提供一种新服务或建立一种制度、开展一项科研活动等。

无论项目的规模大小和性质如何，从本质上说，卫生项目都具有如下特性：①目的性。任何项目都有明确的项目目标。②独特性。项目所生成的产品或服务与其他产品或服务相比具有独特之处。③一次性。又称时限性，是指每一个项目都有自己明确的起点和终点，而不是不断重复、

周而复始的。项目的起点是项目开始的时间，项目的终点是项目的目标已经实现，或者项目的目标已经无法实现，从而中止项目的时间。项目的一次性与项目持续时间的长短无关，不管项目持续多长时间，任何一个项目都是有始有终的。④制约性。每个项目都在一定程度上受到客观条件和资源的制约，最主要的是资源的制约，如人力资源、财力资源、物力资源、时间资源、技术资源、信息资源等各方面资源的制约。⑤其他特性。如创新性、风险性、项目成果的不可挽回性、项目组织的临时性等。

一般卫生项目可划分为概念（conceptual）、设计（design）、实施（implementation）和终止（termination）四个项目阶段，这四个阶段构成了卫生项目的生命周期。概念阶段主要包括需求识别，提出项目建议书，开展项目可行性研究并作出项目决策；设计阶段包括项目集成计划，项目专项计划的制定，项目产出物的设计和规定，项目工作的对外发包与合同订立；实施阶段包括项目控制标准的制定，项目实施工作的开展，项目实施中的指挥、调度与协调，项目实施工作的绩效度量与报告，项目实施中的纠偏行动；终止阶段包括项目的完工工作，项目的交付工作。

(郭　岩)

yīliáo fúwù

医疗服务（medical service）　各级各类医疗机构及其医务人员运用各种卫生资源为社会公众提供医疗、保健和康复等服务的过程。目的是通过为人民群众提供安全、有效、方便、价廉的医疗卫生服务，保障人民群众健康，提高劳动者的生产能力，促进社会生产

力的发展。医疗服务是一项医学实践，是一种特殊的职业活动。

特征　医疗服务作为"服务"的一种，具有一般服务的特征。①服务是无形的，在服务提供之前，服务看不见、尝不到、摸不着、听不见、唤不到。②服务于服务提供者不可分，服务提供过程总是以服务提供者为载体，这区别有形的产品——不论生产者是否存在，有形的产品可以独立存在。③服务的易变的，随着其服务对象的个性化需求以及服务提供的时间和空间的差别而变化调整。④服务是不可储存的，总是在提供者提供的同时就被消费者消费掉。除了上述"服务"的一般特征，医疗服务还有其区别于其他服务的特点，具体如下。

具有高度的专业化　医疗服务的提供者须经过多年严格的医学教育，具备相应的专业知识和技术水平。随着近现代医学及相关科技的发展，人们对医疗服务方式、过程和结果不断提出新的需求，医疗服务专业化程度不断提高，严格的医疗服务提供者准入制度逐步形成。多种现代科技设备不断进入医疗领域。医疗系统牵涉的部门越来越广泛而且日趋复杂，医疗服务逐渐发展成为众多专业人士共同参与、多个部门共同协作的业务。

服务提供方在医疗服务提供过程中占主导地位　与一般商品不同，人们得病后寻求医疗服务时，往往不知道自己需要什么样的服务以及需要购买多少服务，因而需要找到专业人士——医生——咨询以便确定需要购买的服务产品及数量。医生利用自己的专业知识根据病人的病情作出判断，然后列出该患者需要购买服务的清单，即所谓的"处方"。患者根

据处方来"购买"医疗服务。更有甚者，有些医疗服务的效果很难评价，于是，患者在"消费"了这些服务后，并不清楚自己的"收益"有多少。换句话说，患者对于医生医疗质量往往缺乏评价能力。

需求弹性偏低　对于医疗服务而言，尤其是急性病和危及生命的危重症，人们希望尽快恢复健康或挽救生命，不惜"千金散尽"。在一个缺乏健康保障体系或者健康保障体系不完善的社会，因病致贫和因病返贫的情况比比皆是。另外，需求弹性低使得患者就诊时往往处于"有求于"医生的状态，这使得医患关系有别于一般商品交易中买卖双方的"对等"关系。更值得注意的是，当需求弹性低和医生在服务过程中的主导地位相结合，患者在医疗服务提供和构成中的"弱势"就更为明显。

突出地强调质量和安全　医疗行业"健康所系，生命相托"，医疗服务提供过程直接关系患者的健康和生命，稍有不慎，后果可能极为严重，医疗服务提供者肩负的责任不可谓不重。也正因为如此，一方面，医疗行业强调严格的操作规程；另一方面，古今中外的医疗行业都有着独特的"职业精神"，要求医疗工作者珍视生命，强调医生的道德操守。

分类　按照医疗服务提供方式，可分为门诊服务和住院服务。

按照病情的急切程度，可以分为急诊服务和非急症服务。一般的医疗机构都会安排24小时不间断的门诊急诊服务，为非工作时间的患者提供医疗服务服务。同时，政府和社会医疗组织会安排"院前急救"服务，为意外伤害的病例提供紧急救治，并及时将患者送往有救治能力的医疗机构。

从保障级别来分类，还可以分为基本医疗服务和非基本医疗服务。基本医疗服务是指根据当地的经济发展水平，确定适宜状态的最高医疗服务提供水平，可随着经济水平的变化而变化。而非基本医疗服务是除基本医疗服务外，其他患者意愿获得的与其疾病治疗相关的服务。在提供特需医疗服务的医院中，特需医疗的医疗费用比基本医疗服务费用高很多。在加拿大等国家的医疗保障体系中，非基本医疗服务不纳入其政府建立的保障体系中。这些不被纳入的服务一般包括整容、视力矫正等。

从服务的广度来分类，可以分为专科医疗服务和综合性医疗服务。专科医疗服务提供者专长治疗某种特定类型的疾病，而综合性医疗服务的提供者收治的病例类型广泛。

研究内容与指标　医疗服务研究的重点与医疗服务的特点相对应，即如何激励医疗服务提供者提供适宜的医疗服务、如何降低患者的疾病经济负担、如何保障医疗服务的质量和安全以及如何在医疗服务管理中合理安排政府的责任等。上述这些研究内容，都需要关注医疗服务的投入、产出和相关机制，设计医疗服务的效率、产出、质量、安全等各方面的指标。产出指标一般是服务量（如门急诊人次、出院病例数等）。而效率指标按照不同目的有不同的定义，通常包括医疗费用、住院时间、等候时间、床位周转率或病床使用率等。医疗服务质量和安全的指标包括治愈率、好转率、出入院诊断符合率（门诊－检索）、医疗事故发生率、医院感染发生率等。

值得注意的是，疾病类型成千上万，且不同的医疗服务提供者收治的病例类型往往差异很大，很难直接比较不同医疗服务提供者之间产出、效率和质量，这是医疗服务领域管理的难点所在。为了解决这个问题，国际上通行的做法是对不同的病例进行"风险调整"。风险调整的基本方法是将同质病例进行分类组合，然后根据病例类型的特征给不同类型的病例赋予不同的"权重"。风险调整后，同类病例可以直接比较，不同类的病例比较时以其权重作为调整因子。

（简伟研）

ménzhěn guǎnlǐ

门诊管理（outpatient department management）　通过有计划的组织管理实现医院门诊工作的有效开展，让所有门诊患者获得适宜卫生服务的过程。门诊管理的基本职能是保障卫生机构门诊服务功能的良好实现。门诊是医院和患者接触时间最早、接触人数最多的部门。门诊的主要任务一般包括四个方面：一是开展门诊诊疗，并安排不适宜门诊诊疗的患者接受住院治疗；二是传染病病例处理；三是治疗转诊来的病例；四是开展计划免疫和健康教育等公共卫生工作。

提供门诊服务的机构一般包括三类。①医生诊所：在西方国家，医生诊所是提供门诊服务的主要机构，尤其是在医院一般不提供门诊服务的欧洲国家。医生诊所中提供服务的是独立开业的医生。②医院：中国的医院一般都提供门诊服务。往往主治医师及以上级别的医生可以在医院的门诊部独立提供门诊服务。西方国家的医院一般只在"急诊"时提供门诊服务。③紧急医疗中心：在美国，各种各样的"紧急医疗中心"约15 000个。这些中心一般也是提供急诊服务的。尽管它们的设备和条件一般没有医院急诊科好，但是也有符合执业资格的医生提供服务。在紧急情况下，患者可以选择就近的"紧急医疗中心"得到第一时间的处理。

提供门诊服务的机构不同，门诊服务的内容有差别，门诊管理的内容和方式也不尽相同。总体而言，一般提供门诊服务的机构，其门诊管理的工作都包括五个方面。①门诊布局和门诊患者诊疗流程的安排。②办理门诊患者医疗事务，配合病案统计做好门诊登记和病案管理的工作。③协调不同类型提供门诊服务的机构，建立并执行门诊转诊制度，让不同类型门诊患者根据病情需要获得适宜的医疗服务。④安排传染病或疑似病例隔离、消毒和上报工作。⑤与其他卫生相关部门和组织联系，协助其完成卫生服务管理的相关工作。

对于规模较大的医疗机构，其门诊管理还包括组织各临床科室和医技科室开展门诊诊疗工作，以及组织医院不同部门协作完成预防、保健、康复和健康教育等任务。对于有教学和科研任务的医疗机构，门诊管理需要配合科研工作的开展，如病例研究观察、特殊患者出院后定期门诊追踪观察和药物临床试验等。

（简伟研）

jízhěn guǎnlǐ

急诊管理 （emergency treatment management） 对医院急诊科业务组织相关工作所开展的管理。目的是保障医院急诊服务顺畅开展，并实现对急诊患者的有效诊治。

急诊服务是指紧急情况下的治疗。它的存在保证了人们在突发疾病、意外伤害时，能在最快时间内得到专业、科学的救治。一般将医院外的紧急救治服务称作"院外急救"。而"急诊"一般专指医院急诊科提供的服务。在急诊科的管理实务中，急诊科24小时提供服务。急诊科的医疗服务工作的特点：①医院急诊室应与院前急救中心（站）建立密切联系。②急诊患者多属急症，危重病例多，因此急诊工作必须保障速度和效率。③需要建立行之有效的呼叫及应召的急救组织系统，以保障在救治疑难危重病例、重大意外伤亡及事故或大规模抢救情况下，及时调度医务人员，调拨急救物品，组织各科协作。④危重患者多有陪同人员，要维持好诊断秩序。⑤急救患者常涉及交通、治安等法律法规相关事宜，需要与相关部门联系和配合。

急诊管理的内容由急诊服务的特征所决定。急诊管理的内容通常包括以下几方面。①急诊科的组织设置和设备配备：在有条件的医疗机构中，急诊科的设置包括急诊科室、抢救复苏室、手术室、监护室、特检室、观察室和中心护士站等部门。②急诊医生的配备及不同科室之间的急诊服务的协调：急诊各班值班医生除了部分由急诊专科医师分担外，各科也派出专科医生承担。一般而言，各个专业临床和医技科室，都有值班医生，以备急诊会诊的需要。有些特殊科室（如产科），本科室即提供急诊服务。③建立符合急救工作要求的规程和制度：例如，抢救室应有足够的抢救空间，配备必需的设备和仪器，在医生到来之前，抢救室护士应根

据病情需要及时紧急处理，详细记录并密切配合医生全力抢救患者。又如，急诊监护室需要根据患者病情确立抢救和监护方案，严密观察动态变化，做好收治和转出患者的各项诊疗记录。④建立紧急预案：遇到突发状况需要较大规模的紧急救援时，能够迅速动员和组织相应的人力物力进行应对，为抢救生命提供必要的保障。

急诊服务的优劣不仅与医疗机构医疗服务技术和危急重症抢救能力相关，还是考验着医院应急反应能力和管理协调能力。有学者认为，急诊管理是医院医疗技术水平和科学管理水平的集中反映。

（简伟研）

jiànkāng tǐjiǎn

健康体检 （health check-up） 对一般的健康个体进行医疗评估与辅助检查并做出医疗诊断的过程。主要是明确是否存在健康问题。健康体检面向社会绝大多数没有主观症状的受检者，以期通过医学检查，尽可能发现不易觉察的疾病或疾病隐患，从而达到有病早治、无病早防的目的。健康体检的内涵有两个基本点：一是健康体检针对的社会群体是健康和亚健康群体；二是健康体检的目的是为了发现早期潜伏在身体内的疾病，以便早期诊断、早期治疗，以达到预防保健的目的。

健康体检的雏形起源于20世纪40年代的美国，由于第二次世界大战后人们对健康的理解和需求急剧增加，1947年美国医药协会首次提出了"健康体检"的概念。一些发达国家已经将"健康体检"的内容、方式、方法、间隔时间以及执业人员资质和行业机构的建设标准等事宜，以法律

的形式固定下来。

健康体检的种类多样，体检单位针对受检者年龄、性别、检查目的的不同推出了多种形式的"体检套餐"，其中包含不同的检查项目，以供受检者根据其体检目的和经济状况进行选择。

中国对健康体检的研究主要侧重于通过分析健康体检机构的现状，对其服务质量及服务模式进行研究。另外，对于健康体检结果应采取的健康措施逐渐成为研究的热点，主要包括基于健康体检结果的健康管理、健康教育及健康促进。

随着社会的进步和人民生活水平的提高，人们对于健康概念的理解更加全面；主动追求健康，定期健康体检，营造健康生活，成为越来越多人的健康选择。健康体检不仅可以使健康人加深对自我身体机能的了解，改变不良生活习惯，避免导致疾病的危险因子产生，还可以帮助人们科学了解和维护健康。

（王志锋）

zhùyuàn fúwù

住院服务（inpatient service）

在医院中住宿、接受持续的医疗服务和管理的一种服务形式，包括诊疗和护理两大部分工作，需要调动医疗机构中医疗、护理、医技、药剂、管理等各个部门，组织协调多种人力和物力共同完成的综合性医疗服务。其对象是那些门诊诊治后认为病情严重需要住院的患者，或者急诊接诊的严重创伤或罹患严重疾患的患者。

住院服务的记载最早可以追溯到公元前230年的印度。公元前291年，在罗马也有一所特殊的寺院为患病者提供住院服务。在北美洲，最早的住院服务可能是1502年西班牙人在墨西哥城建立的 Jesús Nazareno 医院所提供的服务。

在住院服务的发展过程中，护理学先师佛洛伦斯·南丁格尔女士功不可没。她是19世纪中叶提升住院服务质量的积极倡导者和实践者。她带领38名女护士到克里米亚协助救治克里米亚战争中的伤兵。此后，她利用救治伤兵的经验，致力于改进住院服务的流程，改善医院的卫生条件和生活环境。

自20世纪30年代以后，越来越多的专科医生到医院提供医疗服务。同时，医疗技术不断发展，尤其是自然科学和工程学中的诸多技术被应用到治疗领域后，越来越多的大型医疗设备诞生。与小型诊所相比，医院应用大型医疗设备有明显的规模优势，这使得医院成为现代医疗科技的集中地，诸多危重病例通过医院的长期规范治疗和管理而得到救治。于是，住院服务迅速发展。时至今日，住院服务已经成为医疗服务不可或缺的组成部分。

住院服务的特点如下。①系统性：住院服务是医院内特定的环境条件下，为达到最佳医疗服务效果而开展的诊治工作。医患双方活动的主要场所在病房，既要诊治疾病（包括心理治疗），又要协调医患的关系。不仅由本科室医务人员进行诊疗，还需得到其他科室的协同工作。围绕病房的医疗活动，各个支持性部门（如医用耗材、检验检查、药品供应、生活服务等）都需予以充分的配合。②三级医师负责制：为了达到良好的诊疗效果，住院服务一般实行主任医师、主治医师和住院医师"三级医师负责制"。每个科室都按一定比例配置不同级别的医生。不同级别的医生有各自的职责，构成相互配合的工作体系。③连续性：住院服务有别于门诊、急诊服务，在于它能够连续地比较全面地对患者进行观察、检查和治疗，在这过程中得到较实时的反馈。这要求住院服务需要较强的纵向和横向的协调，保持住院服务各个相关环节互相衔接，保持不间断的动作状态。各类岗位都有在班责任者，并建立相应的监督和调控系统。④信息需求量大：住院服务是一项综合性和系统性的工作，需要充分发挥诊疗信息在服务过程中的作用。患者住院期间的诊疗信息，不仅是医务人员制订和调整诊疗方案的依据，也是实施诊疗管理的重要参考。住院诊疗信息以住院病历为基础。病案工作是医院管理工作的重要组成部分。每个提供住院服务的医疗机构，都需要由科室、病案室、主管医疗工作的职能部门共同构成一个诊疗信息工作的网络，适时贮存住院诊疗信息，并及时反馈，便于检索，充分发挥其作用。

（简伟研）

rìjiān shǒushù

日间手术（ambulatory surgery）

选择一定适应证的患者，在1个工作日内安排患者的住院、手术、术后短暂观察、恢复（一般数小时）和办理出院，患者不在医院过夜的手术模式。日间手术的概念由英国小儿外科医师尼科尔（Nichol）提出。这种手术方式开始还不被广泛接受，而外科技术的进步和相关医疗设备的发展，为日间手术的安全有效提供了保障。兼之日间手术有着提升医疗服务效率的优势，逐渐被医生、患者、政府和保险机构所接受。

优缺点　从开展日间手术较

多的国家和地区的实践来看，日间手术的优点主要体现在4个方面：①缩短住院等候时间和治疗时间，使更多的患者得到治疗，提高住院服务效率。②患者在医院环境中逗留时间短，降低了医源性感染的发生率。③由于住院时间缩短和医源性感染的避免，降低了医疗费用。④患者能够及早返回正常的生活环境，减少了心理问题和发生。然而，术后便立即离开医院，也可能增加了患者的风险。国外有日间手术患者出现后患者术后疼痛及恶心、呕吐等不能得到医生的及时处理的报告；甚至有当患者离院后，出现术后并发症，又没能被及时发现和处理的案例发生。为此，一方面，需要对开展日间手术的机构进行必要的资质认定和准入制度；另一方面，日间手术的开展需要执行研究的规范；再者，需要对日间手术的适应证及日间手术患者的出院条件进行严格地把控。

要求　日间手术应在具备一定资质和设备条件的日间手术中心进行，要求有专门的手术间，具备必要的麻醉监护设施及术后恢复病床。另外，日间手术要求有经验丰富的外科医师和麻醉医师的密切协作，还需要专业沟通能力较强的护士做好术前护理、术后护理及随访。同时，需要保证24小时急救体制。

应用　1970年，美国出现了第一个独立的日间手术中心；此后，很多国家开始推广日间手术。在美国，1985年日间手术占所有外科手术的35%，而到2003年已发展到83.5%。在英国，1982年全年住院病例1.51%为日间病例；而到2003年已达到62.5%。在中国香港，2003年日间手术占所有外科手术的比例为42.5%。

从国际上看，日间手术已超过1000种，几乎涵盖所有相关科室，包括各种囊肿、脓肿和血肿的引流，皮损和皮肤癌的切除术，植皮术，乳腺切除、重建术，隆胸或乳腺缩小术，关节镜手术，腕、肘关节置换，骨折切开复位术，手部植骨及肌腱修复，腹腔镜手术，静脉曲张剥脱术，腺样体切除术，阑尾切除术，息肉切除术，外痔切除术，包皮环切术，输精管切除术，疝修补术，宫颈病损切除或活检，白内障手术等。

随着医学技术的发展和进步，日间手术的类型可能还会增加。目前，一些急诊手术（如创伤手术）也被纳入日间手术范畴。在美国，针对一些因本身伴随疾病、或独居老人、或家属缺乏专业护理知识不能及时发现术后患者病情变化者，又出现了"延长恢复期的日间手术"，即患者当日住院和手术后，转至病房或宾馆，由护士或专职护理人员代为看护，逗留23小时再出院。英国皇家外科医生学会就指出，在所有可供选择的外科手术中，有50%最好采用日间手术的方式。可见，日间手术存在很大的发展空间。尤其是像中国这样的发展中国家，日间手术尚在起步阶段，发展空间更为广阔。

（简伟研）

gūxī liáofǎ

姑息疗法（palliative care）

2002年世界卫生组织（WHO）定义为：通过早期识别、积极评估、控制疼痛和缓解其他症状，如躯体、社会、心理的困扰，来预防和缓解身心痛苦，达到改善进展性疾病患者及其亲属生活质量的支持性照护方法。世界卫生组织在界定姑息疗法定义的同时强调

了几个方面：①主要目标是提高生活质量，同时也干预疾病进程。②强调照护的对象是患者及其家人。③主要服务内容为疼痛和其他症状（包括躯体、社会心理和宗教等全方位）的控制和缓解，而且更重视预防。④服务方式是积极的，并且可以用于疾病过程早期，也可以和其他延长生命的治疗，如放疗、化疗等联合运用，而不是接受姑息照护就必须放弃根治性治疗。⑤全面提供支持，以帮助患者尽可能以积极的态度活着，直到死亡，亲人能正确看待患者的疾病过程和离世。⑥承认濒死是一个正常过程，既不刻意加速死亡，也不拖延死亡。

儿童的姑息疗法与成人的姑息疗法是密切相关的，但其仍然是一种特殊的姑息疗法。世界卫生组织将儿童和他们的家人姑息疗法的定义如下（原则也适用于其他儿童慢性疾病）：儿童姑息疗法是对儿童的身体，心灵和精神主动、全面的治疗和护理，也包括对家庭给予支持。疾病一旦诊断，儿童的姑息疗法就随之开始，并继续持续，无论该儿童是否接受针对疾病的直接治疗。

姑息疗法与临终关怀的区别主要是它们服务于不同阶段的对象。临终关怀服务对象为患任何疾病的临终患者，但由于各国对临终的时间界定不同，可以享受临终关怀服务的群体也各不相同。姑息疗法服务对象是如癌症等不治之症的患者及其家属。姑息疗法贯穿进展性疾病的始终，由前期的姑息照护、患者临终阶段的姑息照护（临终关怀）及患者死后对家属的哀伤辅导三部分形成连续的统一体。与临终关怀相比，姑息疗法对预期生存期没有特别严格的限制，从诊断为不可治愈

疾病开始到生命垂危，只要愿意接受姑息疗法，随时均可以成为姑息疗法的对象。

概念形成过程　姑息疗法起源于西方的 Hospice 运动，其最早起源于公元 4 世纪。1967 年，世界第一个现代化的济贫院（Hospice）在伦敦建成，成为姑息机构的雏形。20 世纪 70 年代以后，姑息机构逐渐发展壮大。1982 年世界卫生组织提出"到 2000 年使癌症患者不痛"，在世界范围推广应用对于癌症疼痛的镇痛原则。1993 年英国和加拿大学者编写了牛津大学教科书《姑息医学》，并于 1998 年再版。1990 年，中国卫生部和 WHO 召开全国癌痛专题研讨会，把癌痛三阶梯镇痛方案推向全国。此后，1991 年、1994 年和 1999 年，中国三次修改了阿片类药物的处方管理规定，在全国范围内举行多次癌痛及姑息疗法学习班及临终关怀学习班，使姑息疗法的观念在一定程度上得到了普及和推广。

研究方法与表达指标　通过流行病学方法进行干预前后或对照组与观察组的比较，反映不同姑息疗法的效果。常用的表达指标如体力状况评分（KPS）、生活质量评分（QOL）等。

应用　姑息疗法较多用于癌症患者及其家属，癌症姑息疗法的内容包括：各种躯体和心理症状的评估以及治疗和治疗后的再评估及治疗调整；姑息治疗措施的实施；减少或防止各种晚期并发症的姑息手术；减轻疼痛及脊髓压迫的姑息放疗；各种介入性姑息措施的实施；心理和非癌性躯体疾病的预防和治疗；姑息治疗过程中的医患交流；姑息治疗过程中的伦理研究；生活质量评估与研究；终末期患者的支持治疗和护理；患者家属的支持与辅导；居丧的支持等。

地位与作用　姑息疗法能够提高患有危及生命疾病的患者及其家属的生活质量，可以缓解疼痛和症状，并对已经被诊断为处于生命终末期的患者和即将丧失亲人的家属给予精神与心理上的支持。姑息疗法能够缓解肉体痛苦和精神症状，是护理的重要组成元素。美国医学研究所的报告（2001 年版）《改进癌症治疗的姑息疗法》明确指出，应该对患者及其家属在情感、精神上和实际上的需要给予更多的关注。

（王志锋）

línzhōng guānhuái

临终关怀（hospice care）

多学科、多方面的准业人员组成的临终关怀团队，为当前医疗条件下尚无治愈希望的临终患者及其家属提供全面的舒缓疗护。临终关怀有着特殊的组成形式，其执行者是由医生、护士、心理学家、社会工作者、神职人员和志愿者等多方人员组成的团队，在不同条件下从各个方面为临终者及其家属服务。

概念形成过程　"临终关怀"（hospice）来源于拉丁文 hospes，有招待、款待的意思，最早的 hospice 可以追溯到公元 4 世纪一位名叫法比奥拉（Fabiola）的罗马贵妇人，她在自己家为贫穷者提供食物和饮料，为贫困无衣遮体者提供食物，为贫穷的病患者提供照护，为的是实现自己"积德行善"的愿望。在中世纪，"临终关怀"是指用来做朝圣者或旅客中途休息，重新补足体力的一个中途驿站，现引申其义，用来指一套组织化的医护方案，帮助那些暂停于人生路途最后一站的人，着重于对死亡前患者的疼痛的控制及死亡后家属情绪的支持。1842 年法国有名女士在里昂为久病不治的人盖了一所医院，成为临终关怀护理院的雏形。中国古代的临终关怀可追溯到 2 000 多年前的春秋战国时期人们对年老者、濒死者的关怀和照顾。

现代的临终关怀创始于 20 世纪 60 年代，创始人为英国的女医生桑德斯（Saunders DC）博士。1967 年桑德斯博士在英国创办了世界上第一所"圣克里斯多弗临终关怀院"，被誉为"点燃了世界临终关怀运动的灯塔"，其特点是把临终患者的生理治疗和心理治疗结合在一起。从此以后，美国、法国、日本、加拿大、荷兰、瑞典、挪威、以色列等 60 多个国家相继出现临终关怀服务。1988 年 7 月中国成立了第一个临终关怀研究中心，同年 10 月上海诞生了中国第一家临终关怀医院——南汇护理院。此后，沈阳、北京、南京、河北、西安等地相继开展临终关怀服务，建立临终关怀机构。

内容　临终关怀是一种特殊的卫生保健服务，包括三层含义：①临终关怀是一种特殊的缓和疗护服务项目，服务对象是现有医学条件下尚无救治希望的临终患者，目的在于缓解临终患者痛苦，维护患者生活尊严，增强对临终生理、心理状态的积极适应能力，帮助临终者安宁度过生命的最后阶段。同时，对临终者家属提供包括居丧期在内的生理、心理慰藉和支持。②临终关怀是一门新兴交叉学科，主要研究临终患者的生理、病理及心理发展规律，研究如何为临终患者及其家属提供全面的照护，以便使临终患者能够在无病痛折磨的情况下离开人世，家属也能够较为平静地度过居丧期。临终关怀所形成的新兴交叉学科——临终关怀学，充分体现了生物－心理－社会现代医学模式的特色。③临终关怀还可以指一种缓和疗护机构和组成形式。临终关怀机构可以根据需要以临终关怀院型、临终关怀病房型、临终关怀社区型或临终关怀家庭型等多种形式存在。

研究方法与表达指标 对临终关怀的研究主要侧重于对各类人群临终关怀最佳模式的探究。主要表达指标有生活质量（QOL）、生活满意度（LSIA）、焦虑抑郁（HAD）程度、疼痛程度（VRS）和日常生活活动指标等。

功能与作用 ①临终关怀是一套组织化的医护方案，帮助垂危患者安详无痛苦地度过生命的最后时刻。②临终关怀是善终医学实施的医护方案和一种适宜的技术方法，是人类对善终的一种向往。③临终是人生命的必经阶段，临终关怀在于让临终者安详、舒适、无憾、有尊严地走到生命的终点，同时为临终者的亲属提供社会的、心理的乃至精神上的支持，努力满足其希望和要求，从观念和心理上进行疏导和调节，帮助其达到乐观地正视、接纳死亡到来的事实。④临终关怀的适宜技术也为患者亲属、朋友等相关人员进行友善的教育、疏导、支持、动员和帮助他们一起积极地、主动地为临终者创造安详、舒适的环境。

（王志锋）

bǔchōng tìdài yīxué
补充替代医学（complementary and alternative medicine，CAM）

常规医学之外的医疗保健实践。此定义由美国国家补充与替代医学中心（National Center for Complementary and Alternative Medi-cine，NCCAM）提出。补充替代医学包括传统医学和民间疗法，包括很多经验性的，增强人类与生俱来的免疫力的，保健预防并有治疗作用的医学方法，其中有很多是未经现代科学证实的。

相关概念 补充替代医学的概念中涉及几个相关概念：传统医学、补充医学和替代医学。传统医学指从古老、传统的医学体系中衍生出的医疗实践；补充医学指与常规医学同时使用的医疗保健手段；替代医学，又称替代疗法，是代替常规医学的方法而用于临床诊疗的内容。补充替代医学和传统医学之前的界限不是绝对的，随着时间的推移，补充替代医学的某些具体做法可能会得到广泛的接受。

概念形成过程 补充替代医学是相对于现代医学或西方医学的一种提法。美国等西方国家常把西方医学以外的医学都归入到替代医学的范围内，把西方医学称为习用医学或正统医学，把替代医学称为补充医学、选择医学或非正统医学。20世纪是现代医学发展的重要时期，同时长期不被重视的传统医学也开始蓬勃发展尤其是被重视起来。1977年世界卫生组织第30届大会通过一项历史性决议，敦促那些感兴趣的政府"充分重视利用他们的传统医学，以适当的政策满足全国的卫生需要"。为了鼓励各个国家大力发展传统医学，世界卫生组织首次向中国、印度、美国分别颁发了3枚金质奖章，以奖励他们在针灸、草药、按摩的运用等方面作出的贡献。1992年经美国国会倡导，在美国国立卫生研究院（NIH）成立了替代医学办公室，1998年替代医学办公室正式更名为国立补充与替代医学中心（NCCAM）。至今，美国的许多高等医学院，包括著名的哈佛大学医学院、波士顿大学医学院、约翰霍普金斯大学医学院等均增设了补充替代医学课程。补充替代医学正在不断的向前发展。

内容 补充替代医学包括诸多种类，有些已具有完整的评估和治疗体系，有些则只是用支持性技法来补充常规医学。有些已具有成熟的规制结构，而在有些零散的职业的规制问题上远未达到一致。一些疗法正在构建其证据基础，而大部分补充替代医学疗法则没有这样的证据基础。将补充替代医学疗法分为三组：第一组为高度职业化和组织化的替代疗法，包括针灸、脊椎指压疗法、草药疗法、顺势疗法、整骨疗法等。第二组包括一些补充常规医学的疗法，即补充疗法，包括亚历山大技法、用香料按摩、花疗、身体运作疗法（包括按摩、催眠术疗法、冥思法、足反射疗法、日本的指压按摩、精神疗法、营养疗法和瑜伽术）等。第三组为一些替代性疗法，既包括一些具有悠久历史的传统医疗体系，如精神信仰疗法、印度草药医学、中国草药医学、东方医学、自然医术，也包括其他一些替代疗法，如水晶疗法、虹膜学、运动机能学、射电电子学等。

补充替代医学的内涵随着时代的发展而发生着变化。可以说，19世纪以前的医疗实践，几乎都属于当前的补充替代医疗的范畴。补充替代医学在传统医疗中，在民间传统中或在一些超前的医疗纲领中，显示出它的价值；补充替代医学应用于各种疾病的治疗，而主要是那些没有性命威胁的疾病。

研究方法与表达指标 补充

替代医学在不断地向前发展，但大部分疗法还没有国际统一的标准与界定，因此，目前对补充替代医学的研究主要侧重于对疗效的评价、新替代疗法的探究以及与西医临床医疗结合的方案的研究。研究方法主要是以访谈或评价表的方式进行；在对疗效进行评价时，研究方法主要是针对某一种疾病的症状改善效果反映的相应指标进行比较。

作用 WHO 在其《传统医学战略（2002－2005 年）》中，明确地提出了将传统医学或补充替代医学纳入各国的医疗保健体系的发展方向。补充替代医学在世界各地特别是现代医学相对发达的国家的发展现状与趋势表明：①目前的现代医学还不能够完全、有效地解决所有的疾病与健康问题。②补充替代医学具有现代医学无法替代、且可与之相互补充的优势和特点。③患者的临床需求已不仅仅局限于疾病的治疗，同时也更加关注生活质量的维持或提高，以及日常的养生、保健和预防，而补充替代医学能更好地发挥这些作用。医疗重点的转移、现代医疗保健体系的变革以及补充替代医学的日益普及，为中医药事业的发展和国际交流与合作奠定了良好的基础，并提供了广阔的空间。

（王志锋）

yīliáo fúwù shìchǎng

医疗服务市场（medical service market）

医疗保健服务供给方和需求方之间医疗服务和相关产品交换关系的总和。交换过程通过价格机制调整供求关系。医疗服务提供方、需求方、医疗服务（和相关产品）及其价格，是医疗服务市场的基本要素。医疗服务提供方指医务人员以及医务人员赖以工作的场所（如诊所、医院等）；医疗服务需求方通常指患者。所谓价格机制，是指以"出价高低"为信号识别医疗服务需要，并以"价高者得"为分配原则分配医疗服务的机制。如果医疗服务提供的过程，需求方出价与否及出价高低能够反映其是否需要医疗服务以及需要的程度如何；同时，医疗服务提供者根据医疗服务的价格判断其提供服务是否能够得到收益以及收益多少，进而决定是否提供医疗服务和提供多少医疗服务，这便形成了医疗服务市场。

市场机制独特的优势：①它提供了一种识别医疗服务需要的信号，即价格，继而建立起医疗服务提供者和需求者之间的关联，使得医疗服务系统能够运转起来。由于"出价"是人类社会表达需求通用而自然的模式，不需要额外的"动员"措施。②出价者独立承担成本和收益，因而出价谨慎，避免浪费。③"价高者得"的配置规则激励医疗服务提供者按照出价者的要求提供医疗服务，满足需求方，继而平衡医疗服务的供求关系。

然而，纯粹的市场机制带来的问题不容忽视，尤其在医疗服务领域，医疗服务的特点决定了医疗服务市场需要强有力的规制。这表现在：①对于一般商品，购买者一般都能独立判断商品的边际收益，因而可以独立判断购买种类和购买量。但患者购买医疗服务时，由于医疗服务存在高度的信息壁垒，患者往往不能独立判断购买哪种服务以及购买多少服务，而需要通过咨询医生。医疗服务提供方具有强大的信息优势，有能力左右需求方对医疗服务边际效益的判断。此时，出价并不能准确反映医疗服务的真实需求。②患者对于医疗服务的需求弹性一般较低，尤其是在性命攸关的时刻，患者与医疗服务提供者之间的关系，患者明显处于劣势，此时可能会出现不平等的交易。③更重要的是，如果将健康看做人的基本权利，健康对于富人和穷人同样重要。但是，"价高者得"显然使得富人优先于穷人获得卫生服务，这就带来医疗服务的"不公平性"。

正因为现实世界的医疗服务过程中，市场机制受到了很多挑战，医疗服务的分配过程出现了其他机制（如行业规制和政府干预），用以修正甚至替代市场机制，促进医疗服务提供者根据患者病情的需要提供适宜的服务，保障医疗服务过程的安全和有效，降低患者及其家庭的疾病经济负担。

（郭 岩）

jìhuà shīlíng

计划失灵（planning failure）

以计划的方式配置资源时不能实现资源有效配置的情形。计划是政府配置资源的重要手段。由于市场机制基于私有产权和个人追逐利益的动机推动资源的流转，市场机制有其显著的弱点，尤其是社会公平领域（见医疗服务市场）。而政府在理论上是以公众利益为依归的，关注社会公平、社会稳定及均衡发展，因而，政府影响资源配置的手段被认为是市场机制的必要补充。与市场依靠价格信号反应需求从而引导资源配置的机制不同，政府配置资源时，需要利用现有的信息分析资源的需求和供给能力，制订并实施资源配置计划，从而实现影响资源配置的目的。然而，由于政府同样存在特定的局限，通过计划配置资源的方法不一定能达至预期效果，即"计划失灵"。

表现及影响 ①政策失误：计划的主体是政府，而政策往往是政府计划的具体体现。能体现"计划失灵"的政策失误包括：价格管制时出现生产过剩或短缺；不能全面而精准地了解资源的存量和增量需要，导致配置不足或浪费；有些有益的市场作用可能在政府干预的过程中被削弱；政策频繁变化，社会组织和个人将因难以适应而受到损失。②政府工作机构的低效率：表现为生产出多于社会需要的公共品；政府雇员工作不积极；过度使用行政资源而导致浪费；政府在产出不变的情况下，扩张人力和支出水平。③政府寻租：政府受到某些利益集团（寻租者）各种合法或（和）非合法手段的游说甚至贿赂，出台有悖公众利益的政策。这些政策，一方面，破坏正常的市场秩序，扭曲资源配置；另一方面，导致不同政府部门官员的争夺权力，影响政府的声誉和增加廉政成本。

原因 计划失灵是计划的主体——政府——本身的特征以及计划的过程所导致的。

政府特性导致的计划失灵 经济理论认为，政府具有"天然的"低效率因素。这些因素包括：①一个国家和一个地区正常情况下只有一个政府，政府客观上处于"垄断地位"，在这种缺乏竞争压力的情况下，工作效率底下的情况可能出现。②大部分官员和一般工作人员是逐级任命和招聘的，"避免错误和失误"往往成为政府官员的行为准则，故他们竞争压力较小，提升工作效率的积极性也较小。③与私人决策独立承担成本和独立享受收益的情况不同，政府决策的是"公共事务"，在缺乏"成本"和"收益"强有力的约束下，尤其是当监督机制不完善时，很可能导致低效率。④官僚机构等级森严，行动僵化，也会削弱工作效率。⑤政府的一些干预形式，比如政府颁发许可证、配额、执照、授权书、特许经营证等，人为地制造出一种稀缺，为寻租行为创造了条件。

计划过程导致的计划失灵 决策的过程可以分为"独裁"和"民主"两类。"独裁"导致计划失灵的原因包括三个方面，即决策者不是绝对公正的、掌握的信息是有限的、决断力和精力也是有限的，因而不能保证其所做的计划都符合社会公众的利益，或都服务社会经济发展的实际需要。"民主"的决策机制一般是"投票制"。投票规制有两种：一种是：一致同意：规则，另一种是："多数票"规则。要达到"一致同意"——所有人都满意——的结果往往很困难，因而，追求一致同意往往会带来决策过程冗长，进而失去行动的最佳时机，这是机会失灵的一种表现。而"多数票"规则也存在缺陷。首先，在政策决策超过两个以上时，可能会出现循环投票，使得投票不能出现最终结果。其次，为了使集体决策有最终的结果，可以规定投票程序。利益集团会通过"寻租"操纵投票程序，影响投票结果。再次，多数票规则不能反映个人的偏好程度，无论一个人对某种政治议案的偏好有多么强烈，它只能投一票，没有机会表达其偏好程度。

应对 针对计划失灵的原因及其带来的影响，不同学派提出了应对计划失灵的不同方法，主要包括：①针对政府客观上的"垄断地位"及政府雇员缺乏竞争压力的情况，可以考虑进行"市场化"改革，即引入竞争机制，使得政府运作不完全依赖权威制度，例如，公共品提供引入价格机制，政府职员引入雇佣制等。②为了解决组织官僚化，可考虑引入"分权改革"，增加官员和社会公众参与决策的程度和获得信息的机会。③克服政府行为的自利性，避免政府寻租和行政资源的过度使用，需要对政府机关及其工作人员进行权力限制，建立法治政府，促进公民的参与和监督。另外，还有学者主张在宪政改革、税制改革上应对计划失灵。

（郭 岩）

shìchǎng shīlíng

市场失灵（market failure） 市场机制不能实现资源有效配置的情形。市场是以"价格规律"配置资源的一种机制。在这种机制下，价格高低反映了商品和要素的稀缺程度，人们根据价格选择购买模式和投资方式以获得最优回报。传统的经济学理论认为，当以下四个条件满足时，市场是配置资源的效率最高，不会出现浪费：一是产权完全私有，二是自由进入，三是充分竞争，四是信息完备。此时成为"完全竞争市场"。然而，在真实世界中，这四个条件往往不具备或不全具备。例如，当交易的物品难以建立排他性产权时（或称"外部性"，如传染病控制服务）；当存在很高的技术壁垒或存在严格的准入规则时（或称"自然垄断"，如需要经过长期专业的训练才能开展的医疗服务）；当因为某些原因，服务提供者或产品生产商只有少数时（如人口集中的区域内只有为数甚少的医疗机构）；当交易双方中某一方拥有明显的信息优势时当这时候（如患者就医时医生占有明显的信息优势）。上述情况出现时，可能存在比"价格规律"更有效的资源配置方法，相比之下，市场配置资源的机制便不是"效率最高"的，此时，"市场失灵"出现。

20 世纪 70 年代末发展起来的"广义市场失灵理论"，扩展了传统上市场失灵理论关注的内容，将单纯依靠价格规律配置资源而导致宏观经济不稳定、社会不公平和政治及文化层面的负面效应纳入研究范围。从"广义市场失灵理论"看医疗服务市场，医疗服务市场失灵的情况，除了上述提到的医疗服务具有"外部性""自然垄断""信息不对称"等特征而使得医疗市场不满足"完全竞争市场"的条件（事实上，真实世界中没有一种商品市场完全具备"完全竞争市场"的条件）外，"价高者得"的市场规则还会使得富人优先于穷人获得医疗服务而产生医疗服务的"不公平"。而且，也有学者认为，"价高者得"的机制强化了医疗服务提供者"逐利"的倾向，与医务人员"以患者为中心""以救死扶伤为己任"的医德医风相悖，也与医疗服务行业以公益为依归的宗旨相悖。在"广义市场失灵"理论的框架下，所有这些情况，都可以纳入市场失灵的范畴内。

（简伟研）

yùfáng bǎojiàn fúwù

预防保健服务（preventive health service）　实现促进健康、预防疾病目的的一系列综合性卫生服务项目的总和。包括健康教育、健康促进、计划免疫、健康体检、计划生育等服务项目。预防保健服务和*医疗服务*是卫生服务的两大重要组成部分，预防保健服务

与医疗服务相比，具有下列特点。①社会性：预防保健服务不仅是一项专业性工作，而且是一项全局性、社会性很强的工作，需要动员全社会参与。②群体性：预防保健服务面向的主要是人群，在群体水平上通过一系列措施起到预防疾病、促进健康的目的。③长期性：预防保健服务是在群体水平上实施干预措施、消除疾病危险因素，它的短期效果不明显，需要长期坚持才能实现促进健康的目的。

概念形成过程　预防保健的思想是人类在与疾病斗争过程中逐渐形成的，中国在公元前就有了预防保健思想的萌芽，主张在疾病发生前进行积极的预防，并且提出了一系列有效的预防保健措施。公元前 4 世纪古希腊的名医希波克拉底在《空气、水和土壤》中，较系统地阐述了环境因素与疾病的关系，是西方预防保健思想的开端。从 16 世纪中叶起，随着自然科学的发展，特别是 1543 年《人体的构造》的出版，费拉卡斯托罗关于传染病的"种子学说"提出，琴纳发明接种牛痘预防天花等医学上的重大突破，都为人类预防疾病，尤其为控制传染病奠定了基础。这一时期，人们开始认识到预防保健服务的重要性。19 世纪末至 20 世纪初的第一次卫生革命，疾病预防由以个体为对象转化为以群体为对象，产生了免疫接种、隔离消毒、检疫检测、消灭病媒动物等预防疾病的措施。在此阶段，世界各国相继建立卫生防病机构和预防医学专业人员培训体系，预防保健服务在很多方面取得了突破性进展。从 20 世纪 60 年代起，随着疾病谱的改变，疾病预防的重点从控制急性传染病为主逐步

转向慢性、老年退行性病及生活方式病的防治；同一时期，美国哈佛大学的卡普兰提出了著名的三级预防理论，即病因预防、临床前期预防、临床预防，该理论的提出有力推动了预防保健服务工作的发展。在这一阶段，人们逐渐意识到单纯强调临床治疗为主的模式，已经不足以满足促进健康、预防疾病的需要；而积极推行预防保健服务项目，成为补充医疗服务之不足的有效措施。至此，预防保健服务的理念更加深入人心。

研究方法与表达指标　研究方法主要包括定量研究、定性研究两种，研究重点放在预防保健服务实施过程和结局两个方面，涵盖预防保健服务投入、各种资源的配置情况以及预防保健服务的产出及效果等。

作用与意义　预防保健服务相比医疗服务具有独特的优势：①预防保健服务是防治慢性非传染性疾病最有效的干预措施，不良行为方式是慢性非传染性疾病的重要危险因素，预防保健服务从行为干预、前期筛查入手，有效解决慢性非传染性疾病问题。②预防保健服务是解决老年人医疗保健的最佳方式，很多老年性疾病是可以预防和推迟发病的，而医疗效果不佳且花费高，这类疾病可通过预防保健服务得到妥善解决。③预防保健服务是保障人类健康的有效措施，它主要针对的是疾病发生之前的阶段，"防患于未然"，实施成本低，效益高。

（王志锋）

jiànkāng jiàoyù

健康教育（health education）　通过有计划、有组织、有系统的教育活动，促使人们自愿采纳有利于健康的行为，消除或降低危

险因素、降低发病率、伤残率和死亡率，提高生活质量，并对教育效果作出评价的过程。健康教育的实质是一种干预，它提供人们行为改变所必需的知识、技术与服务等，使人们在面临促进健康、疾病预防、治疗、康复等各个层次的健康问题时，在知情同意的前提下，有能力作出行为抉择。健康教育的着眼点是促进个体或群体改变不良行为与生活方式，行为改变、习惯养成和生活方式的进步形成了健康教育的重要目标。卫生宣传是健康教育的重要措施，而健康教育是整个卫生事业的组成部分，也是创造健康社会环境的"大卫生"系统工程的一部分。

概念形成过程　中国关于健康教育的记载可追溯到 3000 多年前，那时的史料中就已有了"预防疾病"的思想记载；2000 多年前出现了传播医药养生和运动保健知识的记载，如《黄帝内经》中"知之则强。知，谓之七益八损、全性保命之道也。不知则老"就论述了健康教育的重要性。国外的健康教育源自与学校有关的卫生教育，19 世纪后期，美国及欧洲一些国家相继在学校中开设生理卫生课，健康开始被列为学校教育目标之一。1919 年"健康教育"一词最早采用在美国儿童健康协会的会议上。之后，一些直接从事卫生和教育的专家更加明确地把健康与教育联系起来，阐述通过教育指导人们对疾病的预防。1939 年伦敦卫生医务者协会在其工作目标中也使用了"健康教育"一词，明确提出要开展促进和保护公共卫生或疾病预防的工作，包括健康教育和宣传。1943 年美国公共卫生协会对健康教育进行了如下的定义："健康教

育是协助进行预期的学习的过程。通过这一过程，使人们更加了解健康问题，并对可靠的解决方法产生积极的兴趣。"至此，健康教育的概念初步形成。

分类　健康教育的研究领域非常广泛，可以按教育目标人群或场所、目的或内容、技术或责任加以分类。①按照目标人群或场所可以分为：城市社区健康教育、农村社区健康教育、学校健康教育、工作场所健康教育、患者健康教育、消费者健康教育、与人群健康密切相关行业人员的健康教育等。②按照教育目的或内容可以分为：疾病预防健康教育，人生三阶段健康教育，营养健康教育，环境保护健康教育，心理健康教育，生殖健康教育，安全教育，控制吸烟、酗酒和滥用药物的教育，死亡教育。③按业务技术或责任可以分为：健康教育的行政管理、健康教育的计划设计、健康教育的组织实施、健康教育的人才培训、健康教育的评价、健康教育材料的制作与媒介开发、社区开发的组织。

研究方法与表达指标　健康教育的研究方法可以分为定量、定性及教育干预三类，其中定性研究又包括参与式快速评估、专题小组讨论、选题小组工作法、深入访谈及观察法等，而教育干预常用自我导向学习法、同伴教育两种方法。

健康教育的表达指标可以分为三类：过程类指标、效果类指标及结局类指标。过程类指标如干预活动覆盖率、干预活动暴露率、干预活动效果指数、目标人群满意度等。效果类指标如卫生知识知晓率、信念持有率、行为流行率、行为改变率等。结局类指标包括生理和心理健康指标，

如身高、体重、体质指数、血压、血脂、血红蛋白等生理指标在干预后的变化；疾病与死亡指标，如发病率、患病率、死亡率、婴儿死亡率、5 岁以下儿童死亡率、孕产妇死亡率、平均期望寿命、减寿人年数等在实施健康教育后的改变等。

功能与作用　通过信息传播、认知教育和行为干预，帮助个人和群体掌握卫生保健知识和技能，树立健康观念，自愿采纳有利于健康的行为和生活方式；有效预防各类与不良生活方式相关的慢性非传染性疾病及传染病的发生，在一定程度上有助于减少医疗费用。

（王志锋）

jiànkāng cùjìn
健康促进 （health promotion）

促进人们维护和提高他们自身健康的过程。此过程是协调人类与环境之间关系的战略，规定个人与社会对健康各自所负的责任。1986 年，在首届国际健康促进大会上通过的《渥太华宣言》中明确指出，"健康促进涉及五个主要活动领域，即建立促进健康的公共政策、创造健康支持环境、增强社区的能力、发展个人技能、调整卫生服务方向"。围绕健康促进的领域，澳大利亚学者提出健康促进具体应包括三个方面：①预防性健康保护 - 以政策、立法等社会措施保护个体免受环境因子伤害的措施。②预防性卫生服务 - 提供预防疾病保护健康的各种支持和服务。③健康教育。

概念形成过程　健康促进这个概念是由医学史学家亨利·E.西格里斯特（Henry E Sigerist）在 1945 年提出的，他把医学定义为四个方面的功能：健康促进、疾病预防、疾病治疗和康复。然而，

现代健康促进则源于健康教育，它是公共卫生发展到一定时期的产物。20 世纪 70 年代以前，仍是以疾病为中心的医疗卫生时期，强调治疗与预防疾病，忽视社会的公正与平等、非卫生部门的干预作用以及个体对自身生活和健康的作用。然而随着生活水平的提高，生物学手段在预防疾病、提高生活质量方面已显得苍白无力，行为危险因素的观点在这一时期开始得到人们的认同，健康教育的视野被拓宽，超越了生物学预防的领域，单纯的健康教育已经无法满足健康发展的需要。进入 20 世纪 80 年代，人们注意到行为与生活方式的改善很大程度上取决于社会与自然环境因素的制约，开始重视社会、团体和个人的参与，即把个人的自我保健行为与健康教育、政府政策等环境支持有机结合，形成一种合力，共同参与健康，提高社区和社会的健康水平。健康教育的概念又得到进一步的延伸，它不仅包括了健康教育的教育和传播全过程以及一系列的社区健康教育促进活动，还包括以促进社会和社区健康为目标的社会预防性服务、行政干预措施以及社会支持体系等，至此现代健康促进的概念就初步形成了。1986 年 11 月，第一届国际健康促进大会在渥太华召开，会议通过的《渥太华宣言》中明确指出："健康是日常生活的资源而不是生活的目标""健康促进是指促进人们提高（控制）和改善他们自身健康的过程"，从而奠定了健康促进的理论基础，成为健康促进发展史上的一个里程碑。

基本特征　①健康促进涉及整个人群的健康和生活的各个层面，而非仅限于某一部分人群和

针对某一疾病的危险因素。②在疾病三级预防中，健康促进强调一级预防甚至更早阶段。③健康促进在组织、政治、经济、法律上提供支持环境，它对行为改变的作用比较持久且带有约束性。④健康促进融健康教育、行政措施、环境支持于一体，重视个人与社会的参与意识与参与水平。

策略　健康促进有三大策略。①倡导：倡导社会对各项健康举措的认同，激发社会对健康的关注以及群众的参与意识，倡导卫生及相关部门提供全方位的支持。②赋权：健康是基本人权，健康促进的重点在于实施健康方面的平等，缩小存在的资源分配和健康状况的差异，保障人人都有享受卫生保健的机会与资源。③协调：健康促进涉及多个方面，在改善和保护健康的健康促进活动中，必须使个体、社区及相关部门等各利益相关者之间协调一致，共同协作实现健康目标。

研究方法与表达指标　健康促进的目标是保障人们的健康，实现完满的生存状态，这一点与健康教育是基本相同的，其研究方法与表达指标，均可以参照健康教育的相关内容。

功能与作用　健康促进整合个人、团体和社会的力量，促使人们建立新的行为和生活方式，制定一系列使行为和生活方式有益于健康发展的策略和措施，使人们掌握健康知识，从医学的被服务者，转变为健康的自我服务者，从而降低疾病危险因素，提高健康水平。

（王志锋）

shēngzhí jiànkāng

生殖健康（reproductive health）

与生殖系统及其功能和过程有关的所有方面处于生理的、精神

的和社会适应的一种圆满状态，而不仅仅是没有疾病。包括六个方面的内容：①有满意而且安全的性生活。②有生育能力。③可以自由而负责任地决定生育时间及生育数目。④夫妇有权知道和获取他们所选定的安全、有效、负担得起和可接受的计划生育方法。⑤有权获得生殖保健服务。⑥妇女能够安全妊娠并生育健康的婴儿。

"生殖健康"一词是在国际妇女解放运动组织中产生的。早在 19 世纪下叶，西方妇女运动组织就提出了"生殖权利"的问题，即妇女有权决定是否生育，何时生育及怎样生育，这一系列内容都与生殖健康和保健有密切的关系，也是今天生殖健康一词的最早内涵。进入 20 世纪以来，国际妇女非政府组织为推动生殖健康与生殖权利进行了大量的工作和活动，有力地推动了生殖健康活动的进展。1994 年 9 月联合国在开罗召开的国际人口与发展会议上，首次从权利的角度提出生殖健康的概念，并将生殖健康作为会议的重要内容之一载入《国际人口与发展大会行动纲领》，标志着现代生殖健康的概念正式形成。

生殖健康的研究方法主要包括现场调查（定量调查和定性调查）与实验室研究。国外通常使用以下 4 个指标来衡量生殖健康状况：避孕普及率、青少年生育率、产前服务覆盖率、未满足的计划生育需要；此外，还有学者提出总和生育率、婴幼儿死亡率、孕产妇死亡率也应纳入生殖健康的表达指标。生殖健康的概念引入中国后，很多学者也提出了评价生殖健康的一系列指标，其中达成共识的指标包括孕产妇死亡率、5 岁以下儿童死亡率、婴儿

死亡率、出生期望寿命、生育水平、性传播疾病/艾滋病患病率、避孕现用率、避孕失败率等。

生殖健康是解决人口问题的关键环节，该项工作有助于提高人民的健康水平，尤其是广大女性的生殖健康水平，降低生殖相关疾病的风险；同时，开展生殖健康服务，还可以提高人口素质，改善人群结构，缓解人口过快增长带来的压力，促进人与社会和谐发展。

（王志锋）

脆弱人群卫生服务

cuìruò rénqún wèishēng fúwù

脆弱人群卫生服务（health care for vulnerable population） 针对脆弱人群不同程度上丧失自我健康能力、获得卫生服务存在困难等特征采取的健康教育、行为干预、体检筛查等疾病预防控制措施和（或）经济、有效的临床治疗措施。目的是提高脆弱人群的健康水平，促进其病后功能重建并改善其生活质量。脆弱是指容易受到伤害或者被忽视，需要其他人帮助的一种状态。而脆弱人群是指处于脆弱状态的全社会人群中的一个亚群，通常包括老人、孕产妇、婴幼儿、人类免疫缺陷病毒（HIV）感染者、精神疾病患者、慢性病患者、吸毒人员、无家可归人员、难民以及流动人口等。脆弱人群由于社会经济地位低下、缺乏社会支持、以及年老体弱等特殊的人口学特征等原因，对危害健康的各类危险因素高度易感，与普通人群相比更容易产生各类健康问题、罹患各种疾病，从而导致生理、心理功能损害。

脆弱人群卫生服务常用研究方法包括定量研究、定性研究两类。定量研究常用的指标包括2周患病率、年体检人次数、平均期望寿命等指标；定性研究常用的表达指标包括生活质量改善、病后功能重建、服务满意度等。

针对脆弱人群提供的卫生服务可以改善脆弱人群的生活质量，提高其身心健康水平，使脆弱人群的身体、心理和社会适应能力都处于一种较为完满的状态；脆弱人群是全社会人群中的一个亚群，为其提供必需的卫生服务，有助于维护社会安定团结，促进社会和谐发展；提供脆弱人群卫生服务也是改善民生的重要举措，从而最终实现人人享有卫生服务，人人享有健康完满的生活状态。

（王志锋）

精神卫生服务

jīngshén wèishēng fúwù

精神卫生服务（mental health service） 为维护和促进人类心理健康以适应当前和发展着的社会与自然环境所采取的各种综合性的预防保健措施。按照精神卫生服务的内容，可以划分为两种类型，即精神障碍的预防和心理健康的促进。前者是指研究精神障碍的危险因素，创造防治精神障碍的环境，对精神病患者采取有效的措施，改善他们的处境，以促进康复，减少复发；同时也包括精神病患者的管理与监护，充分发挥社会支持系统的作用等措施。后者指创造良好的心理与社会环境，保持并提高人们的心理健康水平和精神生存质量，从而更好地生活、工作和适应社会。按照提供服务的机构来划分，精神卫生服务又可分为以医院为基础的精神卫生服务和以社区为基础的精神卫生服务，其中前者又可划分为专科精神卫生服务医院和综合医院中的精神卫生科室。

概念形成过程 关于维护人类健康要注重预防，注意精神卫生的思想源远流长，早在《黄帝内经》中就有"……故智者之养生也，必顺四时而适寒暑，和喜怒而安居处，节阴阳而调刚柔。如是，则避邪不至，长生久视"的阐述。古罗马的西塞罗在《论友谊》一书中也把友谊列为有利于健康的因素。这表明，人们很早以前就开始认识了健康与社会和谐、精神平衡的依存关系。现代精神卫生运动是1908年在美国兴起的，比尔斯等建立了世界上第一个精神卫生组织——康涅狄格州精神卫生协会。这一运动很快影响整个美国，并建立了全国精神卫生协会，创办了《精神卫生》杂志。1930年，第一次国际精神卫生大会在华盛顿召开，成立了国际心理卫生委员会。到20世纪70年代，心理健康受到预防医学的重视，美国各地纷纷建立精神卫生中心，其他各国的精神卫生机构也得到充实和发展，至此精神卫生服务的理念更加深入人心。

中国的精神卫生工作是在1949年之后逐渐发展起来的。1958年6月，卫生部在南京召开了第一次全国精神病防治工作会议，提出了精神病防治的方针，并制定了精神病分类草案与精神病疗效4级评价意见。1980年在北京建立了第一所精神卫生研究机构——北京医学院精神卫生研究所。1986年10月由卫生部、民政部和公安部联合召开了全国第二次精神卫生工作会议，促进了精神卫生工作在全国范围内的进一步发展。1991年，中国精神卫生工作开始由单纯依靠医院向社区精神防治康复机构发展，精神卫生服务进入全面发展的时期。

研究方法与表达指标 对精神卫生服务的研究主要集中在精神卫生服务在多大程度上实现了事先预定的目标，即研究精神卫生服务的产出效益；目前提供的精神卫生服务，在多大程度上改善了精神卫生问题的严重程度，据此对今后的精神卫生工作开展进行改进，以更好地服务人民，提高人民的精神健康水平。评估精神卫生服务效果的常用指标，从群体水平上，主要如失业率、自杀率、发病率、精神卫生知识知晓率、患者对精神卫生服务的满意度等；就个体水平而言，表达指标包括：精神疾病症状严重性、患者的生活质量、患者需要得到满足的情况等几个方面。

功能与作用 精神卫生问题是世界范围内严重威胁人类身心健康的重大问题，积极推行各种形式的精神卫生服务，有助于精神障碍疾病患者接受正规的治疗，从而早日康复，回归正常的生活；有助于改善精神障碍疾病患者的生存质量，保护他们的合法权利及身份地位；有助于社会大众正确认识精神障碍疾病，并以正确态度对待精神疾病患者，促进社会的和谐与稳定；有助于普及精神卫生知识，提高普通人群对精神卫生知识的知晓率，从而更好地应对生活中的各种精神卫生问题，以积极良好的心态工作、生活；有助于提高全体人民的健康水平，推动社会经济的正常发展。

（王志锋）

yīzhèng guǎnlǐ

医政管理（medical administration） 政府卫生行政部门依照法律法规及有关规定对医疗机构、医疗卫生专业技术人员、医疗服务及其相关领域实施行政管理活动的过程。医政管理工作的实质就是医疗卫生工作的政务管理。医政管理的直接对象是为社会提供医疗、预防、保健服务的各级各类医疗机构（包括采供血机构和相关卫生组织）、医疗机构中的从业人员及其执业活动。医政管理的主要任务是为广大人民群众提供质量优良、价格合理的医疗、预防保健服务提供保障。由此可见，医政管理工作的成效直接关系到医疗服务的质量、效果、可及性和公平性，也关系到卫生资源的利用效率和人民群众的健康水平。

基本属性 ①法律强制性：一方面，各国的相关法律规定了卫生行政机关的权利和义务，要求卫生行政机关及其工作人员必须依法办事，严格履行职责；另一方面，医政管理是依据有关法律法规的规定所采取的具有法律效力的行为，被管理的相对人必须按照卫生法律的规定办事，否则将对其违法行为承担法律责任。②社会公益性：医疗服务的性质是政府实行一定福利政策的社会公益事业，医疗服务是卫生事业的重要组成部分，政府的许多公益政策是通过医疗服务渠道向社会提供的，由此决定了它的社会公益性。③职业人道性："救死扶伤"是医疗行业必须信守的行业要求。此外，对有些灾害性事件、突发事件所提供的紧急医疗援助，同样体现了医疗服务的人道性。④时效性：医疗服务和其他服务行业一样，是医务人员根据患者需要而为其提供的一种及时和直接的服务，需要医患双方的共同参与。此外，这种服务的消费不可能贮存备用，并具有很强的时效性，这一特征突出表现在急诊急救等医疗服务工作上。

原则 ①与经济和社会发展协调的原则：卫生事业发展必须与国民经济和社会发展相协调，人民健康的福利水平应该与经济发展水平相适应。②正确处理社会效益和经济效益关系的原则：坚持服务的宗旨，始终把社会效益放在首位，以提升民众健康福祉为导向，优先发展基本卫生服务，逐步满足民众多样化的健康需求。③公平性原则：坚持公平优先，兼顾效率和公平的发展原则。从改善筹资公平、卫生服务利用公平、改善健康公平等多方面行动入手，优先关注和满足农村人口、贫困人口及其他脆弱人群的卫生服务需要。④可及性原则：不断改善民众对医疗服务的物理可及性和经济可及性。通过改善医疗机构服务半径，合理布局和规划等手段为民众提供便捷的医疗服务。此外，通过扩大医疗保险制度的覆盖面和提高其报销比、扩大服务包等手段，改善民众对医疗服务的经济可及性。⑤分级原则：按医疗机构的功能、任务、规模，将其分为不同级别，实行标准有别，要求不同的管理，建立和完善分级医疗体系。⑥中西医并重原则：遵照卫生工作方针，中西医并重，保证中医、中西医结合，推动民族医疗机构的合理布局及资源的优化配置。⑦整体效益原则：通过合理规划和医疗资源的优化配置，完善整个卫生系统的功能。打破条块分割的局面，对卫生系统实施全行业管理，推动医疗与预防服务体系的有机整合，改善城市医疗服务体系与农村基层服务体系的有机衔接和良性互动，实现卫生系统各个子系统、结构、功能和要素的有机整合，进而推动卫生系统总体功能的充分发挥。⑧费用控制原则：确保医疗费用的增长与国民经济的增长水平保持适当的速度和比例，采取相应政策和措施降低民众过高的医疗费用负担。通过多种改革手段的引入，控制医疗费用的过快增长，确保民众享受到方便、可及、优质、可负担的医疗服务服务。

工作内容　主要体现在四个方面：一是对各级各类医疗机构的管理；二是对各类医疗卫生专业技术人员的管理；三是对各项医疗工作的管理；四是对与医疗相关的各种卫生组织及其活动的行政管理。政府的主要职责之一是为医疗市场设立秩序并制定规则，并通过运用多种政策工具和手段制定政策、法律法规、建立各种规范和标准。其具体管理内容包括：①行业准入管理，包括医疗机构准入管理、医疗卫生技术人员准入管理、医疗卫生技术准入管理、大型医疗设备准入管理及医疗机构药品准入管理等。②医疗服务质量管理，包括医疗质量管理、护理质量管理、医院感染管理等。③医疗急救管理。④血液管理。⑤医疗事故的处理与防范。

工作方式　世界各国主要通过设立卫生行政组织机构等方式来对医疗机构实施管理。在中国，医政管理机构的设置情况是：国家卫生部设医政司；省、自治区、直辖市卫生厅设医政处；各市、地、自治州卫生局设医政科；县（市、区、旗）卫生局设医政股；省级各类医院设医务处（科）、护理部；乡镇医院设医疗和护理组。这些机构分别管理所属各级各类医疗机构。各级医院属于事业单位，处在医疗第一线，所设医务处（科）和护理部较卫生行政部门的医政管理要单纯。各级医院遵循各级卫生行政部门的管理，根据各自医院的特点（学科特点、人力资源特点、设备、环境等），负责医院内部的医疗质量和护理质量的管理，建立完善医疗核心制度，并制定保证制度落实的措施。

功能与作用　①规划：通过制定卫生战略发展规划和区域卫生资源规划等手段实现对卫生资源的合理布局和管理。②监管：包括法律、法规以及对各种规划的制定、实施效果的检查督导；对各种人员、机构、技术、设备准入管理以及各种标准规范工作的监督和管理等工作。③医疗安全：通过制定质量规范、标准，完善体制、机制建设，强化监督管理等手段来推进医院安全管理工作。④依法监督管理采供血机构的采供血及临床用血的质量。⑤协助政府及有关部门对重大人员伤亡事件实施紧急救护。⑥其他相关医疗政务综合管理。⑦对违反医疗卫生法律法规的行为进行查处。⑧负责医疗事故争议的受理和处置等。

（吴群红）

yīliáo zhìliàng guǎnlǐ

医疗质量管理（medical quality management）　为增加医疗保健服务与期望的医疗保健结果间的接近程度（与现有的专业知识相适应）所进行的一切管理性质的活动。医疗质量管理是对影响医疗质量形成的各种要素进行全面系统的管理，这些要素包括人员、物质、信息、技术、流程等。

随着医学科学的不断进步及人们对医疗质量管理理念的不断更新，医疗质量管理的理念、内容、方法与技术在逐步地变化与发展。从世界各国医疗质量管理实践来看，在系统层面的医疗质量管理措施，主要包括制定与医疗服务相关的法律、法规、指南、操作规程，实施医疗机构、专业人员、卫生技术等准入管理，制定医疗质量标准，开展医院评审、医疗机构质量认证（如ISO、JCI认证）、临床审核、医疗风险管理等；在机构层面的医疗质量管理措施包括病案审计、临床路径实施、病例讨论等。

根据医疗质量形成的过程和规律，医疗质量管理通常从结构质量、过程质量和结果质量三个层次来进行管理。结构质量管理指对保证医疗活动所需的各种资源进行管理，包括对人力资源、设备设施、信息、制度、文化等管理；过程质量管理指对诊疗护理过程中容易发生医疗风险的关键流程、关键环节的管理，如诊断、治疗、护理、用药等方面的管理；结果质量管理是以医疗服务的最终结果为依据来综合评价、监督医疗质量的优劣程度。结构质量、过程质量与结果质量关系紧密，结构质量制约过程质量，结果质量又受过程质量的左右。

测量医疗质量管理水平通常是通过对医疗机构的医疗质量评价来实现。评价医疗质量的指标非常多，例如在美国绩效科学研究中心制定的国际质量指标体系（International Quality Indicators Project，IQIP）中，用于评价综合性医院医疗质量的指标共有21类267项，澳大利亚临床服务质量标准2006年版中，包括了308个临床质量指标，中国医疗质量评价指标体系中，包括住院死亡相关、非计划重返相关、不良事件相关等各类别的质量指标。

（毛静馥　傅金　吴群红）

yīliáo fēngxiǎn

医疗风险（medical risk）　医疗保健服务导致的医患双方遭受损失的不确定性。医疗保健服务中，由于现有专业技术水平的限制，或者医疗保健服务机构及医疗服务提供者在管理、诊疗上存在缺陷、失误或过失，可能会给患者在身体、生理、心理及其权益等方面造成不确定性的损失；与此同时，也会给医疗保健机构与医疗保健服务提供者带来医疗纠纷、诉讼等，使其遭受经济上、声誉上、市场份额上的损失。

特征 ①风险水平高：医疗服务的功能为修复人类身体、心理等方面的疾患，本身就具有高风险的特征，加之现有医疗技术水平的局限性、患者个体差异性，致使医疗风险水平高。②原因复杂：医疗风险存在于医疗活动的各个环节，并受疾病固有特性、人为因素、社会因素等多种因素共同影响，多环节及多因素促成了医疗风险的复杂性。③存在广泛：医疗风险无处不在，它贯穿诊断、治疗和康复的全过程，任何医疗活动，甚至是看似微不足道的临床操作都可能带来风险。④后果严重：医疗风险极有可能导致患者死亡、伤残和其他损害，给患者及家属带来巨大痛苦和诸多不良影响，同时也严重影响医疗保健机构和医务人员的声誉。

分类 根据认识水平和可控程度可分为三类。①可控制的医疗风险：现有医学知识技术水平下可以认识、预防和控制的风险。②固有的医疗风险：受主观认识水平和客观条件制约，不能充分认识或虽有一定程度的认识但却难以控制的风险。③医疗意外风险：现有医学知识技术水平下难以预测、不能避免、不能克服的风险。这三类风险边界模糊，并且随着医学知识的发展及科技水平的提高呈现出互相转化的态势。

根据诊疗行为是否存在过错可分为两类。①医疗侵权风险：因医疗过失造成的风险。②非医疗侵权风险：诊疗行为本身无过错，由于医学技术局限性等因素导致的风险。

成因 ①医学科学的局限性：医学是为了对抗疾病而产生和发展的，这势必导致医学的发展滞后于疾病的发展，医学对很多疾病的认识还很局限或还不具备治疗条件，甚至很多领域还尚未触及。②医疗保健服务供方因素：医疗机构资源不足、管理不善，专业技术人员能力、经验不足，沟通不充分、责任心不强等均为产生医疗风险的重要因素。③患方因素：患者疾病的复杂性与严重程度，以及疾病发展转归的多样性，给诊疗工作增加了难度，也增加了风险；在医疗保健服务过程中，患者的配合度、依从性，以及患者心理、社会等因素也对医疗风险的产生具有重要影响。

管理程序 ①医疗风险识别：分析、识别医疗服务过程中可能出现的风险事件。②医疗风险评价：估测医疗风险发生的概率及其损失程度。③医疗风险处理：包括风险预防、风险承担、风险转移、风险回避、风险抑制等。④医疗风险管理效果评价：对风险处理手段的适用性和效益性进行分析、检查、修正和评估，继而更好地控制医疗风险。

作用 医疗风险无处不在，如何及时发现和规避医疗风险，保障患者安全，已成为当今医院最亟待解决的问题，对其进行深入的认识和了解，能够提高医务人员风险防范意识，增强风险鉴别能力，减少服务过程中各类危险因素，最大限度地降低医疗风险事件发生的频率及其所带来的危害和损失。通过对医疗风险的可能性、医疗风险的影响性评价来判断医疗风险的严重性。

（毛静馥 刘矣航 吴群红）

yīliáo shìgù

医疗事故（medical accident）

医疗机构及其医务人员在医疗活动中，违反医疗卫生管理法律、行政法规、部门规章和诊疗护理规范、常规，过失造成患者人身损害的事故。医疗事故必须由负责组织医疗事故技术鉴定工作的医学会组织专家鉴定组进行鉴定。"医疗事故"是中国卫生行政部门给出的概念，旨在从行政方面解决医疗侵权行为，医疗侵权行为本属于民法范畴，因此，2009年，中国颁布了《中华人民共和国侵权责任法》，明确规定医疗损害侵权责任，与此同时，《医疗事故处理条例》仍然有效。国外一般也只对医疗侵权进行界定，并无"医疗事故"的说法。

构成要件 ①主体是医疗机构及其医务人员：医疗机构是指取得《医疗机构执业许可证》的机构，医务人员指依法取得执业资格的医疗卫生技术人员。②行为的违法性：医疗事故是医疗机构及其医务人员违反医疗卫生管理法律、行政法规、部门规章和诊疗护理规范、常规而发生的事故。③过失造成患者人身损害：医务人员在主观上是过失造成患者人身损害，而不是有伤害患者的主观故意。主观过失包括疏忽大意的过失和过于自信的过失。此外对患者要有人身损害后果。④过失行为和后果之间存在因果关系：患者人身损害的后果是由于医疗机构及其医务人员的过失行为造成的。虽然存在过失，但是并没有给患者造成损害后果，不应该被视为医疗事故；虽然存在损害后果，但是医疗机构及其医务人员并没有过失行为，也不能判定为医疗事故。因果关系的判定，关系到追究医疗机构和医务人员的责任，确定患者的具体赔偿数额等。

有下列情形之一的，不属于医疗事故：①在紧急情况下为抢救垂危患者生命而采取紧急医学措施造成不良后果的。②在医疗活动中由于患者病情异常或者患者体质特殊而发生医疗意外的。③在现有医学科学技术条件下，发生无法预料或不能防范的不良后果的。④无过错输血感染造成不良后果的。⑤因患方原因延误诊疗导致不良后果的。⑥因不可抗力造成不良后果的。

损害程度 医疗事故分为四级。①一级医疗事故：造成患者死亡、重度残疾的。②二级医疗事故：造成患者中度残疾、器官组织损伤导致严重功能障碍的。③三级医疗事故：造成患者轻度残疾、器官组织损伤导致一般功能障碍的。④四级医疗事故：造成患者明显人身损害的其他后果的。

处理途径 ①医患双方协商解决。②卫生行政部门调解。③向人民法院提起民事诉讼。为了妥善地处理医疗事故，1987年6月29日国务院发布了《医疗事故处理办法》，对卫生行政部门处理医疗事故作出了规定。该办法首次对医疗事故的概念进行了规定，并对医疗事故的等级、处理程序和鉴定等作出了规定。随着社会的发展，该办法的一些规定已经不能适应新形势的需要，因此在对《医疗事故处理办法》作了较大修改后，国务院于2002年4月4日公布了《医疗事故处理条例》，自2002年9月1日起施行。该条例对医疗事故的概念在原来的基础上进行了重新规定，明确了医疗事故的主体和判断标准，并扩大了医疗事故的范围。

赔偿项目 医疗费、误工费、住院伙食补助费、残疾生活补助费、残疾用具费、丧葬费、被扶养人生活费、交通费、住宿费和精神损害抚恤金等，医疗事故赔偿费用，实行一次性结算。赔偿金额要根据医疗事故等级、医疗过失行为在医疗事故损害后果中的责任程度和医疗损害后果与患者原有疾病状况之间的关系来确定。

(毛静馥 高蕾 吴群红)

yīliáo jiūfēn

医疗纠纷（medical dispute） 医患双方对诊疗护理不良结果及其原因的认定发生争议，当事人提出追究责任或赔偿损失的医患纠葛事件。医疗纠纷是医患纠纷的重要组成部分，医患纠纷是指医患双方发生的任何争议，既包括与诊疗护理行为有关的医患纠葛，即医疗纠纷，同时还包括非诊疗护理行为引起的医患纠葛，如因医疗费用、环境设施、饮食等问题发生的医患纠葛。

医疗纠纷分为医疗过失纠纷和非医疗过失纠纷两类。医疗过失纠纷指当今医学知识可以预防的不良事件或近似失误所引起的医疗纠纷，主要是指医疗事故、医疗差错引起的纠纷；非医疗过失纠纷指由当今医学知识无法预防的医疗不良事件引起的医疗纠纷，这些医疗不良事件包括医疗意外、医疗并发症和疾病自然转归。

医疗过失纠纷的原因包括医院管理缺陷、医护人员医疗技术水平低下、违反相关法律法规和诊疗护理规范、认知不足和决策失误等；非医疗过失纠纷原因包括患者及家属对医学知识缺乏全面客观的了解和认识、对医疗结果期望值过高、动机不良等，同

时还包括当今医疗技术水平的局限性、医患沟通障碍、媒体不当宣传等。

当医疗纠纷出现时，可以通过一定程序进行处理。①协商解决：当事医疗机构、病人及其家属自行协商解决。②调解解决：主要包括行政调解、调解委员会调解、医疗责任保险公司指定机构调解、仲裁委员会调解及其他营利性、非营利性中介机构调解。③民事诉讼：若协商和调解不成，当事方可以依法向人民法院提起民事诉讼。

(毛静馥 岳玺中 吴群红)

línchuáng lùjìng

临床路径（clinical pathway） 针对某一疾病建立起的一套科学、规范、标准化的临床综合治疗模式与治疗程序。旨在通过规范化的治疗方案和标准实施路径的制定和实施，规范医疗行为，减少变异，降低成本，提高和改善医疗服务的结果和质量。虽然人们对临床路径的定义不尽相同，但它们大多包括以下关键要素和内涵：①临床路径的对象是针对一组特定诊断或处置，一般是诊断相关分组的一组，也可以是某个国际疾病分类码对应的病种或某种手术等。②临床路径的制定依赖多学科的合作，这些学科既包括临床、护理、药剂、检验、麻醉等医学学科，同时也包括管理、法律、伦理等非医学学科。③设计临床路径必须要依据住院的时间和操作流程，同时结合治疗的中间结果，对医疗行为的时限、顺序和操作进行规定。④实施临床路径的最终作用是建立一套规范化、标准化的治疗模式，并在实践中不断对其进行完善，从而有利于规范医疗行为、减少和弥补由于医生水平不同导致的治疗

效果的差异，到达降低成本和提高质量的作用。

概念形成过程 临床路径的思想起源于工业的关键路径管理技术。20 世纪 70 年代，由于不断上涨的医疗费用压力，美国将工业管理中用于提高产品质量的"关键路径法"引入医疗领域。1985 年，美国新英格兰医疗中心率先开始了临床路径的探索。实践表明临床路径有利于降低高涨的医疗费用。临床路径应用后取得了初步成效，因而受到美国医学界的重视和关注，并且在实践应用中得到进一步的发展。到了 2003 年，超过 80% 的美国医院实施了临床路径。20 世纪 90 年代以来，英国、澳大利亚等发达国家对临床路径的应用也逐渐增加。临床路径自 1996 年引入中国以来，发展相对缓慢，但随着中国卫生体制改革的不断深入，发展符合中国实际国情的临床路径，有利于提高卫生资源的利用效率，并有助于实现改善医疗服务质量、降低医疗费用的目标，因此，临床路径在中国卫生改革与发展中所起的作用越来越大。

特点 ①时效性和可操作性：临床路径强调各项处置及活动介入时间，提供给医务人员在医疗活动中具体可操作的时间表，因而具有时效性和可操作性。②程序性和标准性：临床路径为医护人员提供了治疗各类疾病的标准化流程图，使得进入临床路径的患者能够按照规范化的程序和模式接受治疗和护理服务。③完整性和合作性：由于临床路径所拟定的治疗内容及执行时间是由提供医疗照护的所有成员共同研制的，因而它具有完整性的特点；同时，它强调部门之间的横向联系与沟通，强调医疗专业部门及行政部门等多个部门工作的有机配合和协调，因而具有合作性的特点。

作用 实施临床路径的最初目的是为适应和满足医疗保险预付制度的需要，但随着实践的发展，其作用已经变得越加广泛。①有利于保证医疗质量：临床路径是建立在循证基础上的由专业人员经过反复研究和讨论而制定的最佳治疗方案，并在实践中不断地得以完善，因而具有较强的科学性和合理性。通过标准化治疗流程的引入，有利于减少医疗差错，并推动医疗质量的持续性改进行动。②有利于控制医疗成本：控制医疗成本是实施临床路径的重要作用之一，它通过最佳治疗方案和规范化实施路径的引入，减少不必要的诊疗环节以及医疗行为的随意性，保障各环节的有机衔接和配合，达到提高工作效率、降低医疗服务成本的目的。③有利于提高医院管理水平：临床路径是通过运用科学和循证的方法探索并建立的最佳诊疗工作实施路径，它的制定需要跨部门的协调、配合以实现相关治疗和管理流程的不断改进和完善，它鼓励全员参与和各部门工作的有机整合。因而，它的实施和不断优化过程有利于推动医院各种资源的有效动员、有机衔接和配合，对提高医院整理服务水平和管理水平具有推动作用。④有利于提高患者满意度：实施临床路径可以减少患者平均住院天数，降低平均住院费用，因而有利于减轻患者的医疗负担从而提高其满意度；此外，标准化诊疗程序的建立，可以在一定程度上帮助患者了解其大致的诊疗过程，满足患者的知情权和相关信息需要。

（吴群红）

yīliáo ānquán guǎnlǐ

医疗安全管理（medical security management） 为避免、预防、减轻医疗保健过程中由于医疗行为对患者造成或可能造成的不必要的伤害而进行的全部管理活动。医疗安全管理涵盖整个医疗卫生保健领域的所有机构，包括医院、门诊部、妇幼保健院、康复中心、社区卫生服务中心（站）、乡镇卫生院、疗养院、诊所、卫生所（室）及急救站等。

在医疗保健过程中，由于医疗风险的多样性与复杂性，不是所有的医疗风险都可以预防与避免。医疗安全管理的重点是：在当今医学知识技能水平下，能够预见到，并且能够通过有效的措施避免、预防的医疗伤害；或者能够预见到，却很难避免，但通过积极有效的应对措施，能够将伤害降到最低限度的风险。因此，医疗安全管理的前提是对医疗风险进行识别、分析与评价，然后根据各类医疗风险的特点及其严重性，采取不同的管理策略，以最大限度地保障患者在接受医疗保健服务过程中不发生"允许范围"以外的心理、机体结构或功能损害、残障、缺陷或死亡。

根据医疗保健服务的专业特点及医疗风险管理的实践经验，医疗安全管理的主要措施包括：建立健全各级医疗安全管理组织，制定相关法律法规、规章制度及操作规程，制定卫生人力资源准入标准与配置标准，培训卫生技术人员执业能力，强化医疗安全管理监管力度，加强安全文化建设等。

保障医疗安全、提高医疗质量是一个不断持续改进的、永无止境的追求更高目标的过程。随着医学科学的不断发展，卫生人力质量的不断提高，管理理念、管理技术的不断创新，医疗安全管理水平也在不断提升。医疗安全管理评价指标有医疗事故发生率、医疗差错发生率、医疗纠纷发生率、医疗赔偿数额等。

医疗安全管理可以有效地控制各种医疗不安全因素，促进医疗质量的持续改进，减少医疗事故的发生，增加患者就医的安全性，减少医疗纠纷，改善医患关系，减少疾病经济负担，提高医疗资源的使用效率，保证医疗机构的功能得到充分发挥，使得人民群众基本健康需求得到满足，实现社会和谐稳定的发展。

（毛静馥 王红娜 吴群红）

yīliáo jīgòu guǎnlǐ

医疗机构管理 (medical institution management)

根据国家法律的规定，通过对医疗机构的设置、审批、登记、执业、权利和义务等活动做出组织和安排，以实现改善医疗资源利用效率和医疗服务质量，更好满足人们医疗服务需要等目标而进行的管理。

内容 主要包括以下几方面。①分类管理：根据医疗机构的经营目的、服务任务及其执行的不同财政、税收、价格政策和财务会计制度的要求，将医疗机构分为非营利性医疗机构和营利性医疗机构。②规划布局和设置审批管理：医疗机构分类、所有制形式、隶属关系、服务对象的不同，其机构设置要求也不尽相同，但其相应机构设置必须符合当地医疗机构设置规划要求以及国家制定的相应医疗机构基本设置标准和要求；因此，当单位和个人申请设置医疗机构时，必须经县级以上人民政府卫生行政部门的审查批准，在取得医疗机构设置批准书后，方可向有关部门办理其

他手续。③登记和校验管理：要求医疗机构必须进行职业登记并领取相应的《医疗机构职业许可证》；经登记取得《医疗机构职业许可证》的医疗机构，应当按照规定进行校验。④执业管理：医疗机构在具体执业过程中，须遵守相关法律、法规的要求，认真执行已经制定和出台的各种医疗技术规范，并按照核准登记的诊疗科目开展相关的诊疗活动，非卫生技术人员不得从事相应的卫生技术工作。⑤监督管理：相关法规要求，县级以上人民政府卫生行政部门，有权对医疗机构的执业活动进行监督、检查、指导、调查、取证、评审、提出处罚意见并在其职权范围内实施相应的处罚活动。⑥广告管理：主要针对医疗机构发布的各种广告所进行的管理，要求其所制作的广告必须真实、健康、科学、准确，不得以任何形式欺骗或误导公众。⑦法律责任：依据法律对各种违反法律法规要求和相应规定的医疗机构实施处罚。

手段 卫生行政部门主要运用法律、法规等手段对医疗机构实施管理，通过不断强化其执行力来规范医疗机构有关活动和行为，以期更好地实现医疗机构的管理目标。1951年1月3日，政务院批准颁发了中国第一个医疗机构管理的行政法规《医院诊所管理条例》。国务院于1994年颁布了《医疗机构管理条例》，卫生部颁布了《医疗机构管理条例实施细则》。随着中国市场经济的发展，为了对多元化的医疗机构进行规范化管理，卫生部先后颁发了《关于城镇医疗机构分类管理的实施意见》《中外合资、合作医疗机构暂行管理办法》等政策文件。在医疗机构的设置规划方面，

卫生部颁布了《医疗机构设置规划指导原则》，并且于2009年进行了修订，形成了《医疗机构设置规划指导原则（2009年版）（征求意见稿）》。执业活动是医疗机构最重要的职能，为充分发挥医疗机构的作用，中国颁布了专门的执业医师法，卫生部制定了《医院工作制度》《医师、中医师个体开业暂行管理办法》等。

分类管理模式及其发展 医疗机构的分类管理模式对于医疗机构的发展具有十分重要的作用。美国医疗机构根据所有权分为政府医院、非政府非营利性医院和营利性医院三类。营利性医疗机构必须像企业一样缴纳收入税、财产税和服务税，为社会提供的免费医疗服务部分可以免交税收。非营利性医疗机构的盈利不得分红，也不纳税，只能用于医院的建设和发展，更好地为社区提供医疗服务。美国医疗机构除了通过加强管理，节约成本、减少支出，并通过提升医疗服务质量和水平以吸引更多的病人来增加收入外，非营利性医疗机构还可通过社会捐赠或者发行债券等方式进行筹资。中国于2000年开展医疗机构分类管理工作，在《关于城镇医药卫生体制改革指导意见》及《关于城镇医疗机构分类管理实施意见》中提出要按经济性质对一个行业的社会组织进行分类的政策，并对性质界定、核定程序和标准、有关制度建设作了全面、系统的规定，希望借助于医疗机构的分类管理，促进营利性医院和非营利性医院有序竞争。

意义 医疗机构管理有利于提高医疗资源的利用效率和医疗服务质量，满足人们的医疗服务需求。通过对医疗机构的分类管理，进一步推进不同医疗机构间

的有效、有序、公平竞争，以激活医疗市场，达到减少政府财政负担、实现医疗卫生事业良性发展的目标。通过对医疗机构的设置规划和管理，实现对医疗机构各类资源的合理配置和优化，提高医疗资源的配置效率，使有限的医疗卫生资源能够更好地满足广大民众的医疗、预防、保健和康复等医疗卫生服务需要。通过对医疗机构的准入管理以及医疗机构设置审批、执业登记和校验等相关工作的开展，使医疗机构的管理逐步纳入法制化轨道。通过强化医疗机构各项监管措施的执行，推动各项医疗机构对相关法律、法规和规章制度的落实，保障医疗服务市场的正常运转秩序，减少和控制在诊疗活动中医疗差错事故的发生，以达到保障公民健康的目的。

（吴群红）

fǎrén zhìlǐ jiégòu

法人治理结构（corporate governance structure）

所有者、股东或董事会以及高级管理者等组成的一种组织结构及其相互间形成的制度化权责关系及相互制衡机制。又称公司治理结构。它是对公司进行管理和控制的结构体系，以防止经营者对所有者利益的背离并保障所有者权益的最大化。在这一治理结构中，所有者将自己的资产交由公司董事会托管，公司董事会是公司的最高决策机构，拥有对高级经理人员的聘用、奖惩及解聘权；高级经理人员受雇于董事会，组成在董事会领导下的执行机构，在董事会的授权范围内经营企业并接受其监督。

法人治理起源于公司治理，但随着公司治理理论和实践的发展其内涵有了很大的拓展，它从原来主要研究公司所有者对经营者的制衡关系，拓展到更广泛的利益相关者，包括股东、债权人、供应商、雇员、政府或社区等公司的利益相关者与公司经营者的制衡机制，更关注的是如何通过民主方式来管理公司公共财产的制度形式，包括构建一系列正式和非正式的制度来保障公平、公开问责机制的实现并用以协调公司与所有利益相关者之间的利益关系，保障公司决策的科学化。

法人治理框架包括：①公司及其利益相关者之间分配责任、权力和收益的显性和隐形契约。②根据各利益相关者的责任、权力和角色而制定的协调利益相关者之间利益冲突的程序。③为了构建制衡体系而建立的监督、控制和信息传递规程等内容。

主要内容　作为公立医院改革的重要举措之一，法人治理结构改革逐步受到人们的重视。公立医院法人治理是指为实现公立医院出资者的目的，平衡所有者、经营者及利益相关者的若干制度安排。公立医院法人治理结构改革的核心，是要解决公立医院所有者和经营者分离及委托和代理关系中出现的问题，明确政府、公立医院及公立医院管理者的职责、权利和义务及相应的制度安排。其主要内容包括：①解决委托代理问题，医院法人治理实质上就是要解决因所有权和控制权相分离而产生的代理问题。②构建激励约束机制，以减少代理成本是法人治理结构的基本特征。③完善组织结构及相应制衡机制设计，构建由权力、决策、执行、监督机构组成的公立医院法人治理结构框架。公立医院法人治理结构通常由理事会（董事会）、监事会和医院经营管理者等人员所组成，他们在医院管理中相互独立，又互相制衡和相互协调，其目的是从体制和机制上保证公立医院的有效治理，并更好地推动医院的健康发展。

必要性　英国经济学家亚当·斯密（Adam Smith）曾经说过：经营者们作为其他人资产而不是自己资产的管理者，不可能像经营自己的钱那样尽心尽力地经营着别人的钱。这就在客观上要求人们设计和安排一种结构和机制，以保障经营者尽可能地像经营自己的钱那样地经营别人的钱。随着医疗系统市场机制的不断引入，以及政府作为医院出资者和管理者二者身份相互分离的结果，越来越多的国家认为有必要对医院实施治理结构的改革，其必要性在于：①引入法人治理结构是改善医院管理，构建现代化医院管理制度的一项重要内容。②合理的医院法人治理结构设计有助于解决公立医院一系列体制性矛盾，有利于政事分开，为公立医院构建合理的决策、执行和监督机制。③通过设计和安排一套行之有效的治理结构与治理机制，能够有效处理医院委托人（出资者）与代理人（经营者）之间的关系问题。④有利于公立医院绩效管理制度体系的建立，从而为深化医院人事和收入分配等制度改革创造良好环境。

注意事项　公立医院法人治理结构改革应注意的几个事项：①坚持医院的公益性目标。公立医院是具有一定福利性质的社会公益事业单位，其设置目的就是从事公益性服务，其改革的制度设计和安排应当充分考虑公立医院公益性的特征。②个性化设计。公立医院法人治理结构改革应坚持个性化原则，切忌行政化推进。③应明确政府、医院、医院管理者的责、权、利和义务关系，构建医院的决策权、经营权、监督权分立和制衡机制。

（吴群红）

血液管理（blood management）

政府卫生行政部门依照法律法规及有关规定对血液安全、献血、血站管理、单采原料血浆、血液质量及临床安全用血等其相关领域实施行政管理活动的总和。此是各级卫生行政部门的一项重要职能。

中国的血液管理工作主要包括：①打击非法采供血（浆）活动。血液管理相关的法律法规规定，任何单位和个人未经批准不得从事采供血（浆）活动。②血站的执业活动与血液质量监督检查。主要包括按执业登记许可范围和项目对采（供）血进行严格控制；依法宣传、组织和动员无偿献血，采集无偿献血者的血液；对献血者进行身份识别、健康体检征询，禁止采集不符合健康标准的献血者的血液，禁止违反血液采集间隔期控制的规定，禁止超量采集血液；血液质量须进行严格的筛检；实行血站全方面质量管理，严格的实验室质量，要求检验方法、检验设备、检验试剂与检验人员必须符合要求等。③采供血机构准入管理。依法制定辖区内血站的设置规划和单采血浆站的设置规划；依法受理、审核、登记和批准设置血站、单采血浆站；依法定期对血站、单采血浆站的执业条件进行审查。④依法推行无偿献血。《中华人民共和国献血法》规定实行无偿献血制度。⑤临床用血的监督和管理。医院临床用血必须来自合法指定的血站，不得随意进行自采自供，未经批准不得从非指定的

血站获得血液；二级以上医疗机构建立输血科或血库；合理建立临床用血管理制度，严格按照临床用血的审批程序进行临床用血；严格的掌握输血适应证，推广并使用成分输血；严格使用输血查对制度，防止输血差错；及时处理输血反应等。⑥单采原料血浆的管理。只有批准的单采血浆站才能采集原料血浆；必须按照核准采浆范围进行采浆，不得跨地区采集；必须使用机器采集血浆，采浆前必须按照标准严格对献浆者进行健康检查和梅毒等感染因子的筛检等。

（吴群红　高力军）

急救管理（emergency management）

通过对医疗急救资源的科学规划和配置，建立医疗急救组织网络体系，并有效地组织、指挥和调度医疗急救力量，对危急重患者进行医疗救治，最大限度地降低伤亡及残疾率，提高治愈率和生存率，保障人民的身心健康的过程。急救管理主要是针对急救而开展的一系列活动，而急救又有广义和狭义之分。广义的急救是指对日常生活中发生的危急重症伤病，以及意外事故与灾害中的受难者快速实施必要的救护，降低和制止可能发生的危害及死亡，以维持基本生命体征和减轻痛苦，为继续救治创造条件的活动。它的实施参与者可以是医疗单位及其医务人员，也可以是经过紧急培训的救护员、警察、消防队员及其他社会公民。狭义的急救则指由通信、转运和医疗基本要素所构成的专业急救机构对伤病员实施的现场救治、转运途中监护和医疗救治的活动。二者的主要区别在于是否有社会力量参与。在卫生事业管理领域中

对于急救管理的研究主要指的是其狭义，即医疗急救管理。

内容与特点　医疗急救管理的内容包括医疗急救的信息管理、质量管理、行政管理、继续教育管理、经济管理、人力资源管理等。其特点主要体现在以下几方面：①随机性、应急性强。危急重症患者的呼救，重大灾害或者事故的发生难以预料，其发生时间、地点、病情、病种及人数等难掌握；医疗急救的机构在人员、车辆、设备和药品等方面要随时保持准备状态，一旦接到呼救和命令，立即迅速赶赴现场救治。②社会性、协同性强。医疗急救活动体现在社会各个方面，急救患者的疾病谱广、病情杂，涉及院前急救、复苏、危重病和创伤处理等多个专业学科，救治工作往往需要多学科、多部门的协同配合。③条件制约性。现场救治地点的环境较差，部分诊察手段不能正常进行；现场急救时间不充裕加之诊察条件受限，作出明确诊断较为困难，因此决定了现场救治以对症治疗为主。

组织模式　急救医疗服务由急救医疗服务体系（emergency medical service system，EMSS）提供，急救医疗服务体系是以急救服务人员为主体，包括通过社会多部门、多系统的协作参与，将现场急救、途中救护和院内救治有机联系起来，为危急重伤病员提供迅速、有效急救服务的系统。在中国，城市医疗急救的组织模式主要有以下几种：①依托型。急救中心依托于城市一个较大医院为主的急救模式。其工作流程为急救中心接到呼救后，由急救中心院前急救部门派人派车赶赴现场救治，并监护运送患者回急救中心，由院内急诊科继续救治。

②指挥调度型。有急救中心负责指挥调度，以若干医院（急救医院）及阵地为区域中心，分片分科负责急救工作的模式。急救中心一般以组织、指挥、调度、控制和管理日常院前急救工作为主，具体医疗救治工作由指定的各个医院承担。其工作流程为急救中心接到呼救后，立即通知该区域内承担急救任务的医院，医院立即派出医务人员和急救车辆赶赴现场抢救，然后监护运送病人到医院继续治疗。③院前急救型。城市医疗急救中心及其所属县区急救分站与市内若干医院紧密协作的急救模式。采取这种模式的城市设有一个急救中心，各县区的分站一般设在协作医院内或附近，协作医院多是县区中心医院。急救中心的功能与指挥调度性的急救指挥中心的功能基本相近，没有院内急救部分，但有专门的院前急救人员、装备等，院前急救系统和协作医院主要是业务协作。其工作流程为急救中心接到呼救后，指挥调度就近分站派人派车到现场急救，然后监护运送患者至协作医院和定点医院继续救治。④院前急救＋院内急诊型。急救中心独立设置，以院前急救为重点，兼有院内急救、重症监护及宣传培训等功能，拥有较为完备的基础设施（门诊、病房）、通信设施、急救车辆、设备和专门的医护人员，独立完成急救单个阶段的任务。其工作流程是患者直接向急救中心呼救，调度人员根据病情派出相应人员、车辆等赶赴现场救治，途中监护到急救中心和转送有关医院继续救治。

作用 急救管理在卫生事业管理工作发挥的重要作用：①制定医疗急救工作规划、规程、标准。②合理配置医疗急救资源。

③组织指挥重大医疗急救工作。④建立医疗急救组织网络。⑤收集、评价医疗急救情报信息，控制管理医疗急救质量。⑥调度医疗急救力量。⑦组织开展医疗急救科研、教学工作。⑧研究分析医疗急救运行状态及未来发展。

（吴群红　高力军）

yīliáo fúwù zhǔnrù guǎnlǐ

医疗服务准入管理（market access management of medical service）　管理者为了达到一定的管理目标，对从事与医疗活动有关的机构、设备、技术、人员、药品等进入卫生服务领域所设定的一系列标准和管理体系。目的是保证医疗活动的顺利进行、提供高质量的医疗卫生服务、合理配置和规划卫生资源。

管理内容 医疗卫生行业准入主要包括医疗机构、医疗卫生技术人员、医疗卫生技术、大型医疗设备、药品等准入管理。

医疗机构准入管理　中国对从事疾病诊断、治疗的医院、卫生院、疗养院、门诊部、诊所、卫生所（室）、急救站等医疗机构实行规划、设置、登记、评审等准入管理；规划布局和设置审批由县级以上地方人民政府卫生行政部门制定本行政区域医疗机构设置规划；医疗机构执业前必须向所在地的省、自治区、直辖市人民政府卫生行政部门办理登记，领取《医疗机构执业许可证》，方可从事医疗卫生服务，任何单位或者个人，未取得《医疗机构执业许可证》，不得开展诊疗活动。

医疗卫生技术人员准入管理　卫生技术人员指受过高等或中等医药卫生教育或培训，掌握医药卫生知识，经卫生行政各部门审查合格，从事医疗、预防、药剂、护理、医技、卫生技术管理

等专业的专业技术人员。在医疗卫生机构从业的卫生专业技术人员主要包括执业（助理）医师、护士、医技人员和药学（剂）人员等。加强从业人员队伍建设和管理，提高从业人员的执业道德和业务素质，保障从业人员的合法权益，保护人民健康。对从业人员的准入管理有：①医师准入管理，主要通过医师资格考试以及医师执业注册的方式来实现。②护士准入管理，管理方式是执业护士考试以及执业护士注册。

医疗卫生技术准入管理　医疗技术指医疗机构及其医务人员诊断和治疗疾病为目的而采取的措施，包括诊断性技术和治疗性技术。为了规范医疗技术临床应用管理，促进医学科学发展和医疗技术进步，提高医疗质量，保障医疗安全，国家制定了具有一定强制性、规范性的卫生技术评估、卫生技术准入和卫生技术应用的规章制度来实现对卫生技术准入的管理。

大型医疗设备准入管理　大型医用设备的研制、生产能力是一个国家医疗综合能力的体现，也是开展医疗保健服务的重要手段，但费用高、技术要求严格，因此需要慎重合理地开发和配置。合理配置和有效使用大型医疗设备，是控制卫生费用过快增长、维护患者权益、促进卫生事业健康发展的重要环节。中国大型医用设备管理品目由国务院卫生行政部门商同有关部门确定、调整和公布，大型医用设备管理品目分为甲、乙两类。甲类大型医用设备由国务院卫生行政部门管理，乙类大型医用设备由省级卫生行政部门管理。

药品准入管理　药品监督管理是国家药品监督管理部门为保

证药品质量、保障人体用药安全有效、维护人民身体健康，根据国家的法律、法规、政策，对药品的研发、生产、销售、使用、价格、广告等各个环节的全部过程的监督管理。药品监督管理行政部门是药品准入控制的行政执法部门。中国对麻醉药品、精神药品、放射性药品、医疗用毒性药品、血液制品、生物制品、戒毒药品等制定了专门的管理办法和管理条例。

管理手段　卫生行政许可制度是准入管理的实现手段，是卫生行政部门根据公民、法人或者其他组织的申请，按照卫生法律、法规、规章和卫生标准、规范进行审查，准予其从事与卫生管理有关的特定活动的行为。行政主体应行政相对方的申请，通过颁发许可证、执照的形式，依法赋予行政相对方从事某活动的法律资格和实施某种行为的法律权利的行政行为。行使许可权的主要形式是执业注册。

意义　医疗卫生行业准入制度的实施，有力地遏制了非法行医，乱办医疗机构，以及不顾条件盲目引进高、精、尖医疗技术和大型医疗设备的混乱状况，使得医疗机构药品收入占业务收入比例逐年下降，而技术服务收入构成逐年上升，医疗服务质量和水平逐步提高，医疗服务价格快速上升的势头得到有效控制。医疗服务逐步向较好的质量和较低的价格方向发展，同时大多数医疗机构也在改革和准入制度实施过程中不如良性循环发展的轨道。

（吴群红　高力军）

wèishēng jìshù pínggū

卫生技术评估（health technology assessment）

用多学科的评价和分析方法，对卫生技术在开发、传播和应用过程所产生的结果和影响进行综合系统分析和评价的过程。通过对卫生技术的技术特性、安全性、有效性、经济学特性以及社会、法律、伦理道德和政治影响等方面的综合评价，从而为决策者提供合理选择卫生技术的科学信息和决策依据。因此，人们又将卫生技术评估看作是一种综合的政策研究形式，不仅用它来考察卫生技术应用的短期和长期社会效应，还将其应用到对各种直接和间接社会影响的系统分析和评价研究中。

简史　卫生技术评估的发展历史较短，主要兴起于20世纪60年代中期的技术作用评价活动。20世纪80年代中期以后受到越来越多的重视，发展速度也越来越快。1972年，美国率先颁布了《技术评估法案》，并建立了技术评估办公室（office of technology assessment，OTA）。同时给出了技术评估的一般定义：检验技术应用的长期和短期效果的综合政策性研究。当时的技术评估多集中在工业、农业等技术领域，后来逐步拓展到医学等多个领域。1994年1月，中国第一家卫生技术评估中心在上海医科大学成立，中国的卫生技术评估才日益受到人们的关注。

卫生技术评估的发展可以分为三个阶段：第一阶段（1975～1985年），主要利用循证的方法，处理卫生保健干预效果和解决成本效益等问题，帮助政府作出决策；第二阶段（1985年至20世纪90年代初），技术评估着眼于探索并建立与决策者间的良性互动和有效沟通关系；第三阶段（20世纪90年代以后），着重致力于通过卫生技术评估活动的开展对医疗机构的管理者及临床医生带来影响上。此时，评估的重点也有所改变，不再仅仅局限于早期的大型、高技术设备的评价，而是将微型技术、软技术、心理咨询服务等内容纳入评价中，此外，评估所涉及的评价领域也更加广泛，包括社会、体制、法律、伦理等多方面内容。

类型　卫生技术评估有多种分类方法。①按评估的范围：可以将其分为全面评估和部分评估。全面评估是指将一项技术的各个方面均进行评估；而部分评估则是指对技术的一个或几个方面进行评估，部分评估是最常做的卫生技术评估。②按评估的对象：可以将其分为对药品、手术方法、治疗方案、医疗器械和设备、支持系统和行政管理机构的评估。③按所评估技术的用途：可以将其分为诊断性技术的评估、预防性技术的评估、治疗性技术的评估、公共卫生技术的评估及康复性技术的评估。④按照所评估技术的不同阶段：可以将其分为新型技术评估、普遍接受的或标准卫生技术评估以及陈旧技术评估。

特征　①重大性：对于评估对象来说，重点是对医学科学技术发展的重大研究、开发、引进项目等的评估。②预测性：虽然卫生技术评价工作很多是事后评价，但就其目的而言，它更关注如何通过开展早期的风险和预测性评价，找出其未来应用中可能存在的各种风险和健康问题，从而推动各种防范措施和方法的制定。③复杂性：评价内容和方法的多样性和复杂性，相关评估理论和方法涉及众多学科领域；此外，评价对象和领域的广泛性，以及影响评估过程和结果的因素的多样性和复杂性，决定了卫生技术评估工作的难度和复杂性。④长期性：卫生技术评估不仅在技术的研究和开发阶段具有重要意义，而且在卫生技术的引进和应用阶段也具有重要意义。此外，卫生技术评估还要求人们对其应用所产生的各种短期和长期效果和社会影响进行跟踪和评估，体现了评估的连续性和长期性。⑤综合性：卫生技术评估是一种全方位的评估，不仅关注技术本身的特性、有效性、经济性和安全性等方面的评价，同时也关注其所带来的健康影响之外的其他社会、政策、法律、伦理等方面的影响。它是对卫生技术所带来的多种正面效应与负面效应（潜在的、不可逆的）评价的结合。⑥科学性：卫生技术评估体现了对卫生技术进行客观评估的一种科学态度和思想方法，因此它并非仅是单纯的方法系统。

方法 卫生技术评估综合应用各个领域（如医学、临床流行病学、卫生经济学和社会医学等）的理论和方法，可以通过临床试验的方法、综合信息分析方法、卫生经济分析等方法来实施。此外，还可以通过比较分析法、专家咨询法、专题小组讨论法等方法来开展技术评估。文献综述或系统评价是其最常采用的信息合成法。具体来讲，卫生技术评估研究的方法可根据评估的内容分为以下几类。①卫生技术的有效性与卫生技术的安全性：临床前期评价法、临床对照试验法、非正规的临床评价法、流行病学与统计学评价法和正规综合法等。②生存质量：健康效用评价及心理测试的健康指标测量法。③卫生技术的经济性：敏感性分析、最小成本分析、成本分析、成本效用分析、成本效益分析、成本

效果分析。④卫生技术的社会影响：小组访谈法，无结构、半结构和全结构访问法以及观察法等。

应用 ①评估药物、治疗方案或手术方法及其他技术能否进入市场。②确定合理的费用报销制度，并帮助卫生技术的提供者与支付者决定纳入卫生福利政策的卫生技术。③卫生保健设施的合理选择。④卫生保健网络和机构、医院等管理人员获得与管理卫生技术。⑤政府部门或卫生部门制定相关政策等。

意义 卫生技术评估的实施在临床和预防医学领域均具有重大意义。首先，在临床方面：它能为临床医务工作者提供科学有效的信息并为其提供决策依据；在对卫生技术的开发、应用、推广与淘汰等问题上实行政策干预，从而实现合理配置卫生资源的可能。在发达国家中，卫生技术评估已经被公认为是合理进行医疗服务、解决医疗费用上涨以及制定卫生政策的有效工具。其次，在预防医学方面：卫生技术评估的各项结论，都能够为各层次的决策者提供合理选择卫生技术的科学有效的信息和决策依据，同时实现合理配置卫生资源，并可提高有限卫生资源的利用质量及效率。协助卫生部门的官员合理有效的制定公共卫生计划；帮助卫生保健网络和机构的管理人员获得和管理卫生技术；帮助卫生保健产品的生产厂商，进行产品的开发以及市场规划等。

（吴群红）

wèishēng jìshù

卫生技术（health technology）用于卫生保健和医疗服务系统的特定知识、技术体系。包括用于疾病的预防、筛查、诊断、治疗和康复的药物、医疗设备、器械

和材料、医疗方案、技术程序、后勤支持系统和行政管理组织手段等。广义上讲，它包括一切预防、治疗、保护、维护和促进健康的干预手段、技能和方法。

概念形成过程 提及卫生技术一词，首先要从"技术"一词谈起。技术一词，来源于古希腊，本意为"技巧""技能"和"艺术"。现一般将其定义为：人类为进行物质生产和精神文明活动，以科学知识和实践经验为依据而创造的手段、技能和方法的总和。卫生技术是技术的一种，它是人类为认识、调整、控制人自身的自然及其生存环境的手段、技能和方法的总和。卫生技术可以说是个历史范畴，随着社会的进步和医学的发展，其含义也随之不断变化。在相当一段时间里，人们把卫生技术看作是凭借实践经验而获得的诊疗手段、技能和方法，而这种知识和技能的获取在很大程度上依赖患者对疾病的描述以及医生对其症状、体征的观察及长期临床实践经验的积累和提取。直到19世纪以后，随着各种诊断和治疗技术的不断出现，特别是现代社会大量诊疗仪器、设备的发明和广泛应用，卫生技术的内涵和外延又发生了很大变化，卫生技术不仅是诊治和预防疾病的手段，而且还是认识健康与疾病、进行探索的手段，不仅是经验的产物，而且越来越成为科学理论化的结果。

分类 一般来说，技术可以分为有形技术和无形技术两大类。有形技术通常具有物质形态，如各种医疗设备、材料或产品；而无形技术则可以分为知识、技能、流程、原理、信息基础等一系列支撑技术有效应用的无形产品。此外，根据分类标准不同，卫生

技术还可以划分为以下几种基本类型：①按卫生技术个体发展变化的过程进行分类，可分为专业卫生技术、实验卫生技术、产业卫生技术。②按技术实施或控制方式的特点进行分类，可分为机械化卫生技术、手工操作型卫生技术和自动化卫生技术。③按技术原理的不同性质进行分类，可分为化学性卫生技术、物理性卫生技术、生物性卫生技术以及心理性和综合性卫生技术等。④按卫生技术所实施变换的对象和变换关系的不同进行分类，可分为能量变换技术、物质变换技术和信息变换技术。⑤按卫生技术的不同功能进行分类，可分为医药工程技术、基础医学研究技术、临床应用技术、预防和康复技术。

评价指标 技术的有效性、安全性、经济性和社会影响等是研究和考量卫生技术的几个主要内容。①卫生技术的有效性：医疗服务措施的效益与效用。②卫生技术的安全性：代表了对卫生技术风险可接受程度的价值判断。③卫生技术的经济性：卫生技术使用的成本、费用以及由于技术对疾病的作用所产生的效果与效益。④卫生技术的社会影响：指一项技术的发展或进步所引起的社会环境的变化，主要包括在政治、经济、文化、伦理和道德等方面的作用和变化。

作用 现代卫生技术的应用，使基础医学研究水平、临床诊断准确率、治疗效果和预防及康复能力明显提高，给医学实践带来了深刻的变化。在现代社会中，各类卫生技术在医学实践中的重要作用越来越凸显，其主要体现在以下几个方面。①基础医学研究作用：提供了延伸人的认识器官的功能；扩大了人们接收和传递医学信息的能力；提高了人类接受和加工各种医学信息的精确度；并通过控制、干预和复制人们的生理、病理等自然过程，对医学研究对象施加影响，从而使人类对医学的认识过程越来越具有积极性和主动性。②临床诊断作用：找出致病原因，为疾病的防治提供明确的方向；确定病变的部位及组织形态的改变；揭示疾病的性质、损害程度及控制途径；判断机体的功能状态；指导治疗手段的实施等。③治疗作用：消除或抵抗引起疾病的各种因素；改变机体结构以增强功能；辅助特定器官的功能；替代机体丧失的功能；维持或重建机体内环境的稳定等。④预防作用：预防疾病发生，包括免疫接种、杀菌灭虫、对高危险性环境及高危险性人群进行监测等；增进身心健康，包括提高人们的卫生知识水平，清洁饮水，控制饮食因素、劳动条件和环境污染，控制人口过量增长等；早期诊断和早期治疗疾病，控制疾病的恶化和蔓延等。⑤康复作用：使患者的生理功能得到最大程度的恢复和代偿，使患者在心理上摆脱疾病造成的影响，帮助身体上或精神上有永久性残疾的人获得生活自理或参加劳动及社会生活的能力等。

（吴群红）

wèishēng jìshù ānquánxìng
卫生技术安全性（safety of health technology）

在特定使用条件下，人群中患有某种疾病的个体接受某项卫生技术服务后，人们对其可能引发的健康风险性及其可接受程度的测量、评估和判断。其中风险性是用来测量发生不良健康反应或意外损害的可能性及严重程度，而安全性则衡量的是人们对风险的可接受程度。

如果一项医学技术的使用所产生的风险对患者、医生、社会及相关决策者来说是可以接受的，就可以认为这项医学技术是安全的。卫生技术具有双重性。与其他科学技术的发展与应用一样，任何一项卫生新技术的开发和应用无疑会对人类健康的改善和维护起到十分积极的作用，然而，不合时宜的应用或滥用也不可避免地会给人们的健康带来风险。因此，需要对卫生技术使用中可能产生的风险和利益作出判断，并对其应用的安全性进行评估。

卫生技术的安全性是一种价值判断，它代表着患者和实施此项卫生技术的医务工作者对技术应用所带来的健康风险的大小及人们对这种风险可接受程度的测量和判断。人们曾尝试用多种指标来衡量技术应用可能引发的健康风险及危害。如在临床上，用卫生技术所导致的伤害和不良反应发生率，或用技术应用而引起的死亡与失能等不良反应的发生情况以及严重程度来衡量。如果某项卫生技术的安全性差，或者此项技术的不良反应发生率较高且严重，则需从政策和应用层面果断终止相应技术的应用，防止其对社会造成更大的健康危害。卫生技术的安全性评估方法与卫生技术有效性评估方法有很多相同点。评价卫生技术安全性的指标可以使用技术带来的不良反应、残疾、死亡事件发生情况等指标，它通常以卫生技术应用所发生的预期效果以外的、对使用者带来健康危害的负性事件数来表示。临床流行病学的不断拓展以及计算机信息技术的迅猛发展，推动了卫生技术安全性和有效性评价方法的不断更新，使其从以往的经验式的、零碎的评价走向更加科学、综合、系统的评价。

现代医学实践中，在预防、诊断和治疗等诸多环节，有许多无效的甚至有害的卫生技术没有进行很好的评价而广泛应用。安全性评估的滞后及其评估方法、手段本身的问题等多种原因的存在，使人们不能及时察觉和发现技术应用所引发的各种健康风险和隐患，导致一系列悲剧的产生。这些现象的产生既有人们认识不到位的主观因素，也有体制、机制、研究评价方法缺陷等多方面的客观因素。20 世纪 60 年代的"反应停事件"给人类带来的惨痛教训，提示人们重视药品及卫生技术应用安全性评价的作用和意义。只有通过科学的安全性评价，才能有助于人们在保障安全的前提下，采纳成本合理、经济、健康有效的技术，来提高卫生系统的服务能力。由此可见，对卫生技术的安全性进行评价是十分必要的。

（吴群红）

wèishēng jìshù gōngxiào
卫生技术功效（efficacy of health technology） 在卫生技术的理想使用条件下，特定人群中患有特定疾病的个体接受医疗保健措施（服务、治疗方案、药物、预防或控制措施）后所获得的效益和效用的总称。功效包含四个方面的要素，即效益、医学问题、受影响的人群及使用条件。

效益：可以从不同的角度来测量，它取决于研究者的目标及被评价技术的类型。针对某一项特定的技术，可以考察一组相关的产出指标，如诊断技术可从五个方面考察其效益。①技术性能：仪器能否可靠运行并提供准确信息。②诊断准确性：仪器能否获得准确的诊断。③诊断影响：仪器能否替代其他一些诊断手段。④治疗影响：仪器诊断结果是否影响治疗方案。⑤患者预后：仪器能否改善患者的健康。

医学问题：卫生技术功效的大小取决于其解决医学问题能力和效果的大小。临床实践过程中，往往存在着一项新的医学技术被应用于多种疾病的治疗这种情况，这就意味着一项医学技术可能解决多种不同的医学问题，然而它对解决多种疾病和医学问题的能力和功效却各不相同。因此，对一项医疗技术功效进行评价时，首先要明确其所要解决的特定疾病和医学问题是什么，划清医学问题目标和范围后才能更好地开展评价。

受影响的人群：由于人们个体生理和其他条件的差异，一项医学技术应用于不同个体时可能产生不同的功效；只有当一定数量人群出现一致性结果时，人们方可将研究结论进行外推。然而，将研究结论进行外推时，必须考虑不同群体之间的生理和其他方面的差别，如男女之间的差别，成人和儿童之间的差别。

使用条件：医学技术的产出部分，受到医技人员的知识、技能、机构设施、设备与药物的质量及后勤支持系统的影响。为了对产出作出评价，必须排除这些在一般使用条件下经常变动的变量影响。之所以将功效定义为在理想条件下的技术应用所产生的效益和效用，主要是为了控制各种可能的环境和条件变量的干扰，只有将这些干扰因素尽可能地控制好，才能获得高质量的评价结果。

卫生技术的功效评价是卫生技术评估的重要内容之一，无效的技术是不应该使用的。对新技术和现存技术进行技术功效的评估有助于推广有潜在效益而又风险极小的技术，限制缺乏功效或引起过度伤害的技术，并且指导技术的合理使用。在研究方法和表达指标方面，功效自身就是卫生技术评估中的一项内容，在理想的使用条件下，用合理的测量方法（主要是对效益产出指标的测量）就可以实施对卫生技术的评估。另一方面，也可以与循证医学相结合来进行相关的评价研究，研究方法包括临床前期评价、临床评价、随机临床对照试验、正规综合法和后评估，另外药效试验中的结果研究也常用到技术的功效，具体的考核指标可包括疾病诊断的阳性率、疾病的治愈率及动物实验的致死率等测量指标。在对卫生技术的功效进行评估时，要注意与卫生技术有效性评估进行区别。

（吴群红）

wèishēng jìshù yǒuxiàoxìng
卫生技术有效性（effectiveness of health technology） 卫生技术在应用时改善患者健康状况的能力。包括卫生技术的功效和效果。卫生技术功效指在卫生技术的理想使用条件下，特定人群中患有特定疾病的个体接受医疗保健措施（服务、治疗方案、药物、预防或控制措施）后所获得的效益和效用的总称，如精心设计和管理的随机对照试验，选择受试对象的标准非常严格并在条件极好的研究中心开展研究。卫生技术的效果指在一般或日常条件下将卫生技术应用于某一特定的健康问题。

卫生技术的功效与效果的区别：①功效选择的患者群体为同质类型，通常具有严格的选择标准，效果则为不同质，所有适用的患者均可。②功效的程序是标准化的，效果则为平常的、可变的。③功效的执行条件是理想的，效果则可以在日常工作下进行。④功效的实施者必须为此领域的专家，效果可以是所有适用者。⑤结局指标功效是非常可靠，但是比较复杂、深奥，有效性在临床上则易解释，但不十分可靠。

卫生技术有效性的常用评估方法有四种。①临床前期评价法：医学技术进行人体试验前的生物化学及动物试验，收集可以进行人体试验的证据，了解毒理及其安全性。②非正规的临床评价法：分为个人经验评价法与同行评价法两种，根据个人的经验和同行、学术会议以及刊物提供的信息决定医学技术是否可以投入广泛使用。③流行病学与统计学评价法：主要用于观察干预与其结果之间联系的描述性研究、回顾性或前瞻性的分析性研究以及探讨多因素与其结果之间的数量联系的多元回归分析等。④临床对照试验法：医学技术在患者体内的试验，利用随机分组方法将患者分成试验组与对照组，进行试验技术与标准技术处理结果的比较研究，直接在人体中观察试验技术的有效性。卫生技术的有效性具体的考核指标为卫生技术针对疾病的发病率、病死率和患者生活质量、伤残调整寿命年、质量调整寿命年等的变化。

卫生技术的有效性评估的意义：同一项医学技术、同一个临床问题在不同国家或同一国家的不同地区，技术的应用状况或问题的处理方法有很大差别。这些临床处置的差异是由于技术自身的功效造成的，还是由于地域、种族、人口构成等因素引起的，必须作出评估，从而规范临床医疗行为，使患者得到合理的医疗服务。

（吴群红）

wèishēng jìshù jīngjìxìng

卫生技术经济性（economy of health technology）

从微观和宏观经济学视角分析、评价卫生技术应用所带来的有关成本、费用、资源及投资效果和效益等方面的影响。又称卫生技术的经济学特性。包括卫生技术的微观经济特性和宏观经济特性。卫生技术的微观经济学特性主要涉及卫生技术的成本、价格、付费情况和支付水平等方面的分析和评价，以及卫生技术应用所需资源投入和产出结果的比较分析和评价，如成本－效果、成本－效用和成本－效益分析。而卫生技术的宏观经济学特性则包括新技术对国家卫生费用的影响、对不同健康项目或健康领域资源分配的影响、对门诊和住院患者的影响等内容；还包括对调控政策、卫生改革和技术革新政策变化、技术竞争、技术转换和应用等方面的影响。

卫生技术的经济学特性研究方法包括成本分析、成本效益分析、成本效果分析及成本效用分析四种研究方法。①成本分析：可以根据不同的研究目的采用不同的分析方法，其中有最小成本法、边际成本法、机会成本法、生命周期成本法、平衡点法、敏感性分析等方法。②成本效益分析：比较单个或多个卫生技术服务项目之间所消耗费用的全部资源成本价值和由此产生的结果值（效益）的一种方法，目的在于选择成本效益较好的卫生技术项目。③成本效果分析：在卫生技术的结果很难用货币表示时，成本效果分析是一种很好的经济学评价方法。在成本效果分析中，效果可以同时或分别使用中间结果和最终健康结果。前者包括症状、危险因素或测定的结果。后者包括病残天数、生命年的延长、死亡数等。④成本效用分析：效用是指人们对卫生技术应用所带来的健康状况改善和提高的满意程度。成本效用分析是更细化的成本效果分析，它不仅关注药物治疗的直接效果，同时关注药物治疗对患者生活质量所产生的间接影响，着重于分析医疗成本与患者生活质量提升的关系。

自20世纪70年代以来，医疗服务成本逐渐成为卫生政策的主要研究问题，卫生技术的经济性也得到重视。评估其作用及意义：①卫生技术的经济性评估有助于控制不合理医疗费用的增长，对药品和医疗设备的临床应用进行规范，并推动卫生资源的合理及高效使用。②通过运用经济学的方法对卫生技术进行投资效益分析，从而为制定合理的收费标准提供依据。③根据经济发展的水平，制定临床应用诊疗常规。④建立疗效的评价制度，以进行比较研究和成本效果分析等。

（吴群红）

wèishēng jìshù shèhuì yǐngxiǎng

卫生技术社会影响（social impact of health technology）

一项卫生技术发展、进步及其应用所引起的社会环境变化。包括社会、心理、伦理等方面的变化。它是卫生技术评估的一项重要内容。卫生技术的社会影响评估经历了一个逐步发展的过程。起初，卫生技术评估关注的焦点是技术的安全性、有效性等内容；随着市场经济的发展，人们开始关注技术应用的成本效益问题。进入20世纪90年代，伴随大量卫生新技术的不断引进和推广，卫生技术评估的内容和方法也有了快速发展。评估重点从早期局限于大型、昂贵的高技术设备的评估逐步扩展到对微型技术、软技术、心理咨询服务等内容的评估；评估涉及的领域也日趋广泛，逐步重视卫生技术应用的社会影响评估，包括对社会、心理、政策、体制、法律、伦理等方面影响的评估。

卫生技术社会影响评估主要从以下几方面进行。①卫生技术的社会效应：卫生技术应用引起的人们对卫生保健可及性和公平性的改变。②卫生技术的心理学效果：卫生技术应用所带来的人们主观感受变化，如恐惧、焦虑、情感和满意度等方面的改变。③卫生技术的伦理学影响：应用某项卫生技术所引起的人们价值观的变化。卫生技术的社会影响评估工作涉及的内容和对象比较复杂，因而是卫生技术评估中最富有挑战和困难的一项工作。其评估内容不仅涉及人们应用技术的公平性问题，而且涉及技术使用后的心理反应以及社会伦理、法律等方面的问题。其中的公平性是指人们获得健康保健权利和机会的公平，即卫生技术配置和利用的公平性。此外，社会影响评估还要求对卫生技术应用过程中所带来的患者心理、情感等方面的变化。现代社会中，人们越来越重视对新技术应用所带来的社会伦理问题及其影响进行评价，并使相关伦理学评价能够有效遵循尊重自主权、无伤害、行善、公正等四项基本原则。

研究卫生技术社会影响的方法多种多样，最常采用的是定性研究方法，包括无结构访问法、半结构访问法、全结构访问法、小组访谈法等。

对卫生技术进行社会影响评估具有极其重要的意义，它可以帮助人们更好地了解公众对这项技术的可接受程度，了解其是否符合人们的伦理道德要求，是否遵守国家法律法规的规定，其目的是使卫生技术的发展与利用能够更好地服务于改善人类健康的目标，并推动卫生技术有效利用，确保各项卫生资源能够公正、合理地配置与使用。

(吴群红)

yīyuàn guǎnlǐ

医院管理（hospital management） 按照医院工作的客观规律，运用现代管理理论和方法，对人、财、物、信息、时间等资源，进行计划、组织、协调与控制，以充分发挥医院整体运行功能，最终实现最佳综合效益的管理活动过程。医院管理包括宏观管理与微观管理。医院宏观管理即为系统层面的管理，它是由国家卫生管理部门及各省、直辖市、自治区卫生管理部门负责，主要运用经济、法律、行政等手段对各级各类医院进行宏观调控与管理，以保证医疗资源的合理配置及医疗服务的高品质，具体内容包括制定各级各类医院准入标准、制定医护人员准入标准、制定医院管理相关规章制度，监督相关法律法规的执行情况，对医院医疗质量进行检查监督，制定医院评审标准，倡导并开展质量管理活动等。医院微观管理即为机构层面的管理，主要包括：医院人力资源管理，医疗质量管理，医疗风险管理，医院药事管理，医院信息管理，医院财务管理，医院设备管理和医院后勤管理等。通常所提及的医院管理多指医院微观管理。

世界各国对医院管理的认识经历了由浅入深，由经验管理到科学管理的发展过程。在19世纪，欧美国家的医院管理工作是由慈善团体理事会的干事来担任，而医院具体管理事务则需要在医院总护士长的协助下完成，因此工作效率并不高。当时大多数公立医院都设置医监或医务长负责医院管理工作，可见这些国家对医院管理工作的重视程度。自20世纪以来，社会生产力得到了迅猛的发展，带来了医学科学和医疗诊断技术的日新月异，社会医疗需求的不断增长，致使医院规模不断扩大、结构日趋复杂，医院管理的难度也随之剧增，相应的对医院管理人员的要求也越来越高。1910年美国学者豪兰（Howland）等提出医院管理是一门独立的科学，医院管理者必须拥有相应的管理知识与技能才能胜任管理工作，因此，他们积极倡导对医院管理人员进行管理知识方面的培训与教育。1917年，美国外科协会开展了医院标准化运动，该协会调查委员会主席麦克依陈（MacEchen）于1935年出版了《医院的组织和管理》一书。美国芝加哥大学从1934年开始设立医院管理课程。1949年日本厚生省成立了"医院管理研修所"，负责医院管理干部的培训工作。中国的医院管理工作起步较晚，在新中国成立初期主要采用苏联的管理体制和方法。1957年，国家卫生部召开了第一次全国医院工作会议并颁布了《综合医院工作制度》和《医院工作人员职责》，它标志着中国医院管理工作正在逐步走向规范化、科学化之路。继此之后，国家卫生部又陆续颁布了《综合医院分级管理标准》（试行草案），以及《医院分级管理办法》《医疗机构管理条例》《医院管理评价指南》《三级综合医院评审标准》等，为全国各级各类医院的管理工作提供了行动指南。1989 年开启了第一轮医院评审工作，2005 年开始举办"以病人为中心，以医疗质量为核心"的"医院管理年"活动。在国家及各级卫生行政部门的宏观调控下，全国各类各级医院立足于本院实际，吸纳先进的管理理念，不断完善管理方法，有效配置资源，在增进医疗质量和保障医疗安全，提高医院运行绩效，促进医院健康、可持续发展等方面正在不断地探索与进步。

（毛静馥　吴国松　吴群红）

yīyuàn hùlǐ guǎnlǐ

医院护理管理（nursing management in hospitals）　医院的护理人力、物力、技术、信息和时间等要素有机结合并最优化运转，以提高护理工作效果和效率为主要目标的医院管理活动。世界卫生组织（WHO）给护理管理的定义是：为了提高人们的健康水平，系统地利用护士的潜在能力和其他有关人员或设备、环境和社会活动的过程。医院护理管理是医院管理的一个重要组成部分，是在医院大系统的制约下，运用科学的理论和方法，合理配置人力、物资、设备等资源，以提高护理质量，更好地为患者服务。护理管理包涵三方面的含义：①提高人民的健康水平是护理管理的最高目标。②以护士为主的相关人力资源、物资设备资源、环境和社会资源是护理管理的重要因素。③管理的对象始终处于护理管理这一个系统过程之中。

简史　西方国家最初的护理管理工作主要由教会控制，护理管理主要侧重于改善医疗环境、训练护理人员、发展护理技术、关怀患者等。后因宗教改革，原

修道院的医护功能遭到破坏，致使护理管理陷入了长达 200 余年的瘫痪状态。真正意义上的护理管理是在 19 世纪中叶由南丁格尔开创的。在克里米亚战争中，南丁格尔率领护理人员来到英军战地医院护理伤病员，她全力改善医院的后勤管理，关注病员的营养和清洁卫生，简化工作程序，使伤员的死亡率大幅度下降，如果说这是护理管理实践取得的成果，那么，在她撰写的《护理札记》里，则全面系统地阐述了护理工作应遵循的指导思想和原理，因此这是一部凝结着护理管理思想的经典之作，它对护理管理理论的发展产生了深远的影响。

特点　医院护理管理的特点主要包括人本性、独立性、严格性、系统性、预见性、主动性、规范性、协调性。①人本性：医院的服务对象是人，管理者必须树立以人为本的思想。②独立性：护理已形成完整的独立学科，而护理管理是护理过程的体现，因此，护理管理要适应护理功能的独立性。③严格性：护理工作的特殊性要求护理人员能够时时、事事、处处严格遵守各项规章制度和护理操作规程，严格执行医嘱。④系统性：管理科学是按系统原理展开的，护理管理必须应用系统工程的原理和系统分析的方法，这是因为护理是医院管理系统的子系统，而医院又处在社会环境之中，是社会系统中的一个有机组成部分。⑤预见性：护理管理者要运用科学方法统观全局，纵横分析，全面、全方位、全系统地进行预见性管理。⑥主动性：主动服务是护理工作的主要功能和职责，护理管理要求护理人员要主动地、系统地全方位服务，而不是被动地、教条地执

行医嘱。⑦规范性：规范性是医院护理管理水平的反映，病房管理的制度化、规范化主要依靠其来完成和保证。⑧协调性：医院的任务是由各个科室、各部门、各类人员分工协作，共同完成的，各部门和各类人员之间要有较好的协调，才能保持平衡。

内容　护理管理的内容总体上可以分为护理行政管理、护理业务管理和护理教育管理。护理行政管理是依据国家有关法律法规及医院管理规章制度，对护理工作进行组织管理、物资管理和经济管理；护理业务管理是为了保证和提高护理工作质量及效率而进行的业务技术管理活动，包括技术规范、护理规章制度、质量标准的制定、执行和控制，新业务、新技术的开展和推行，护理科研的组织领导等；护理教育管理是为了加强各级护理人员的综合素质和业务水平而采取的各种管理方法，包括新护士的岗前培训、在职护士的继续教育等。护理管理的核心是护理质量管理，因此，衡量护理管理水平通常是通过其护理质量水平来反映。评价护理质量的指标一般包括护理工作效率指标、护理工作质量指标、护理工作成本指标。

作用　医院护理管理是管理科学在护理工作中的具体应用，是以提高护理服务质量和工作效率为主要目的的活动过程，其作用主要包括：实现医院管理总目标；保障和提高护理部门的工作质量和工作效率；是一种重要经济资源与手段，对人、财、物等资源具有增效作用；促进护理科学和护理事业发展；与基础医学、预防医学和临床医学等学科相辅相成，为人类生命健康保驾护航。

（吴群红　高力军）

yīyuàn kēshì guǎnlǐ

医院科室管理（department management in hospitals）

根据医院各科室的职能、作用、特点，运用科学的管理思想、手段和方法，通过合理分配人力、物力、财力使科室功能得以有效发挥的管理过程。科室管理是医院管理的具体化，是医院管理的缩影，主要范畴包括制度管理、人员管理、医疗工作管理、质量管理、经济管理、科研教学管理及信息管理等。

医院科室是医院组织体系中各个重要的组成单元或分支，具有相对独立的业务功能和行政管理功能。中国医院科室的划分主要有两种方法：第一种是把医院科室分为医院临床科室、医技科室、职能科室、后勤保障科室；第二种方法是把医院科室分为诊疗部门、辅助诊疗科室、护理部门、行政后勤部门。随着医院现代化进程的不断深入，医院科室管理也具有自己新的特点，表现在：①新管理思想的引入。随着现代科技的发展和社会的进步，科室管理理念也在不断更新，更加重视以患者为中心、市场竞争理念、全面质量管理等新思想。②现代化管理手段的运用。计算机技术、网络技术、通信技术等融入了医院科室管理，保障科室管理质量的同时，也提高了管理效率。③重视人力资源开发和利用。人力资源是科室建设发展的原动力，因而管理更加重视人才引入、培训和绩效考核等。

医院科室是医院贯彻落实上级决策和医疗、教学、科研等各项工作任务的基本单位，医院科室管理影响着医院的整体管理，是医院管理的基础，是医院管理思想、管理制度、管理目标得以实现的保障，在医院管理体系中起着承上启下的功能，医院科室管理的好坏直接影响到医院的发展和管理水平的提高；医院科室管理水平的高低，在一定程度上决定着医院的兴衰。随着医学科学技术的迅猛发展、医疗卫生法律法规的逐步健全、医学模式的转变、人群医疗卫生服务需求的不断提高，如何提高医院科室管理水平，使医院科室管理更加规范化、制度化、科学化和标准化是医院管理所必须面对的严峻挑战。

（吴群红　高力军）

yīyuàn rénlì zīyuán guǎnlǐ

医院人力资源管理（human resource management in hospitals）

在医院战略的指导下，运用科学的理论与方法，获取、保持、开发医院发展所需的人力资源，为实现医院目标与员工个人目标所进行的全部管理活动过程。医院人力资源管理的内容主要包括：制定人力资源规划、工作分析与工作设计、人员甄选与聘任、员工培训、激励、绩效管理、薪酬管理、员工关系管理、职业生涯管理等。医院人力资源管理具有人本性、合法性、战略性、创新性、动态性等特征。

中国的医院人力资源管理是在传统的人事管理基础上发展起来的，它大致经历了三个发展阶段。①传统人事管理阶段：从1949年到20世纪80年代中期，此阶段医院人事主管部门主要从事简单的人事档案管理工作，职能单一，很少参与医院管理决策。②人事制度改革阶段：1987年，中国共产党第十三次代表大会提出了国家人事制度改革的总体构想后，医院人事制度改革也随之跟进。很多医院对专业技术职务聘用制度进行了改革，按照竞争择优原则，实行了多种形式的用人制度，部分地区、部门对医院下放人事管理自主权，并在与行政级别脱钩以及推动职务能上能下等方面也进行了一些积极的探索，人事工作逐步实现了依法管理和科学监督。在此阶段，医院人事管理的范围扩大了，职责增加了，人事部门参与医院决策的机会更多了。③现代人力资源管理阶段：21世纪初开始，中国逐步建立了符合医疗卫生工作特点的人力资源管理体制和运行机制，医院人力资源管理步入了崭新的发展阶段。主要表现在：实行人员聘用制度；改革分配制度，实行全员绩效考核，依据个人的工作业绩进行报酬分配；实行人事代理制度，实现了医院员工从"单位人"向"社会人"的转变。此阶段医院人力资源管理部门的性质与功能发生了重大转变，人力资源管理部门已经完全转变为医院重要的决策部门，管理职能已经从单一的人事档案管理扩展到了集人力资源规划、人员配置、人员培训、绩效管理、薪酬管理、员工关系管理等诸多方面，人力资源管理在医院发展战略实现中扮演了越来越重要的角色。

评价医院人力资源管理水平主要从以下几个方面：人力资源管理基础工作的健全程度、人力资源管理系统的完善程度、人力资源管理的创新程度、人力资源管理活动的规范程度、员工对人力资源管理的满意度等。

医院人力资源管理的功能主要有：①规划获取人力资源。基于医院发展战略需要，制定医院人力资源规划，有计划地获取、配置医院在不同发展阶段所需的各类人才。②满足员工对医院的个人需要。通过对员工职业生涯规划管理、价值分配、搭建发展平台等形式满足不同员工的个人发展需求，激励医务人员工作积极性，吸引、保留医院发展所需人才，实现医院与员工的共赢。③绩效管理与报酬分配。构建科学的绩效管理体系与薪酬分配体系，公平、公正、科学地评价各类人员对医院的贡献，并通过薪酬分配的形式回报员工的价值与贡献。④改善员工工作环境。通过医院文化建设，树立共同的价值观，激励、约束、调节医务人员的工作行为，打造良好的工作氛围；以人为本，积极改善医务人员的工作条件，让医务人员在舒适的工作环境下工作。⑤建立并维护有效的工作关系。与医务人员建立合法、规范、有效的工作关系，让医院拥有稳定的人才梯队，满足医院发展所需。

(毛静馥 单娟 吴群红)

yīyuàn shèbèi guǎnlǐ

医院设备管理 (equipment management in hospitals)

对设备从选择、评价、使用、维护、维修直至报废处理全过程的管理工作过程。医院设备管理是医院管理的重要组成部分，是进行医疗、教学和科研工作顺利开展的重要保障。医院设备管理的主要内容包括设备的需求预测、购置、安装调试、使用、保养维护、计量、报废更新等管理活动。

医院设备管理具有安全和有效性、效益性、计量性、前瞻性等特点。①安全和有效性：这是必须强调的首要特征，必须保证设备的绝对有效和绝对安全，保证质量。②效益性：要在保证安全性和质量的前提下，重视设备所带来的效益，离开了效益就失去了设备管理的意义。③计量性：

计量效果直接影响诊疗结果，因此，设备管理要特别重视计量工作，重视日常的维护保养工作，保证仪器设备符合规定的标准。④前瞻性：设备管理的前瞻性就是要预先作可行性论证和充分准备，就是对引进和使用的设备的基本条件有分析、有准备、有预见、有安排、有控制，确保取得良好的效益。

医院设备是实现医院社会效益和经济效益的重要条件，医院设备管理是医院管理的重要方面，在实践中须坚持以下原则：①动态管理原则。设备管理坚持因地制宜、因人制宜、因事制宜，根据实际情况灵活应变，而不是一成不变的，对不同类型、不同科室和不同性能的设备采取不同的管理办法，对不同需要制定不同的管理办法和政策。②系统管理原则。医院设备管理作为医院管理的子系统，需树立整体观念、全局观念，克服部门的狭隘观念。③经济管理原则。依据经济规律、价值规律，在医院设备购置、使用、保管、领取、维修、更新等过程中进行经济核算，注重经济效益，提高质量管理服务。④协调统筹原则。设备能否充分发挥其作用，以及最大程度地提高利用效率，避免设备闲置及重复购置等，医院管理部门需在对医院各部门、各科室以及科室内部治疗组等之间充分协调、统筹的基础上，规划、配置、使用、更新等全院的医疗设备。

实现医院设备管理的途径：①建立医院设备管理系统化体系。设备管理的系统化往往要求部门、行业和企业之间的密切协作，因此相应的要求打破他们之间的界限，组织成为一个有机的系统，为医院发展总目标而统一行动。

②构建设备管理信息化平台。医院设备管理信息化是利用计算机技术、网络技术、通信技术等现代化手段，对医院设备进行全面的信息化管理，从而提高管理效率和质量。③采用现代化管理方法。采用现代化的管理方法，对设备需求、预期使用效率、故障风险、设备使用寿命等进行预测和控制，从而提高设备配置效率、控制设备使用带来的风险、强化设备安全等。④动员全员参与。全员参与是保障高质量设备管理的前提，是医院实现全面质量管理的基础。在医院设备管理的整个活动中，需要不同岗位的人员参与，才能保证设备管理实现高质量、高效率、低风险的管理目标。

(吴群红 高力军)

yīyuàn xìnxī guǎnlǐ

医院信息管理 (information management in hospitals)

按照医院信息的特点，以现代信息技术为手段，对医院信息资源进行计划、组织、领导和控制的管理活动过程。主要包括信息收集、信息传输、信息加工和信息储存。医院信息不仅包括医院的文件、计划、情报、指令、数据、标准、指标、报表等，也包含医疗过程中患者的体征、症状等。

医院信息具有以下的特点：①医学属性。医院服务的特性决定了医院的信息管理大部分是属于医学的信息，即以生物医学为基础的，收集和管理与患者生理、心理、社会等有关的医疗业务信息、科技信息、管理信息等。②关联性。患者的临床体征、医学检验、功能检查等信息往往形成一组相关联的证据链，来为临床的决策提供佐证依据。③分散性。高度分化的医学专科使得医院为患者提供的服务分散在各个科室，使得与之服务相关的信息也分散在不同的技术人员、管理人员手中，不容易收集起来。④主观性：医疗信息的获取、指标的判定等受到医务人员自身的技术和经验影响，使得对患者同一表现信息往往会作出不同的结论。

医院信息管理的内容包括以下几方面：①开展医院信息研究。医院信息管理应研究其信息的内容、数量、质量、形式和时限，以便充分有效地利用这些信息，提高医院服务质量和效率，促进医院发展。②制订医院信息管理计划。根据人民群众对医疗服务的需求和医院现代化建设的要求，建立医院信息管理的发展规划，以确定有计划地开发和利用信息资源的目标和步骤。建立健全信息工作制度为保证医院信息处理过程的效率和效果，应在信息的及时、有效和准确利用等方面提供制度上的保证。③进行信息管理的人员培训。在医院普及信息和信息管理的有关知识，提高业务人员和管理工作者的信息收集和处理水平。医院信息管理系统（hospital information system，HIS）是医院信息管理的重要手段，是现代化医院管理的必要技术支撑和基础设施。其集成了医学、信息、管理、计算机等多种学科为一体的边缘学科。医院信息管理实现系统化的目的就是为了以更现代化、科学化、规范化的手段来加强医院的管理，提高医院的工作效率，改进医疗质量。

医院信息管理在医院的发展中具有至关重要的作用。①管理的基础：医院信息管理是医院管理的重要组成部分，也是医院实现管理职能的基础。医院各项管理工作均离不开信息管理，信息管理渗透到了医院管理的各个环节。②决策的依据：高质量的医院管理离不开正确、科学的决策，而详实、准确的信息是医院决策重要的依据。因而，信息也成为了医院发展中必不可少的决策资源。③组织和协调的手段：医院为了实现机构发展目标，采取了优化组织结构、制定管理规范，建立均衡的职务划分等一系列管理手段，而判定这些管理手段是否发挥了作用、目标是否实现，信息管理成为管理者与目标之间沟通、组织、协调的重要途径与手段。④医院规制的重要工具：规制是以既定的任务和目标为导向，使医院医疗和各项工作均能按规定标准、规章制度、常规程度等有调节地运转起来。规制重要的一个环节就是信息的反馈，管理者依据反馈的信息，调整规制目标、工具、内容等或为实现既定的规制目标调整资源的投入等。

（吴群红 高力军）

yīyuàn cáiwù guǎnlǐ

医院财务管理（financial management in hospitals）

对医院有关资金筹集、运用和分配等资金运动和财务关系进行计划、组织、协调、控制、指挥和考核等工作的过程。财务管理是医院构建的决定性因素，是实现医院管理科学化的基础前提。随着医院卫生体制改革的不断深入，医院要以优质、高效、低耗的服务赢得医疗市场份额，建立一个标准化和全面的医院财务管理工作计划，具有十分重要的意义。

职能与内容 ①医院资金筹集：通过医疗业务的价值运动从各种渠道获取的事业经费。其中包括财政拨款、医疗业务收入、院办三产上缴利润、投资收益和药品收入等。此外，也可以通过股份制改造成参股、重组上市等资本运作方式筹资，公立医院可以引入私人资本或与私人集团合作办院的方式筹资。②医院预算编制：预算是医院年度资金运动的计划，也是年度业务的货币反映。医院预算包括全年的业务收支规模、收支结构和营运能力，是医院财务活动的基本依据。医院预算编制应坚持政策性、可靠性、合理性、完整性、统一性等原则。医院预算的具体内容包括收入预算和支出预算两部分，支出预算是在收入预算基础上编制的，两者是统一的整体。③投资决策：是财务管理的主要内容，目的是为了适应医疗市场的需求，为扩大医疗服务范围和争取两个效益最大化而服务。④资产管理：资产是医院开展经营的必备条件，是医院拥有的以货币表现的经济资源，具有货币价值的财务或权利。从财务管理的观点来看，一项资产必须能给医院获取经济效益和社会效益。正是资产的这个特征，增强了对资产管理的必要性。因此，加强资产管理，防止资产损失和流失，健全各项资产管理制度是财务管理的一项重要任务。⑤财务决算、财务报表分析：医院的财务决算包括全年的医疗业务收支结转、中转和编制汇集报表两项。医院的会计报表是根据会计记录，经过汇总整理之后，对医院经营成果与财务状况进行综合反映的一种书面文件。其主要内容包括收支结余的转账、结余的计算分配及财务报表分析。医院财务管理的范围主要有财务计划和管理、财务收支管理、资金管理、财产物资管理、财务成果管理，以及财务分析和监督检查。

方法 主要包括财务制度、财务预测、财务决策、编制财务预算、组织财务控制、财务分析、财务检查等方法。①财务制度：是一种规范、依据和准则，用以医院组织财务活动、对医疗服务活动进行财务监督以及处理各种财务关系。医院财务制度主要包括财务会计制度、成本管理制度、财产物资管理制度、资金管理制度、财务收支审批制度和财务内部控制制度等。②财务预测：根据财务活动的历史性资料以及当前条件和未来发展趋势，应用科学的方法，对财务活动状况未来可能达到的数额及发展趋势所进行的预测，并为财务决策和财务预算的编制提供科学的依据。财务预测的内容主要有资金需要量及利用效果的预测、收入和支出预测、投资和效益预测、成本和结余预测等。③财务决策：在财务预测的基础上，对已提出的各种参考方案进行定性及定量分析，通过科学、经济、技术的论证手段作出有理有据的分析结论，再经过分析比较和权衡利弊得失以确定最佳方案。④财务预算：医院对其在一定时期内（通常为1年）的资金运动所作的安排，以货币形式综合平衡各方面的计划，并使之与发展目标相统一协调，以便医院内部各职能部门能够根据统一的目标来安排自己的活动，并采取必要的措施保证计划的完成。医院财务预算主要包括成本费用计划、资金筹集和使用计划、业务收支计划、流动资金计划、专项资金计划等。⑤财务控制：在经营活动过程中，依据计划和各项指标对资金的收入、支出、占用、耗费等进行日常的计算和审核，以实现计划指标最终提高经济效益。财务控制是保

证计划任务落实和实现的有效措施，主要包括制定控制标准和确定控制方法等。⑥财务分析：依据会计核算资料，调查研究单位财务活动的过程和结果，并与上报的财务预算计划资料相对比，寻找财务差异，进而分析和研究财务状况优劣的原因，并提出有效措施以保证计划的完成。⑦财务检查：依据核算资料，根据国家财务法规和财经纪律以及单位内的财务管理办法，检查单位内各项财务活动的合法性、合理性及有效性。财务检查是实现财务监督的主要手段。

（吴群红　高力军）

yīyuàn yàoshì guǎnlǐ

医院药事管理（pharmacy management in hospitals） 医疗机构内以患者为中心，以临床药学为基础，对临床用药全过程进行有效的组织实施与管理，以促进临床科学、合理用药的药学技术服务和相关的药品管理工作。医院药事管理是医院管理的重要组成部分，也是药事管理系统的关键子系统，是微观层次的药事管理，受国家药品管理和卫生管理法律、法规、政策的指导与控制。

特点 ①专业性：主要表现在药学和管理学的双重专业属性。医院药事管理必须以医院药学为基础、临床药学为核心，充分运用管理学理论与技能，实现高质量的医院药事管理工作。②政策性：国家通过政策与法规的制定，强制性的对医院的药学部门组织设置、人员配备、药事管理过程与标准等提出了严格的要求，对医院政策法规执行情况进行检查督导，并对违反相关法律法规的医院、部门及个人进行相应的卫生行政处罚。③服务性：服务性

重点突出了医院药事管理的目的，是医疗机构药学服务工作的正常运行和不断发展的重要保障，围绕医疗机构的总目标，向患者和社会提供高质量高效率的医疗卫生保健服务。④实践性：在医院药事活动中，药事管理的各种管理职能与方法在实践的应用。医院药事管理相关的法律法规、各项规章制度的制定来源于药品研发、生产、使用和经营等实践活动。⑤经济性：医院药事管理中包括很多经济活动，如医院药品的购进价格、预算控制、库存周转率和用药的经济评价等。

内容 ①组织管理：医院依据国家相关法律法规规定，成立医院药学部门，明确部门人员构成及相关责任人、完善药事管理相关制度等。②药学专业技术人员配置与管理：主要是医院对药学专业技术人员队伍进行配置、招聘、培养、使用、考核等方面进行的人力资源管理。③药剂管理：主要是医院药学部门依据其职责，负责制定及上报药品采购计划，依据相关法规及采购流程完成药品采购，对医院药品实施保管与存储，宏观调剂与配发临床科室间的药品、中西药制剂等方面实行管理。④药物临床应用管理：是医院对临床诊断、预防和治疗疾病用药全过程实施监督管理，具体包括制定药物临床应用指导原则、明确科室药物临床应用主体执行权、收集药物临床应用信息、开展药物临床应用科学研究等方面的管理活动。⑤信息管理：对药品采购、存储与供应、调剂与制剂、药物临床应用、药品质量监督等药事全过程进行信息的收集、处理和反馈等药事信息管理工作。⑥经济学管理：医院根据总体、科室、药品种类

等对药品实行支出、收入、成本分析等方面的管理。⑦监督管理：主要通过对药品采购、存储与供应、调剂与制剂、药物临床应用等过程实行检查与监督，以评估医院药学部门、临床科室及相关个人职责履行情况的管理活动。

作用 ①作为医院管理与医疗工作的重要组成部分，医院药事管理既有纵向管理又有横向管理，纵向管理是对药学部门的自身管理，横向管理是对医院各个科室药品的供应及使用的管理。②医院药事管理是医疗质量的重要保证。药品作为防治疾病的特殊商品，在生产、流通和使用等环节有其特殊的严格要求，医院药事管理就是对医院药事环节的科学管理，它直接关系到药品的临床疗效和人民的身体健康，并关系到药品自身价值的最终体现。③医院药事管理有利于贯彻监督相关药政法律法规的执行。

（郝艳华 吴群红）

yàoshì fúwùfèi

药事服务费（fee for pharmacy service）

用于补偿药事服务成本和体现药师劳务价值的收费项目。世界卫生组织（WHO）将药事服务费定义为：用于提供药师的报酬激励和药房成本补偿，是药师技术劳动价值的体现，具体体现在药房为其调剂的每张处方收取的费用。

种类 根据各国在实践中采取的收取方式，药事服务费可分为门诊药事服务费和住院药事服务费。

常见的门诊药事服务费收取方式包括：①按处方收费，每张处方收取固定的费用。②按人次收费，患者就诊一次收取一次费用。③按差额率收费，根据处方中药品总金额不同，差别差率收

取费用。④按药品类型收费，处方中每种不同类型的药品收取固定的费用。⑤按处方与给药天数复合收费，按照处方收费，根据处方中不同给药时间分段计费。⑥按处方与药品数复合收费，处方中不同药品数量分段计费。

住院药事服务费通常包括：①按住院天数收费，住院患者按住院日（天数）收取一定的费用。②按药品类型收费，每种不同类型药品收取固定的费用。③按差额率收费，根据药品的总金额不同，不同比例收取。

中国情况 药事服务费在中国是一个新概念，是在医药卫生体制改革的大背景下提出的。长期以来，医疗卫生事业被定义为是有公益性质的社会福利事业，医疗服务以低于成本的价格向社会提供，但政府投入相对不足，因此，政府允许医院以药品加成的方式获得价差收入弥补医院的亏损，从而形成了医院"以药补医"的补偿机制。中国普遍存在的"以药补医"的医院补偿机制，造成公立医院正常运行严重依赖药品销售收入，致使医院药品在使用环节中药价虚高，加剧了"看病难、看病贵"的问题，掩盖了医务人员提供药事服务的劳务和技术价值。为了改变现有"以药补医"的医院补偿机制，改革药品加成政策，并从根本上切断医院与药品销售之间的利益联系，2009年《中共中央 国务院关于深化医药卫生体制改革的意见》中明确提出，推进医药分开，积极探索多种有效方式逐步改革以药补医机制。通过实行药品的购销差别加价、设立药事服务费等多种方式逐步改革或取消药品加成政策，完善公立医院补偿机制。药事服务费就是在这一宏观背景

下提出的。

对于药事服务费的概念和内涵，在中国还没有统一的认识。国家发展与改革委员会对药事服务费的解释是：医生和医院在向患者提供诊疗服务时向患者提供的合理、安全用药方案加收的一项费用，其中包括药品在用于患者前的运输、储存等物耗成本。卫生部卫生政策法规司对药事服务费的解释是指医疗机构在提供医疗服务过程中收取的一项费用，主要用于补偿其向患者提供药品处方服务的合理成本。药事服务费是根据医务人员提供药品服务的劳务价值来核算的，与销售药品的金额不直接挂钩。一些学者将药事服务费定义为患者享受医师诊断和药品调剂等服务所交的费用。

在中国，药事服务费是在卫生体制改革背景下演变而来的，并且将之作为公立医院取消药品加成政策后建立新的补偿机制中的一部分，因此如何界定药事服务费的概念和内涵、如何测算和收取这部分费用，是否能够达到改革设定的预期目标，都有待于实践检验。

外国情况 在国外，药事服务费已实施半个多世纪。英国和日本是实施较早的国家，南非也于20世纪末开始收取药事服务费。药事服务在各国的内涵也不尽相同，包括从调剂、发药到提供广泛的专业技术咨询等。世界卫生组织在2006年日内瓦会议中指出，传统药剂师的作用就是配制和提供药物，但由于药品种类的不断增加并日益复杂，迫使药剂师的作用开始侧重于以患者为中心的药学服务。其中服务费可以看作是给药师服务增值的费用，一般也叫作药事服务费或药品调

剂费。由此可见，药学服务具有较强的专业性。因此，大部分国家和地区将药事服务费界定为药师提供有关药品使用等专业的药学服务方面的费用，一般包括传统药品调配的费用、药品管理费及用药咨询等服务费用。

（郝艳华　吴群红）

yīyuàn chéngběn guǎnlǐ

医院成本管理（hospital cost management）

对整个医疗过程投入和产出的资金及其发生的费用有计划地组织、安排、调节、分配，进行核算，综合反应和严格控制、正确处理医疗与费用各方面的经济关系，以取得较好经济效益的一系列管理活动。医院成本指医院为了进行医疗服务活动而发生的物化劳动（凝结在劳动对象中，体现为劳动产品的劳动）和活劳动（在物质资料生产过程中劳动者支出的体力和脑力劳动）中的必要劳动耗费的货币表现，包括医院对患者进行治疗过程中所耗用的医药、卫生材料、水、电、行政管理费用等价值的总和。现代成本效益的理念中还包括一些潜在的损失，相关的当前成本和长远成本、可控成本和不可控成本的关系及其对经营活动的影响。

医院成本管理的内容包括成本计划、成本核算和成本分析。成本计划是以降低成本为目标，合理预计计划期内的人力、物力、财力的消耗，进行成本的事先控制；成本核算包括医疗服务成本和药品经营成本核算，对发生的各项费用进行审核，按照收入与费用配比的原则将其正确归集与分配；成本分析是对存在的超支浪费及时进行分析，寻找原因以便采取措施改进工作或重新修订成本计划。

医院成本管理的方法主要有作业成本管理方法、全成本管理方法和战略成本管理方法。医院作业成本管理方法是依据作业对资源的消耗情况将所消耗的资源的成本进行分配，再依据成本动因追踪到产品成本的形成和积累过程，由此得出最终产品成本；医院全成本管理方法是在确定成本管理的对象后，遵照财政部、卫生和计划生育委员会会计制度规定的会计科目，对医院的全部成本项目进行会计归集，按照合理的分摊基础确定相应的材料消耗定额、工资成本比例和管理费用标准等；医院战略成本管理方法是从长期发展需要的角度对医院及与之相关联的其他成本行为和成本结构进行分析，突破以往微观的、具体层面上的分析，更关注隐含的战略成本，为医院选择经营战略提供参考。

医院成本管理是医院管理的重要部分，借鉴企业的成本管理方法，认真开展医院的成本管理，对于提高医院的经营管理水平，以及提升社会效益和经济效益都具有重要的意义。

（吴群红　高力军）

yīliáo yòngpǐn guǎnlǐ

医疗用品管理（medical material management）

对医用材料和低值易耗品的试验、生产、经营、使用等的监督管理。医用材料指用于诊断、治疗、康复等的各种材料，如造影剂钡剂或碘剂、人工骨、骨科内固定钢板等；低值易耗品是相对于固定资产而言的，凡不属于固定资产及其管理范围的都划分为低值易耗品，包括医用耗材和医用小型器械，医用耗材主要包括各种一次性使用无菌医疗用品（如一次性注射器、注射针）、各种敷料、试剂、手套、酒精棉片等，医用小型器械包括压舌板、温度计、输液架、止血钳、医用剪刀等。

医疗用品是医疗业务活动中不可缺少的物质基础，事关人体健康和生命安全。世界各国和国际标准化组织均普遍重视医疗用品的管理，将其归类于医疗器械或医疗设备进行全过程监管，并颁布了各种质量标准及管理规范。

分级管理　基于设计复杂性、使用特性和误用的潜在危害等，世界各国对医疗用品的管理普遍采用分级管理的方法，不同国家和地区使用的分类方法基本类同。加拿大负责监管医疗设备的卫生部医疗设备局将医疗设备分为4级：第1级潜在风险最低，不需要许可；第2级需要厂商公示其安全性和有效性；第3级和第4级属于风险较大设备，需要进行详细审查。美国食品药品监督管理局（Food and Drug Administration，FDA）则是分为3级：第1级进行一般性控制；第2级在一般性控制基础上对安全性和有效性进行特别控制；第3级设备与维持生命、预防残疾密切有关，或者有潜在较大的致病或致残风险，需要在取得市场准入资格前进行科学评估。欧盟的每个成员国需要指定一个主管医疗设备的部门，这个部门作为一个实体有权代表政府将欧盟的指南转化为国家法律并付诸实施，它向国家卫生部报告工作，虽然某个国家的管理部门对其他成员国家的主管部门没有任何权限，但它们之间会沟通信息并力图达成一致意见。20世纪80年代开始，欧盟就开始着重关注医疗设备的安全性和效果，为此将医疗设备也分为3级：其中2级分为a、b二级，加拿大的4级相当于欧盟的3级，3级相当于欧盟的 2b 级。中国的医疗用品分级管理主要是参照美国的分类方法，主要由国家食品药品监督管理局直接负责监管，同时卫生部（2013 年国务院将卫生部的职责、人口计生委的计划生育管理和服务职责整合，组建国家卫生和计划生育委员会）也参与医疗器械相关法律法规、规章等的制订。2000 年中国出台了《医疗器械监督管理条例》、《一次性使用无菌医疗器械监督管理办法》（暂行）和《医疗器械分类规则》等管理制度和办法。国务院于 2014 年和 2017 年两次对《医疗器械监督管理条例》进行修订。最新版《医疗器械分类规则》和《医疗器械分类目录》分别于 2018 年 1 月 1 日和 2018 年 8 月 1 日起施行。

微观管理 医疗用品管理除宏观管理范畴，还包括医疗机构内部的微观管理，如对医疗用品的计划、采购、保管、发放、回收和核算环节，以计划为起点，回收和核算贯穿其中。

（郝 模 朱凤水）

zhòngzhèng jiānhù zhìliáo bìngfáng guǎnlǐ

重症监护治疗病房管理（intensive care unit management）

按照重症监护治疗病房（intensive care unit，ICU）工作的客观规律，运用现代管理理论、技术与方法，对与 ICU 相关的人、财、物、信息、时间等资源，进行计划、组织、协调与控制，以充分发挥其专业优势，取得最佳工作绩效的管理活动过程。又称 ICU 管理。重症监护治疗病房（ICU）收治因各种原因导致的器官与系统功能障碍危及生命，或具有潜在高危因素的患者，为他们及时提供系统的、高质量的医学监护和救治技术，是医院集中监护和救治

重症患者的专业科室。ICU 分为专科 ICU 和综合 ICU 两种。专科 ICU 包括外科重症监护治疗病房（SICU）、冠心病重症监护治疗病房（CCU）、新生儿重症监护治疗病房（neonatal intensive care unit，NICU）、麻醉科重症监护治疗病房（AICU）等。专科 ICU 往往附属于某一专科，因此对本专科问题有较强的处理能力。综合 ICU 是世界各国医院采用比较多的 ICU 组织形式，它克服了专科分割的缺点，体现了医学的整体观念及多学科综合特点，但对医生的专业素质要求很高。

ICU 管理是伴随着重症医学的不断发展而逐渐发展起来的。美国在 1958 年正式成立了综合 ICU，中国则于 1982 年在北京协和医院成立了第一个 ICU，中国重症医学起步晚于欧美等发达国家。1997 年 9 月，中国危重病医学专业委员会在北京正式成立，2005 年，中华医学会重症医学分会正式成立。自中华医学会重症医学分会成立以来，制定了一系列的管理规范，如《中国重症加强治疗病房建设与管理指南》《ICU 设置与管理规范（征求意见稿）》《重症医学科建设与管理指南（试行）》等，为重症医学科的设置和管理、推动重症医学科的发展起到了极其重要的指导作用。

ICU 管理内容包括 ICU 的医疗质量管理、人力资源管理、感染管理、病房管理、仪器设施管理等。ICU 医疗质量是衡量 ICU 管理水平的关键指标。国际医疗质量指标体系（IQIP）中与 ICU 相关的指标主要有：重症监护室中与使用医疗器械相关的医院感染发生率，重症监护室医疗器械使用天数，手术部位感染率，外

科手术前预防性使用抗菌药物的比例，住院患者死亡率等指标；中国医疗质量评价指标体系（CHQIS）中与 ICU 相关的表达指标有非计划重返重症监护室率、抢救失败率、压疮发生率等。

（毛静馥 吴 晶 吴群红）

yīyuàn hòuqín guǎnlǐ

医院后勤管理（logistics management in hospitals）

后勤管理者运用科学的管理理念、管理方法和管理手段，统筹计划和调动人力、物力、财力，以最大效益为一线医疗、教学、科研、预防提供后勤保障，包括医院经济（财务）、资产、能源、环境、安全、生活及其他后勤需求的一系列综合性服务。医院后勤管理广义上包含生活服务管理、财务管理、基建房产管理、总务管理、物资设备管理和环境管理；狭义上则是指总务管理，具体包括：水、气、电供应，环境卫生美化和污水污物处理，被服装具、家具等物资供应，车辆调度，膳食供应，通信和门卫管理。

基本特征 ①服务性：后勤工作的本质所决定其服务性，后勤管理提供的就是一种服务，针对医院的工作，对医院的物资供给、能源供应、设备维护、环境美化、房屋修缮、生活服务、交通通信等工作进行计划、组织、领导和控制，以保障医院工作的顺利完成。②不间断性：医疗工作的连续性决定了后勤工作的不间断性。医疗工作的应急性和不确定性要求后勤服务必须确保连续不断，或者在出现间断时能够及时修复，以保障患者的健康和生命安全。③技术性：随着科学技术的进步，后勤管理的手段不断提高，高科技含量的工具逐步引进，后勤管理必须重视培训和

提高工作人员的技能、知识素质以适应时代的要求。④社会性：随着市场经济的深化和医疗卫生改革，后勤工作将由"医院办社会"变成"社会办医院"，走向后勤社会化的道路。后勤管理开始重视"人"的社会属性。⑤安全性：经济的发展和人类素质的提高，安全问题日益受重视，一是工作的人身安全，二是提供安全的后勤服务。对于潜在安全隐患的环节应加强管理，明确职责，严格落实。

基本原则　①效益原则：效益原则是经济活动的一个基本原则。在中国，由于长期的政策导向和对医院的经济运作的认知差异，后勤管理在效益问题上重视不足。长期以来的医院建设清楚地揭示了医疗工作的正常运转必须有雄厚的经济作基础，后勤服务是服务性生产的劳动过程，具有经营服务的属性，所以也要遵循经济规律，要考虑"投入－产出"关系，在利用资源上强调有效性。②以病人为中心原则：后勤管理的价值是通过提供各种具体的服务来体现，其服务的质量和效益是用服务对象的满意度的高低来进行衡量及评价。后勤管理建立以病人为中心，服务需求为导向的机制是优质高效地做好服务保障工作的第一要素。③依从性原则：后勤管理作为整体医院运作的子支持系统，必须围绕医院中心工作，依据医院的发展方向，制订发展目标和工作计划，遵从依从性原则处理好子系统和母系统的关系，做好配套和支持工作。

核心内容　医院后勤管理的核心是服务同时兼顾效益。医院在提供医疗服务过程中，需要后勤工作的多层面的支持和配合；

患者在医疗过程中的满意程度也有赖于后勤多方面的支持。医院后勤工作基本上都与"物"打交道，具有很强的经营性质。另外，其后勤工作的运行质量会影响医疗活动的质量，医院的发展也离不开后勤管理的支持，两者互为依存，不可偏废。医院后勤工作是整个医院工作的基础，是医院正常运营的重要支持和保障，它直接关系到医院的医疗、教学和科研工作的正常运转和健康发展，关系到职工积极性的调动和稳定，关系到医院的全局，是医院管理工作的重要组成部分，并且，其现代化管理程度也日益成为一个医院现代化程度的重要标志。

作用　医院后勤工作是构成医院工作的重要支柱，是医院两大运行系统中的支持系统，是医疗、预防、教学、科研等各项工作的保障，具有十分重要的地位和作用。首先，脱离后勤保障工作，医护人员的医疗、预防、教学、科研等工作就难以正常进行；其次，医院后勤保障工作是医院管理者实现科学管理的重要基础；再次，后勤保障工作是现代医院使用新设备、开展新技术的先决条件。

（吴群红　高力军）

yīliáo fèiwù guǎnlǐ

医疗废物管理（medical waste management）

医疗卫生机构对在医疗、预防、保健及其他相关活动中产生的具有直接或间接感染性、毒性以及其他危害性的废物实施的收集、运送、贮存、处置、监督管理等的一系列管理活动。又称医疗废弃物管理。世界卫生组织将医疗废物分为感染性废物、病理性废物、锋利物、药物性废物、遗传毒性废物、化学性废物、重金属废物、高压容器、

放射性废物九种。中国《医疗废物分类目录》将医疗废物分为五类。①感染性废物：携带病原微生物具有引发感染性疾病传播危险的医疗废物，包括被患者血液、体液、排泄物污染的物品，传染病患者产生的垃圾等。②病理性废物：诊疗过程中产生的人体废弃物和医学试验动物尸体，包括手术中产生的废弃人体组织、病理切片后废弃的人体组织、病理蜡块等。③损伤性废物：能刺伤或割伤人体的废弃的医用锐器，包括医用针、解剖刀、手术刀、玻璃试管等。④药物性废物：过期、淘汰、变质或被污染的废弃药品，包括废弃的一般性药品，废弃的细胞毒性药物和遗传毒性药物等。⑤化学性废物：具有毒性、腐蚀性、易燃易爆性的废弃化学物品，如废弃的化学试剂、化学消毒剂、汞血压计、汞温度计等。中国于2003年6月4日国务院第十次常务会议通过了《医疗废物管理条例》，并开始施行。

医疗废物处理技术主要包括卫生填埋法、高压蒸汽灭菌法、化学消毒法、电磁波灭菌法、微波辐射、热解焚烧法、回转窑焚烧法、高温高压粉碎法、逆聚合处理法、热气化处理法、等离子体法等（参见环境卫生学卷医疗废物处理）。

（吴群红　高力军）

yīyuàn wénhuà jiànshè

医院文化建设（hospital cultural cultivation）

医院管理者和全体员工共同努力，开展多种活动，以激发员工自觉性、积极性、创造性为目的，构建并形成全体成员共同遵循的医院共有意识、价值、规范和理念体系，并着重从物质、制度、行为、精神等多个层面不断凝聚和形成医院文化内涵的过

程。医院文化建设是医院自身发展过程中所形成的独特的、以共有信念、价值理念为核心的文化管理模式，它对形成员工共识、凝聚集体信念、创建共有价值、形成企业道德和规范，增加医院凝聚力和向心力，提升企业的形象和竞争力等多个方面发挥着重要的作用。

概念形成过程 作为一种社会现象，医院文化的概念形成可追溯到二十世纪七八十年代兴起的企业文化。随着人们对医院文化研究的深入，逐步形成了相应的学说和观点：如群体意识说、文化管理模式说、物质精神结合说等。中国医院文化建设和发展大致经历了三个主要阶段。①自然发展阶段：1978年改革开放以前，中国的医院文化主要是继承了传统医学文化中的优秀医德和医风以及西方医院的伦理精神，坚持救死扶伤、全心全意为患者服务等理念。②引进模仿阶段：20世纪80年代，一批历史悠久、文化积淀深厚、具有良好传统的医院，从挖掘医院精神入手，开始探索新形势下的医院文化建设内涵。随着西方企业文化理论的快速引入，更多的医院管理者开始借鉴企业文化理论，逐步开展了医院文化理论的探索和实践工作。③自觉建设阶段：进入21世纪，企业文化理论已被广泛接受，医院文化是医院管理最新发展模式的观点也被普遍认同。同时，日益深化的卫生体制改革也为医院文化搭建了更多的平台，提供了更多的载体。医院文化建设从理论、认识、组织和实践上都得到了进一步提升。

内容 ①医院物质文化：包括医院环境、医疗设备、院容院貌、服务设施等。又称医院基础文化。物质文化是医院实力的具体体现，是医院塑造良好形象的物质基础和保证。②医院制度文化：包括管理体制、政策法规、规章制度、工作守则及管理目标等。又称医院保障文化。制度文化作为医院文化的主体构架，是医院价值观念、道德标准、行为准则和技术发展的具体要求，也是以法治院、规范行医的重要保证。③医院行为文化：包括全体员工的医疗水平、服务态度、言行举止、精神风貌、风度气质等。又称医院形象文化。良好的员工行为能够使患者对医护人员产生亲切感、信任感，对医院产生信赖和忠诚。④医院精神文化：包括医院精神、奋斗目标、价值取向、理想信念、服务理念等。又称医院核心文化。是医院文化的核心和灵魂，是医院全体员工在长期实践中建立起来的群体意识，是医院发展的原动力。21世纪以来，国内外越来越重视和倡导医院质量文化、以患者为中心的服务理念以及以人为本的人本理念及诚信理念等内容在医院文化建设中的重要性，并重视从软硬件环境、价值信念构建、组织结构改造、制度和行为规范、培训及学习性组织建设等方面强化医院文化建设。

功能 医院文化建设是提升医院综合实力的有效途径，其功能包括以下几方面。①约束功能：通过医院制度文化的建设过程，逐步形成医院有形和无形的制度和规范体系，特别是借助于医院职业精神、道德风尚和核心价值体系的构建，形成对员工的自我约束机制，并通过各种文化、培训、自我学习活动的开展以及相应文化氛围的培育行动，逐步实现医院文化的约束功能。②凝聚功能：医院文化建设过程所形成的物质财富和精神财富，是推动医院不断发展的强大内部动力源。它有助于推动全体员工对医院的行为准则、发展目标和价值观念形成认同，并对其产生强烈的使命感和荣誉感，并通过意识、信念、价值观的整合作用，推动共同行动和集体向心力的产生，进而不断强化医院文化的内聚功能。③导向功能：医院文化的核心是精神理念和价值观念，通过医院文化建设活动的开展及相应文化的熏陶和影响，使其共有价值和理念成为每名员工的行为准则和规范，并通过文化的激励功能，将员工引导到医院的价值、使命和发展目标上来。④辐射功能：医院文化的辐射性，是指当医院一旦形成较为稳定的文化模式后，它不仅会在医院内部产生影响，而且可以通过多种形式和渠道对外部产生影响，进而产生辐射效果和带动效果。⑤激励功能：医院文化建设有助于加强员工的归属感和使命感，形成对集体事业和目标的强有力的事业心和责任感。此外，共同文化、信仰、价值所形成和驱动的企业文化，可以进一步推动企业的进取精神和共同使命感，进而形成对员工积极性和创造性的持续激励效果。此外，还可以从其他视角来对医院的文化进行研究，如可以从组织发展的视角，人力资源政策视角、沟通和决策过程视角以及解构医院工作流程组织等视角来研究医院文化。

（吴群红）

yīyuàn jīngyíng guǎnlǐ

医院经营管理（hospital operation management） 根据医院的特性，结合医疗服务的一般规律，以患者需求为导向，通过领导者的谋划、管理者的运作、执行者的具体实施，充分发挥医院的人力、物力和财力等资源，在满足患者需求的同时，达到成本最小化、效益尤其是社会效益最大化的科学过程。医院经营管理有其自身的特点。①社会效益最大化：医院经营的产品不同于企业产品，它是以提高社会人群健康水平和生命质量为最终目的，即以社会效益为最高准则，而不是经济效益；实现社会效益最大化是医院经营管理的重要特点。②复杂性和动态性：医院经营的产品是卫生服务，而卫生服务具有不确定性、不对称性、差异性三大特点。医院在经营管理过程中，就必须正视及适应卫生服务这一产品的三大特点，同时还要面对不断变化的居民卫生需求，使得医院的经营管理具有复杂性和动态性管理的特点。③医院垄断性特征：政府为了保障卫生服务产品的质量，对医疗的准入设置了诸多标准与要求，而这一门槛的设立，使得能够提供卫生服务产品的机构、个人在社会中处于稀缺资源的行列，使得医院经营的过程中存在垄断性特征。④医疗服务市场存在市场失灵：医院经营管理必须正确认识医疗服务市场这一特殊性，不能套用一般市场经济规律与机制。

医院经营管理的内容主要包括三方面。①成本核算：医院经营的内容是以医疗业务为中心的经济实体，医疗业务就是医院的主管业务。成本核算是指医院在医疗服务过程中所发生的各种耗费或支出，主要包括医疗成本、药品成本和服务成本，实行成本核算，旨在降低成本，减少浪费，实现低耗，以此来提高收支节余率。②成本控制：医院经营管理

的重点是医疗经费的收支管理，要提高医院经营管理水平，必须加强对医院的成本控制，所谓成本控制就是将一定时期内医院实际发生的各项费用加以记录、整合、计算、分析和评价，找出规律，采取措施，有效控制。③绩效考核：绩效考核对医院经营管理具有重大作用，通过绩效考核可以激励部门和员工持续改进工作绩效，实现医院经营目标。

（吴群红　高力军）

yīyuàn ānquán guǎnlǐ
医院安全管理（hospital safety management）

医院对其环境、设施、仪器设备、物料、信息、诊疗活动等进行科学的管理与控制的活动。其目的是保证医患双方在医院不发生人身伤害与财产损失。

医院安全管理包括医疗安全管理和一般安全管理。医疗安全管理是医院为避免、预防与降低患者在接受医疗服务过程中遭受不必要的伤害所进行的管理活动。通常情况下，医院通过医疗风险的识别与分析，找出影响患者安全的重点领域与关键环节，并采取有效措施进行防范，以最大限度地保障患者安全。一般安全管理是指医院对其服务环境、建筑设施、仪器设备等进行管理与控制，以保证医疗服务活动安全、有序、有效地进行。一般安全管理包括医院治安管理、医院消防安全管理、医院后勤（水电供暖）安全管理、环境设施安全管理、危险物品安全管理、医院财务安全管理、医院信息安全管理等。

医院安全管理的主要措施有建立医院安全管理组织、建立并执行医院安全管理规章制度、制定各种突发事件应急预案等。医院安全管理常用的评价指标有医

疗事故发生率、不良事件发生率、医疗纠纷发生率、医院感染率及跌倒发生率等。

医院门诊患者密集、成分复杂、人员流动性大，而住院患者多为身体状况差、行动不便、反应不敏捷者，如遇有意外，则很难自救或疏散，因此，医院作为人群集中的场所，其治安、防火、水电供应、供暖等工作十分重要与艰巨。作为以诊疗疾病、照料患者为主要目的医疗机构，在诊疗活动中，要使用许多易燃易爆物品及化学试剂，这些危险物品如果管理不好，后果则不堪设想。因此，医院安全管理具有重要的意义：避免或减少因系统原因、医务人员失误或其他客观原因造成的患者意外伤害，增加患者就医的安全性，提高医疗质量，减少医疗纠纷，改善医患关系；消除不安全因素，为医务人员提供安全、舒适的工作环境与良好的执业环境，预防与降低职业伤害，保护医务人员的工作积极性；提升医院运营能力与绩效水平，促进医院可持续发展，提高医院的核心竞争力。

（毛静馥　王红娜　吴群红）

yīyuàn gǎnrǎn guǎnlǐ
医院感染管理（management of hospital-acquired infections）

各级卫生行政部门、医疗机构及医务人员针对医疗活动中存在的医院感染、医源性感染及相关的危险因素，运用相关的理论和方法，总结医院感染发生的规律，并为降低医院感染而进行的有组织、有计划的预防、控制和管理活动。又称院内感染管理。医院感染管理分为行政管理和业务管理两类。①行政管理：包括建立健全医院感染管理组织，制定相关的工作计划和工作规范，完善相关的管

理制度，制定相关的评价标准。②业务管理：包括医院感染监测和报告、手卫生、消毒灭菌与隔离防护、一次性无菌医疗用品管理、抗菌药品应用管理、医疗废物的安全管理、重点部门管理等。上述内容适用于各级各类医疗卫生机构。

简史　医院感染管理简史可谓是人类与医院感染的斗争史，是人们认识感染、了解医院感染、控制医院感染的历史，大致可以分为三个阶段。①细菌学时代以前：在此阶段，国内外均有资料记载患者因发生感染而引发疾病甚至死亡的先例，人们开始意识到其危害的严重性。可是由于人们尚未认识到细菌的存在、尚未认识到微生物的传播能够导致感染的发生，对引起患者感染的原因并不清楚。②细菌学时代：法国微生物学家巴斯德（Pasteur L，1822—1895 年）率先在显微镜下发现了微生物，并采用加热消毒等方法减少其数量，控制其感染。英国外科医师利斯特（Lister J，1827—1912 年）在巴斯德的启发下，首先阐明了细菌与感染之间的关系，提出了消毒的概念，并于 1867 年发表了著名的外科无菌操作制度的论文，继而开创了无菌手术的先河。③抗生素时代：1928 年，英国弗莱明（Fleming H）发现了青霉素，1943 年在美国投入生产和使用，到 1946 年，青霉素已被广泛应用于临床，有效地预防和控制了感染的发生，引起医务人员和患者的广泛关注，以至于削弱了当时医院及医务人员对于消毒灭菌技术的重视。在近 50 年中，虽然相继开发出了多种抗生素，但是同时也带来了严重的耐药问题。1949 年报告了产酶的金黄色葡萄球菌使青霉素失

活的情况。随着耐药菌株不断增加，医务人员开始把重心转向无菌操作、隔离技术及合理使用抗生素，从而有效地应对医院感染问题。

随着对耐药菌感染控制的不断深入，医院感染预防、控制和管理工作进入系统化、科学化、规范化发展的道路。1958 年，美国医院协会（American Hospital Association，AHA）建议每一所医院应设立一个感染管理委员会，并提出了委员会的成员、职能和职责等要求。20 世纪 60 年代末，美国疾病预防控制中心组建了由 8 所医院参加的医院感染监测试点工作，在取得基本经验后，于 1970 年建立了全球第一个由 80 所医院组成的国家医院内感染监测系统（National Nosocomial Infection Surveillance，NNIS），开展了卓有成效的医院感染监测工作，在此基础上，又于 1986 年提出了医院感染的目标性监测，一经推出即显示出较好的医院感染防控效果。

中国的医院感染管理工作起步较晚，医院感染监控、规范化管理工作始于 20 世纪 80 年代。1986 年 8 月，卫生部医政司组织召开第一次全国医院感染研讨会。1989 年组建了全国医院感染监控网。同年，委托湘雅医院建立"卫生部医院感染监控管理培训基地"以加强医院感染专职人员培训工作。21 世纪以来，中国医院感染管理工作步入高速发展的轨道，相继出台了《医院感染管理规范》《医院感染诊断标准》《消毒管理办法》《医疗废物管理条例》《医院管理评价指南（试行）》《医院感染管理办法》《医院管理评价指南（2008 年版）》等文件，并不断进行修改与完善，

有效地保障医疗质量和医疗安全，为促进医院整体协调发展，构建和谐医患关系发挥重要作用。

工作内容　①成立医院感染管理组织，明确各级组织应履行的职责，结合国家相关规定及医院的实际情况，制定和完善医院感染管理相关的各项规章制度。②从医院的实际情况出发，制定适合医院感染管理的长远工作规划与短期工作计划，有组织、有目的地开展医院感染防控工作。③对进入医疗机构的各级各类人员，开展医院感染预防与控制的知识培训。④开展医院感染的监测与报告，及时发现和控制医院感染的暴发、流行。⑤做好消毒灭菌与隔离防护、手卫生、一次性使用无菌医疗用品的管理、医疗废物的安全管理、无菌操作技术等医院感染控制工作。⑥开展有关预防医务人员发生医院感染的职业卫生安全防护工作。

评价　①从医疗质量角度评价：评价医院感染管理质量的表达指标有医院感染管理组织建设情况、手卫生设施配备情况、呼吸机消毒灭菌情况、环境卫生学监测情况、防护用品使用的合理性、医院感染发病率、医院感染死亡率、医院感染漏报率等。②从经济学角度评价：随着医院感染研究的不断深入，医院感染经济学评价日益受到广泛重视。援引卫生经济分析与评价方法，与医院感染密切相关的研究方法主要有医院感染控制成本效益分析、医院感染控制成本效果分析和医院感染控制效用分析。

作用　医院感染发生后，其危害不仅会增加患者的痛苦，增加患者的感染发病率和死亡率，增加医务人员的工作量，降低医院病床的周转率，导致患者对多

种抗菌药物耐药而引发诊治困难，还会增加国家卫生经费开支和病人自身的经济负担。加强医院感染管理，对于降低医院感染的发生率和死亡率，缩短患者住院时间，保障患者安全，提高医务人员预防医院感染的意识，减少不必要的医疗护理负担，节约卫生经济费用，提高医疗质量和水平，促进医学的发展都起着重要的作用。

（毛静馥 赵璐 吴群红）

yuàn-kē liǎngjí hésuàn

院科两级核算（economic accounting at hospital and department levels）

医疗机构在医院和职能科室两个层级上进行的成本核算。成本核算是对在生产经营或服务提供过程中实际发生的成本、费用或支出进行计算，并进行相应的账务处理。院科两级核算首先由医院各职能科室计算医疗项目成本，然后在医院财会部门汇总计算医疗总成本和单位成本。

提出的背景及其发展过程
随着中国经济体制改革的发展和社会主义市场经济体制的建立，在医疗卫生领域积极推行经济管理，努力提高两个效益，成为实施医院成本核算工作的主要背景。中国医院院科两级核算的形成机制大体可分三个阶段。①第一阶段（1979～1992年）：为初步探索阶段。1979年，卫生部提出按照经济规律办事的要求。同年，卫生部、财政部和国家劳动总局联合发布《关于加强医院经济管理试点工作的意见的通知》，提出合理收费，节约支出，此时卫生行业开始进行成本核算工作。1981年，卫生部开展了"五定一奖"，开始对医院进行经济核算与考核。1985年，由于国家逐步运

用经济手段管理卫生事业，因此各地医院都开始自主进行了科室成本核算工作。②第二阶段（1992～1998年）：为快速发展阶段。1992年，在医院分级管理研讨会上，卫生部提出"改革医院运行机制，落实自主权，搞活医院""逐步调整收费标准，逐步达到按成本收费，使医疗单位能够达到保本经营，略有结余"。此次研讨会促进了医院内部成本核算工作的积极开展。同年，财政部颁布的《企业会计准则》统一了企业会计核算标准，部分医院财务工作人员随即开始探讨企业的成本核算方法在医院的应用，医院成本核算工作得到快速发展。③第三阶段（1999年至今）：为规范发展阶段。1999年，国家财政部、卫生部颁发的《医院财务制度》和《医院会计制度》正式执行。该制度以《事业单位财务规则》和有关会计准则为依据，建立了新的预算管理体系和财务制度规范，开始明确规定了医院实行成本核算、医药分别核算等一系列核算管理办法，为医院适应社会主义市场经济和医疗保险制度改革提供了制度保障。

随着医院成本核算在医院经济管理实践中的广泛开展，院科两级核算，特别是医院科室核算逐渐成为医院进行科室人员奖金分配、员工激励的工具和手段，导致医院出现开大处方、过度提供服务，降低必要的服务成本支出，致使服务质量出现问题和患者医疗费用过快攀升。针对这种情况，2004年4月22日，国家卫生部公布了关于《加强卫生行业作风建设的意见》，规定了医疗机构和人员的"八不准"，已经明令禁止医院开展按收支结余分配奖金的科室核算行为，进一步规范

医院的成本核算管理。

步骤 医疗成本核算的要素及成本构成、直接和间接成本计算、科室划分、成本核算单元的确定和成本分摊系数等步骤和具体计算过程同成本核算。

作用 医疗卫生机构进行成本核算是在市场经济体制下对卫生事业管理提出的客观要求，对促进医疗机构提高卫生服务质量和效益、完善卫生服务补偿机制、提高医院经济管理水平、有效利用卫生资源、降低服务成本、促进现代医院经济制度的建立和完善有重要的意义。但是，作为一种重要的经济管理手段和方式，如何避免使其成为医院片面追求经济利益，成为医院进行员工激励、奖金分配的工具，是政府加强监管和医院经济管理面临的重要挑战。

（郝艳华 吴群红）

yàopǐn guǎnlǐ

药品管理（management of drugs）

涉及药品的研发、生产、审批、定价、流通、使用、支付等各个环节的相关管理。实施药品管理是为了促进新药研究开发，提高制药工业的竞争力，规范药品市场，保证药品供应，确保合理用药，保证药品质量，保障人体用药安全，维护人民身体健康和用药的合法权益。中国政府对药品的管理，主要指行政主体依照法定职权，对药品研制、生产、经营、使用、广告、价格的机构和人等相对方，遵守药事法律、法规、规章，执行行政决定、命令的情况进行检查、对其生产、经营、使用的药品和质量体系进行抽检、监督，执行行政处罚的行政行为。

简史 药品管理由来已久，近代对药品管理的探索主要是从

立法的角度。美国于 1906 年制定并于 1938 年修订了《食品、药品、化妆品法》，日本于 1979 年颁发了《药事法》，英国于 1968 年颁布了《药品法》。埃及、印度、阿根廷、巴西等国家，也根据本国情况，引用欧美药品监督管理的制度和方法，制定了本国的药事管理法规。各个国家在药品管理的实践过程中，逐渐从药品的宏观管理转向关注药品生产的质量管理。美国国会于 1963 年将药品生产质量管理规范（GMP）颁布为法令，1969 年世界卫生组织（WHO）向其他会员国正式推荐为 WHO 的 GMP，20 世纪 80 年代中期已有 100 多个国家或地区实行了自己的 GMP。

中国药品管理立法的实践大体经历了三个阶段。①起步阶段（1911~1948 年）：主要是相关法规的颁布，如 1930 年的《修正管理成药规则》。②探索阶段（1949~1983 年）：新中国成立后制定了一系列的相关法规，如《管理中药的暂行管理办法》、《药政管理条例（试行）》及《中华人民共和国药典》等。③实施阶段（1984 年至今）：《中华人民共和国药品管理法》（简称《药品管理法》）于 1984 年 9 月通过、1985 年 7 月 1 日开始正式施行，这是中国第一部全面、综合的药品法律；1988 年 3 月卫生部颁布了中国第一版《药品生产质量管理规范》；2002 年 8 月颁布了《中华人民共和国药品管理法实施条例》；之后，《药品管理法》和《实施条例》经过了多轮修订。

《药品管理法》主要针对药品研制、生产经营、使用和监督管理的全过程进行了规定，其主要内容包括新药研制和审批，药品生产，药品购买，药品标准，特殊药品管理，中药管理，对药品实施处方药和非处方药分类管理制度，药品进出口，药品储备制度，禁止生产、销售假、劣药，通用名称，直接接触药品的工作人员等。

管理机构　各个国家根据本国的国情，设立了药品管理的相关机构，例如，英国由药物和保健产品监管署（UK：Medicines and Healthcare Products Regulatory Agency）与国家生物学标准和管制所（UK：National Institute for Biological Standards and Control）等共同管理；瑞士由联邦公共卫生办公室（Switzerland：Federal Office of Public Health）、治疗产品署（Switzerland：Agency for Therapeutic Products）和联邦兽医办公室（Switzerland：Federal Veterinary Office）共同管理；韩国则由食品药品管理局（Korea：Food and Drug Administration）负责。这些机构承担的职能也有所不同。例如，美国药品管理的主要责任机构为食品药品监督管理局（Food and Drug Administration，FDA）。FDA 总部中的药物审评与研究中心（Centre for Drug Evaluation and Research，CDER）主要负责人用药品（包括化学药、抗生素等）的管理，生物制品评价和研究中心（Centre for Biologics Evaluation and Research，CDER）主要负责疫苗、生物制品等的管理。FDA 集技术监督与行政监督为一体，在药品管理上着眼于药品的安全性和有效性，并确保药品商家向社会公正而准确地提供所有相关信息。从药品生命周期的角度看，对药品的研发、审批、广告宣传、质量维持、召回等各个环节进行全程监控。

1949 年后，中国政府高度重视药品管理，药品管理组织机构逐渐发展，其管理的职能、机构设置等随着社会的发展而逐步变迁。1998 年，由国务院直属的国家药品监督管理局组建，负责药品研究、生产、流通、使用环节的监督和检验，实行执法监督统一、技术监督集中、社会监督属地的全过程药品监督管理，并且形成省以下实行垂直管理的管理体制。2003 年，该局并入食品监管职能后，更名为"国家食品药品监督管理局"。2008 年，国务院机构改革中改由卫生部管理。2013 年，国务院将卫生部的职责、人口计生委的计划生育管理和服务职责整合，组建国家卫生和计划生育委员会。

与美国的 FDA 相比，中国的药品管理是一种以管理职责为主线开展的多部门多层次的管理，国家食品药品监督管理局虽然获得了相对独立性，但在实际工作中还是需要跟其他部门协调沟通。例如，在监管药品广告方面，需要与工商行政部门合作；在打击制售假药的违法犯罪行为时，需要与工商、卫生、公安、质监部门的联动；在涉及进口药品安全的问题时，药监部门与海关、进出口检验检疫以及商务部必须协调好关系。因此，要真正做好药品管理工作，必须建立全程管理机制，逐步完善药品管理体系。

管理规范　与药品管理有关的规范包括药品生产质量管理规范、药品临床试验管理规范、良好药品供应规范、药物不良反应报告等。

（孙　梅　郝　模）

yàopǐn cǎigòu

药品采购（drug procurement）

政府部门、医疗机构、采购组织或中介机构等组织或个人根据医疗服务需要，通过对药品的质量、药效、价格等因素的综合考量而实施的药品选择和购买等一系列活动的总称。有效的药品采购应保证在适宜时间内找到适宜的供应商，并以适宜的价格购买到适宜质量和数量的药品，以最终满足医疗机构和民众的需要。

药品采购不只是一项单纯的购买行动，而是涉及众多行动和环节的复杂过程。药品采购包括查找、考察、审核药品的不同供货渠道，评价供应商的资质和信誉、选择适宜的供应商，确定购买策略或手段，监督药品的供货、评估临床和使用疗效等众多活动，它是一项有众多人员参与的活动。药品不是普通的商品，而是事关人们生命健康安全的重要商品，因此，世界各国都对药品采购给予高度重视，并通过政策、制度、法律、法规等多种手段对其进行严格管理和规范。医药市场上存在的信息不对称及市场失灵的存在，使得普通消费者、医生等人员不具备独立判断上市新药质量、安全和疗效等方面的能力，在缺乏有效监管的情况下，容易导致很多质量和健康安全隐患的发生。因此，需要政府制定相应的政策、法律、法规来保障药品在生产、流通、采购和使用等过程和环节上的质量和安全，并通过强有力的手段来实施监管。

形式　从世界各国来看，药品采购有多种形式，大致可分为集中采购和分散采购等形式。

药品集中采购　由政府或相关职能部门、医疗机构或专业采购部门为满足医疗服务机构或相关组织的临床或卫生服务需要而统一组织和提供药品采购服务的一种购买形式。人们常常通过招标的方式来实施药品集中采购，

因此又将药品集中采购称为药品集中招标采购，即通过招标的形式，对一定范围内医疗机构的临床用药进行集中采购，以实现提高药品采购质量、降低采购成本、优化药品资源配置等政策目标。集中招标采购是为解决药品分散采购市场问题的一种新的制度选择。集中的药品采购模式可以将多种信息进行集中和共享，有助于从全局角度优化资源的配置、节约成本避免浪费，因此被越来越多的国家所采纳。从世界各国的实践来看，集中招标的实施主体可以多种多样，可以由政府卫生行政部门也可以由医疗保险机构、医疗机构、医院集团、专业采购组织或中介机构等部门和机构来实施。其中，集中招标采购又可以分为公开招标和邀请招标两种方式。药品公开招标指招标人遵循公开、公平、公正的原则，以招标公告形式邀请所有符合资质的药品生产或供应商参与的投标。公开招标采购主要适用于临床普遍应用、采购批量或金额大、能够形成充分竞争的品种。药品邀请招标则指招标人以投标邀请书的方式邀请一定数量的医药生产商和经营商，并按照规定的程序优先供应商的过程。对采购标的较小、潜在投标人较少或者需要在较短时间内完成的采购项目，可以进行邀请招标采购。通常来讲，公开招标采购的范围较大，而邀请招标采购的范围有限，参与竞争的厂家不多，招标的相关费用也较小。但由于邀请招标的邀请可能带有一定程度的倾向性，管理不善时可能会在一定程度上影响到招标采购的公正和公平。

药品集中招标采购的基本做法是在卫生行政部门或相关政府部门或机构的领导和指导下，成

立集中招标采购委员会或相应组织管理机构，通过制订采购计划，编制招标文件，实施招标公示等方式向社会公开招标，同时由投标人编制相应投标文件并递交其投标标书，然后由相应管理组织或机构组织专家小组制定评标标准并进行评标，最后公布评标结果的一种招标方法。

药品集中招标采购有其自身的主要特点。①集中性：通过将众多药品生产和供应商组织起来进行统一管理和集中采购的方式，保障药品的采购质量，减少药品采购的中间环节，从而在一定程度上实现节约资源、降低采购成本以及降低药价的目的。②公开和竞争性：通过广泛的公开招标方式来邀请数量众多的投标商参与竞标，有助于形成一个利于买方的竞争性的市场，保障其以适宜的价格获得更优质的产品或服务。公开招标过程是一种有组织、公开、规范化的竞争过程，有利于推动公开、公平、公正原则的落实，并通过规范的采购程序和流程的设定，实现规范药品流通市场和药品采购行为等政策目标。其主要优点如下：①公开透明。通过集中招标的采购方式形成信息公开、透明的竞争性市场，有利于降低药品市场的信息不对称性并提高采购的公正性。②节约资源和成本。通过集中招标和评价的实施，减少信息搜寻和对象搜寻成本以及相关的交易成本；通过集中采购，减少分散、多次协商和采购的交易和管理成本。③过程和程序规范、结果具有法律效力。通过严格、规范的招标和购买程序的设定，有利于在一定程度上减少药品采购中的暗箱操作和腐败行为，同时药品采购结果将通过具有法律效力的采购

合同形式固定下来，有助于推动医疗机构和制药企业对执行合同的依从性。其主要缺点是：①单独的采购活动难以实现药品集中采购的目标，必须辅以相应的政策支持并建立起完善的药品集中采购制度，通过相应组织、制度、机制的保障来实现其政策目标。②需要完善配套的法律、法规体系，并制定更具操作性的实施规范和规程，以规范整个药品集中采购的过程和行为。③需要强有力的监管制度、机制和手段的配合并确保监管工作的落实。药品集中招标过程的公开、公平、公正原则不会自动地实现，需要严格的监管制度和机制的配套和实施。

药品分散采购 医疗机构个体通过市场而实施的自由采购。市场自主采购具有较强的灵活性和时效性，适合于应急药品的采购。市场自主采购也有多种形式，如询价采购和竞争性谈判采购等方式。通过询价采购方式，医疗机构可以实现对不同产品、质量和价格等要素的相互比较，选择其可接受的价格和可信任的企业。通过竞争性谈判采购方式，医疗机构可以与多家供应商进行谈判，通过对涉及产品质量、供货价格、服务方式、付款方式和时间等一系列活动和内容的反复沟通和谈判结果，选择供应商并签署包括上述诸多内容的"一揽子"采购协议的购买方式。

实施药品分散采购的主要优点是灵活、方便，医疗机构和购买者具有较大的自由度。但这种采购模式对医疗机构药品采购人员的要求一般较高。其中，询价采购的波动性较大，需要增大医疗机构和医药供货商的库存量。竞争性谈判采购由于能够产生双

方同意的协议，不仅容易获得合理价格的药品，也能保证稳定的供应。但如果分散采购管理不善，也容易导致一系列问题和腐败现象的出现，因此，世界很多国家越来越倡导采用不同形式的药品集中采购来解决分散采购面临的问题。分散采购的主要缺点之一是其采购成本和交易费用高，实施分散采购需要花费很多的信息和交易对象搜寻成本。其次，与众多可能的潜在生产或供应商的反复接触、分别谈判和相应的讨价还价过程，往往需要耗费大量的时间成本和交易成本；此外，在市场扭曲、无法形成良性竞争性市场的条件下，特别是在缺乏对药品的流通和购买等环节的有效规章制度和手段的前提下，分散采购容易导致药品价格的攀升以及各种腐败现象的滋生。

药品集团化采购 介于政府部门组织的药品集中采购和企业为主导的市场自主采购之间，还有一种较为常见的采购方式即药品集团化采购，通常由若干个医疗机构形成一个联合采购集团，委托一个机构或一些人来承担团购任务，因此又称药品第三方采购。在中国，集团化采购的组织和实施通常由第三方采购组织如医药公司来实现。在美国，医疗机构采购的药品中，有相当部分是通过委托药品团购组织来进行的采购。采购集体接受了多家医疗机构的委托，使其具备较好的谈判和议价能力，能够获得比医疗机构分散采购更低的价格。而且，集团化采购还把医疗机构从繁琐的采购事务中解放出来，降低了医疗机构的运行成本。因而，世界上很多国家开始通过实施这种新的采购方式，希望通过集体行动来减低分散采购中的交易成

本，并在一定程度上纠正药品市场失灵的现象。

应用 很多发达国家十分重视加强政府对药品集中采购活动中的领导和管理，重视通过公共采购活动的不断拓展和强化，实现提高药品采购质量、降低药品价格和交易成本、提升药品采购效率和效果等政策目标。在中国，目前主要实行的是以省（区、市）为单位的药品集中采购，它是在考虑到不同地区经济发展水平和地方政府的经济补偿能力以及地域用药习惯差异等因素的基础上，通过搭建较大规模的药品集中采购平台，推动药品集中采购的实施，发挥集中采购的规模效益，降低药品采购价格和相关交易和采购成本，并实现药品集中采购的其他政策目标。

中国实施药品集中采购政策已经取得一定的成效。通过这一政策的实施，初步理顺了药品流通市场秩序并初步规范了药品购销行为，在一定程度上遏制了医药费用的快速增长态势。然而，由于受制于多种因素影响，也产生了一系列新的问题，急需通过药品采购政策和制度的进一步完善来巩固其初步效果。由于药品集中采购不仅仅是一项活动，它是与国家基本药物制度、公立医疗机构补偿机制改革、医保支付制度等医改行动密切关联的一项政策和制度安排，是建立规范化、集约化药品供应保障体系的关键，其最初目标是期望通过公开、规范、透明的竞争机制的引入，降低药品价格，规范药品流通市场以及药品采购行为，防止药品采购过程中的腐败形象的滋生。然而，药品集中采购是一项涉及采购、供应、配送、使用、结算、报销等众多行动和环节的复杂活

动，因此，能否最终实现药品集中采购的政策目标，无疑需要构建一个与药品集中采购活动相配套的政策和制度体系，由此来统一协调和管理上述诸多活动环节，进而实现形成一个系统、协调、完整的政策和制度系统，以保障这一政策目标的最终实现。首先需要进一步完善现有药品招标采购的法律体系，在现有《招投标法》和《医疗机构药品集中采购工作规范》等法律法规的基础上，制定更为具体明确的药品集中招标采购实施细则和管理条例，实现对药品集中招标采购工作的进一步规范和管理。此外，还应加大力气推动对各项政策、法律、法规和制度的落实工作，特别是通过强化内部监管和外部监管工具和手段的探索，加大监管力度，以保障相应政策、法律、制度的落实。

（吴群红）

yàopǐn shēngchǎn zhìliàng guǎnlǐ guīfàn

药品生产质量管理规范（good manufacturing practice，GMP）

在药品生产全过程中，用科学、合理、规范化的条件与方法保证生产优良药品的一套系统、科学的管理规范。简称GMP。是药品生产管理和质量控制的基本准则。GMP制度是药品质量管理体系的重要组成部分，其基本点是保证生产的药品符合法定质量标准，保证药品质量的均一性，旨在最大限度地降低药品生产过程中污染、交叉污染以及混淆、差错等风险，确保持续稳定地生产出符合预定用途和注册要求的药品。

药品生产质量产生于药品生产的各个环节，因此在药品生产过程中，要对所有可能影响药品质量的因素进行有效控制，才能保证生产的药品不混杂、无污染、均匀一致，达到药品标准，GMP是国家对药品生产企业进行质量监督管理的依据，它要求所有的药品生产企业都必须严格遵守GMP的要求。

发展历史 1963年美国率先制订GMP，并作为法令正式颁布，要求该国所有的药品生产企业按照GMP的规定对药品生产过程进行质量控制，否则认定所生产的药品为劣药。经过几年实践后，1967年世界卫生组织在《国际药典》的附录中收录了该制度，并在1969年第22届世界卫生大会上，建议各成员国在药品生产管理方面采用GMP制度，以保证药品质量。1973年，日本制药工业协会提出了行业GMP。1974年，日本政府颁布GMP并指导推行。1975年，世界卫生组织正式颁布GMP制度。1979年，在第28届世界卫生大会上，世界卫生组织再次向成员国推荐了GMP，并且确定GMP为世界卫生组织的法规。在此之后，世界上越来越多的国家开始重视并且起草本国的GMP。截止到21世纪初，全世界已有100多个国家和地区实行了GMP制度。随着科技的不断发展与进步，以及对GMP实践经验的不断总结，各国对GMP的内容也进行着不断的补充、修改与完善。1982年，中国医药工业公司和中国药材公司分别制定了《药品生产质量管理规范（试行）》和《中成药生产质量管理办法》；1988年，中华人民共和国卫生部制定了中国法定的《药品生产质量管理规范》；1992年，卫生部又修订颁布了《药品生产质量管理规范》（1992年修订）。1998年，国家药品监督管理局颁布了《药品生产质量管理规范》（1998年修订）及附录，并于1999年8月1日起施行。到2000年底，中国有713家药品生产企业（车间）通过了GMP认证。截至2004年6月30日，中国实现了所有原料药和制剂均在符合药品GMP条件下生产的目标。中国依本国国情，按照"软件硬件并重"的原则，贯彻质量管理、风险管理和药品生产全过程管理的理念，于2011年3月1日开始实施《药品生产质量管理规范》（2010年修订）。

特点 ①GMP条款具有时效性，它是与时俱进、不断发展和完善的。②GMP通常严格规定药品生产企业所要求达到的标准，但并未限定实现该标准的具体办法。③GMP强调法律责任，凡是开办药品生产企业，必须在药品监督管理部门履行审批手续，生产的药品质量严格按照GMP的要求，接受药品监督管理部门的监督。④GMP强调在生产过程中进行全面质量管理，对一切能够引起药品质量的诸多因素，均要严格管理，强调生产流程的质量控制与防范相结合，且以防范为主要手段。⑤GMP重视提供全方位和及时的服务，按照有关部门的要求建立销售档案，重视用户的反馈信息，并及时解决。⑥GMP强调药品生产人员的业务素质、技术水平和教育。

分类 ①从GMP的适用范围可分为三类：一是国际组织制定和推荐的GMP；二是各国政府颁布的GMP；三是制药组织制定的GMP。②从GMP的性质分为两类：一是作为法律制定、具有法律效应的GMP；二是作为建议性的规定，不具有法律效应的GMP。

内容 GMP明确规定了药品生产企业在药品生产全过程中，所有投入的资源、生产流程中所有环节的软硬件条件，以及对生产管理与质量控制的具体要求，包括质量管理、机构与人员、厂房与设施、设备、物料与产品、确认与验证、文件管理、生产管理、质量控制与质量保证、委托生产与委托检验、产品发运与召回、自检等内容。

作用 GMP 的诞生标志着制药业全面质量管理的开始。实施GMP 认证是国家对药品生产企业质量监督管理的一种有效手段，它使药品生产企业有法可依、有章可循。GMP 的颁布与实施，不仅是政府、药品生产企业对人民群众安全用药负责的体现，也是药品生产企业与国际标准接轨，使医药类产品能够进入国际市场的基本条件。

（毛静馥 吴 丹 吴群红）

yàopǐn línchuáng shìyàn guǎnlǐ guīfàn

药品临床试验管理规范（good clinical practice，GCP） 对药品临床试验全过程的标准规定。简称GCP。包括方案设计、组织实施、监查、稽查、记录、分析、总结和报告，以保证试验过程规范、试验数据和结果科学可靠，受试者的权益和安全得到保障。在中国现称药物临床试验质量管理规范。

发展历史 药品临床试验管理规范是世界各国对药品临床试验的规范化管理，是伴随着医学研究和制药工业的发展而逐渐形成并日益完善的。20 世纪初，人类才真正开始进入研制和生产药物的时期。1938 年的磺胺事件和20 世纪60 年代的反应停事件，使世界各国政府充分认识到通过立法要求药品上市前须经过评价安全性和有效性的临床试验的重要性。20 世纪中叶，世界各国已十分重视药品上市前的临床试验以

及要求生产者提交药品安全性和有效性的相关证据，并赋予药品监督管理部门进行新药评审的权力。1964 年7 月在芬兰赫尔辛基召开了第18 届世界医学大会（Word Medical Assemble，WMA），会议通过了对医学研究的指导性建议——《赫尔辛基宣言》。1975年第29 届、1983 年第35 届和1989 年第41 届世界医学大会对该宣言进行了3 次修订。其中详细规定了涉及人体试验须遵循的原则。这些原则为药品临床试验管理规范核心内容奠定了基础，即必须把受试者（患者）的利益放在首位，严格对药品临床试验进行全过程的质量控制，确保受试者（患者）的权益受到保护。20世纪90 年代，世界卫生组织根据各国药品临床试验管理规范，制定了适用于各成员国的《WHO 药品临床试验规范指导原则》，并于1993 年颁布。中国在20 世纪90年代开始实施GCP，1998 年3 月颁布了中国《药品临床试验管理规范（试行)》。2003 年，中国国家食品药品监督管理局颁布实施《药物临床试验质量管理规范》。

内容 药品临床试验管理规范主要包括：重点规定了对临床试验受试者的权益保护，临床试验方案需经伦理委员会批准并事先获得受试者知情同意且签有知情同意书；对临床试验申办者、研究者、监查者的角色和责任进行界定，依法规定了对研究人员的资格要求和职责规定、对申报主办者及监查员相关的职责规定；对试验场所和设备条件的要求；对有关新药临床试验方案设计、记录、数据处理、统计分析和总结报告等开展临床试验具体过程的标准化要求；对临床试验质量保证和质量控制方面的要求等，

以保证新开发药品的科学可靠。

中国《药物临床试验质量管理规范》于2003 年6 月4 日经国家食品药品监督管理局局务会审议通过，自2003 年9 月1 日起施行。规范共13 章，70 条。第一章总则部分共4 条，阐述了实施GCP 的法律依据、GCP 内涵和GCP 的适用范围。第二章对临床试验前的准备与必要条件进行了规定，共3 条，规定了以人为对象的研究必须公正、尊重人格、力求使受试者最大程度受益和尽可能避免伤害；开展临床试验的单位设施和条件必须满足安全且有效地进行临床试验需要的目的，进行试验时有充分的科学依据。第三章对受试者的权益保障做了规定，共8 条，规定了参加临床试验的医疗机构内应成立伦理委员会，必须对受试者的个人权益给予充分的保障，并确保试验的科学性和可靠性。第四章是对试验方案的要求，共3 条，规定了临床试验开始前应制定试验方案，并由研究者与申办者共同商定并签字，报伦理委员会审批后实施，并详细规定了临床试验方案的内容。第五章是对研究者职责的规定，共13 条。第六、第七章分别对申办者和监查员的职责进行了详细的规定。第八、第九章分别对试验记录与报告、数据管理与统计分析进行了规定。第十章是对试验用药品的管理要求，共5条。第十一章是对质量保证措施的要求，共4 条。第十二章是对多中心试验的规范要求。第十三章附则，共3 条，明确了主要术语的含义，规定规范的解释权属药品监督管理部门。

作用 药品临床试验规范对新药审批与新药上市后正确使用等方面为食品药品监督管理部门

提供了重要的依据，对新药疗效和安全性评价等方面也起着无可替代的作用。它保证了新药研究工作的质量，同时也在临床试验中起到了重要的作用：①在临床试验研究中，受试者得到了适当的保护。②保证了临床研究的质量。③确保了研究过程规范合理，记录完整、真实，分析结果可靠。④保证所有的研究均具有良好的科学依据且方案设计合理。⑤有利于药品监督管理部门的监督。⑥有利于提高医疗水平，扩展临床医药知识。

（郝艳华　吴群红）

liánghǎo yàopǐn gōngyìng guīfàn
良好药品供应规范（good supplying practice，GSP）

在药品流通全过程中，用以保证药品符合质量标准而制定的针对药品购进、销售、储存、运输、服务等流通环节质量管理的一套规范。简称GSP。它是一个国际通用概念，也是国家对药品经营企业一种法定的监督管理形式，其核心是通过严格的管理制度来约束企业的行为，对药品经营全过程进行质量控制，保证向用户提供优质药品的准则。在中国称为药品经营质量管理规范。

GSP是针对医药商品流通环节所有可能发生质量事故的因素制定的防止质量事故发生的一整套管理程序。医药商品在其生产、经营和销售的全过程中，由于内外因素作用，随时都有可能发生质量问题，必须在所有环节上采取严格的控制措施，才能从根本上保证医药商品的质量。因此，国际上许多国家制定了一系列规范来保证药品质量，在实验室阶段实行良好实验室规范（Good Laboratory Practice，GLP），新药临床实验阶段实行良好药品临床试验规范（good clinical practice，GCP），在医药商品使用过程中实施药品使用质量管理规范（Good Using Practice，GUP），GSP是针对流通环节的规范，是这一系列控制措施中十分重要的一环。

内容　1980年国际药品联合会呼吁各成员国实施《药品供应管理规范》（GSP），对全世界推行GSP起到积极作用。日本是推广GSP最积极、实施GSP最早的国家之一。1982年，日本药品经营企业制定的《医药品供应管理规范》（JGSP）被介绍到中国。1984年，中国医药管理局制定了《医药商品质量管理规范（试行）》，在医药行业内试行，即医药行业的GSP。1992年，中国医药管理局正式颁布了《医药商品质量管理规范》，标志着GSP已成为政府规章。2000年，中国医药监督管理局第20号局令发布了《药品经营质量管理规范》。2000年11月，中国药品监督管理局制定了《药品经营质量管理规范实施细则》和《药品经营质量管理规范（GSP）认证管理办法（试行）》。

2000年，中国颁布的《药品经营质量管理规范》是中国药品监督管理局发布的一部在推行上具有强制性的行政规章，是中国第一部纳入法律范畴的GSP。2011年4月，国家食品药品监督管理局组织对《药品经营质量管理规范》进行了修订。新修订《药品经营质量管理规范》共11章，分34节，185条。第一章为总则，阐述了实施GSP的法律依据、GSP对药品经营企业的基本要求和GSP的适用范围、认证管理等。第二章是质量管理，对质量管理的原则、质量管理机构与职责以及质量改进和风险管理进行了规定。第三章是人员与培训，阐述了基本原则、对批发及物流企业质量关键人员、零售质量关键人员、健康检查及人员卫生的具体要求。第四章为设施、设备及验证，对库房及设备、零售营业场所及设备、计算机系统、校准与验证等提出了具体的要求。第五章为文件与记录，对批发企业管理文件、药品零售管理文件、记录及凭证等进行了详细的规定。第六章为药品采购，对采购原则、购进审核、购进记录及票据等进行了规定。第七章是药品储存管理，阐述了管理原则、对药品验收入库、药品储存与养护、药品出库复核进行了规范。第八章是药品销售管理，包括批发销售、药品零售陈列与检查、药品零售、销售等。第九章是运输与配送、运输措施；运输管理。第十章为售后，包括投诉、药品追溯和召回、药品退回、药品不良反应监测与报告等。第十一章为附则。

作用　实施GSP不但是贯彻执行国家质量管理法规的需要，也是药品经营企业在市场竞争中求生存的需要，具有十分重要的作用。①根据药品流通过程的特点，在药品的流通环节采用严格且有针对性的措施，控制可能影响药品质量的各种因素，以消除发生质量问题的隐患，确保药品的安全性、稳定性和有效性不会降低。②监督规范企业的经营行为，确保在安全有效的基础上，提高企业的综合素质，及时并有效地满足社会对药品的需求。③要求药品经营企业全面实施GSP，为药品经营的准入资格设置了一定的技术壁垒，进而提高药品经营的要求和难度，保证药品的安全有效性。④促进市场经济的发展，企业间的竞争已逐渐表现为产品质量与服务质量的竞争，这对企业素质提出了更高要求，促使企业在管理水平、制度建设、人员素质与设施改造等各方面不断创新、发展、提高，即监督、规范企业经营行为，保证药品在安全有效的基础上，促使企业建立和完善正常的运行机制，促进企业综合素质的提高。

（郝艳华　吴群红）

yàowù bùliángfǎnyìng bàogào
药物不良反应报告（adverse drug reaction reporting）

药品生产、经营企业和医疗机构获知或发现可能与使用上市药品有关的不良反应时采取的向药品不良反应监测和管理机构进行上报的行为。药品不良反应指合格药品在正常用法、用量下出现的与用药目的无关的或意外的有害反应，主要包括副作用、毒性反应、后遗效应、过敏反应、继发反应、特异性反应等。药品不良反应报告制度是国家药品监督管理机构为保障公众用药安全，依据法律法规，规定药品生产、经营企业、医疗机构及时上报药品不良反应的重要举措，同时鼓励社会与个人自愿报告药品不良反应。

内容　药品是防病治病的特殊物质，在人类发展的历史中发挥了重要作用。但同时药品也会给人类带来了一些与用药目的无关或不可预料的危害。鉴于此，世界各国均加强了对药品上市后的监管，实行药品不良反应监测和报告制度。中国于1983年开始实施药品不良反应监测工作，于1998年成为世界卫生组织国际药品监测合作计划的成员，并且正式成立了国家药品不良反应监测中心。1999年国家药品监督管理局与卫生部联合颁布《药品不良反应监测管理办法（试行）》，2001年建立了药品不良反应信息通报制度。2011年5月，卫生部颁布了修订后的《药品不良反应报告和监测管理办法》，并于2011年7月1日施行。办法对药品不良反应的报告和监测进行了详细的规定，规范了对药品不良反应的报告行为。

药品生产、经营企业和医疗机构获知或者发现可能与用药有关的不良反应，应当通过国家药品不良反应监测信息网络报告；不具备在线报告条件的，应当通过纸质报表上报给所在地的药品不良反应监测机构，由所在地的药品不良反应监测机构代为在线报告。报告内容应当真实、完整、准确。

《药品不良反应报告和监测管理办法》中规定，监测报告的范围包括：①新药监测期内的国产药品应报告该药品所有的不良反应；其他国产药品应报告新的和严重的不良反应。②进口药品首次获准进口之日起5年内，报告该进口药品发生的所有不良反应；满5年的，报告新的和严重的不良反应。

药品不良反应事件包括个例药品不良反应事件、群体药品不良反应事件和境外发生的严重药品不良反应事件。针对不同类型不良反应事件，报告的时限也有不同的要求。

针对个例药品不良反应事件：药品生产、经营企业和医疗机构发现或者获知新的、严重的药品不良反应应当在15日内报告，其中死亡病例须立即报告；其他药品不良反应应当在30日内报告。有随访信息的，应当及时报告。药品生产企业应当对获知的死亡病例进行调查，详细了解死亡病例的基本信息、药品使用情况、不良反应发生及诊治情况等，并在15日内完成调查报告，报药品生产企业所在地的省级药品不良反应监测机构。个人发现新的或者严重的药品不良反应，可以向经治医师报告，也可以向药品生产、经营企业或者当地的药品不良反应监测机构报告，必要时提供相关的病历资料。

针对群体药品不良反应事件：药品生产、经营企业和医疗机构获知或者发现药品群体不良事件后，应当立即通过电话或者传真等方式报所在地的县级药品监督管理部门、卫生行政部门和药品不良反应监测机构，必要时可以越级报告；同时填写《药品群体不良事件基本信息表》，对每一病例还应当及时填写《药品不良反应/事件报告表》，通过国家药品不良反应监测信息网络报告。

针对境外发生的严重药品不良反应：进口药品和国产药品在境外发生的严重药品不良反应（包括自发报告系统收集的、上市后临床研究发现的、文献报道的），药品生产企业应当填写《境外发生的药品不良反应/事件报告表》，自获知之日起30日内报送国家药品不良反应监测中心。国家药品不良反应监测中心要求提供原始报表及相关信息的，药品生产企业应当在5日内提交。

作用　实行药品不良反应报告，可以及时发现药品的不良反应，采取有效的措施，防止和减少药品不良反应的严重危害，保护用药者的身体健康，同时及时向药品生产企业、经营企业、医疗卫生机构和社会公众反馈药品不良反应信息，防止药品不良反应的重复发生，控制药品风险，保障公众用药安全。

（郝艳华　吴群红）

gōnggòng wèishēng fúwù

公共卫生服务 (public health service)

为改善、保护和促进公众健康主要由政府出资、各级卫生部门和医疗卫生服务机构提供的卫生产品和卫生服务。公共卫生服务是一种成本低、效果好的服务，但又是一种社会效益回报周期相对较长的服务，它与普通意义上的医疗服务有一定差别。

特点 ①社会性：公共卫生服务不仅仅是保障公众健康，更重要的是保护人力资源、提高生产力水平、促进经济发展和社会进步。②公共性：公共卫生服务是公民的基本社会福利之一，它是一项典型的社会公益事业，是人人应该享有的基本卫生保健服务。③政府主导性：公共卫生服务的提供是政府公共服务职能之一，政府必须统一组织、领导和直接干预，同时必须提供必要的公共财政支持。④低成本，高效益：公共卫生服务是一种成本低、效果好的服务，但又是一种社会效益回报周期相对较长的服务。

性质 ①公共产品性质：公共产品指整个社会全体成员共同享有的物品。它具有非竞争性（无论增加多少消费者，都不会减少其他人的消费）和非排他性（在技术上或经济上不可能把支付费用而需要消费的人排除在外）的特点。同时具备两种特点的公共产品为纯公共产品，如卫生监督、健康教育、疾病监测、儿童保健等属于纯公共产品；只具备非竞争性这一特点的公共产品则为准公共产品，如卫生检测属于准公共产品。②公共卫生服务的正外部性：卫生服务是一种特殊的劳务，使卫生服务供给具有外部性的特征。这种外部性包括正外部性和负外部性，其划分取决

于个人是否无偿享有额外收益，或者是否承受了不是由个人所导致的额外成本。正外部性指卫生服务提供者的生产行为对他人产生了积极有利的影响；负外部性指卫生服务提供者的生产行为对他人产生了不利的影响，使他人为此付出了代价而并未得到补偿。公共卫生服务具有明显的正外部性，体现在它的社会公益性，如计划免疫接种，不仅仅使接种者产生抗体，抵抗传染病，更重要的是在人群中形成免疫屏障，减少未种者被感染的机会。同时，公共卫生服务还存在一种特殊的外部性，即"消费的外部性"，指公众消费公共卫生服务，不仅使自身的健康状况得到了改善，而且还有利于生产力的提高，促进经济增长和社会发展。

内容 公共卫生服务的内涵与范畴并无明确界定，每个国家公共卫生服务涵盖的内容也各不相同，这取决于国家的经济发展水平、政府的政治承诺、卫生系统和健康保障制度的发展，以及人群健康的状况。

1993年世界发展报告《投资于健康》提出了基本卫生服务的概念，主要是指"一揽子"的基本预防和医疗服务。报告指出，基本卫生服务的内容主要从以下几个标准考虑：①根据国家或地区的主要健康问题来确定优先的基本医疗卫生服务。②应选择具有成本低、效果好的服务。③要能达到广泛的覆盖，使穷人也能得到卫生服务，即公平原则。④根据各国经济发展和人民收入水平，应是政府能够承担的、个人能够支付的医疗卫生服务。基本卫生服务分为公共卫生服务和基本医疗服务两部分。基本公共卫生服务包括地方病和传染病的预

防与控制、环境卫生、计划免疫、学校卫生项目、控制吸烟及饮酒项目、艾滋病预防、营养干预等公共卫生服务和妇幼卫生、孕产妇保健和儿童常见病系统管理以及慢性非传染性疾病（高血压、糖尿病等）的预防与控制等带有公共性质的临床服务。

1994年，美国核心公共卫生功能指导委员会开发了基本公共卫生服务框架，旨在为实施国家公共卫生绩效标准项目提供依据，并明确了每个社区应该开展的公共卫生活动。该框架提供了公共卫生的工作定义，并且为地方公共卫生系统的职责提供了指导。基本公共卫生服务框架包括以下10项内容：①监测社区的健康状况。②诊断和调查社区的健康问题和健康风险。③健康相关知识的宣传、教育与公众赋权。④动员社区参与和行动。⑤开发旨在支持个人与社区健康努力的政策与计划。⑥执行法律法规以保护公众健康和安全。⑦保证人们能够获得所需要的卫生保健服务。⑧保证卫生服务人员的素质和能力。⑨评估个人和人群卫生服务的效果、可及性和质量。⑩研究健康问题的创新性解决方案。

在中国，传统的公共卫生服务项目主要包括疾病预防与控制、妇幼卫生、学校卫生、环境卫生、职业卫生、健康教育和健康促进、卫生监督等。2009年《中共中央国务院关于深化医药卫生体制改革的意见》（下称《意见》），明确规定了基本公共卫生服务的内容。《意见》规定城乡居民可免费获得九类公共卫生服务，并下发《国家基本公共卫生服务技术规范》（2009年版），以全面指导基层对城乡居民基本公共卫生服务项目的提供。服务具体内容包括：

①辖区常住人口建立统一、规范的居民健康档案。②向城乡居民提供健康教育宣传信息和健康教育咨询服务。③为 0~36 个月婴幼儿建立儿童保健手册，开展新生儿访视及儿童保健系统管理。④为孕产妇开展至少 5 次孕期保健服务和 2 次产后访视。⑤对辖区 65 岁及以上老年人进行健康指导服务。⑥适龄儿童接种乙肝、卡介苗、脊髓灰质炎等国家免疫规划疫苗。⑦及时发现、登记并报告辖区内发现的传染病病例和疑似病例，参与现场疫点处理，开展传染病防治知识宣传和咨询服务。⑧对高血压、糖尿病等慢性病高危人群进行指导，对确诊高血压和糖尿病患者进行登记管理，定期进行随访。⑨对重性精神疾病患者进行登记管理，在专业机构指导下对在家居住的重性精神疾病患者进行治疗随访和康复指导。2011 年，《国家基本公共卫生服务规范》（2011 年版）又增加了新的服务内容，将突发公共卫生服务事件的报告与处理、卫生监督协管等内容纳入国家基本公共卫生服务项目。2017 年，为进一步规范国家基本公共卫生服务项目的实施，国家卫生计生委对 2011 年版的规范进行了修订，最终形成了《国家基本公共卫生服务规范（第三版）》。

意义 公共卫生服务是为全体民众提供基本卫生保健的重要手段，目的在于确保社会全体成员拥有健康的生活环境，以及良好的健康行为和生活方式，使之能平等地获得基本的健康权利。

（郝艳华 吴群红）

jíbìng yùfáng yǔ kòngzhì

疾病预防与控制（disease prevention and control） 在掌握疾病发生、发展和流行规律的基础上，以正确的防制对策为指导，以有效预防和控制疾病的发生与发展、保护和增进人类健康为目的所采取的系列措施的总称。疾病预防与控制包括两方面的含义：一方面是在疾病未发生前所采取的措施，如减少危险因素，避免疾病在人群中发生；另一方面是疾病在人群中发生后采取的措施，以控制疾病进程，减少疾病结果和疾病扩散的对策。

疾病预防控制是以预防医学为理论基础，应用流行病学和统计学等多学科的方法和原理开展的医学实践，目的是预防和控制疾病，促进健康。做好疾病预防控制工作要根据疾病自然史的不同阶段，采取相应的措施，来阻止疾病发生、发展或恶化，即采取疾病的三级预防措施。①第一级预防又称病因预防，主要是疾病尚未发生时针对致病因素（或危险因素）采取措施，也是预防疾病和控制疾病的根本措施。②第二级预防又称"三早"预防，即通过早发现、早诊断、早治疗等措施防止或减缓现存疾病的发展，是在疾病的早期阶段采取的预防控制措施。③第三级预防即通过有效地康复治疗措施，减少病症复发及并发症和慢性状态形成，是在疾病后期阶段的预防控制措施。疾病预防控制通常指由卫生部门发起和开展的针对个体或群体已表现出特定危险因素的预防和控制活动。

疾病预防与控制是一项系统的社会工程，需要全社会的共同参与和多部门的合作。在中国，承担疾病预防与控制工作的专业机构通常是各级疾病预防控制机构，他们作为专业的服务机构承担了大量的疾病预防与控制工作职责。其主要工作内容包括：开展疾病监测；研究传染病、寄生虫病、地方病、非传染性疾病等疾病的分布，探讨疾病的发生、发展的原因和流行规律；提供制定预防控制策略与措施的技术保障；组织实施疾病预防控制工作规划、计划和方案，预防控制相关疾病的发生和流行等。

为了更好地促进疾病预防与控制工作，保障公众健康，卫生部于 2008 年制定了《各级疾病预防控制机构基本职责》和《疾病预防控制工作绩效评估标准》。根据标准，区域内疾病预防与控制工作的评估指标分为六大项：包括传染病预防控制能力、慢性非传染性疾病控制能力、突发公共卫生事件处置能力、健康危害因素监测评价与干预能力、健康教育和健康促进能力、运行保障能力。疾病预防与控制机构作为中国疾病预防与控制工作的主要实施者，其相关的绩效评估指标包括八大项：疾病预防与控制、突发公共卫生事件处置、信息管理、健康危害因素监测与控制、实验室检验、健康教育与健康促进、技术指导与应用研究、综合指标（满意度调查、机构综合保障能力）。

（郝艳华 吴群红）

tūfā gōnggòng wèishēng shìjiàn

突发公共卫生事件（public health emergency） 突然发生的，造成或者可能造成社会公众健康严重损害的重大传染病疫情、群体性不明原因疾病、重大食物和职业中毒以及其他严重影响公众健康的事件。突然发生，是指没有预期或者超出预期而发生，事件具有偶然性，其发生的时间、地点或人群均具有不确定性。突发公共卫生事件以造成社会公众健康严重损害或可能造成社会公众健康严重损害为必要条件，强调事件的社会影响及其发展趋势。

概念形成过程　突发公共卫生事件的概念在美国乔治敦大学法律与公众健康中心主任劳伦斯·O. 高斯汀（Lawrence O Gostin）教授领导的工作组起草的州应急卫生权利法案（Model State Emergency Health Powers Act）草案中（2001 年）提出，他们将突发公共卫生事件定义为：当发生的疾病或出现的健康问题同时具备以下两个条件时即可认定为突发公共卫生事件。第一，可能由以下任一种原因引发的：①生物恐怖。②新发传染病或者是按要求已经得到控制或消灭的传染病或生物毒素。③自然灾害、化学武器袭击或意外泄漏事故、核攻击或事故。第二，可能出现以下任一种情况的：①受影响的人群出现了大量死亡。②受影响的人群出现了大量严重的或长期的损伤状况。③可能受到影响的人群广泛暴露于传染源或有毒物。该法案是在美国遭受 9.11 事件和"炭疽邮件"事件后，为有效应对生物和恐怖袭击事件，在美国疾病预防控制中心的要求下，由乔治敦和约翰霍普金斯大学法律和健康中心的劳伦斯·O. 高斯汀教授负责起草。该法案于 2001 年 10 月起草到 2001 年 12 月最终发布，期间进行了多次修订。从他们对突发公共卫生事件的定义中可以看出，各类恐怖袭击事件被给予了特别的关注。该法案在美国发布后遭到了很多质疑，对突发公共卫生事件的概念界定也有不少批评的声音。尽管如此，美国已有 30 多个州在该法案基础上提出的立法议案获得通过。

中国是在 2003 年 SARS 事件后，为有效控制严重的 SARS 疫情，国务院于 2003 年 5 月紧急出台的《突发公共卫生事件应急条例》中提出了突发公共卫生事件的概念，并对概念进行了明确的界定。随着中国应对各类突发事件相关法律法规不断完善和应对实践经验的不断丰富，对《突发公共卫生事件应急条例》进行修订十分必要且已具备可行性，因此对突发公共卫生事件概念的定义也将随之进一步完善。2006 年 2 月发布的《国家突发公共卫生事件应急预案》对突发公共卫生事件的解释是突然发生，造成或者可能造成社会公众身心健康严重损害的重大传染病、群体性不明原因疾病、重大食物和职业中毒以及因自然灾害、事故灾难或社会安全等事件引起的严重影响公众身心健康的事件。该预案对突发公共卫生事件分类的内涵进行了更为明确的解释。

特征　主要表现在以下几个方面。①突发性：突发公共卫生事件往往是突如其来、不易预测，甚至是不可预测。②群体性和公共卫生属性：突发公共卫生事件的发生，常常同时波及多人甚至整个工作或生活的群体，所有事件发生时在事件影响范围内的人都有可能受到伤害。③紧急性：突发公共卫生事件强调的是一种紧急状态。④危害性：突发公共卫生事件不但会造成公众的人身、心理和经济上的损害，也会使公共卫生和医疗体系面临巨大压力，同时会影响社会稳定、经济建设、危及正常生活、工作秩序。⑤复杂性：突发公共卫生事件的复杂性是指以下两点：其一，造成突发公共卫生事件的原因相当复杂。有自然因素造成的突发事件；也有社会或人为因素造成的突发事件；同时，新型传染病流行属于

人类未知的领域，病毒和细菌发生的自然变异数不胜数，甄别、研究这些微生物并且攻克它们是复杂和困难的。其二，突发公共卫生事件产生的后果是复杂的。⑥持续性：突发公共卫生事件一旦暴发，总会持续一个过程，表现为潜伏期、暴发期、高潮期、缓解期、消退期。持续性表现为蔓延性和传导性，即影响范围不断扩大并可能引发其他事件发生。⑦处理的综合性和系统性：突发公共卫生事件发生突然，对公众健康威胁严重，造成的社会负面影响大，其现场控制、医疗救治、原因调查和善后处理涉及多系统、多部门，必须在政府领导下进行分工合作，协调处理。⑧决策的时效性：突发公共卫生事件事发突然、情况紧急、危害严重、救治机会稍纵即逝，因此要求在尽可能短的时间内果断决策，迅速采取针对性措施，将事件的影响控制在最低程度。

分类　依据《国家突发公共卫生事件应急预案》规定，根据突发公共卫生事件的性质、危害程度、涉及范围，突发公共卫生事件可划分为特别重大（Ⅰ级）、重大（Ⅱ级）、较大（Ⅲ级）和一般（Ⅳ级）四级。根据事件的表现形式突发公共卫生事件可分为两类：①在一定时间、一定范围、一定人群中，当病例数累计达到规定预警值时所形成的事件。②在一定时间、一定范围，当环境危害因素达到规定预警值时形成的事件，病例为事后发生，也可能无病例。根据事件的成因和性质突发公共卫生事件可分为：重大传染病疫情、群体性不明原因疾病、重大食物中毒和职业中毒、新发传染性疾病、群体性预防接种反应和群体性药物反应，

重大环境污染事故、核事故和放射事故、生物、化学、核辐射恐怖事件、自然灾害导致的人员伤亡和疾病流行，以及其他影响公众健康的事件。

危害 突发公共卫生事件不但对人类的生命安全造成威胁，同时对经济、政治、文化以及公众心理等都会造成一定的影响。其危害主要包括以下几个方面。①人身安全：突发公共卫生事件通常是在人们毫无防备的情况下发生的，使公众措手不及，对公众的身体健康和生命安全都会造成严重危害。②社会稳定：突发公共卫生事件发生突然，危害重大，常常超出公众正常的心理准备，如做出许多不合作和不合理的心理与行为反应，将会危及社会秩序，容易造成社会的不稳定。③经济发展：突发公共卫生事件不仅仅是一个公共卫生领域的问题，而且是一个社会问题，涉及交通运输、教育秩序、商品销售、旅游、餐饮服务等众多领域。

应对 狭义的突发公共卫生事件应对指突发公共卫生事件发生后，采取相应的防范和控制措施，避免事件对公众健康和生命安全造成危害以及可能带来的社会、政治和经济影响。广义的突发公共卫生事件应对包括在突发公共卫生事件发生前以及发生后采取的相应监测、预警、物资储备等应对准备以及现场处置等措施，及时预防可能引发突发公共卫生事件的潜在因素，控制已发生的突发公共卫生事件，以减少其对社会、政治、经济、公众健康和生命安全的危害。

突发公共卫生事件是一种小概率高危害事件，既有事件发生的不可确定性又有事件先兆的可监测性特点，突发公共卫生事件

的这些特点也决定了突发公共卫生事件在应对对策上具有鲜明的特点。①应对要求快速、准确、灵活。②应对需要强有力的资源保障。③应对需要多部门、多学科的协调配合。④突发公共卫生事件应对应重在预防。中国《国家突发公共卫生事件应急预案》规定的要求，在突发公共卫生事件的应对中，应遵循预防为主，常备不懈，统一领导，分级负责，反应及时，措施果断，依靠科学，加强合作的原则。根据突发公共卫生事件发生的不同阶段，采取的应对措施也各不相同。①预防与应急准备阶段：主要的应对措施包括制定突发公共卫生事件应急预案、加强突发公共卫生事件应急队伍建设、加强预案的培训、演练，做好人员、技术、物资等应对准备。②监测与预警阶段：通过建立完善的监测和信息报告系统，做好突发公共卫生事件的监测和预警工作，及时发现和报告各类突发公共卫生事件。③应急处置与救援阶段：重点做好事件原因的诊断、现场医学救援、个人防护、控制事件的发展和影响等应对措施。④事后恢复与重建阶段：及时总结在突发公共卫生事件应对过程中的经验与教训，应对事件的处置过程应进行系统评价和报告。

（郝艳华 吴群红）

yìqíng xìnxī guǎnlǐ
疫情信息管理（epidemic information management） 对传染病尤其是法定传染病的信息进行报告、收集、审核、分析、反馈和利用的过程。为有效预防控制和消除传染病对公众的危害，世界各国都建立了相应的法律法规为规范管理疫情信息提供法律保障，同时由卫生专业机构负责疫情的

相关信息管理，对疫情信息的报告、收集、处理和利用进行明确的技术规定。

在中国，疫情信息管理是疾病预防控制机构的一项重要职能，其目的是为有效预防、控制和消除传染病的危害，保障公众健康提供及时、科学的防治决策信息。根据《中华人民共和国传染病防治法》（2004）和卫生部《突发公共卫生事件与传染病疫情监测信息报告管理办法》（2003）规定，各级疾病预防控制机构承担责任范围内传染病疫情监测、信息报告与管理工作，疾病预防控制机构应设立或指定专门的部门、人员负责传染病疫情信息管理。

疫情信息管理的内容主要包括：①疫情信息报告。《中华人民共和国传染病防治法》规定，任何单位和个人发现传染病病人或者疑似传染病病人时，均应及时向附近的疾病预防控制机构或者医疗机构报告。疾病预防控制机构、医疗机构和采供血机构及其执行职务的人员发现法定传染病疫情或者发现其他传染病暴发、流行以及突发原因不明的传染病时，应当遵循疫情报告属地管理原则，按照国务院或国务院卫生行政部门规定的内容、程序、方式和时限进行报告。②疫情信息调查核实。接到疫情报告的疾病预防控制机构应及时对疫情信息进行调查核实、采取必要的控制措施，并及时报告调查结果。疫情现场调查主要包括：流行病学个案调查、密切接触者追踪调查和传染病发病原因、发病情况、疾病流行的可能因素调查等；相关标本或样品的采集、技术分析、检验；疫情信息的确证与反馈。③疫情信息分析、利用与通报。各级疾病预防控制机构应建立传

染病疫情定期分析通报制度。充分利用疫情报告的信息资料，对疫情信息定期开展统计分析，并撰写疫情信息分析报告。

为全面推进疾病预防控制机构各项工作职能的实现，2008 年卫生部下发的《疾病预防控制机构绩效评估标准》中，针对疾病预防控制机构的疫情信息管理职能设置了评价信息收集、报告、分析和利用等方面的指标，如国际、国内疾病相关信息检索评价指数，数据报告及时性和完整性评价指数，数据分析评价指数，信息利用率等。

(郝艳华　吴群红)

jiànkāng wēihài yīnsù jiāncè

健康危害因素监测（monitoring of health risk factor）　持续系统地收集和分析健康危害因素相关信息，及时发现危害健康和影响生命安全因素的过程。健康危害因素指能使疾病或死亡发生的可能性增加的因素或能使健康不良后果发生概率增加的因素，包括环境、社会、生物、经济、心理、行为等因素。监测是流行病学的重要手段和方法，是长期、连续、系统地收集人群中有关疾病、健康、伤害（残）或者死亡的变化趋势及其影响因素的资料，经过分析将信息及时反馈，以便采取干预措施并评价其效果。

特点　①标准化：健康危害因素监测是收集有关健康危害因素信息，为健康危害因素的控制提供科学依据，为保证监测信息的科学、准确和可靠，它必须是标准化的。标准化是进行科学健康危害因素监测和控制的基础。②定量化：对个体和群体健康状况及健康危险因素的监测、分析、评估及预测，需要以客观、准确、可信的量化指标作为依据。③系统化：要向个体和群体提供标准化、定量化及个体化的健康服务，保证所提供的健康信息科学、可靠、可行、及时，必须要有强大的健康监测信息支持系统。④个体化：每个人所处的健康状况是不同的，因此要提供有针对性的健康信息及健康危害因素控制措施需基于对个体基础上的监测信息。

内容　中国疾病预防控制中心制定的《健康危害因素监测工作规范（试行）》对疾病预防控制体系建立的健康危害因素监测系统的工作进行了明确的规定，规范的主要内容包括总则、组织管理、监测、报告、资料管理、运行保障、质量控制、附则等。规范的监测部分对健康危害因素的监测点设置、监测对象和监测内容进行了详细的规定。健康危害因素监测的具体内容包括以下几方面。①职业病危害因素监测：职业病危害监测和卫生评价、职业病危害预防与控制、职业病健康监护与报告、职业病事故调查。②电离辐射健康危害因素监测：放射危害因素监测、电离辐射危害因素卫生评价、放射工作人员健康监护、放射事故的调查处置。③食品健康危害因素监测：食源性疾病的预防、食品安全评价、公共营养监测、营养改善、食源性疾病控制与报告、食品污染事故的调查。④环境健康危害因素监测：城乡生活饮用水水质及危害因素监测、公共场所卫生及健康危害因素监测、居住等室内环境健康危害因素监测、环境健康危害影响调查、环境相关疾病预防控制与报告。⑤学生常见病和相关健康危害因素监测：学生健康状况动态监测、学生因病缺课、休退学及死亡情况动态监测、学生常见病报告、学生常见病防治效果监测与评价。⑥妇幼保健健康危害因素监测：孕产妇死亡、5 岁以下儿童死亡、出生缺陷监测与报告。

作用　健康危害因素监测信息可及时发现生物、化学、物理等因素对居民健康的影响，直接反映一个地区的居民健康水平和卫生状况，同时也间接反映了社会、经济、文化等因素对居民健康的影响。通过分析因素监测资料可以获得必要的信息，动态掌握主要健康危害因素的消长和发展趋势；以此评估各类因素造成的社会负担，为国家制定社会经济发展的有关政策，以及制定卫生政策、进行区域卫生规划、评价各类疾病预防控制措施等提供科学依据。

(郝艳华　吴群红)

shíyànshì jiāncè fēnxī

实验室检测分析（analysis of laboratory test）　在实验室内开展的、对待检样品的各项指标的检验、测试及分析等技术活动。在中国的卫生服务系统中，公共卫生实验室承担着为突发公共卫生事件的应急处置、疾病和健康相关危害因素的预防控制及卫生监督执法等提供技术支撑的作用。

公共卫生实验室检测分析的工作任务主要包括三个方面：微生物与寄生虫病学检测、理化检测和毒理检测与评价。中华人民共和国卫生部 2008 年发布的《各级疾病预防控制机构基本职责》和《疾病预防控制工作绩效评估标准》中，根据国家、省、市、县不同级别疾病预防控制中心实验室的职责，对不同层级实验室的具体检测分析任务进行了明确的规定。总体上讲，实验室检测分析的任务包括：开展疾病和健康相关危害因素的生物、物理、化学因子的检测，进行传染病病原学分离鉴定、疾病危害因素实验室诊断、中毒事件的毒物分析与鉴定和毒理学评价等。

为不断提高公共卫生实验室检测分析能力，保证公共卫生实验室检测分析的质量，国家发布了一系列的相关标准，如卫生部发布的《省、地、县级疾病预防控制中心实验室建设指导意见》《疾病预防控制工作绩效评估标准》等，以不断规范和加强中国公共卫生实验室的能力建设和考核。

（郝艳华　吴群红）

wèishēng jiāndū

卫生监督（health inspection）

政府卫生行政部门依法对所辖区域执行国家卫生法律法规的情况进行监督和管理，对违反卫生法律法规、造成居民健康危害的行为进行处理的过程。理论基础是预防医学、卫生法学、监督学、社会学等学科。其性质属于国家监督，是国家行政监督的一部分，同时也是国家卫生行政管理的重要环节。卫生监督的目的是行使国家公共卫生职能，实现国家对社会的卫生行政管理，保护人民的健康，维护国家卫生法制的尊严和统一。

发展历史　卫生监督的产生与发展是医学科技与社会生产力发展的结果，是经济基础的真实反映。作为世界文明的发源地之一，中国在夏朝就初步形成了有关医药卫生管理、监督等相关规定。前人已懂得疾病分科医治，并对麻风病等传染病进行隔离治疗。同时，对于饮用水、食品安全等也有严格要求。近代中国，无论是在国民党统治区域还是在共产党领导的革命根据地，卫生

防疫监督工作都有展开和发展。中华民国成立后，对卫生工作做了一系列规定，尤其对传染病管理有更高的要求，颁布了《传染病预防条例》，保护公共卫生安全。共产党领导的革命根据地不仅颁布了各项卫生条例，并对鼠疫、霍乱、疟疾等有传染性疾病的预防与治疗进行了详细的规定。新中国成立以后，卫生监督工作迅速发展并卓有成效。新中国成立后，中央政府确立了"面向工农兵、预防为主、团结中西医、卫生工作与群众运动相结合"的卫生工作方针，卫生监督工作参照苏联模式，由卫生防疫机构履行行政业务管理、技术服务和指导等职能。1966～1976年，卫生防疫机构被取消，卫生监督工作受到破坏。1978年改革开放后，有关公共卫生的各项法律、法规不断完善并逐步形成体系，其中，卫生监督工作机构与专业队伍不断发展壮大，卫生监督工作全面展开并不断拓展，对关乎人们身心健康的各个方面进行全面监管，通过强化日常监督检查、加强卫生抽查等措施，对违法行为立即查处，严厉处罚，以维护公共卫生秩序，保护人民的生命健康安全。

特征　①健康权与合法权益保护性：卫生监督可以有效保障公民在社会经济活动中健康权益不受侵害，保护公民的健康与生命安全。②法定性与授权性：卫生监督工作的开展，是依据国家有关法律、法规的规定来行使日常的监督工作。国家的有关法律法规是卫生监督人员依法行使监督工作的根本依据和有效保障。③行政性与技术性：卫生监督行为是政府行为，属于行政职能范畴，是政府公共职能的体现。同

时，卫生监督工作需要有相关医学专业知识和法律知识的人员来开展工作，离不开各种技术的支持。技术手段是对卫生监督工作有序开展的有效支持和必要保证。行政性与技术性的紧密结合是卫生监督工作的主要特点。④广泛性与综合性：随着疾病谱的改变及人们对健康的重视程度不断加大，卫生监督工作的职责范围更加广泛，并且呈现各领域相互渗透的特点。因此，卫生监督人员在掌握了相关知识的基础上，也要对各相关学科知识加以学习应用。⑤强制性与教育性：为了保障人民群众健康，需要对许多影响人们健康的卫生安全标准强制执行，以保证人们的健康权益不受侵犯。对违反规定的单位和人员要进行处罚，但处罚仅是一种手段，主要是避免公共卫生事件的发生。

分类　卫生监督按照监督过程，可以分为预防性卫生监督和经常性卫生监督两大类。预防性卫生监督，是在有关项目开展以前所进行的监督活动。它可以提供卫生防护，创造有利于人们身心健康的工作生活环境。经常性卫生监督，是对各种组织定期或不定期进行的卫生检查，及时发现问题并予以纠正。按照卫生监督的行为方式，卫生监督亦可分为多种类型，如可分为依职权卫生监督行为与依申请卫生监督行为，等等。虽然分类有所不同，但目的都是依法保护人民群众的生命健康安全，保障国家经济社会健康有序发展。

功能　卫生监督是国家公共卫生职能的体现，是国家意志的反映。卫生监督人员代表着国家的权力，并依靠国家强制力实施监督。卫生监督工作是卫生执法

机关的经常性工作，是关系到人民生命健康安全的公共管理工作。学习卫生监督学，掌握卫生监督学的概念、性质、理论及相关主体之间的法律关系等，对指导卫生监督工作具有重要意义。卫生监督有以下功能：①制约功能。对生产过程中的各个卫生环节进行监督，及时纠正存在的问题，保障食品、药品等的安全。此功能也是政府公共职能的体现。②规范功能。根据卫生法律、法规的授权以及各种权利、义务关系，卫生监督的规范作用分为确定性规范和有选择的规范两种。确定性规范主要指对违反国家有关卫生法律、法规规定的行为活动进行处罚，以此达到安全、有序的目的。选择性规范主要是通过对违法案件的处理，起到影响人们行为选择的作用。③预防功能。主要是对公共场所进行日常性的监督检查，保障公共场所的卫生安全，将发生健康风险的可能性降到最低。④促进功能。在行使卫生监督的工作中，对于遇到的问题要及时进行总结、分析，并制定有针对性的解决办法，使此类问题得到解决，促进卫生监督体系的正常运行和发展。

作用 ①卫生监督是公共卫生服务的重要体现之一，它对保障和提高公民的健康水平具有重要作用。卫生监督工作使国家各项公共卫生服务的法律法规得以实现，使许多疾病得以免除，许多危害得以避免，人们生命健康和生活质量得以提高。②卫生监督工作体现国家职能，可有效打击各种卫生违法犯罪行为。随着民主与法制进程的不断深入，政府的管理方式也由单纯依靠行政管理转变为依靠经济、法律、行政等手段相结合进行管理，而卫生监督作为法律手段已成为政府管理不可或缺的重要方式之一。新形势下，卫生监督工作对于依法打击各类卫生违法犯罪行为起到积极的促进作用。③卫生监督工作的持续开展，可有效增强人民的法制意识。卫生监督工作以国家各项法律法规为行为准则，执法人员在依法办事的同时，也可提高人民群众的法制意识，使其知法、守法，自觉与违法行为作斗争。④卫生监督工作的不断深入开展，对卫生监督体系的自我完善起到积极的促进作用。卫生监督机构及人员在卫生执法过程中，能够发现法律法规中的各项不足之处，对于卫生法律法规的完善起到有效的推动作用。同时，执法人员在依法办事的同时，也有助于推动由"人治"到"法治"进程的演变。⑤实施卫生监督，可有效保证国家及其公民的合法权益。环境卫生与每个人的健康息息相关，而职业卫生问题随着工业化进程的加快日益突出。通过卫生监督，可以有效预防和控制公共卫生问题，保护劳动者合法权益不受侵害。

(杨善发)

zhòngdà jíbìng yùfáng kòngzhì

重大疾病预防控制 (prevention and control of major diseases)
一个国家或地区通过法律法规和相关政策组织卫生资源对严重威胁国民健康的疾病采取有效预防措施的过程。目的是控制和降低重大疾病在人群中的发病率和死亡率、提高人群健康水平。重大疾病指医治花费巨大且在较长一段时间内严重影响患者及其家庭的正常工作和生活的疾病，一般包括恶性肿瘤、严重心脑血管疾病、需要进行重大器官移植的手术、有可能造成终身残疾的伤病、晚期慢性病、深度昏迷、永久性瘫痪、严重脑损伤、严重帕金森病和严重精神病等。

疾病预防与控制是中国卫生工作的重要组成部分，探讨健康危害因素，研究预防疾病的有效措施防止重大疾病的发生，从根本上提高人民健康水平是疾病预防控制工作的基本思想。1997年1月15日《中共中央、国务院关于卫生改革与发展的决定》明确指出："要宣传动员群众，采取综合措施，集中力量消灭或控制一些严重威胁人民健康的传染病和地方病；加强对经血液途径传播的疾病的预防和控制；积极开展对心脑血管疾病、肿瘤等慢性非传染性疾病的防治工作。增强对突发性事件引发的伤病及疾病暴发流行的应急能力。重视对境内外传染病发生与传播动向的监测。"2000年卫生部在卫生监督体制改革意见中将卫生防疫工作中关于疾病的预防控制和卫生监督的工作分开，两项工作分别由疾病预防控制中心和卫生监督所负责，为预防控制疾病的发生与流行，保护公民的健康权益建立了新的保障体系。自1949年新中国成立以来，在重大传染病防控上成效卓著，传染病和寄生虫病占居死因谱的位次由原来的第1位降至第9位。但重大疾病的防控工作仍然面临着严峻的形势：首先，传染病患病人数仍居高位，中国是世界上22个结核病高负担国家之一，患病人数居于全球第2位；乙肝病毒携带者超过1.2亿人，占世界1/3；人类免疫缺陷病毒感染呈不断增长的趋势；肠道传染病、微量营养素缺乏病、妇女孕产期疾病，地方病和寄生虫病等在不少农村地区仍未得到有效遏制；SARS、人间禽流感等新发传染病的危害令人担忧。其次，与环境污染、居民生活方式变化有关的慢性非传染性疾病严重威胁着国民的生命和健康，心脑血管病死亡已居于死因首位，现患高血压患者超过 1 亿人；恶性肿瘤死亡居于死因第 2 位，多数癌症死亡率及其构成均呈明显上升趋势；糖尿病患者已达 2000 余万，患病率升到 3.21%。此外，精神卫生问题也是中国重大的公共卫生问题和社会问题，全国现有精神障碍者约 1600 万人，患病率达 13.47‰。面对重大传染病和慢性严重疾病同时并存的多重疾病负担状况，如不加以有效控制，势必对国民健康和经济发展带来严重影响，重大疾病预防控制任重而道远。

中国卫生方针始终把预防为主置于第 1 位，预防疾病的发生是卫生工作的首要任务，是促进和维护人类健康最经济有效的方法。20 世纪 80 年代，疾病预防引进了"控制"一词。"疾病控制"较"疾病预防"有更现实和可操作性的内涵，即：使疾病和伤害在人群中的发生率降低、增长速度减缓；使疾病和伤害获得及时、正确的诊治和照料，减少残疾和死亡；最大限度地对抗疾病与伤害的后果，提高生存的机会、能力和质量。

2003 年以来，中国政府大力加强公共卫生服务体系建设，认真落实各项有效措施，不断提高对重大疾病的防控能力，有效预防控制重大疾病及其危险因素也是中国新一轮医药卫生体制改革的前 3 年即 2009～2011 年应重点抓好的五项改革任务之一——促进基本公共卫生服务逐步均等化的基本内容。做好重大疾病预防控制工作有助于确保国民身体健康，安居乐业；有助于安定民心，维护社会稳定；有助于促进招商引资，发展各行各业，创建文明社会。

（洪 倩）

jīběn yīliáo

基本医疗（basic medicine；basic health care） 在现有医疗水平下，医疗服务机构所能提供的、居民能够承受的、技术适宜且疗效确切的、以恢复劳动者劳动能力或者维持其基本生活质量为目的的诊疗服务。

健康是人类生产和生活得以正常进行的基础，健康的需求是多层次的，这主要取决于人们的价值观念和生活条件。由于观念和条件的差异，人们对于同一种疾病的态度各不相同，有人对其小治，也有人对其大治，还有人则对其毫不关注。医疗服务的发展目标总体上是要以市场需求为导向，努力与人民群众多层次多样化的健康需求相适应，使人们各取所需，各得其所。但作为国家整体的医疗服务，最重要的还是要以满足绝大多数人的医疗需求为目的，并与生产力发展水平和经济基础相适应，以较少的卫生资源消耗获取最佳医疗效果，这就要求发展基本医疗服务。基本医疗服务是基于公民健康权益和一国财力能够承受的医疗服务，为国民提供基本医疗保障是政府的责任。基本医疗的界定可以从"基本服务设施、基本诊疗技术、基本药物、基本服务规程和基本偿付费用"几方面考虑，如基本诊疗技术指的是"适宜技术"，基本服务规程指的是"临床路径或诊疗指南等"。基本医疗是一个相对的概念，其范畴具有变动性、地域性和阶段性。随着社会经济发展水平的提高和卫生费用（基本医疗保险）筹资的增加以及人群对医疗需求期望值的增加，基本医疗的范畴也应适时调整、不断扩大。

世界卫生组织和联合国教科文组织对人类生存权提出四个基本要求，即吃饭、住房、基础教育、基本医疗。中国 20 世纪 90 年代提出基本医疗和非基本医疗的概念，此后一直缺少统一和明确的定义与归类，在 2008 年初召开的全国卫生工作会议上，时任卫生部部长陈竺首次明确了"基本医疗"的范围和内容，即采用基本药物、使用适宜技术，按照规范诊疗程序提供的急慢性疾病的诊断、治疗和康复等医疗服务。

关于基本医疗的研究涉及基本医疗的内涵与范畴、需求与供给、政策选择以及经费筹措等方面，有定性研究，也有定量研究，如文献研究、专家小组论证、数学模型测算、成本效果分析等。21 世纪初期，国际上较多采用人群健康相关综合指标如伤残调整寿命年、伤残调整期望寿命等衡量成本效果，确定基本医疗的内涵，但这类方法需要具备完整的死因与残疾统计资料。

发展基本医疗是对"以人为本"思想的最好贯彻，有利于提高全体国民的健康水平和生活质量，使有限的卫生资源发挥最佳的健康效果；有利于改善卫生服务的可及性和健康的公平性，提高国民对卫生服务的满意度，进而创造更加和谐文明的社会，促进经济平稳较快发展。

（洪 倩）

fēnjí yīliáo

分级医疗（hierarchy of medical service） 将现有医疗资源不论其隶属系统，根据其不同的规模与功能分为三级，即基层医疗机构、二级医疗机构和三级医疗机构，进而对人们的健康问题实行三级式的自下而上的逐级处理方式。

以基层医疗为重心的医疗保健体系见图1。在该体系中，不同级别的医院和诊所功能分化、各有所长并在相互之间存在着有机的双向转诊关系。基层医疗机构负责社区健康人群、高危人群的健康管理与常见病的第一线诊疗以及住院患者回社区后的长期康复管理，当人们发生任何健康问题时，首先应寻求第一线解决健康问题的基层医生（健康守门员），如他们发现就诊者有进一步诊治的必要，再逐级要求二、三级医疗机构进行会诊或逐级转诊，而二、三级医疗机构主要负责少见病和疑难问题的专科诊疗，并应下级要求进行适时的会诊和接纳从下级逐级转诊上来的住院患者，同时要承担对基层医生定期进行的继续医学教育培训工作。理想的医疗保健体系是基于社区的"正三角形"医疗保健体系（图2），其宽大的底部是可被群众广泛利用的、立足于社区、提供基本医疗和公共卫生服务的门诊机构（诊所与健康中心）；中部是二级医院、护理院和其他能处理需要住院的常见问题（如急腹症、分娩等）的机构；顶部是处理疑难问题的少数三级医院（医学中心或专科医院）。在这种三角形结构的底部即基层，能用价格合理的基本技术解决90%左右的健康问题，仅有少数疑难患者需要被转诊到大医院进行专科诊疗。

由于有限的医疗资源与无限增长的医疗服务需求间的矛盾，注重医疗资源整合和医疗资源配置效率是全球医疗改革的方向，为了发挥现有医疗资源的最大效益，世界上许多国家都建立了分级医疗制度。实行分级医疗，可以使不同级别医疗保健机构各司其职，大医院集中精力于疑难问题和高技术的研究，有利于医学的发展与进步；基层医疗机构则全力投入社区人口的基本医疗服务，获得大量常见病、多发病患者，有利于提高自身医疗水平；就患者而言，一般问题和慢性病可就近获得方便、便宜且富于人情味的服务，若需要专科服务可通过全科医生的转诊而减少就医的不便与盲目性；就医疗保险系统而言，则可通过"健康守门员"的预防导向服务与首诊医疗大大减少疾病恶化和高技术的滥用，从而减少浪费，提高医疗资源利用上的效益。在中国建立分级医疗制度是缓解人们就医难的必由之路。

（洪　倩）

xúnhuí yīliáo

巡回医疗（itinerant medical service）　有关机构组织医务人员在基层开展的流动性诊疗活动。巡回医疗主要是针对偏远和缺医少药地区开展的帮扶活动。主要特点是组织性、流动性、针对性。根据组织机构的不同可以分为：政府、社会团体和营利性机构等组织的巡回医疗。根据时间长短及诊疗内容可以分为长期巡回医疗、短期巡回医疗、综合巡回医疗及专项巡回医疗等。

不少国家和地区都有巡回医疗，如美国、加拿大、日本、苏联、中国等。有的国家还以巡回医疗车、巡回医疗飞机等的形式提供医疗服务。很多国家和地区还有跨国巡回医疗，如中国在非洲的巡回医疗等。

中国的巡回医疗多以政府组织、有计划实施。20世纪60年代，为解决农村地区缺医少药的问题，保障农民健康，巡回医疗成为重要措施并形成制度。每年有大批医护人员到农村、厂矿为

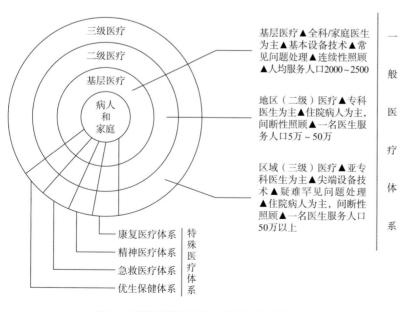

图1　以基层医疗为重心的医疗保健体系

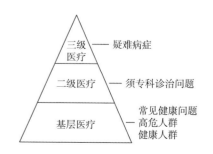

图2　理想的医疗保健体系

群众服务，送医上门。20 世纪 90 年代，《关于进一步加强农村卫生工作的决定》提出了"县级医疗机构要建立下乡巡回医疗服务制度"的要求，开展城市支援农村卫生工作。21 世纪，国家实行万名医师下基层等活动，巡回医疗得到加强。

巡回医疗表达指标主要有区域（机构）内巡回医疗次数、年参加巡回医疗的医务人员数、年参加巡回医疗的医务人员人次、居民接受巡回医疗的人数等。

巡回医疗作用主要有：①可以迅速、有针对性地解决某些医疗问题，缓解当地居民看病难的问题。②短期内有效地解决落后边远地区人力资源短缺的问题，尤其是高级人力资源缺乏的现象。③培训基层人才，有效提升基层卫生技术人员的业务水平和管理水平，缩小地区间、城乡间差距。④建立和畅通基层和上级卫生机构的关系，更好地实现双向转诊。⑤密切医患关系。

（马安宁　张艳丽　于贞杰）

shèqū shìyí yīxué jìshù
社区适宜医学技术（community-based feasible medical technology）

社区卫生技术人员广泛采用、简便易行、安全有效、经济适用的预防保健和诊疗技术。又称社区适宜卫生技术。社区适宜医学技术既是相对于大医院而言的，又是相对于高精尖医学技术而言的。随着科学技术的发展，医学新技术不断出现，相应的需要价格昂贵的精密仪器设备、条件要求严格的基础设施和经过专门知识与技能培训的卫生技术人员。高精尖医学技术的广泛或过度使用，在很大程度上促使了医疗卫生费用迅猛上升，超出国家财政和居民的经济承受能力。同时，

医学高精尖技术购置和使用的偏好，导致卫生资源配置不合理、过度集中于大医院，常规适宜技术被冷落，损害卫生事业发展和居民健康。各国政府和社会组织对此进行了多方面研究，提出在发展高精尖技术的同时，大力推广应用适宜医学技术，尤其是社区适宜医学技术。

特征　社区适宜医学技术具有三个明显特征。①安全可靠：经过严格的实验室和临床实验及卫生技术评估，其技术性能、产品性能、产品质量是可靠的，对实施者、实施对象及社区环境是安全的。②操作简便：不需要复杂的设备和长期培训，易为广大社区卫生技术人员掌握；在社区预防保健和诊疗中广泛应用，社区居民接受率高。③经济有效：实施成本较低，费用较为低廉，适合于社区居民的经济承受能力；预防保健和治疗效果明显、确定。

推广　社区适宜医学技术研究推广，一般应通过对其技术特性、安全性、有效性、经济特性和社会适应性等进行系统评价，筛选出那些安全可靠、需求广泛、方便快捷、切实有效、经济适用的医学技术加以推广。

中国社区适宜医学技术的研究与推广，始于 1991 年国家"面向农村、基层推广医药卫生适宜技术十年百项计划"。2004 年又启动了国家"十五"科技攻关项目"农村医学适宜技术推广示范研究"；2008 年实施了"十一五"国家科技支撑计划重大项目"农村医学适宜技术及产品的研究与应用"。

社区适宜医学技术的推广由政府组织、社会参与、社区卫生机构使用的方式进行。推广的有效性主要体现在经济投入、组织

管理和效果三个方面。经济投入指标主要包括经费来源、数额、配套设备购置等；组织管理指标主要包括项目管理、监督体系及制度、经费使用、适宜技术培训程度等；效果指标主要包括近期效果（适宜技术应用率和服务人次、适宜技术的诊疗效果、适宜技术的诊疗费用等）和长期效果（当地居民健康水平提高、对当地经济发展的贡献等）。

作用　社区适宜医学技术因其安全、简便、经济、有效，适宜于在基层社区普及和开展，适宜于多发病、常见病的预防保健和诊疗，适宜于大众群体。推广社区适宜医学技术可形成社区卫生服务机构、综合性医院、专科医院之间合理的资源配置，降低医疗成本，遏制医疗费用迅猛上升，减轻国家和社区居民的经济负担。

（马安宁　赵延奎　王象诚）

gōnggòng wèishēng fúwù guīfàn guǎnlǐ
公共卫生服务规范管理（standard management of public health service）

通过制定标准、健全制度、督促考核，建立价值观念体系，使公共卫生服务的项目、范围、质量和效益等达到规范化、标准化的管理方式。

简史　随着经济发展和社会进步，人们越来越认识到公共卫生对于人民健康的重要性，逐步开始出现公共卫生服务。公共卫生服务作为一种公共物品需要由政府来向社会公众提供。但是在提供过程中出现了政府对其职责不明、职能缺失，对公共卫生服务的项目、范围不统一等一系列问题，使得公共卫生服务质量下降，效率降低，达不到预期效果。因此，亟须建立相应标准和制度，对其进行规范性管理。

规范化管理属于管理学中质量管理的一个范畴，从历史上可以追溯到 20 世纪 50～60 年代的零缺陷管理和全面质量管理，以及后来出现的 ISO 9000 质量认证体系。20 世纪 90 年代，西方国家开始将工商组织的质量管理理念引入公共机构，政府作为公共服务的提供方，按照工商管理的原则和理念，向作为公共服务需求方的社会公众提供高质量的服务，政府规范化管理应运而生。在公共卫生服务开展较好的国家，政府都强调以科学化、规范化、标准化的管理代替传统的经验管理。

内容 公共卫生服务规范管理主要包括四个方面的内容：对公共卫生状况定期进行评估、制定公共卫生服务管理标准、健全公共卫生服务工作制度、完善公共卫生绩效考核。

措施 规范化管理强调的是过程结果，能够促使政府持续不断地改进管理质量与效率，公共卫生服务规范管理是落实各项公共卫生政策，保证公共卫生服务项目绩效，充分体现政府职能的重要措施。主要措施有：①统一公共卫生服务项目和标准。对公共卫生服务内容实施项目化管理，制定明确清晰的项目描述，对每一公共卫生服务项目的服务对象、内容、流程和要求等作出统一规定，制定统一的实施方案。②统一绩效考核指标和方法。量化制度，细化到人，定期考核，根据评估结果持续改进，形成长效机制。③统一信息管理和披露。强化政府信息的透明度，将政府规范化管理的相关信息向社会公众公开，让社会公众了解相关公共卫生服务的质量要求和标准，增加督促和检查的外部渠道。④统一团队管理。建设高素质的公共卫生服务管理队伍，提高制度的执行力和规范管理的自觉性。

作用 公共卫生服务是满足人民群众日益增长的卫生服务需求，提高人民健康水平的重要保障。相比较以往的粗放式管理，公共卫生服务规范管理能够改善公共卫生部门的服务质量、降低服务成本、提高服务效率，使公共卫生人员与广大居民建立起新型医患关系，是促进基本公共卫生服务均等化的重要内容，也是公共卫生制度建设的重要组成部分，也是医疗卫生体制改革的重要目标。中国自 2009 年启动基本公共卫生服务项目管理以来取得显著效果。据 2011 年 6 月统计，中国 12 月龄内儿童卡介苗、脊髓灰质炎疫苗、百白破联合疫苗、麻疹疫苗调查接种率均在 92% 以上，麻疹、流行性脑脊髓膜炎、流行性乙型脑炎、甲型病毒性肝炎等发病率明显下降。

（马安宁　王春平）

gōnggòng wèishēng fúwù jìxiào píngjià

公共卫生服务绩效评价（performance evaluation of public health service） 用数理统计和运筹学等方法，对公共卫生组织和机构在一定时期内的业绩和效益作出的定性定量综合评判。公共卫生服务的过程比较复杂，测量公共卫生服务绩效的指标体系，要构成全面、结构合理、分布均衡。

简史 国际上对于绩效评价的研究从最初的定性研究发展到系统化的定量研究。绩效评价作为一种管理手段已经比较成熟。既有系统的理论基础，也有丰富的实践经验。1988 年，欧美著名管理学家布卢姆布里奇（Brumbrach）给绩效下的定义是"绩效包括行为和结果"，即对绩效进行管理时，既要考虑投入（行为），也要考虑产出（结果）。

世界卫生组织（WHO）在《2000 年世界卫生报告》中，首次提出了分析国家卫生系统绩效的框架。这个框架按照不同时间、不同组织对于卫生系统的关键产出结果和效率进行监测评价。在此基础上，选用衡量指标和方法，分析影响绩效的因素，并提出改进的政策建议。报告用 5 个指标来衡量卫生系统绩效，即人群总的健康水平、不同人群的健康水平、卫生系统总的反应、不同人群中卫生系统的反应性情况、不同人群卫生费用的分担情况。将这 5 个指标按一定的权重处理后，即可得到一个国家卫生系统的绩效。

2008 年 12 月，中国国家卫生部为科学评价疾病预防控制工作，促进疾病预防控制事业全面、可持续发展，制定了《各级疾病预防控制机构基本职责》和《疾病预防控制工作绩效评估标准》，在全国启动了公共卫生服务绩效评价。其评价标准由疾病预防控制区域绩效考核指标和疾病预防控制机构绩效评估指标组成。区域绩效考核指标，包括传染病预防控制、慢性非传染性疾病预防控制、突发公共卫生事件处置、健康危害因素监测评价与干预、健康教育和健康促进、运行保障等六大类。省、市、县级疾病预防控制机构绩效考核指标，包括疾病预防控制、公共卫生突发事件应急处置、信息管理、健康危害因素监测与控制、实验室检验、健康教育与健康促进、技术指导与应用研究、综合指标等八个类别。

研究方法与表达指标 公共卫生服务绩效评价的研究方法和指标多种多样，这与研究目的和研究对象密切相关。综合来看，绩效评价的一般程序是：查阅文献，初步拟定公共卫生服务绩效评价指标框架；采用德尔菲法进行专家咨询，筛选指标并计算各指标权重；确定公共卫生服务绩效评价指标体系；现场调查，根据指标体系对公共卫生服务的绩效情况进行评价。

不同组织和国家的评价框架和指标体系虽有所不同，但都包含或反映了相似的概念和内涵。其维度主要包括公共卫生服务的可及性、有效性、反应性、安全性、及时性、适宜性、连续性、可接受性和效率。①可及性：包括距离上的可及性和经济上的可及性。距离可及性，是指居民从住所到最近的医疗机构的距离或时间；经济可及性，是指居民对医药费用的支付能力和可得到的健康保障水平。②有效性：公共卫生服务达到期望结果的程度。③反应性：服务对象对合理健康需求的满足程度，是公共卫生系统满足人们除改善健康之外的其他合理期望的能力。④安全性：减少和避免在公共卫生服务过程中直接或间接损害的程度。这些损害虽然不一定和公共卫生服务有直接的因果关系，但影响其服务质量。⑤及时性：人们需要公共卫生服务时，是否能够及时获得的能力。⑥适宜性：选择和使用有效的公共卫生措施产生最佳效果的能力。⑦连续性：公共卫生机构为居民提供卫生服务过程的连续程度。包括公共卫生服务项目时间上的连续性和不同公共卫生机构之间卫生服务的连续性。⑧可接受性：居民个人利用公共卫生服务的自愿程度。与心理、社会及文化因素有关。⑨效率：公共卫生服务在单位公共卫生资源中所获得的公共卫生服务的产出。可分为分配效率、技术效率和管理效率。

作用　公共卫生服务绩效评价的作用有两方面。一方面是通过建立科学的评价体系，来发现公共卫生服务中存在的问题，提高公共卫生服务管理的科学化程度；另一方面是通过全面客观评价公共卫生服务的有关指标，为制定公共卫生服务发展规划和措施提供依据，促进公共卫生事业的健康发展。

（马安宁　王春平）

jīběn gōnggòng wèishēng fúwù jūnděnghuà

基本公共卫生服务均等化

（equalization of basic public health service）　通过采取有关措施，使全体居民不分性别、年龄、种族、居住地、职业、收入等，平等地获得基本公共卫生服务的政策。基本公共卫生服务的内容是根据公民的健康需要和政府的财政承受能力确定的，既包括面向公众的公共卫生服务，如建立居民健康档案、进行健康教育、预防氟中毒等；也包括面向个体的公共卫生服务，如疫苗接种、妇幼保健、老年保健、结核病和血吸虫病等疾病的防治。而在后者这个意义上，均等化也并不意味着每个人都必须得到完全相同的、没有任何差异的基本公共卫生服务。

内容　基本公共卫生服务均等化包括三个方面的内容：全体公民享有基本卫生公共服务的机会均等；全体公民享有基本公共卫生服务的结果大体相当；在提供基本公共卫生服务的过程中，尊重社会成员的自由选择权。

目标　基本公共卫生服务均等化的总体目标，就是通过实施国家基本公共卫生服务项目和重大公共卫生服务项目，明确政府责任，对城乡居民健康问题实施干预措施，减少主要健康危险因素，有效预防和控制主要传染病及慢性病，提高公共卫生服务和突发公共卫生事件应急处置能力，使城乡居民逐步享有均等化的基本公共卫生服务。

中国基本公共卫生服务均等化的步骤是：从2009年起国家制定基本公共卫生服务项目和增加部分重大公共卫生服务项目，逐步向城乡居民提供；到2011年，促进基本公共卫生服务均等化的机制基本建立，公共卫生服务的城乡、地区和人群之间的差距逐步缩小；到2020年，促进基本公共卫生服务均等化的机制趋于完善，基本公共卫生服务内容进一步增加，重大疾病和主要健康危险因素得到有效控制。

措施　基本公共卫生服务非均等化的现象在中国比较突出。表现为政府在公共卫生服务提供上的责任缺失和公共卫生资源配置严重不平衡。2006年3月，十届全国人大四次会议通过的《“十一五”规划纲要》提出了“逐步推进基本公共服务均等化”的任务。此后，国内诸多学者进行了一系列研究，主要集中在公共服务与基本公共服务的概念、基本公共服务均等化含义、制度保障、实现路径等方面。依据《中华人民共和国国民经济和社会发展第十三个五年规划纲要》编制的《“十三五”推进基本公共服务均等化规划》，是“十三五”乃至更长一段时期推进基本公共服务体系建设的综合性、基础性、指导性文件。

实现基本公共卫生服务均等化主要从投入、建设、管理等方面采取措施。①投入方面：一是加大专业公共卫生投入。将疾病预防控制机构等专业公共卫生机构的人员经费、发展建设、公用经费和业务经费由政府预算全额安排，服务性收入收缴财政专户或纳入预算管理。二是建立和完善城乡基本公共卫生服务经费保障机制。三是支持实施重大疾病防控、国家免疫规划、农村妇女住院分娩等重大公共卫生服务项目等项目。②建设方面：一是加强公共卫生服务能力。重点改善精神卫生、妇幼卫生、卫生监督、计划生育等专业公共卫生和城乡基层医疗卫生机构的设施条件，提高应对重大疾病及突发公共卫生事件的能力。二是积极推广和应用中医药预防保健方法和技术，充分发挥中医药治未病的作用。③管理方面：一是加强规划。根据区域卫生规划，合理配置公共卫生服务资源。二是加强绩效考核。制定岗位服务规范，细化考核内容，规范考核程序和实施细则，并将人员收入与服务绩效挂钩，提高服务质量和效率。三是转变服务模式。承担公共卫生服务任务的机构要深入基层和居民家庭，开展面向人群的主动服务。四是落实传染病医院、鼠防机构、血防机构和其他疾病预防控制机构从事有毒有害有传染性岗位工作人员的待遇政策。

评价 评价基本公共卫生服务均等化政策落实情况，主要是从基本公共卫生服务项目数量、质量和群众受益程度等方面进行评价。表达指标主要有基本公共卫生服务项目覆盖率、人均经费数额、公共卫生服务项目受益人口数和专项公共卫生服务项目受益率等。

(马安宁 张艳丽 王宪祥)

zhèngfǔ gòumǎi wèishēng fúwù

政府购买卫生服务（government's purchasing of healthcare service） 政府通过契约支付费用，由营利或非营利卫生机构向居民提供卫生服务的行为。政府购买卫生服务，是由政府承担资金、社会机构提供服务、合同约定卫生服务目标。核心是卫生服务提供的契约化。购买方与被购买方保持相对独立性，被购买方独立决策、独立运作、承担责任；购买方依据合同进行管理，对绩效进行评估，评估后支付费用。

简史 政府购买卫生服务是西方国家政府采购制度的延伸，由政府购买货物、购买工程逐步延伸到购买服务的领域。主要理论依据包括公共选择理论、公共物品多元供给理论、福利多元主义理论、社会治理理论、新公共管理与新公共服务理论等，强调公共服务的"提供"和"生产"可以相对分离，政府把一些私人部门能完成的事务交出去，避免政府和市场资源配置方式的各自缺陷。1601年的英国的《伊丽莎白济贫法》显示，政府开始考虑依靠非营利组织完成社会服务。1761年美国的《联邦采购法》形成了系统的政府采购制度。20世纪20年代末席卷欧美的经济危机，促使欧美各国为广大弱势群体提供社会保障和社会服务问题。但到20世纪70年代，西方发达国家出现了"社会福利病"，政府财政不堪重负，并由此掀起了公共服务市场化的改革浪潮。改革的重要举措是，政府将原来由政府部门承担的部分职能以合同形式转包给私人或非政府组织承担。20世纪70年代以后，英国非营利组织逐渐成为提供社会福利和公共服务的主角。在美国，政府购买社会工作服务的现象非常普遍。

卫生服务作为公共服务的一部分，成为各国政府购买的重要领域。购买的方式主要有合同承包、凭单制、补助等。20世纪90年代，英国国家卫生保健体系（NHS）进行改革，卫生局成为卫生服务购买者和支付者，而医院、全科医生则成为提供者。德国、日本、澳大利亚、加拿大的社区卫生服务是国家计划管理、私人提供服务的经营模式。

世界范围内卫生服务公共支出改革的一个重要趋势，就是将政府职能定位为决策者和监督者。卫生费用支付方式从等级性、集权式向基于服务购买模式转变，鼓励私人部门更多地参与卫生服务。如澳大利亚、加拿大、法国、瑞典、英国和美国等发达国家，逐步完善这项制度；中国、哥伦比亚、匈牙利、伊朗、印度、马来西亚、巴西和俄罗斯等发展中国家，则把它作为卫生改革的核心环节。

中国卫生服务的购买从20世纪90年代开始试点。2003年后，上海、北京、广东、浙江地方政府购买卫生服务的探索不断增多，也逐步提上政策议程。购买的对象有两种：一是向不特定卫生机构购买，属完全契约形式；二是向自己设立和有隶属关系的卫生机构购买，属不完全契约形式。购买资金的支付方式是，政府按照服务人口数量给服务承接机构拨付卫生服务经费。购买的产品主要是纯公共卫生项目，包括疾病预防控制的常态运行和应急运行的卫生服务项目。

中国在2002年提出，农村预防保健等卫生服务可由政府举办的卫生机构提供，也可由政府向符合条件的其他医疗机构购买。

2006 年国家有关部委以规范性文件的形式，要求社区公共卫生服务由政府采取购买服务的方式，根据社区卫生机构服务人口数和提供的公共卫生服务项目、数量、质量以及单位（或综合）项目补助定额，在全面考核评价的基础上核定补助。

措施 政府购买卫生服务并不能完全满足居民的卫生服务需求，无论是发达国家还是发展中国家，政府都举办一定数量的公立医疗卫生机构，为公民提供预防保健服务和基本医疗服务。

英国国家卫生保健体系（NHS） 主要措施：将服务提供与购买分离，卫生部门管办分离，医院转变为自我管理的信托基金，负责提供医院服务和社区服务，直接向卫生大臣负责，在购买者和提供者之间签订合同，确定服务量和费用。

美国健康维护组织（HMO）主要措施：HMO 成员按人头预付费用购买卫生服务，卫生服务内容既包括各种常规项目也包括大病医疗保险。HMO 鼓励预防保健和门诊医疗，以减少住院费用的需求。美国不同的 HMO 组织之间形成竞争，用户可根据 HMO 提供的服务质量和价格来选择 HMO。

发展中国家 普遍采用中央计划拨款的方式，但效果不佳，逐步向"按绩效拨款"的方式改革。主要措施是：下放卫生管理权，赋予医疗机构较大的自主管理权；开发定性与定量结合的医疗质量和医疗机构绩效的考核指标；成立有专业资金管理机构，实行规范的合同购买。

中国主要形式有：直接向社区卫生机构购买服务；向居民发放保健券、就医券等。

研究方法与表达指标 政府购买卫生服务的研究方法主要采取绩效考评制度。绩效考评有三个方面：一是从服务提供的质量，主要包括基础设施、管理水平、服务数量和质量、成本效果等。主要表达指标是卫生人员数、床位数、诊断符合率、院内感染率、预防接种率、儿童和老年人健康管理率、孕妇产前健康管理率、传染病和公共卫生突发事件报告率和及时率、门（急）诊人次数、住院床日数、门诊次均诊疗费用、住院次均诊疗费用、服务对象满意度等。二是从居民满足的程度，主要包括享受卫生服务的地理可得性、经济可及性和满意程度等。主要表达指标是就医距离、个人自付比例和对政府购买卫生服务的满意度。三是从政府管理的效率，主要包括政府购买卫生服务的普及程度、筹资额度和资金利用效率、对卫生服务提供方的监管效率等。主要表达指标是政府购买卫生服务人口覆盖率、政府购买卫生服务项目数、政府购买卫生服务年人均费用、资金的综合效益、卫生机构的规范化程度等。

作用 政府购买卫生服务是政府提供公共服务产品的一种形式，这种形式可以提高公共卫生服务的质量和改进效率，促进建立公共财政体制，促进社会组织发展，符合国际卫生服务领域改革与发展趋势。

（马安宁 王培承 蔡伟芹）

xiāngcūn wèishēng fúwù yītǐhuà guǎnlǐ
乡村卫生服务一体化管理
（integration of rural health service）

中国乡村卫生服务组织在行政、业务、药械、财务和考核等方面实行统一管理的体制。中国乡村卫生服务组织一体化管理的预期目标是优化卫生资源的配置、提高村级卫生服务水平、规范村级卫生机构管理。

20 世纪 70 年代末 80 年代初，中国经济体制变革使得多数以农村集体经济为依托的村级卫生室相继解体。村卫生室大多数成为私人诊所，其公益性质淡化，公共卫生、基本医疗服务削弱。1985 年国务院批转的《卫生部关于卫生工作改革若干政策问题的报告》，明确了村卫生室"也可以由卫生院下村设点"。这是关于乡村卫生组织一体化的最早政策。2001 年国务院办公厅批转的《关于农村卫生改革与发展的指导意见》提出："完善乡村卫生服务管理一体化，强化乡镇卫生院对村卫生室的指导与监管作用，提高乡村卫生组织的综合服务能力。"2010 年 3 月，国家卫生部《关于推进乡村卫生服务一体化管理的意见》，进一步明确了乡村卫生服务一体化管理的目的、意义和主要内容等。

类型 根据与乡镇卫生院的关系，主要分为三个类型。①一体型：村级卫生机构由乡镇卫生院举办，作为乡镇卫生院的延伸机构，所有权、经营权、管理权均归乡镇卫生院。②紧密型：村级卫生机构的所有权属于私人或集体，其经营权、管理权归乡镇卫生院。通常有村委会或乡村医生提供房屋，乡镇卫生院配备流动资金、药品和人员并进行统一经营和管理。③松散型：村级卫生机构的所有权、经营权属于私人或集体，仅部分业务管理权归乡镇卫生院，如由乡镇卫生院统一配送管理药品等。

内容 乡村卫生服务一体化管理的主要内容是乡镇卫生院对村卫生室的行政、业务、药械、财务和绩效考核等实行统一管理。①行政管理一体：乡镇卫生院对村卫生室人员实行全员聘任，并选择具有一定管理水平和专业素质的人员担任村卫生室负责人。村卫生室卫生技术人员应当达到《执业医师法》和《乡村医生从业管理条例》规定的条件。②业务管理一体：乡镇卫生院对村卫生室的服务规范和服务质量统一管理，严格规范诊疗行为，做到规范服务，确保医疗安全。乡镇卫生院制定村卫生室从业人员培训计划，通过业务讲座、临床带教和例会等多种方式加强对村卫生室的业务指导，切实提高村卫生室从业人员的业务技术水平。③药械管理一体：乡镇卫生院为村卫生室统一配备药械，并开展村卫生室人员合理用药的教育、培训和日常监督管理。④财务管理一体：乡镇卫生院统一管理村卫生室财务，统一规范会计核算，做到收费有单据、账目有记录、支出有凭证，并定期开展对村医疗卫生人员财务管理有关规定的教育和培训。⑤绩效考核一体：乡镇卫生院根据村卫生室提供的公共卫生和基本医疗卫生服务数量、质量和群众满意度等因素，定期对村卫生室开展绩效考核，其考核结果作为补助经费的发放依据。

研究方法与表达指标 评价卫生服务一体化管理，主要从过程方面评价政策的执行程度。表达指标主要是一体化管理率（纳入一体化管理的卫生室数占总卫生室数的比例）和一体化管理度（资产管理一体度、人员一体度、财务一体度）。

意义 实行乡村卫生服务一体化管理，有利于合理规划和配置乡村卫生资源，规范服务行为，提高服务能力，推动农村医疗卫生事业健康持续发展，满足广大农村居民的医疗卫生需求。

（马安宁 王宪祥 王象斌）

yīliáo fèiyòng

医疗费用（medical expenditure）
在诊断和治疗过程中发生并支付的费用。一般主要指直接医疗费用。

分类 按照相关度分类，医疗费用可分为直接医疗费用和间接医疗费用。直接医疗费用指直接用于诊断、治疗、康复训练所发生的检查费、药费、手术费、功能锻炼费等；间接医疗费用指患者由于生病影响本人和家属正常工作而给家庭造成的经济损失，主要包含误工费、营养费等费用。

按照发生地点分类，医疗费用可分为门急诊费用、住院费用和零售药品费用。其中门诊费用包括挂号费、药费、检查费以及治疗康复费等；住院费用包括床位费、药费、检查费、治疗康复费以及手术费等；零售药品费用为居民在社会药品销售机构发生的费用。

影响因素 医疗费用的水准及其变化过程主要取决于一个国家的经济发展水平和管理控制手段。按照控制程度，影响医疗费用水平的因素可分为两大类：一类是可控因素，指在医疗服务系统内部采取一定的政策和措施后可以控制的因素，主要包括卫生资源的管理体制和机制、医疗保险、支付方式和其他有关的卫生政策及措施等。另一类是不可控因素，指主要存在于医疗服务系统以外的影响医疗费用水平的因素，主要包括人口年龄结构、社会经济水平、疾病谱的改变、医学科技进步和物价上涨等。

增长 医疗费用的增长是许多国家面临的普遍性问题。疾病谱的变化、医疗服务质量的提升、医疗器械与药物的技术革新、医疗机构在基本设施投入的增加、医务人员薪金的提高等因素，形成了医疗费用增长的绝对性；医疗费用增长远超于国民经济的增长、社会与个人支付能力增长速度落后于医疗费用增长步伐，构成了医疗费用增长的相对性。

自20世纪60年代以来，世界各国医疗费用普遍经历了高速增长和政府控制两个阶段。新中国成立以来，医疗费用的发展经历了三个阶段：第一个阶段是20世纪50年代初至70年代中期，基本上属于低水平福利期，由于经济发展迟缓，医疗服务基本上是低水平、低消耗、低费用的；第二个阶段是20世纪70年代中期至90年代初，为缓慢增长期，正是经济改革初期和中期，国民收入略有提高，医疗卫生事业改革开放刚刚起步；第三个阶段是20世纪90年代至今，中国经济发展和改革开放达到高潮，医疗费用伴随出现高速增长期。

控制 医疗费用控制是一个世界性难题。各国医疗费用控制措施受经济、法律、文化、医疗保险制度、医疗管理体制等诸多因素的影响。

国际上，控制医疗费用的措施主要包括医疗评价制度下的医疗费用包干制（以美国为代表）；改革医疗服务报酬支付方式（以加拿大和德国为代表）；采取合理化诊疗政策评估医生处方和医疗技术（以法国和英国为代表）；控制药品费用（以日本为代表）等。这些措施的主要特征表现为：政府管理和市场机制相结合；外部监督机制和自我约束机制相结合；费用分担机制与风险共担机制相结合；管理手段创新和法律制度保障相结合。

在中国，20世纪90年代开始，医疗费用的控制主要采取"总量控制，结构调整"等政府宏观调控政策，对医疗服务过度利用和诱导需求、医疗费用支付方式、药品流通管理等各方面辅以针对性的配套措施，合理地配置医疗资源，在社会可供的资源前提下，减少医疗资源的浪费，最大地发挥医疗服务效益。改革支付制度，实行按人头付费、按病种付费、按床日（诊次）付费等是控制医疗费用过快增长的主要手段。

研究方法 对于医疗费用的研究，更多的是侧重于对影响医疗费用的因素进行不同角度的分析研究。研究大致分为两方面：①以地区（国家、省、市等）为研究单位，分析不同类（城市和农村、男性和女性、不同年龄段、不同收入水平等）人群医疗费用的差别，找到一定区域内影响医疗费用的主要因素，这些称之为宏观因素。②以医疗机构为研究单位，分析某个或者某几个病种的医疗费用构成（药费、检验费、化验费、床位费等），找到单项医疗服务中影响医疗费用的主要因素，这些称之为微观因素。

医疗费用研究的数据多来源于现场调查和医疗机构统计报表。评价地区（国家、省、市等）医疗费用的指标：医疗总费用、人均医疗费用、医疗总费用占国内生产总值（GDP）百分比、医疗费用构成、医疗费用发展变化趋势。评价医疗机构医疗费用的指标：业务总收入、药品收入占总收入的比例、门诊人次费用、住院床日费用、出院患者费用等。

（马安宁 张艳丽 王象斌）

yīliáo gèrén zhànghù
医疗个人账户（medical saving account） 医疗保险机构为参保人员设立的可以直接支配，用于偿付本人医疗费用的专用基金账户。医疗个人账户常简称为"个人账户"。个人账户源自新加坡等国家的储蓄医疗保险，即一个人在年轻、健康时，将一部分资金储蓄积累起来，等到将来发生大病或年老时才用于支付自己的医疗费用。20世纪90年代，中国借鉴德国社会医疗保险模式和新加坡储蓄医疗保险模式，确立了"统筹基金"和"个人账户"相结合的城镇职工基本医疗保险制度。在中国，个人账户专指城镇职工基本医疗保险个人账户。中国个人账户与新加坡储蓄医疗保险的不同点：一是保障功能不同。前者只是城镇职工基本医疗保险的一个组成部分，而后者则基本上是医疗保障的全部。二是基金筹集方式不同。前者的筹资由个人缴纳的费用和单位缴纳费用的一部分共同组成，而后者仅由个人缴纳。三是支付范围不同。前者仅承担职工个人的医疗费用支出，后者还包括家庭成员的医疗费用支出，类似"家庭账户"。

医疗个人账户与统筹账户的不同点：统筹账户是在不同健康状况的人之间（健康者与患病者）进行医疗资金的横向再分配和平衡；个人账户则是在个人的现时消费与将来的医疗消费之间进行纵向的资金平衡。由于个人账户属于个人所有，没有社会互助共济，不能在群体之间分担疾病风险，不能保证社会公平，难以成为医疗保障的主导方式。

个人账户的主要来源：个人缴纳的医疗保险费；用人单位缴纳的一定比例的社会医疗保险费；

个人账户资金的利息收入。

个人账户的支付范围：定点医疗机构发生的门诊费用；定点零售药店的购药支出；定点医疗机构统筹基金起付标准以下的费用；超过起付标准以上由个人负担的费用。

评价个人账户的指标主要有个人账户筹资比例、个人账户基金占总基金的比例、门诊补偿比和个人账户基金结余率（包括个人账户基金年结余率和累计结余率）。

个人账户的主要功能：一是费用分担功能。个人账户是基本医疗保险基金的一个组成部分，个人缴费成为享受医疗保险待遇的先决条件。职工个人合理地承担部分医疗费用，扩大了基本医疗保险基金筹资来源，减轻了政府负担。二是自我约束功能。将个人享受的医疗服务与其经济利益相挂钩，享受的医疗服务待遇越高、购买量越大，个人负担就越大。由于个人账户归个人所有，促使参保人自我约束，理性医疗消费，减少医疗过度消费行为，提高医疗资源配置效率，节省医疗费用。三是储蓄积累功能。个人账户体现了个人所应承担的责任，增强职工个人的自我保障意识，促使职工在年轻、健康时为年老、多病时积累医疗保险基金，建立起纵向的个人积累保障机制，应对人口老龄化趋势。

（马安宁 盛红旗 王象斌）

yībǎo jiātíng zhànghù
医保家庭账户（family account of social medical insurance） 医疗保障管理机构为参保者以家庭为单位建立的用于偿付特定医疗费用的专用基金账户。简称家庭账户。家庭账户是以家庭为单位进行筹资，并按照一定的标准把每个家庭成员筹得的资金合在一起，建立家庭账户。其主要特点是家庭成员共同拥有、共同使用，可以滚存和继承。

新加坡"医疗储蓄计划"是家庭账户的一个典型代表，是依据法律规定，强制性地以家庭为单位储蓄医疗基金，通过纵向逐步积累，解决患病就医所需费用的一种医疗保障模式。医疗保险储蓄建立在公积金制度上，以个人责任为基础，自我积累方式，每个雇员缴纳月收入的 6%~8%（根据年龄有所差异）建立医疗账户（MSA），其中雇主和雇员各分担一半，全部进入"个人医疗账户"，用于支付本人或直系亲属（夫妇、父母和子女）的住院医疗费用。医疗储蓄计划有 3 个特点：总额封顶，即医疗储蓄设定最高限额，超过最高限额部分不得保留在医疗储蓄账户上，自动转到中央公积金包（包括养老金和购房抵押）的普通账户上；最低限额，即当储户年龄达 55 岁，医疗储蓄的总额只要保持一个最低限额，超过部分可以提取；余额继承，即当储户本人去世后，医疗储蓄的余额由家庭继承，并免交遗产税。

在中国，家庭账户主要用于新型农村合作医疗制度（简称"新农合"）。新农合制度补偿模式设计主要有两种：一种是住院统筹加门诊统筹模式，另一种是大病统筹加门诊家庭账户模式。第一种模式中，住院和门诊费用都在区域内参合农民中统筹。在第二种模式中，家庭账户资金归家庭拥有，门诊费用在家庭内部统筹；大病统筹基金为统筹地区参合农民共同拥有。两者之间不得相互挤占。

资金来源 分为两种：一种是自筹式家庭账户，即农民个人缴费的全部或部分纳入家庭账户；另一种是共筹式家庭账户，即除农民个人缴费外，还将财政补助的一部分纳入家庭账户。

偿付范围与方式 家庭账户主要用于偿付参合农民在定点医疗机构发生的一般门诊医药费用，部分地区还用于偿付住院医药费用的自付部分。家庭账户基金的偿付方式，一般用家庭账户基金全额偿付相关费用，有的地区采用按比例偿付。家庭账户基金专款专用，不挪作他用，不提取现金或冲抵下年度参合费用。

2002 年中国开始建立新型农村合作医疗制度。新农合制度是由政府组织、引导、支持，农民自愿参加，个人、集体和政府多方筹资，以大病统筹为主的农民医疗互助共济制度。参照城镇职工基本医疗保险的做法，设立统筹基金和家庭账户基金。其中，家庭账户基金与城镇职工基本医疗保险略有不同，城镇职工基本医疗保险的个人账户仅参保者个人使用，而新农合因以家庭为单位参加而设立了家庭账户，故由参合家庭共同使用。

评价指标 家庭账户政策的评价指标主要有家庭账户基金余额占总基金的比例和家庭账户基金结余率（包括年结余率和累计结余率）。

作用 ①吸引居民参保：将参合农民缴费的全部或大部分划入家庭账户，归农民家庭拥有、使用，能让农民放心；结余留转下年对来年参合有一定的促进作用。有些地区还将财政补助的一部分也划入家庭账户，进一步增强新农合的吸引力。②鼓励居民利用门诊服务：参合农民利用家庭账户支付门诊费用，减轻了费用负担，提高了门诊利用率，扩大了受益面。③实现家庭成员的共济：家庭账户全家共享，对家庭成员的门诊消费有一定的横向共济功能。家庭账户的缺陷主要是：家庭账户资金沉淀过多，互助共济作用削弱，保障力度降低。

（马安宁 盛红旗 王象斌）

dàbìng tǒngchóu

大病统筹（catastrophic pooling）

医疗保障机构在一定范围内统一征收、统一管理、统一调剂资金，用于偿付参保人员大病医疗费用的保障模式。大病统筹是针对参保人员大病就医费用补偿设计的。统筹资金一般由国家、单位和个人共同负担，属于全体参保人员共同所有。其目的是实现社会互济。

所谓大病，是指比较严重的疾病。有三种界定方法：一是按照医疗卫生支出占家庭收入（支出）的比例来确定。2002 年世界卫生组织把"40%"作为灾难性卫生支出的界定标准。二是按照就医方式来确定。一般将通过门诊等形式治疗的疾病视为小病，将住院治疗的疾病视为大病。三是按照医疗费用的支出额确定。中国城镇职工基本医疗保险规定，参保人 1 年内医疗费用补偿额超过封顶线后即进入大病统筹补偿范围，从大病统筹资金中按比例补偿。

在中国，大病统筹主要通过城镇职工基本医疗保险、新型农村合作医疗和城镇居民基本医疗保险等制度具体实施。大病补偿的方法是：①设定起付线，起付线以上的医疗费用由大病统筹基金补偿。②设定补偿比例，大病统筹基金按一定比例支付。③设定封顶线，即最高支付限额。起付线的高低主要根据社会经济发展水平和个人承受能力等因素确定。补偿比例和封顶线的高低一般由筹资和保障水平决定。

1992年9月，中国试行职工大病医疗费用社会统筹。社会统筹基金按"以支定筹、略有结余"的原则，由县（市）统一筹集，调剂使用。统筹基金由社会保险机构负责管理。1998年，中国国务院发布《关于建立城镇职工基本医疗保险制度的决定》，将基金分为统筹基金和个人账户。其中统筹基金主要用于大病补偿，故称"大病统筹"。

2002年，中国开始建立新型农村合作医疗制度。该制度是由政府组织、引导、支持，农民自愿参加，个人、集体和政府多方筹资，以大病统筹为主的农民医疗互助共济制度。其基金主要补偿参合农民大额医疗费用或住院医疗费用。

2007年，中国实施城镇居民基本医疗保险制度。该制度由政府主导，财政资助和居民缴费相结合，也以大病统筹为主。

评价大病统筹政策的指标主要有筹资总额、筹资比例、人均筹资额、大病统筹基金占筹资总额的比例、基金结余率（年度基金结余率和累计基金结余率）、起付线（起保线）、封顶线（最高限额）、补偿比例（共付率）、个人自付比例、次均住院费用等。

大病统筹的主要作用是提高参保者抵御大病风险的能力，保证重点疾病、重点人群得到及时有效治疗；提高统筹基金的使用效率和卫生筹资的公平性。

（马安宁　张艳丽　盛红旗）

xūqiú shìfàng

需求释放（demand release）

由于各种因素的影响，消费者潜在需求转化为现实消费的过程。

卫生服务也存在需求释放。医疗卫生领域的需求释放主要由需方、供方和第三方因素导致。需方因素主要是收入增加、消费偏好变化以及健康期望增加等。供方因素主要是新技术的应用、药品的更新换代、医生的诱导需求等。第三方因素主要是医疗保障水平提高、医疗费用支付方式变化等。

随着经济社会发展、社会保障体系的完善及科技进步，居民卫生服务需求会有较大的释放，可以不断满足居民日益增加的卫生服务需求，保障和维护居民健康，促进医药科技的发展，带动相关行业的发展，进一步促进派生需求的释放，促进经济社会发展，提高居民生活质量。卫生服务需求也有可能过度释放。过度释放是对卫生资源的浪费。考虑需求释放是否能够满足的同时，也要尽量避免需求的过度释放。卫生服务需求释放的表达指标主要有就诊率及就诊人次增加、未就诊率降低，住院率及住院人次增长、应住院而未住院率降低，检查治疗设备利用率提高，次均诊疗费用及住院费用的增加等。

计算卫生服务需求释放的程度可以从以下两个方面考虑：一是某种需求过去 N 年里在发达地区出现过的需求高峰值作为不发达地区今后 N 年之内的估计值，计算其年均增长率，作为需求释放程度的估计值；二是假设 N 年内不发达地区经济水平将达到发达地区经济水平，以此计算该地区年均经济增长速度，将其作为需求释放程度的估计值。

（马安宁　于贞杰　王象斌）

wèishēng xìtǒng jìxiào

卫生系统绩效（health system performance）

在给定的卫生资源下卫生系统目标的实现程度。

20世纪卫生系统对促进人类健康作出了重大贡献，但是远没有达到其所能取得的最大绩效。随着人们对生活质量与健康期望的不断增加，如何进一步提高卫生系统绩效的问题得到了学界的广泛关注。

简史　长期以来对于如何测量评价卫生系统绩效，人们一直缺乏相关的理论基础和可靠方法，世界卫生组织（WHO）在《2000年世界卫生报告》中以全新的视角和观念，提出分析不同国家卫生系统绩效的新框架，将卫生系统的主要目标定为三个：①获得良好的健康。包括提高健康水平和改善健康的公平性，尤其是针对贫困人口。②加强人民所期望的反应能力。包括体现尊重基本的人权和提高对卫生服务利用者的反应能力。③确保筹资的公平性。主要从三个方面考察：政府补贴如何分配和使用、卫生服务项目或保险覆盖了哪些人、疾病风险是如何分担的。有了这些评价卫生系统工作绩效的目标就可以帮助各国测量其卫生系统的工作绩效及影响因素，并可在不同国家之间进行比较，帮助各国进行卫生系统的改革和发展，以便更好地适应卫生发展的需要和人民的期望。

"绩效"一词在《现代汉语词典》中给出的解释是"成绩，成效"；而在《牛津现代高级英汉词典》则被解释为："执行，履行、表现、成绩"。"绩效评价"思想最早出现在企业管理评价理念中，提高绩效意味着提高企业的核心管理和执行力。如果把卫生系统所属机构作为一个企业，卫生系统的绩效就是卫生系统整体、所属机构实现卫生工作目标的执行力。由于行业与部门间的社会使命和责任不同，对绩效的理解也就各有立场和观点，如认为"绩效是结果""绩效是行为、过程"等，也有学者将卫生系统绩效定位为"结果和过程的统一体"。WHO 提出的卫生系统绩效的概念内涵包括卫生系统成绩（成就）与卫生系统的效率两个方面。其达标成就（目标）就是实现健康状况的改善，对人群普遍、合理期望反应性（需求）的满足，以及财政分担的公平性等三个方面。把上面三个成就目标中的前两个均从平均水平与分布两方面进行考察，卫生系统检测应包括五个方面：群体健康水平、健康状况的分布、需求满足的总体水平、需求满足的分布和财政支出的分布。整体达标成就（目标的五个方面）反映的是一种绝对水平，而"效率"是基于各国国家资源实际，利用实际所取得的成绩与本应取得的成绩经运算调整后所得到相对数指标，可以进行国间的比较。一个有效的卫生系统可以利用配置的资源取得显著的成就。相反，一个效率低下的系统，即使在健康、满足需求和公正方面取得的较高水平，也会浪费资源。

方法 对卫生系统绩效的研究，各国方法不尽相同，研究程度也不一。20 世纪 90 年代以来，全世界许多国家尤其是经济合作与发展组织国家在建立和发展适合自身卫生系统特点的绩效理论框架、测量方法及评价指标方面做了大量的研究和探索，但由于社会背景、卫生体制不同，各国绩效评价框架体系和指标体系都有所不同，中国这方面的研究基础还比较薄弱，尤其是绩效指标的研究才刚起步，相应的绩效评价工具开发进展缓慢，远没有达

到现场实用的阶段。在全球绩效研究的进程中，关注比较多的还是卫生系统内部某个要素的绩效，如医院等医疗机构的绩效评价。中国从 20 世纪 90 年代开始在初级卫生保健系统、妇幼保健机构、社区卫生服务机构和乡镇卫生院等的绩效评价方面作了些尝试，虽然不是完全意义上的绩效评价，但对促进全国医疗机构的整体绩效提升具有较大影响。《2000 年世界卫生报告》发布后，中国许多地区开展了大量的关于卫生系统反应性的研究。世界卫生组织提出的卫生系统绩效评价方法，在观念上已超出传统的疾病和健康统计范畴，具有划时代的意义。评价过程中，首先要定义衡量和评价目标实现进度和差距的关键绩效指标（key performance indicators，KPI），再通过建立 KPI 绩效测量标准和标尺，把实际测量结果与标尺对照，就得出一个国家、地区、机构卫生绩效的评分和位次。《2000 年世界卫生报告》中绩效评价指标有 8 个 KPI，包括：①失能调整期望寿命（DALE）。②5 岁以下儿童期望存活时间等同性。③反应性平均得分（通过问卷调查获得，包含尊严、自主性、隐私保护、及时关注、基本舒适度、社会支持和就医选择权等七方面，满分 10 分）。④反应性不均衡指数（贫困人群、女性、老年人和少数民族 4 个弱势群体反应性问卷得分与他们占总人口比例的乘积）。⑤费用支出公平性指数。⑥目标实现综合评价（以上 5 个指标测量结果的加权平均，①②的权重各为 25%，③④的权重各为 12.5%，⑤的权重为 25%，满分是 100 分）。⑦按健康水平调整的绩效［实际达到的群体健康水平与卫生系统提高效

率后应达到的群体健康水平的比值（绩效比值）］，计算公式为 $P_{adj} = (DALE - DALE_0)/(DALE_{adj} - DALE_0)$。式中 $DALE$ 为失能调整期望寿命实际测量值，$DALE_0$ 为假定卫生系统失效时的 $DALE$，$DALE_{adj}$ 为按人均卫生支出应达到的 $DALE$。⑧卫生系统整体绩效，意义与按健康水平调整的绩效比值相同，但计算公式改为 $P_{max} = (DALE - DALE_0)/(DALE_{max} - DALE_0)$。式中 $DALE_{max}$ 为 WHO 测算的 $DALE$ 理论上应达到的最大值。

作用 提高卫生系统的工作绩效对增进人群健康水平具有不可替代的作用。而卫生系统的监督管理、资源开发、服务提供和资金筹措四大职能的发挥情况决定了其绩效的高低，如果一个国家卫生系统在管理上、结构上存在问题，效率低下而又资金不足，就不可能产生良好的绩效。因此，绩效评价是有效监督和管理卫生系统的科学方法之一，能为政府和使用者提供卫生服务系统状况的信息，以达到系统中所有方面（消费者、专家、提供者、管理者、政府）的满意，用卫生系统绩效指标不仅能量化政府及卫生部门处理卫生领域问题的能力，同时也可以衡量一个国家为保障国民整体健康所作的努力。世界各国卫生工作绩效千差万别，即使是处于相似经济收入水平的国家，卫生系统因其设计、内容和管理等不同，产出差异也很大。21 世纪初，中国卫生系统绩效总体上不高，在目标及功能发挥上有很多方面需要得到改进，尤其是政府在管理、立法规制、建立公平竞争的条件以及向消费者提供充分信息等方面。卫生决策者应清楚地认识到为提高国民的健

康水平，不能仅仅依靠提供越来越多的卫生服务，而必须对现有不完善的卫生系统实施改革，以改善卫生系统的工作绩效。

（洪　倩）

jiànkāng zhuàngkuàng

健康状况（health status）

人的生命活动（功能）在社会所期望的方向上，在客观条件允许之下所达到的状态。包括微观个体和宏观群体两方面，一般具有量上的规定性。根据世界卫生组织（WHO）宪章，健康是指："人体生理、心理及社会三个方面全部良好的一种状态，而不仅是没有疾病或者虚弱。"这表明对健康状态的界定不应只从单一层面，而应是整体、综合的概括。鉴于此，个体的健康状况通常是指一个人在生理、心理及社会三个层面所处的一种状态。群体健康状况又称居民健康状况，系由微观个体组成的人群整体在三个层面所达到的水平，即人群整体的健康水平。一个健康的人群应该是数量或密度适当，结构合理，人口再生产和物质资料生产相协调，身体发育平均水平良好，疾病发病率、患病率低，死亡率低，平均寿命长，生存质量高。个体健康和群体健康密切相关，研究人群健康必须建立在个体健康的基础上，不了解个体健康，就难以了解群体健康，不掌握个体患病情况，就无从获得群体患病水平。在一定意义上说，没有对于个体健康的观察，就没有对于宏观群体健康的观察。20 世纪下半叶人类在健康状况改善方面取得了巨大成就，中国国民健康状况也显著改善，表现在新中国成立初期衡量人群健康水平的三大传统指标——人均期望寿命仅为 35 岁，婴儿死亡率高达 200‰，孕产妇死亡率高达 1500/10 万。到了 2005 年人均期望寿命提高至 73 岁，2007 年婴儿死亡率下降至 15.3‰，孕产妇死亡率下降至 36.6/10 万。这些变化标志着中国国民的健康水平已经达到了发展中国家的先进行列。但是由于卫生事业发展不平衡，国民健康状况的差距有拉大的趋势，在一定程度上存在着健康不公平性；同时由于疾病谱和死因谱的变化，心脑血管疾病、恶性肿瘤和意外事故等慢性非传染性疾病成为威胁居民健康和生命的主要疾病；再加上结核等疾病的重新肆虐、艾滋病和各种新的耐药性疾病的不断涌现、环境污染以及由此造成的一系列新的健康损害等，使得中国在 21 世纪不仅面临着更多的健康问题；而且如何在延长寿命的同时提高人群生存质量也是健康状况改善方面面临的一个严峻挑战。

概念形成过程　宏观群体由微观个体所组成，论及健康状况概念的形成过程，应从个体健康实质内容的演变说起：健康（health）一词，源于古英语 hælth，然后演进到中古英语 helthe，其本意有强壮（hale）、结实（sound）、良好（well）、和完整（wholesome）等。在古代，生存环境恶劣，人们所追求和渴望的首先是保全个体的生命，因此健康状况的好坏是根据肢体是否健全、身体是否强壮来确定的。经验医学时代，古希腊名医希波克拉底和哲学家亚里士多德开始注重身心健康，强调综合平衡，中国古代医学亦认为对健康状况的观察应看机体内部阴阳是否平衡、气血是否调和，同时强调观察机体身心健康的协调统一性和机体与外界环境之间的阴阳平衡状态。欧洲文艺复兴运动后，由于实验医学的兴起，人们开始发现威胁生命、影响生存质量最直接的原因是生理结构和功能的异常，从此医学的发展长期受生物医学模式的主宰，使人们对健康状况的了解仅限于躯体维度上。随着现代科学技术的发展，20 世纪以后人们逐渐认识到人体是有机整体，并把人作为社会存在的整体来研究，进而对健康范畴的认识不断得到深化。1947 年 WHO 对健康提出多维度的定义："人体生理、心理及社会三个方面全部良好的一种状态，而不仅是没有疾病或者虚弱。"三维健康的界定还原了人体躯体与精神、生物与心理社会相统一的一元论，为人们全面观察健康状况提供了一个概念框架，即健康状况不仅反映在生物学方面，同时也反映在心理学和社会学方面。因此，人类对健康状况的观察从古至今由一维到多维，又由经验到科学，走过了螺旋上升的过程，反映了人类社会思想和医学科学的进步。

研究方法与表达指标　医学是研究健康的科学，研究微观个体的健康状况基本上是临床医学的任务，临床医生运用临床观察和检验的方法，研究和分析个体的健康状况或患病的原因，并采取相应改善措施。关于个体健康状况表达指标，临床医学和预防医学都做了不少工作，就躯体方面，临床医学已深入到分子层次，项目繁多，WHO 在全球进行的健康状况调查中，衡量指标包括：自测健康状况、视力情况、听力情况、消化系统、呼吸系统、排泄系统、生育史、皮肤与肢残、疼痛史、情感、睡眠、精力和活力、理解能力和反应能力、运动与体力、交流与人际关系、自理和日常活动以及社会交往等方面，其中自测健康是个体对其健康状况的主观评价和期望。宏观群体的健康状况及其影响因素是公共卫生与预防医学、社会医学与卫生事业管理等学科研究的核心内容，研究方法包括描述性研究、分析性研究和实验性研究，以描述性研究为主。传统上群体健康状况是用生命统计、疾病统计和身体发育统计指标来衡量，如婴儿死亡率、孕产妇死亡率、平均期望寿命、发/患病率、残疾率、新生儿低体重百分比、年龄别性别低身高/低体重百分比等。除此之外，基于WHO关于健康定义建立起的质量调整寿命年、伤残调整寿命年和伤残调整期望寿命等人群健康状况综合测量新指标，以及作为前述指标基础的各类健康状况的测量工具，包括健康效用指数问卷（HUI）、健康状况质量（QWB）、欧洲健康5维问卷（EQ-5D）、健康调查短问卷-36（SF-36）和儿童健康问卷-家长卷28（CHQ-PF28）等在部分发达国家得到比较充分的应用。中国在引入发达国家有关人群健康状况评价的研究成果方面以针对成人的SF-36应用较多。

意义 21世纪人人享有卫生保健的全球战略明确了享有最大可能的健康水准是人类的基本需求和权力，也是社会进步的重要标志和潜在动力。一切社会变革和社会发展的最终目的都是为了人的全面发展，而健康的身体是人全面发展的基本条件，是所有人一切幸福快乐的载体，为此不断提高人群健康水平应在社会发展的目标体系中居于最重要的地位。良好的健康状况既是人类社会可持续性发展的一项资源，又是一个目标。没有良好的健康，

就不可能指望个人、家庭、社区和国家实现其社会和经济目标；国民的健康，特别是最脆弱人群的健康状况，又可作为社会发展策略正确与否的一项判断指标。促进、恢复和维护健康是卫生系统的主要目标之一，研究人群健康状况（现状及其变化）不仅有利于寻找主要的社会卫生问题、发现重点保护的人群及重点防治的对象，而且有利于探索危害人群健康状况的主要危险因素和采取的重点策略、有利于有效利用和合理配置卫生资源；同时人群健康状况也是评价社会卫生策略与卫生干预措施实施效果以及卫生系统绩效的重要依据。

（洪 倩）

jiànkāng xiāngguān zōnghé zhǐbiāo

健康相关综合指标（comprehensive health evaluation indicators）

基于健康状况的多维内涵，将其转化为定量的可操作化内容，并进一步表达为一个个单一的可直接进行比较的健康综合性测量指标。它们是一系列关于居民健康状况的综合测量评价工具。合理的健康测量指标是有效评价人群健康状况的基础。传统指标只是从死亡、疾病、发育某一侧面评价人群健康状况，由于社会经济的发展和医疗保健措施的日趋完善，人群健康状况有了根本的改善和提高；同时随着健康内涵的深刻变化和人类疾病谱的转变，传统指标对人群健康状况变化的反应日益不敏感，健康状况不只是体现在躯体维度，还包括心理和社会适应性方面的情况；健康状况的评价也不能仅限于生命的长度，还应涉及生命的质量和健康保障的公平性。自二十世纪七八十年代以来，随着慢性病的日益增多和合理配置卫生资源需求

的不断增长，人们日益重视探索并发展了一系列人群健康综合测量的新方法和新指标，包括无残疾期望寿命（life expectancy free of disability，LEFD）、活动期望寿命（active life expectancy，ALE）、伤残调整期望寿命（disability adjusted life expectancy，DALE）、健康期望寿命（healthy life expectancy，HALE）、质量调整寿命年（quality adjusted life years，QALY）、伤残调整寿命年（disease adjusted life year，DALY）等。尤其是DALE、HALE、DALY和QALY等指标同时综合了人群中死亡和发病效应的健康指标，在进行疾病水平、干预效果和人群健康水平的比较分析时发挥着重要作用。

简史 继传统健康评价指标之后，为了反映个体生存时间的长短以及疾病对寿命的危害，学界提出了期望寿命（life expectancy，LE）、减寿人年数（potential years of life lost，PYLL）以及平均减寿年数（average years life lost，AYLL），并常将这些指标作为评估人群健康和确定公共卫生优先领域的基础和依据。随着死亡率和期望寿命的日趋稳定，越来越多关于寿命质量的问题受到关注。1971年沙利文（Sullivan）提出无残疾期望寿命（life expectancy free of disability，LEFD），该指标的引入推动了一系列全新健康期望指标的发展和建立。1983年卡茨（Katz）提出了活动期望寿命（active life expectancy，ALE），即能够维持良好的日常生活活动功能的年限，鉴于ALE的测量未考虑到人们健康受损的渐进性和健康的心理和社会层面，同年威尔金斯（Wilkins）和亚当斯（Adame）又提出伤残调整期望寿命（disability adjusted life expectancy，DALE），DALE 明确界定了某一失能水平持续时间，并确定相应每一健康水平的权重。健康期望寿命（healthy life expectancy，HALE）则是基于 DALE，应用了更细的权重分类。而在内涵上整合了寿命质量及相应寿命长度的 QALY 则是在 20 世纪 70 年代早期的"健康状态指标"研究过程中形成的。1993 年在世界银行和世界卫生组织的支持下，在全球疾病负担（burden of disease，BOD）的研究中，默里（Murray）和洛佩斯（Lopez）又提出了伤残调整寿命年（disease adjusted life year，DALY）的概念。

原理 在算法上质量调整寿命年和伤残调整寿命年极其类似。总体上可概括为三步：第一步，对个体健康状况进行分类；第二步，建立健康状态的评分值，即确定健康相关生存质量权重，这是计算的关键；第三步，整合不同健康状态的评分值和相应生存年。计算质量调整寿命年通常以生存时间为横轴（范围从观察启始时点至死亡），寿命质量的权重（范围从 0 ~ 1）为纵轴绘制坐标曲线。曲线下的面积为从"观察启始时点"到假定个体"死亡"时点之间所获得的质量调整寿命年。伤残调整寿命年计算时，横轴是生存时间，范围从"观察启始时点（年龄）"历经"死亡"至"最大期望寿命"；纵轴是失能水平的权重（范围从 1 ~ 0）。但是所计算的面积是寿命曲线之上至理想期望寿命之间的面积，近似估计了整个理想期望寿命中的理想健康历程损失。伤残调整寿命年综合测量了由非致死伤残导致的寿命损失（years lived with disability，YLD）和死亡所致的寿命损失（years of life lost，YLL）。

DALE 是对不同个体的健康状况进行详尽描述后，将其在非完全健康状况下生活的年数，经过失能严重性权重转化成相当于在完全健康状况下生活的年数，而 HALE 则是在很大程度上以 DALE 为基础，克服了 DALE 权重选择的争议及其统一年龄别和性别权重的局限性，应用了更细的权重分类。两者计算多采用沙利文（Sullivan）方法，HALE 计算时首先是建立简略寿命表；然后收集或估算人群年龄别的总体非致死失能现患率，基于年龄别现患率数据推算简略寿命表的年龄别尚存健康人年数，即以年龄别健康质量（1 - 现患率）对简略寿命表的年龄别尚存人年数加权；最后按期望寿命估算方法估计健康期望寿命。

应用 DALE 可用于比较不同人群健康状况、衡量人群健康的公平性、评价卫生系统的绩效，2000 年 WHO 成功地应用 DALE 评价了各成员国卫生系统的绩效；利用 DALE 还可以确定重点人群和重点防治疾病，并提供测量非死亡性健康状况的有效方法，引起人们对非死亡性健康状况的关注。基于 DALE 的 HALE 解释失能或非失能人群间接病态的能力较强，有助于卫生政策与卫生规划的制定，WHO 建议将其作为一个综合性人口健康指标应用，2000 年 WHO 应用其所建立的 DALY 指标中顾及各种影响因素的失能权重分值，估算了全球范围 191 个国家可比的 HALE，但由于 HALE 必须以年龄别的失能患病率和死亡率为计算基础，发展中国家或地区资料系统不完善以及文化差异可能导致该指标或类似指标的应用受到局限。QALY 在 20 世纪 90 年代中期主要应用

于卫生保健和卫生决策分析如成本效果分析，每一个 QALY 对应最小的成本是医疗卫生决策的原则，在单位成本下不同治疗或干预措施间所引起个体或群体的健康结局差异的比较，常被作为选择治疗或干预措施的依据。DALY 可以精确地量化人群的疾病和失能负担并监测其动态变化，地区间、人群间 DALY 的比较分析，可以帮助确立资源配置优先方向；同时 DALY 可以广泛应用于评价卫生计划和预防干预措施的实施效果，如同 QALY 可进行成本效果分析。总体上，DALY、DALE 和 HALE 可以作为反映人群健康水平的地区性综合性指标，而 QALY 的出发点是关注于评估医学干预措施效果，很少用于全人群以及人群之间的比较。

健康测量指标的研究正呈现以下演变趋势：测量角度从对群体转向对个体，通过个体测量来准确反映群体；测量方向上兼用了正负向指标，两者互为补充；测量终点不仅限于死亡，还结合病残招致的失能；测量维度由单一生理向着生理、心理、社会适应能力等多维度转变；另外，在健康状况客观测量的同时，主观测量方法如多维的自测健康也得到了广泛应用。随着健康状况的内涵及其测量方法的变化，探索一些更为敏感的能抽取大量信息的综合指标，以全面准确地描述人的健康状况，成为一种总的发展趋势。但由于人类健康状况的复杂性，决定了其度量指标的复杂性。同时，指标的提出和实施，会受到当时社会观念、度量技术、数学处理方法和手段的限制。随着社会和人类本身的发展，健康状况也在不断变化，健康指标既要准确反映生命活动质量，也要

随之改变。因此，对健康状况指标的研究是一项长期艰巨的任务。

(洪倩)

wèishēng fúwù píngjià

卫生服务评价 （health service evaluation）

判断预定卫生目标取得的数量、进展和价值的过程。卫生服务评价包括明确卫生服务目标、阐明目标取得的进展、测量与判断目标取得的效果、衡量目标取得的效益、对今后工作的建议。卫生目标的进展、效果及效益是评价的重点。

简史 卫生服务评价在国外已有半个多世纪的历史。1955 年谢普斯 （Sheps）指出卫生服务的评价方法应根据评价目的而定。1996 年多纳伯迪安 （Donabedian A）从结构、过程、结果三方面来描述卫生服务质量，并对结果评价、过程评价、结构评价三种评价方法作了比较，认为结果评价效率高、敏感性强，但比较复杂，费用高。1982～1984 年意大利对皮埃蒙特地区的整个社会卫生服务采用行为指标（例如，针对各种风险、地理条件、环境、生理条件开展的健康教育产生的影响，卫生服务提供者的行为、服务的过程，机构分布的网络，服务的类型等对人群的影响）、平等性指标（各类群体共享卫生服务的水平和范围等）、生产指标（卫生服务提供的数量和质量）、生命质量指标四大类指标开展评价。日本多年来以动态与静态人口指标、平均期望寿命、去（某种）死因期望寿命、健康状况和接受治疗的情况、与健康有关的问题、经济指标、人力指标等七类指标作为国家和地区性卫生服务综合评价的指标，并以这些指标每年做出报告和比较。

中国自 1981 年中美合作在当时的上海县进行卫生服务调查以来，许多农村和城市开展了家庭健康询问调查和机构调查，从国家层次，就分别在 1993 年、1998 年、2003 年及 2008 年组织了国家卫生服务调查。通过卫生服务调查，提供人群健康状况、卫生服务需要量和需求量、卫生服务资源的配置及卫生服务利用效率资料，为进行卫生服务评价和制定卫生政策提供了客观依据。

特点 卫生服务评价具有三个基本特点。①科学性：评价者运用其他调查者可以重复的科学方法，对项目进行设计、实施和监测。②实用性：开展卫生服务评价主要是解决组织或社会存在的问题。③客观性：客观、真实的评价结果，对于组织和社会在较长时间内是有效和有用的。

评价内容 ①卫生服务需要：常用疾病指标和死亡指标来反映人群的卫生服务需要。反映卫生服务需要量的指标主要有疾病的频率和严重程度指标，可通过家庭卫生服务抽样调查方法等获得。②卫生资源：常用的测量指标包括卫生人力和床位测量指标，卫生设施测量指标，以及卫生费用测量指标等。③卫生服务利用：常用的指标包括门诊服务利用指标、住院服务利用指标、公共卫生服务利用指标。与医疗服务相比，测量公共卫生服务利用比较困难，一般通过询问一定期间内接受服务的种类和数量进行测量。④工作活动：可从描述工作进展和产出测量两方面进行。工作进展评价关注的是关键的活动和服务有哪些，其时间安排如何；人力资源、预算和时间等资源是如何分配和管理等。⑤质量评价：从卫生服务的组织、活动和过程、结果和影响等多个方面进行评价。

常用的指标包括经验标准，指在实际工作中为大多数人接受，或大多数地区实际状况的经验指标作为评价的依据；卫生指标，指由专家审定建议推广使用的标准。⑥态度：从卫生服务提供者和接受者两方面了解对待卫生工作的态度和支持程度。⑦费用和效益：投入量和产出量之间的比值是评价卫生服务经济效益的重要指标。分析疾病造成的经济损失常用的方法有费用–效益分析、费用–效果分析和最小费用分析。⑧效果和结果：常用的评价指标有死亡率、患病率和发病率、疾病丧失劳动能力的程度、不适合和不满意率等，效果评价要从两个方面进行，一是项目（计划）是否有效，只有有效方法的效果才能从经济效益上评价其是否有推广价值，卫生服务评价方案常采用准实验设计；二是项目（计划）是否被对象接受，如果不为对象接受或不合作时，不能否定有效方法本身的效果。

评价步骤 开展卫生服务评价的基本步骤有：①确定评价问题和范围。②复习项目方案等相关信息。③设计评价方案。④确定测量指标。⑤开展数据收集。⑥进行数据分析。⑦评价结果的报告及应用。

由于评价问题的特征及资料完整程度不同，不可能要求每一项评价工作严格遵守上述的每个程序，评价者可根据实际情况自我把握。开展评价的资料来源主要包括两部分：①常规统计资料、文书档案及文献报道等。优点是容易获得资料，但提供的信息往往不全面，也无法反映卫生服务领域中所涉及的居民卫生服务需要、卫生资源和卫生服务利用等情况。②调查收集资料。分卫生机构调查和家庭健康询问调查两大类，评价者根据调查的目的进行设计和调查，可获得比较全面和完整的卫生服务信息。

评价范围和标准 卫生服务评价的内容广泛，没有一个普遍适应的评价范围和标准。国际流行的分类方法有：①WHO在《人人健康系列丛书》中提出卫生服务评价包括适合程度、足够程度、进展、效率、效果、影响。②多纳伯迪安（A. Donabedian）在《卫生计划》一书中提出卫生服务评价分为三类，即组织结构和资源、工作、结果。③萨基特（Sackett）根据卫生服务研究对象，在《预防医学与公共卫生》一书中提出卫生服务评价应围绕下列四个问题进行，即卫生服务是否有效，卫生服务数量是否充分、质量是否可靠，群众是否享受到卫生服务，卫生服务费用是否节省。评价包括投入量评价、产出量评价、工作过程评价、结果评价、效益评价、效果评价、医疗需要量评价。⑤米尔顿·罗默（Milton Roemer）根据卫生服务研究的内容，建议从目标评价、医疗需要量评价、卫生服务利用及接受性评价、卫生资源评价、工作活动和态度评价、工作过程评价、结果和效果评价、费用和效益评价等八个方面进行卫生服务评价。

应用 卫生服务评价的实际应用包括：①对项目计划的实施情况检查。通过评价，判断项目计划是否达到预期目标，总结项目计划实施过程中的经验与缺陷，并确定项目计划实施过程中哪些领域可以加以改进等。②用于政策的应用和推广。关注的是该项目计划的政策实施，并对该项目计划能否应用到其他不同的环境

进行评价。③为政策设计提供依据。如通过对卫生服务需要、卫生资源和卫生服务利用三者之间关系的综合评价，为合理配置卫生资源提供依据。

（丁 宏）

wèishēng fúwù yánjiū
卫生服务研究（health service research） 从群体水平上对卫生服务的资源、供给、组织、资金筹措和政策方面知识的科学探究。卫生服务研究包括两个主要层次：组织层次研究，侧重于卫生服务的微观和组织内水平的研究，包括卫生资源、供给、组织和资金筹措等方面研究；政策层次研究，侧重于宏观和组织间水平的研究，目的在于研究卫生服务的社会、经济和政治方面的决定因素以及特定形式的卫生资源、供给及资金筹措相关政策设计、应用和效果。目前，保障服务利用的公平性、提高服务效益和改善服务质量等是卫生服务研究领域的热点问题。合理组织服务提供，以有限的资源尽可能满足居民服务需要，保护和提高居民健康水平，改善社会卫生状况是卫生服务研究的根本目的。

简史 "卫生服务研究"一词早在20世纪60年代就被广泛应用。1981年，美国里根政府宣布削减卫生服务经费，这一行为推动了卫生服务研究协会成立，早期参加协会的科学家们来自不同学科领域，互相分享了具有前沿性研究成果，卫生服务研究获得迅速发展。里根和布什政府通过按诊断相关分组和以资源为基础的相对值等级法成功地创建了国家保健支付体系，从而第一次把卫生服务研究置于政府事务的中心。20世纪70年代后期到80年代前期，美国兰德公司进行

健康保险实验，很多研究人员给予当前需求进行研究，以帮助决策者在管理改革和市场改革之际做出选择，以控制卫生保健费用，增加卫生保健服务可及性，这当中包含了卫生服务研究的思想和方法。1981年，中美合作把中国上海县卫生服务与美国华盛顿县进行比较分析。结果表明上海县居民健康主要指标已接近于发达国家、卫生服务的宏观效益和效果是显著的。随后卫生服务研究在中国迅速发展，表现在：上海县卫生服务研究的经验迅速得到推广应用；卫生服务研究在内容、范围、对象上由单一的医疗服务向预防保健、综合研究方向扩展；卫生服务调查研究方法向多样化发展。1993年、1998年、2003年及2008年中国组织了四次国家卫生服务调查。通过卫生服务调查，提供人群健康状况、卫生服务需要量和需求量、卫生服务资源的配置及卫生服务利用效率资料，为进行卫生服务评价和制定卫生政策提供了客观依据。

特征 卫生服务研究有四个主要特征。①科学性：科学体系中的实证性、理论、经验性和客观性同样适应于卫生服务研究。特别是卫生服务研究的复杂性和人性化本质，涉及多种群体的利益，保持客观性是研究的关键。②跨学科性：目前尚无一个独立学科能够囊括卫生服务研究的所有方面。卫生服务研究涉及生物科学、社会科学及计量科学如数学、统计学等多种学科。③以人群为基础：侧重于群体而非个人的研究把卫生服务研究与其他健康相关研究，如临床研究、生物医学研究等区别开来。流行病学研究也侧重于群体研究，运用流行病学方法来评估某一具体健康

干预措施对群体健康的影响或其他结果的研究可归入卫生服务研究。④应用性：解决实际问题往往是开展卫生服务研究的出发点，通过研究获得进行组织、管理和立法的证据，为制定特定政策提供循证依据。

内容 主要有六项。①社会因素对卫生系统的影响：历史传统、社会制度、国家的组织结构和社会经济发展等都不同程度地对卫生系统有影响，通过对各种影响因素的研究合理组织卫生服务，充分发挥卫生资源的作用。②评价人群的医疗卫生服务需要：影响人群医疗卫生服务需要的因素包括人口学特征、社会经济、人群文化因素、医疗保健制度、地理环境等。结合既往卫生服务利用情况，可预测人群医疗卫生服务需要。③合理分配和使用卫生资源：卫生资源包括卫生人力资源、卫生机构数量、装备供应、知识和技术等，卫生资源的数量、质量、结构和分布是研究重点。④卫生系统的组织结构与功能：根据需要，理顺卫生系统内部、外部纵向和横向的分工与联系；进行区域卫生规划，确定各级医院的功能以及不同性质卫生机构之间的协调发展。⑤卫生系统的经济分析：分析卫生经费的来源、数量、分配、使用及其组成，评价卫生资源投入产出比，分析影响卫生资源发挥经济效益的影响因素等。⑥卫生服务效果评价：人群健康状况是评价卫生服务效果的最终指标；对单项卫生服务项目的评价，少数指标即可作出评价；对综合性卫生服务项目的评价，则需要综合的评价指标体系。

步骤 卫生服务研究遵循科学研究的基本步骤，包括概念化、研究准备、研究设计（研究方法选择、样本抽样、数据测量、数据收集、数据加工及分析）和研究结果的应用。常用的研究方法包括几种。①研究综述：总结某一问题现有专业知识的综合发展状况的有效方法。②定性研究：与定量研究相比较而言，包括观察、集中访谈和案例研究等，可以作为一种探索性研究方法，大规模的系统调查研究的补充，研究目的的确定或其他研究方法不适合的选择。③调查研究：采用系统的方法从调查对象中搜集研究者感兴趣的数据，并应用定量的方法进行数据分析。包括横断面调查、电话访谈和纵向调查等。④实验研究：通过设立实验组和对照组并比较不同研究组的情况来验证假设。在卫生服务研究领域，严格按照标准实验设计开展研究难以做到，常采用准实验设计或非实验设计。⑤评价研究：采用一种或多种研究方法对某一项目或政策的各个方面进行评价，为项目或政策实施成效的评估和改进提供证据。⑥二手资料分析：对其他研究者或组织收集到的资料进行的再次分析。常用于既往研究的定量资料的分析。

应用 卫生服务研究的实际应用包括：①研究制定卫生管理的方针及原则，为合理组织卫生服务提供依据。②通过研究居民健康状况，卫生服务需要、卫生服务需求、卫生服务利用之间的关系，评价现有卫生资源的利用效益，使有限的卫生资源发挥更大的社会效益和经济效益。③探讨和寻求医疗需要、需求、利用之间的平衡和一致关系，为合理配置卫生资源提供决策依据。

（丁 宏）

wèishēng fúwù xūyào

卫生服务需要（health service need） 从消费者的健康状况出发，在不考虑支付能力情况下，由医学专业人员分析判断消费者是否应该获得卫生服务及获得卫生服务的合理数量。广义的卫生服务需要包括由消费者个体认识到的需要和医学专家判断的需要。两者有时是一致的，如表中的 A 和 D，有时是不一致的。如表中的 B 和 C。其中 D 为专家和个人均认为无卫生服务需要，因而不需要获得卫生服务需要；A 为专家和个人均认为有卫生服务需要，因而有必要获得卫生服务；C 为个体认为有健康问题，需要获得卫生服务，但专家认为没有卫生服务需要，主要是个体疑病或存在无须获得卫生服务的极小健康问题所致；B 为个体实际存在健康问题，尚未被个体所知，但从医学的角度来看该个体需要获得卫生服务。

概念形成过程 早在20世纪50年代，美国等西方国家就建立了以连续性的健康询问调查为重点的卫生服务调查研究，居民卫生服务需要是调查研究的重要内容之一。20世纪70年代起，英国、日本、加拿大等一些发达国家也相继建立了健康询问调查制度，80年代开始一些发展中国家陆续开展了横断面卫生服务抽样

表 个体与医学专家对卫生服务需要的确定

医学专家	个 体	
	有卫生服务需要	无卫生服务需要
有卫生服务需要	A	B
无卫生服务需要	C	D

调查。1981年，中美双方合作在上海县开展卫生服务的调查研究，以后全国相继开展了卫生服务抽样调查。1985年后，卫生部多个司局相继在全国范围内开展了卫生需求与对策的调查研究，1993年中国开展了第一次国家卫生服务调查，在调查设计方案中明确指出"国家卫生服务总调查的基本目的是提供人群健康状况及卫生服务需要量，有关卫生服务资源的筹集、分配、结构和卫生服务资源的利用及其效率的资料，为卫生事业管理决策提供客观依据"，"卫生服务需要"的概念开始出现在中国正式文件中，1998年、2003年、2008年又进行了三次调查。这四次调查中均通过对样本地区居民各类疾病患病率、伤残率、疾病严重程度及其丧失劳动能力程度等健康状况的调查，推测了中国不同类型地区居民和特殊人群卫生服务需要量以及存在的主要健康问题，分析居民卫生服务需要的变化及卫生服务需求与卫生服务供给之间的关系，为合理制定卫生发展计划和战略提供客观依据。

与卫生服务需求的关系 卫生服务需要与需求两者之间的关系可用图表示。Ⅰ为没有认识到的需要，即个体出现健康问题，但个体没有认识或感觉到，因而不会寻求获得卫生服务；Ⅱ为认识到的需要，但因各种原因（如自感病轻、经济困难等）而未转化为需求；Ⅲ为个体愿意且有能力购买，医生从专业角度也认为需要获得卫生服务，这部分构成了卫生服务利用的主体；Ⅳ为没有需要的需求，如医生诱导的需求。Ⅰ和Ⅱ构成了卫生服务的潜在需求，潜在需求水平在一定程度上反映了卫生服务利用障碍的大小。

影响因素 诸多因素影响到人群卫生服务需要量，包括人口数量及其人口年龄性别构成、医疗质量、预防保健工作、文化教育、气候地理条件、居住地点和条件、婚姻、行为心理因素等。

研究方法 卫生服务需要常与卫生服务供给、卫生服务利用一起研究。一般通过对样本人群各类疾病患病率、伤残率、疾病严重程度及其丧失劳动能力程度等健康状况的调查，掌握人群健康状况以及存在的主要健康问题，计算疾病造成的间接经济负担，测算目标人群卫生服务需要量，分析居民卫生服务需要的变化及其影响因素。同时结合对人群卫生服务利用的调查，探讨居民卫生服务需要向需求转化的程度、卫生服务需求与供给之间的关系及其影响因素，为合理制定卫生发展计划和战略提供客观依据。结合对人群医疗保障制度和医疗保健费用的调查，了解医疗保障制度改革进展、各种医疗保障制度覆盖范围、居民医疗保健负担能力和负担水平，以及医疗保障制度改革对人群卫生服务需求和利用的影响等，为建立健全城乡居民的医疗保障制度，完善卫生筹资政策提供有关信息。

目前常通过家庭健康询问调

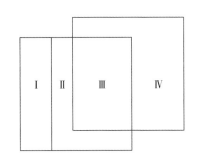

图 卫生服务需要与需求之间的关系

Ⅰ为没有认识到的需要；Ⅱ为认识到的需要；Ⅲ为需要＝需求；Ⅳ为没有需要的需求

查和小规模定性调查，用疾病指标和死亡指标来反映人群的卫生服务需要。但因死亡是人群健康状况损害最严重的后果，用死亡指标反映人群健康问题不敏感，在了解人群对医疗、预防、康复、健康教育等卫生服务需要中消耗资源最多的医疗卫生需要中，疾病指标尤其重要。疾病指标有疾病频率（度）指标和疾病严重程度指标两类。常用的疾病频率（度）指标包括2周患病率、慢性病患病率、健康者占总人口百分比等。常用的疾病严重程度指标包括2周卧床率、2周活动受限率、2周休工休学率、2周每千人患病日数、2周每千人因病伤卧床日数、2周每千人因病伤休工休学日数等。

（丁 宏）

wèishēng fúwù xūqiú

卫生服务需求（health service demand） 在一定时期内、一定价格水平下，居民愿意而且有能力购买的卫生服务量。在实际工作中，通常用消费者实际利用卫生服务的数量来衡量。卫生服务需求与卫生服务需要既有联系又有区别。卫生服务需要仅从健康状况出发，描述了保持和促进健康的现实需要，需要能否转换成卫生服务需求，除了受个体认知的影响外，还与个体的收入水平、文化水平、职业、社会地位、家庭人口、卫生保健制度、卫生服务水平与服务质量、交通的便利程度等有关。

概念形成过程 早在20世纪50年代，美国等西方国家就建立了以连续性的健康询问调查为重点的卫生服务调查研究，居民卫生服务需求是调查研究的重要内容之一。20世纪70年代起，英国、日本、加拿大等一些发达国家也相继建立了健康询问调查制度，80 年代，一些发展中国家陆续开展了横断面卫生服务抽样调查，在这些调查中，卫生服务需要和需求都是重要内容。

在中国，医疗服务供给和需求是中国卫生研究最先开展的领域，此后才扩展到预防、保健等领域。1981 年中美科技合作开展"上海县卫生服务研究"，该研究采用家庭健康询问调查方法，调查得出了上海县居民健康状况接近发达国家等结论，并第一次向国外报道了中国卫生服务研究的成就。1993 年中国进行第一次国家卫生服务调查，在调查设计方案中明确指出"对人群的健康及卫生服务利用的细致调查研究，可为卫生服务需求及预防保健措施提出相应的对策"，"卫生服务需求"的概念开始出现在中国正式文件中。至今中国共进行了四次国家卫生服务总调查，卫生服务需求均是重要调查内容之一，研究结果为卫生政策的制定提供了依据，同时为卫生资源的有效配置提供了大量的数据支持。

形成条件　卫生服务需求的形成必须具备两个条件：消费者具有购买愿望和消费者具有支付能力，如果消费者只有购买的愿望而没有支付能力，或虽有支付能力而没有购买愿望，都不构成消费者对卫生服务的需求。

分类　卫生服务需求分为两类，一类是由需要转化而来的需求，这种需求是对卫生资源的合理利用（但并不是所有的卫生服务需要都能转换成需求）。另一类是没有需要的需求，是对卫生资源浪费，原因包括医务人员的诱导消费、消费者对健康的迫切追求所致的错误诉求表达等。

特点　卫生服务是一种特殊的服务，既有一般服务需求的特点，也有与其他服务不同之处。特点主要体现在以下方面：①信息不对称。消费者在利用卫生服务时往往带有盲目性。②被动性。由于专业医学知识缺乏，消费者认识到的需求是有限的，大部分卫生服务需求都是经过医生等专业人士检查认可并告知消费者后才可能实现的。③效益外在性。即卫生服务的利用可以在消费者以外的人群产生影响，取得效益。④不确定性。较大人群的卫生服务需求相对稳定，但影响个体健康状况的因素较多，因此预测个体卫生服务需求很难，个体的卫生服务需求具有不确定性。⑤卫生服务费用支付的多源性。医疗保险、社会救助、企业和政府介入使一部分人的收入转移给卫生服务消费者，增加了卫生服务费用的支付渠道，并影响着消费者的消费行为。

研究方法　在实际中，通过采用家庭健康询问调查和小规模定性调查，用门诊服务利用、住院服务利用及预防保健服务利用指标来反映人群的卫生服务需求。门诊服务利用常用的指标有 2 周就诊率、2 周患者就诊比例、2 周患者未就诊比例等；住院服务利用常用的指标有住院率、人均住院天数、需住院而未住院比例等；预防保健服务利用常用的指标有接种率、住院分娩率等。

功能　卫生服务需求研究的主要功能体现在为卫生资源配置提供依据。但必须认识到：根据需求配置卫生资源，可以提高资源的利用效率，但一部分人因支付能力问题利用不起卫生服务，导致卫生服务公平性降低；根据需要配置卫生资源，可能因支付能力的影响而导致资源利用效率

不高，资源呈现过剩状态。因此，开展卫生服务需求研究，结合卫生服务需要、卫生服务利用研究，在兼顾效率与公平原则的指导下，可为合理配置卫生资源提供决策依据。

（丁　宏）

wèishēng fúwù gōngjǐ

卫生服务供给（health service provision）　在一定时期内、一定价格水平下，卫生服务供方愿意且能够提供的卫生服务数量。卫生服务供方应同时具备两个条件，即提供卫生服务的愿望和有提供卫生服务的能力。

卫生服务供给研究在中国得到了广泛的应用，孟庆跃在《改革管理体制：卫生服务供给系统的层次、问题和责任分析》一文将卫生服务供给按市场结构分成了三个层次，即生产要素生产、流通、经费筹集，三个层次上的关联性将卫生服务供给中的问题的来源详细地分析出来，为卫生改革策略提供了重要的参考；包健《北京市医疗服务的政府供给分析》一文是地区卫生服务供给研究中具有代表性的研究，为中央政府和地区政府在医疗卫生服务中的准确定位提供了重要的信息。自 1993 年卫生部组织开展第 1 次国家卫生服务调查以来，卫生服务供给评价在研究中扮演着举足轻重的角色，其研究结果为中国合理配置卫生资源提供了重要决策依据。

卫生服务供给与卫生服务需求是相互对应、紧密联系的一对概念。卫生服务需求指在一定时期内、一定价格水平下，居民愿意而且有能力购买的卫生服务量。卫生服务需求是卫生服务供给被消费的前提条件，而卫生服务供给则是卫生服务需求得以满足的

现实基础，使人群消费卫生服务成为可能。卫生服务需求反映了人群卫生服务消费量，测量了卫生服务供给量在多大程度上满足了人群消费量，反映出卫生服务利用率。

特点 卫生服务是特殊的服务，卫生服务供给具有许多一般性服务供给的即时性，但由于卫生服务直接作用人体，结果直接影响生命健康的性质，又决定了卫生服务供给具有独特的特点。①高质量与无误性：直接作用于人体，结果影响生命健康，造成损害难以逆转。②专业性和技术性：卫生服务提供者需具备专业知识和技能。③不确定性：个体差异、疾病多样和复杂性决定。④垄断性：提供者专业和技术垄断。⑤供给者的主导型：提供者掌握信息更丰富全面。⑥外部经济效应：可能对卫生服务消费者以外的人群健康、安全有影响。⑦非抗争性和非排他性服务供给的短缺性：卫生服务是公共产品。

影响因素 卫生服务供给受多种因素影响，包括社会经济发展水平、卫生服务价格、卫生服务成本、卫生服务需求水平、卫生资源、卫生服务技术水平、医疗保障制度等。总体上说，卫生服务供给弹性较小，卫生服务供给量对价格的敏感程度较低，主要原因是：卫生技术人员培养周期长、成本高，严格的行业管制，高昂的进入与退出障碍，与其他行业的兼容性低，房屋与大型设备数量在短期内难以改变等。

研究方法 对卫生服务供给进行研究常用方法有：①调查研究方法，通过对常规的统计资料的收集，定量分析评估卫生资源供给的数量与质量，如卫生总费用研究、卫生资源供给研究等。

②计量经济学研究方法，如运用普通最小二乘法（OLS）、两阶段最小二乘法（TSLS）等方法研究供给诱导需求问题，计算供给的价格弹性或成本弹性来解释供给量变动与价格或成本变动之间的关系，建立生产函数模型来表示在一定时期内、在技术条件不变的情况下，生产要素的投入数量与所能提供服务的最大产量之间的关系等。

卫生总费用研究常用的分析指标有卫生总费用占国内生产总值（GDP）比例、财政卫生支出占财政总支出的比例、财政卫生总支出占卫生总费用的比例、社会健康保险总支出占卫生总费用的比例、个人医疗总费用占卫生总费用的比例等。

卫生资源供给研究常用的分析指标区域医疗机构数、每10万人口救护车数、每10万人口各种大型诊疗设备数、每千人口病床数、每千人口卫生技术人员数、每千人口医生数、每千人口护士数等。

功能 ①为卫生政策的制定提供依据：不同供给者的供给目的、供给方式不同，通过对不同供给者卫生服务供给量的分析，可以发现卫生服务供给规律，从而为区域卫生规划等相关卫生政策的制定提供依据，保证卫生服务供给稳定安全充足，实现卫生服务供给社会经济效益最大化。②为卫生资源的合理配置提供依据：通过科学测量卫生服务需要、需求、利用相关指标，分析卫生服务供给利用效率，预测卫生需求变化趋势，为卫生总费用的投入及合理分配、医疗机构的病床数、各种大型诊疗设备数、人力资源配置比例等卫生资源的合理配置提供依据，提高卫生资源利

用率。③为评价政府有关政策提供理论或实证依据：卫生服务提供者可以根据卫生服务需求行为理论对患者的就医行为做出合理的解释，为评价政府的有关政策提供理论依据或实证依据。

（丁 宏）

wèishēng fúwù chéngběn

卫生服务成本（health service cost） 在提供卫生服务过程中所消耗的各种物质资源和劳务价值的货币表现。此是卫生服务价值的重要组成部分。卫生服务的提供需要消耗一定的生产资料和劳动力，表现为材料费用、折旧费用、工资费用等，这些逐渐转化为卫生服务成本。卫生服务活动不仅包括服务，也包括组织、管理工作，因此在组织、管理活动中所发生的费用，也计入成本。

成本指生产某一产品所消耗的各种费用之和。成本作为资源价值，以货币形式加以计量。同时，成本也可以理解为达到一种目的而放弃另一种目的所牺牲的经济价值，如机会成本。宏观上，成本分为理论成本与应用成本。理论成本阐明成本的本质内涵，是商品生产中的物化劳动和活劳动中必要劳动的耗费、补偿和统一。从耗费角度看，成本的经济内容是资本价值（C＋V）的等价物，其中 C 为物质消耗支出，V 为劳动报酬支出；从补偿角度看，成本是补偿商品生产中资本的自身耗费。由于资本价值无法直接计量，人们所能计量和把握的成本，实际上是资本价值的价格，即成本价格。应用成本既不是理论成本也不同于成本价格。它是指实际工作中为了促进卫生服务机构厉行节约，减少损失，强化经济责任，将某些不属于资本价值的内容列入成本，而把某些属

于活劳动耗费的不列入成本，如医疗事故赔偿这类并不形成服务价值的也计入卫生服务成本之中。对于应用成本，在核算上要严格按制度规定办理，使卫生服务成本各种支出的项目和内容保持一致，便于进行成本比较分析。

成本的研究方法包括成本分类方法、成本分析方法和成本控制方法等，每一种方法都有各自的指标体系，如成本分析方法主要有对比分析法、连锁替代法、相关分析法等。

研究卫生服务成本的意义如下。①成本是补偿卫生服务消耗的依据：卫生机构对服务消耗进行补偿，成本是其衡量补偿份额大小的依据。②成本是制定卫生服务价格的基础：正确地核算卫生服务成本，最大限度地反映卫生服务社会必要劳动的消耗水平，才能客观地制定卫生服务价格。③成本是卫生服务机构进行决策的参考：卫生服务机构要提高其在卫生服务市场上的竞争力，必须进行正确可行的决策，而卫生服务成本就是其中十分重要的一项因素。卫生服务机构只有努力降低服务成本，才能使自己具有较高的市场竞争力。④成本是综合反映卫生服务机构工作业绩的重要指标：卫生服务机构经营管理中各方面工作的业绩，都可以直接或间接地在卫生服务成本上反映出来。因此，可以通过对卫生服务成本的预测、分析、控制来促使卫生服务机构加强经济核算，不断降低成本，提高经济效益和社会效益。

（杨善发　肖锦铖）

wèishēng fúwù xiàolǜ

卫生服务效率（health service efficiency）

单位时间里实际完成的卫生服务工作量。卫生服务效率反映了在给定的时间内，投入的各种卫生资源与卫生产出之间的比率关系。它与卫生资源投入成反比，与卫生产出成正比。

效率指最大可能地利用社会资源满足人们的愿望和需要的程度。效率原本是指在使其他人境遇不会变坏的条件下，如果一项经济行为可能增加至少一人的经济利益，则此经济行为被认为是有效率的。从管理学角度来讲，效率是指在特定时间内，组织的各种收入与产出之间的比率关系。效率也通常被指对于有限资源（如原材料、人力、资金等）的最佳分配方法，当达到某些特定标准的时候，意味着实现了效率。所谓效率高，是指在单位时间里实际完成的卫生服务工作量多。效率是经济学中考量的一个重要指标，即以价值最大化的方式配置和使用资源，从而达到对有限资源的充分利用。鉴于人们需求的多样性和持续性，最大程度地利用其有限的资源就显得特别重要。

卫生服务效率可分为卫生服务配置效率和卫生服务技术效率。前者从宏观角度理解卫生服务效率，强调资源的合理配置；后者从微观的角度认识卫生服务效率，是指医疗卫生服务机构以最小的资源投入取得最大的服务产出。

评价卫生服务效率的方法有最小成本法、成本 - 效果分析、成本 - 效益分析和成本 - 效用分析等。

研究卫生服务效率的意义如下。①效率是卫生计划或方案选择的标准：如何利用有限的卫生资源满足人们日益增长的健康需求是卫生服务领域所关注的重要问题。在卫生部门的各项工作中，经常要面临对各种计划或方案的选择和决策。②效率是卫生计划或方案改进的依据：通过科学全面的效率评价，可以优选方案，或对已执行的方案进行评价，进行方案改进，从而达到节约卫生资源，充分利用卫生资源的目的。③效率是卫生计划或方案评价的尺度：效率评价目的在于评价卫生服务规划和方案的实施效果，考察其可行性、有效性，是否能使有限的卫生资源发挥最大的作用。④效率要求不同卫生计划或方案选择不同的考评标准。卫生服务覆盖范围广，涉及医疗、预防、保健、康复、健康教育等多个方面。因此，针对不同的卫生服务计划，应选择合适的评价方法。

（杨善发　肖锦铖）

wèishēng fúwù xiàoguǒ

卫生服务效果（health service effectiveness）

卫生工作目标的实现程度。效果是指用一定的成本去实现既定目标的程度。效果是由于某种原因或因素导致的结果，是人们实践的客观后果。任何达到目标的计划方案的成本越低，该计划方案的整体工作效果就越好。

效果指标具有数量化、有效性、客观性、灵敏性、特异性的特点。它不必使用货币值作为效果指标，而直接用那些能够反映人民健康状况变化的指标。一般适用于相同的目标、同类指标的比较，卫生服务效果常用的指标有死亡率、发病率、患病率、休工率（休学率）和人均期望寿命等。

效果分析是评价卫生服务工作的重要方法之一，通常包括三种方法：成本相同比较效果、效果相同比较成本、成本和效果比率。

研究卫生服务效果的任务在于使用一定数量的卫生资源能够获得最大的卫生服务效果，进而从卫生服务成本和卫生服务效果两方面对卫生计划方案的经济目标与技术参数等进行分析与评价。

（杨善发　肖锦铖）

wèishēng fúwù xiàoyì

卫生服务效益（health service benefit）

实施某项卫生政策或卫生活动带来的可以度量的收益和状况变化。卫生服务效益是卫生服务活动取得的效果和利益的总称，可用数量表达，包括直接效益和间接效益。容易用数量来度量和评价的卫生服务效益，即所谓的直接效益，如某类手术给患者带来的劳动力恢复而产生的劳动收入。与之相对应的不容易用数量来度量和评价的卫生服务效益称为间接效益，也泛指一项卫生服务活动带来的社会效果和影响，如医生的医疗行为及结果带来的社会信誉、医院形象和个人魅力等。两者既有联系又有区别。直接效益是追求间接效益的基础，而间接效益又是促进直接效益提高的重要条件。两者的区别主要表现在：直接效益比间接效益更加显而易见，可以运用若干数量指标来计算，而间接效益的计量较难运用货币方式表达，需要借助于其他形式来间接考核。

影响卫生服务效益的因素是多方面的，如卫生技术水平、综合管理能力、医疗资源消耗和占用的合理性等。

效益最大化源于科学管理。追求高效益必须通过科学而有效的管理，以尽可能小的投入来取得尽可能大的产出，来实现效益的最大化。常用的卫生服务效益分析方法包括净现值法、年当量净效益法、效益－成本比率法。

研究卫生服务效益的意义如下。①效益是卫生方案决策的依据：在许多情况下，通过对投入产出边际分析来考察实际效益的大小，从而作出科学决策。②效益分析是评价卫生服务效率的重要方法之一：通过比较各种备选方案的全部预期效益和全部预计成本的现值来评价备选方案。

（杨善发　肖锦铖）

wèishēng fúwù xiàoyòng

卫生服务效用（health service utility）

卫生服务满足人们医疗卫生需求的程度和对健康状况改善的感受。卫生服务效用是以人们对实施预防、诊断或治疗措施等所产生结果的满意程度来计量的收益，是患者接受预防、诊断或治疗措施后对自身健康状况的主观判断。

卫生服务效用是人们在医疗卫生服务过程中所感受到的满足程度。效用是需求、欲望等得到满足的一个度量，是人们主观上的偏好和评价，不仅在于卫生服务本身具有的满足人们某种需求的能力，而且还依存于人们的主观感受。卫生服务效用是一个相对概念，只有在同一卫生服务前后之间和两种卫生服务活动的满足之间相互比较时才有意义。卫生服务效用有无或效用大小取决于主观心理评价，卫生服务效用本身不具有伦理学意义，因此，同一卫生服务活动会因人、因时、因地之不同而有不同的效用。与效用意义相反的概念是负效用，指某种东西所具有的引起人的不舒适感或痛苦的感受。

人们对效用的度量，先后提出了基数效用和序数效用，并在此基础上，形成了分析消费者行为的两种方法，即基数效用论者的边际效用分析方法和序数效用

论者的无差异曲线分析方法。卫生服务效用是人们主观的价值感觉和评判，以主观心理解释价值形成过程，认为卫生服务的价值是人们对服务的感觉和评价。卫生服务效用随着人们消费的卫生服务量和种类的不断增加而递减。卫生服务边际效用是某种卫生服务一系列递减效用中最后一个单位所具有的效用，又称卫生服务最小效用，它是衡量卫生服务价值量的尺度。

研究卫生服务效用的意义如下。①效用是卫生决策与行为的重要依据：在风险和不确定条件下，决策行为准则是为了获得最大期望效用值而非最大期望价值。②效用分析是不断发展起来的一种卫生项目评价方法，是制定卫生政策的决策工具之一，主要比较项目投入成本量和经过质量调整的健康效益生产量。

（杨善发　肖锦铖）

wèishēng xìtǒng fǎnyìngxìng

卫生系统反应性（health system responsiveness）

卫生系统满足人们对其改善非健康方面的普遍、合理的期望的程度。是卫生系统产出之一，是医疗卫生机构对公众普遍合理期望的认知和适当的反应。反应性包括水平和分布两个方面，反应性水平是指反应性的质量，反应性分布是指反应性在人群中的公平性，包括社会公平性、地理位置的公平性、经济的公平性。卫生系统反应性评价由两个部分组成，包括八个方面："对人的尊重"，涉及尊严、保密性、自主性和交流四个方面；"以服务对象为中心"，涉及及时关注、社会支持、基础设施质量和卫生服务选择性四个方面。

反应性与患者满意度是两个不同概念。①患者满意度主要体

现在特定卫生服务环境（临床特定的、专门的卫生保健）下对医疗活动的反应，反应性则是对整个卫生系统的评价。②患者满意度包括健康和非健康结果，反应性仅指非健康结果。③患者满意度是根据个人的期望和接受卫生服务活动经历，对已接受的服务进行的评价，反应性是指个人对卫生系统的认知与合理的普遍期望的评价。

概念形成过程 随着卫生系统涉及伦理的讨论越来越多，致力于改善卫生系统绩效的世界卫生组织把卫生系统反应性测量作为重要目标之一，提出了测量卫生系统反应性的策略：提供清晰的卫生系统反应性概念；准确测量卫生系统反应性；尽量降低测量卫生系统反应性的成本和负担；卫生系统反应性测量与卫生系统的改善相结合。1999 年应世界卫生组织的要求，在包括中国在内的 35 个国家中同时进行一次没有经费支持的预调查，其目的是为进一步完善卫生系统反应性的测量工具提供参考，并在《2000 年世界卫生报告》中提出卫生系统反应性概念，与健康、筹资公平性共同被作为卫生系统绩效评价的三大目标。

2000 年世界卫生组织界定的卫生系统反应性包括两个部分七个方面内容。①对人的尊重：包括尊严、自主性、保密性三个方面。②以卫生服务利用者为中心：包括及时关注、基础设施的质量、社会支持网络、选择性四个方面。2001 年在中国等成员国专家的建议下，世界卫生组织在反应性测量中又增加了一个方面——交流。卫生系统反应性的内容进一步完善。世界卫生组织对卫生系统反应性的理论体系、测量工具进行

了积极的修改和完善。中国是最早开展卫生系统反应性评价研究的国家之一，2001 年联合国开发计划署、世界卫生组织和中国卫生部合作项目在中国 23 个省进行了一次卫生系统反应性关键知情人调查研究。结合世界卫生组织在《2000 年世界卫生报告》中对卫生系统整体进行评价所采用的卫生系统反应性指标，中国许多学者相继开展了卫生系统反应性调查研究，为提高卫生系统反应水平，降低卫生系统反应性不公平性提供决策参考。

反应性是在健康（水平、分布）和筹资公平性不足以及对卫生系统的绩效进行全面评估的情况下提出来的。它指出除健康和筹资公平性外，卫生系统在多大程度上满足了人们对卫生系统中改善非健康方面普遍、合理的期望。这个概念主要强调两点：非健康和普遍、合理的期望。强调"非健康方面"避免了重复测量卫生系统健康和反应性的绩效；强调"普遍、合理"避免了个人因自身社会经验、经济环境、社会阶层的差异而导致的期望不同，避免人群期望的差异。

研究方法 问卷调查是反应性研究的主要方法。世界卫生组织在开发测量工具上，采取了灵活的数据收集策略和多种调查相结合的方式。主要有四种量表：关键知情人调查（key informant survey，KIS）、家庭调查、信访调查及其他方式调查。其中用得最多的是 KIS 问卷，其选择知情人的要求是：对卫生系统有一定程度的了解，不同层次、职业的政府和私人部门人员和研究人员。KIS 问卷主要包括三个部分内容。①反应性的水平：用李克特（Likert）量化法，按照 0～10 的

分值标准对反应性的八个部分打分。②反应性的分布：列出卫生系统反应性差的脆弱人群（穷人、妇人、老人等）并估计各脆弱人群在整个人群中所占比例。③应答者基本情况：在反应性分布中，KIS 问卷利用知情人强度分数和脆弱人群在人群中所占比例计算出不公平分数。由于关键知情人调查花费时间和成本少，世界卫生组织认为，KIS 问卷是短期内收集反应性数据的有用工具。家庭调查、信访调查及其他方式调查的内容和 KIS 问卷调查相似，但常用于对卫生服务消费者的调查，设计上也稍显简单，并且调查要花费更多的人力物力成本，因此常作为 KIS 问卷调查的有效补充，以便得到更全面的信息。

卫生系统反应性测量要求被调查者评价他们与卫生系统接触的真实情况，而非他们对这个接触的满意程度。反应性测量采用自我报告的形式，自我报告的分值大小取决于其对卫生系统经验的期望值，因此基于个体感知基础上的个体判断进而作出的自我报告差异很大，从而导致评价不同亚群体之间的反应性存在一定困难。很多研究表明，不同文化、政治系统、语言、信仰及资源水平的人对卫生系统相同的经历给予了不同的评价。这种期望值对反应性评价的扭曲给政策制定者带来极大的影响。为调整期望值对反应性的潜在影响，世界卫生组织引入了"情景问卷调查"，该问卷条目要求被调查者针对各个不同的情景假设进行评价，并对评价结果进行分析。

在评价结果分析中，世界卫生组织应用了两个新模型：HO-PIT（Hierarchical Ordered Probit）模型及 CHOPIT（Compound Hierarchical Ordered Probit）模型，可以通过校正期望值而有效改善人群自报问卷资料的跨人群和跨区域的可比性，但由于该方法尚未进行大规模的调查验证，其对结果的校正效用仍无法衡量，因此其在反应性中应用的合理性和实用性仍有待进一步考察。

意义　卫生系统中反应性评价的目的在于提高卫生系统反应性的平均水平和降低卫生系统反应性的不公平性两个方面。从宏观角度来看，将反应性与健康、筹资公平性一起作为评价卫生系统绩效的三大目标，利用这些目标可以在不同的国家或地区进行比较，帮助各国（地区）进行卫生系统的改革和发展。从微观角度来看，促进卫生系统关注"对人的尊重"和"以服务对象为中心"，满足人们对卫生系统非健康方面的普遍的、合理的期望，提高卫生系统反应性的平均水平，降低卫生系统反应性的不公平性，促进卫生事业和谐发展。

（丁　宏）

wèishēng fúwù mǎnyìdù

卫生服务满意度（health service satisfaction）

居民寻求和利用卫生服务时内心感受到需求被尊重和满足的程度。卫生服务满意度是顾客满意度在卫生服务领域的具体表现。它是一种相对的心理状态，通行测评标准为顾客满意度指数。

满意度概念及其提出　满意度指顾客使用产品或接受服务后自身需求被满足的程度。满意是对需求是否被满足的一种心理尺度。当需求被满足时，服务对象心理预期实现时便体验到一种正向的情绪反应，称为满意，反之即体验到一种负面的情绪反应，称为不满意。心理学上所指的没

有不满意和没有满意在这里可分别归类于满意和不满意，也就是说没有不满意在通常情况下是一种正向的情绪反应，没有满意在通常情况下表述为一种负面的情绪反应。

满意度常因为内外关系分为员工满意度和顾客满意度。员工满意度指员工工作的实际感受与其期望效果比较的心理感受；而顾客满意度指顾客对某一产品或服务满足其需求和期望的程度，是顾客在消费后感受到是否满足的一种心理体验。尽管员工满意度和顾客满意度考察的内容和影响因素差别较大，但运用它们的目的都是为了掌握产品（或服务）和管理的接受和欢迎程度，借以分析优劣，提高效率，赢得顾客，占领市场。

满意度概念最先由美国学者卡多佐（Cardozo）在1965年提出，但其定义至今没有统一界定。霍华德（Howard）和谢特（Shet）认为顾客满意就是顾客衡量其付出与实际获得是否公平、合理的心理状态；西蒙（Simon）等学者则将其认为是与消费效用相近似的一个概念；ISO 9000则定义为"顾客对其要求已被满足的程度的感受"；还有其他学者也从不同角度对顾客满意进行过界定。比较公认的定义是顾客对接受的产品或服务所实现的效果和顾客期望的效果进行比较的结果，用公式表示为：顾客满意度＝用户感受值/期望值。根据这一公式，如果顾客实际感受到的服务质量符合甚至超过他们预期的服务质量时，他们感知的服务质量就好，就会感到满意或十分满意；如果他们实际感受到的服务质量不及预期的服务质量，他们感知的服务质量就差，就会感到不满意。从这

个角度看，顾客满意度实际上是顾客的一种相对主观评价，是他们接受产品或服务后感觉到的满意程度。

顾客满意度指数　是衡量产品或服务质量的一个综合性指标，也是衡量组织业绩的一个效益性指标，还是衡量国民经济运行质量的一个社会性指标。自20世纪90年代以来，许多国家都开展了全国性的顾客满意度指数测评工作，希望借此提升本国组织的竞争力。瑞典率先于1989年建立了全国性的顾客满意度指数，也就是瑞典顾客满意度晴雨表指数（SCSB）。此后，美国和欧盟相继建立了各自的顾客满意度指数——美国顾客满意度指数（ACSI，1994年）和欧洲顾客满意度指数（ECSI，1999年）。另外，新西兰、加拿大等国和中国台湾地区也在几个重要的行业建立了顾客满意度指数。

满意度测评技术　从最初的服务落实度调查，到感知质量调查，以及满意度指数模型调查，不断与多种研究技术和理念相结合，发展出满足不同需求的满意度调研技术。到目前为止，满意度调研技术可归为10代，第1代到第10代的满意度调研技术，并不是一个替代关系，各代技术适用不同类型、不同发展阶段的企事业单位需求。

研究意义　研究卫生服务满意度，有利于测定一个国家、地区卫生服务质量水平，分析自己与竞争对手之间的差距；有利于了解顾客的想法，发现顾客的潜在要求，明确顾客的需要、需求和期望；有利于研究服务标准、服务流程及服务传递与客户期望之间的差距，找到客户关注点，为分层、分流和差异化服务提供

依据；有利于制定新的质量改进和经营发展战略与目标，转变经营战略或经营方向，增强医疗卫生发展能力。

（杨善发　肖锦铖）

wèishēng fúwù zhìliàng

卫生服务质量（health service quality）

对卫生服务质量定义，较流行的有两种：一是世界卫生组织提出：卫生服务质量是卫生服务部门及其机构利用一定的卫生资源向居民提供卫生服务以满足居民明确和隐含需要的能力的总和；另一种是国外很多专家比较推崇的从卫生服务消费者的角度对卫生服务质量的定义，即卫生服务质量是卫生服务消费者获得的实际卫生服务与其期望之间的差距（卫生服务质量＝消费者实际获得服务质量－消费者期望获得的质量）。

概念形成过程　卫生服务质量的概念最初是引用工业质量的概念。在卫生服务领域，最早开始卫生服务质量研究的是美国外科医生科德曼（Codman），在他的努力下，1918年美国外科学会制定了医疗服务评价的最低标准，开始了对医疗质量的评审活动。被誉为质量评估先驱之一的美国学者多纳伯迪安（Avedis Donabedian）于1966年第一次提出医疗质量评价的三维内涵：结构－过程－结果，从而建立了各国沿用至今的医疗质量评估模式。随着医学模式的转变和人们卫生服务需求的变化，卫生服务质量的内涵发生了很大变化，由原来的仅用于衡量技术水平，发展到对工作效率、费用控制、服务态度、对居民需要的及时反应、对患者价值观的尊重、服务的可及性、公平性等多方面的综合体现。

在中国，卫生服务质量问题已被列为政府的重要议事日程。卫生部、国家中医药管理局于2005年4月联合启动了"以病人为中心，以提高医疗服务质量为主题"的医院管理年活动，目的是通过加强医院管理，树立"以病人为中心"的理念，"规范医疗行为，改善服务态度，提高服务质量，降低医疗费用"。

卫生服务质量有两个基本构成要素：技术质量、非技术质量。从对技术质量为中心拓展到技术和功能质量并举，反映了卫生服务已由单纯的技术服务发展到由技术渗透的社会性服务。交织着技术和非技术的卫生服务提供给患者，往往给患者的是总体的感知。尽管他们在质量评估时也是难以分离技术质量和非技术质量成分，但是非技术质量对他们的短期刺激常常会影响他们对质量的评价。卫生服务提供者的专业特征使他们提供服务时，偏向于技术服务，重视技术质量的提高，却忽视非技术质量成分。

以美国多纳伯迪安（Avedis Donabedian）为代表的学者认为卫生服务质量就是"服务结果应与预期的规格和标准相一致，质量就是应用合适的手段达到期望目标的能力"。以伍德赛德（Woodside）等为代表认为卫生服务质量就是卫生服务满足患者需要的程度，是患者对服务的期望与服务实际提供的对比。马克斯韦尔（Maxwell）认为服务质量有六个组成部分：可及性、有效性、效率、可接受性、公平性、相关性。多纳伯迪安主张从"结构、过程和产出"三个层面来界定卫生服务质量。1990年，美国医学会提出：卫生服务质量是卫生服务增加个体和群体期望健康产出的可能程度，是卫生服务与当前专业知识水平的相符程度。世界卫生组织质量工作小组提出卫生服务质量四大考核指标：技术质量（服务过程的有效与舒适性）、经济效益（资源的利用效率）、危险管理（发现和避免与卫生服务相关的损害、伤害和疾病）、患者满意。

研究方法　对卫生服务质量进行研究的方法可分两大类，即定性和定量研究方法，常将定性与定量有机地结合起来进行研究。①定性研究方法：可设计的内容几乎没有限制，因此研究的面较广，但其往往是某个人或某些人的主观意见，而且由于思维的发散性，获取的资料难于进行处理。定性研究主要采用专题讨论、开放式问卷调查、专题研讨会等方法。②定量研究方法：可以用数据客观地衡量出某些卫生服务质量的情况，但是由于指标有限，研究较为局限。定量研究主要采用统计学方法，如层次分析法、加权秩和比法、模糊评价法等；经济学方法，主要是成本投入与效益产出之间关系的研究方法，如疾病的成本最小化分析、成本－效益分析等；社会学方法，这种方法不以卫生服务的实际提供情况为依据，而是单纯地根据卫生服务的对象，即患者或卫生服务消费者的主观感觉，通过量表将这种主观感觉进行量化，表达服务对象的满意程度以及由此来反映卫生服务质量的优劣，目前主要有SERVOUAL量表，以及在其基础上进行改的加权SERVQUAL量表、SERVPERF量表和加权SERVPERF量表等。

卫生服务质量研究分析指标归纳起来主要涉及卫生资源使用效果指标、服务功能指标价、费用和效益指标、效率指标、结果与效果指标、卫生服务满意度评价、卫生服务反应性指标等方面。

意义 卫生服务质量是医疗卫生机构的核心，开展卫生服务质量评价研究，客观评估卫生服务的进展、绩效和问题，从宏观上来看，是对一个国家（地区）卫生系统绩效进行评价的重要内容和重要参考指标，从微观上来看，为医疗卫生机构改进和提高卫生服务质量提供决策依据。

（丁 宏）

wèishēng fúwù lìyòng píngjià

卫生服务利用评价（evaluation of health service utilization） 对人群利用卫生资源情况及卫生部门提供卫生资源情况等进行综合考查，并对其利用效果进行评估的工作。通过卫生服务利用评价，可以为卫生政策实施、卫生事业发展规划制定、卫生资源合理利用、卫生服务改进等提供依据。

受经济社会发展水平以及个人年龄、性别、受教育程度与生活方式、医疗资源布局、数量及质量等因素的影响，人们的卫生服务利用情况存在较大差异。许多人因经济原因而长期得不到治疗，造成"小病拖、大病扛"的情况，而另外一部分人却对卫生资源过度利用，造成卫生资源的浪费。

卫生服务利用可分为门诊服务利用、住院服务利用和预防服务利用三大类。在表现卫生服务利用率的指标中，2周就诊率、住院率等重要指标均呈现城市人群利用多于农村人群、发达地区居民高于欠发达地区居民的现象。在应就诊而未就诊的人群中，经济因素占大多数。加快经济发展、降低服务费用，是提高卫生服务利用率的主要途径。

简史 医学发展过程中，一般只注重为人们提供医疗技术服务，而对人群医疗服务利用情况并没有引起人们的重视。但随着医疗技术的发展，特别是第二次世界大战后，各国尤其是发达资本主义国家出于稳定政局、经济社会发展等方面的考虑，将医疗保健作为一项社会福利事业加以发展。但随着医疗保障制度的建立与发展，也出现医疗资源消费过度、医疗费用不断上升等现象，各国财政不堪重负。在此背景下，对卫生服务利用进行评价的思想就开始出现并得以发展，且在各国逐步达成共识。卫生服务利用评价对各国卫生事业持续、健康发展具有重要的作用。

评价方法 卫生服务利用是综合描述卫生服务系统工作状况的客观指标之一。对卫生服务利用情况进行评价是检验卫生服务利用效率和制订卫生工作计划的一种常用手段。卫生服务利用评价要重视相关信息资料的收集。资料来源多种多样，常规的工作登记和抽样调查是主要方式，这两种方式可相互补充。常规登记资料比较可靠，便于长期积累和观察。抽样调查则可以详细了解卫生服务利用的情况、收集大量有关卫生服务利用的信息，尤其是哪些人由于什么原因对卫生服务进行利用，又有哪些原因导致其放弃利用卫生服务，以及卫生服务的提供是否达到居民的需要及其对服务的满意度等。卫生行业具有特殊性，卫生人员在提供服务过程中不能将经济效益放在首位。对卫生服务利用进行评价，应将公平性和社会效益放在首位。

评价指标 门诊服务利用、住院服务利用、预防服务利用有其不同的评价指标。

门诊服务利用指标 ①2周就诊率：2周就诊率＝前2周内患者就诊人（次）数/调查人数×100%或1000‰。②2周患者就诊率：2周患者就诊率＝前2周内患者就诊人（次）数/2周患者总例数×100%。③2周患者未就诊率：2周患者未就诊率＝前2周内患者未就诊人（次）数/2周患者总例数×100%。这些指标对于了解卫生服务满足及不能满足程度，分析有关原因，改进卫生服务可及性具有重要意义。

住院服务利用率 ①住院率：住院率＝前1年内总住院人（次）数/调查人数×100%或1000‰。②人均住院天数：人均住院天数＝总住院天数/总住院人（次）数。③未住院率：未住院率＝需住院而未住院患者数/需住院患者数×100%。对住院服务进行评价研究，有利于了解医院病床的实际使用率，对制定合理的病床配置数量和区域卫生资源布局起到重要作用。

预防服务利用率 预防服务利用的相关表达指标包括健康教育覆盖率、健康教育参与率、人群健康查体率及预防接种率等。疾病预防是健康的基础。世界各国的医学专家一致认为，加强对疾病的预防与控制是控制传染病最经济、有效的方法。但由于种种原因，各国一般普遍存在"重治轻防"的现象，医疗费用投入虽然不断加大，但却没有取得良好的效果。因此，应注重疾病预防对人的健康的潜在效用。

意义 卫生服务利用情况是综合反映医疗卫生供求状况的客观指标。对卫生服务利用情况进行评价，是卫生事业管理的手段，是卫生事业发展规划的基础。对卫生服务利用进行评价，可以客观描述某地区卫生服务利用情况，有利于卫生服务的合理规划，对卫生服务的合理利用具有重要的促进作用；卫生服务机构提供卫生服务的数量和质量是人们利用卫生服务的重要依据，对卫生服务利用进行评价不仅有利于间接了解居民的健康水平，同时也有利于医疗卫生机构服务质量的提高。卫生服务的合理规划与利用，有利于提高卫生事业的社会效益与经济效益，有利于卫生资源的合理配置。在社会卫生问题日趋严重、人民医疗需求量不断增高的 21 世纪，只有与之相适应的、合理的卫生资源分配和卫生资源利用，才能适应人们对卫生服务的需求。

（杨善发）

wèishēng fúwù gōngpíngxìng
卫生服务公平性（fairness of health care）

根据人们各自不同的卫生服务需要，努力减少或消除社会成员在健康和卫生服务利用方面存在的差距，力求使每个社会成员都有同等机会享受到必要卫生服务的原则和属性。卫生服务公平性可以分为横向公平性和纵向公平性。横向公平性指同级之间的公平，要求对具有相同卫生服务需要的人群提供相同的卫生服务。纵向公平性指上下级之间的公平，对所处层次不同的个体只要需要都应提供相应的卫生服务。在社会上，不同类型的成员和不同阶层的成员得到卫生资源或享有卫生服务的机会是有差距的，如果人与人之间，以及各阶层之间这种享有卫生服务的差距越小，表明其卫生服务的公平性越高。卫生服务公平性反对卫生资源或卫生服务不问是否有卫生服务需要而简单地人均分摊。

1977 年，第 30 届世界卫生大会确立了"2000 年人人享有卫生保健"的全球战略目标，并将卫生资源分配公平性作为衡量其进度的重要指标之一。1978 年，国际初级卫生保健大会通过的《阿拉木图宣言》提出健康是一项基本人权。1998 年，在第 51 届世界卫生大会上，世界卫生组织发表了《21 世纪人人享有卫生保健》文件，指出要实施基于团结基础上的公平的卫生政策和策略。2000 年的世界卫生报告中正式明确了测量卫生服务公平性的 3 个指标：健康状况公平性、卫生服务提供公平性、卫生筹资公平性。

卫生服务公平性要求卫生服务的提供要符合需要、筹资、提供、利用和产出的原则。要求做到有同等卫生服务需要的社会成员，能获得同样的卫生服务，而有更大卫生服务需要的社会成员，应能获得更多的服务提供。每个国家都有相应的卫生投入，个人或家庭对卫生的投入应当按照其收入水平和支付能力而定，而不是根据其所获得的服务成本来确定。在提供卫生服务的过程中，卫生资源配置的结果应能根据人群的健康需要，公平地为人群提供其所应得到的卫生服务，满足其需要量。任何家庭或个人，无论其社会地位高低，也无论其经济收入如何，在财富、种族、性别、所处环境等方面有何差异，其接受基本卫生服务的机会和条件是均等的，并获得了或正在被提供基本的卫生服务。公平性最终获得的结果是每一个社会成员都有一个公平的机会发挥出他们足够的健康潜力。

卫生服务公平性可以用于指导卫生政策的制定，衡量卫生政策实施效果，以及把握卫生事业发展的方向。卫生服务公平性的实施，可以指导卫生资源配置，

发现并保护弱势群体。公平性作为卫生服务效果的一个必不可少的衡量指标，越来越得到世界各国的重视。在世界范围内，卫生服务提供和利用的公平性方面进行了一系列的改革实践，比如实施初级卫生保健、开展社区卫生服务、普及合作医疗改革、医药卫生体制等，都在推进卫生服务公平性方面取得了很大的成就。为了实现卫生服务公平性的最大化，一方面，要加强卫生服务的实际提供与利用，特别是要努力实现卫生筹资的公平性；另一方面，从学术上要加强公平性这一问题的研究，以利于对卫生服务的实际工作进行更加科学合理的衡量与改进。

（胡　志）

wèishēng fúwù kějíxìng
卫生服务可及性（accessibility of health care）

消费者在需要卫生服务时能及时得到所需要卫生服务的原则和属性。可及性是一个相对复杂的卫生政策问题。卫生服务的可及性主要包括两个方面的内容：一是距离上的可及性，也就是到达医疗卫生机构的方便程度，通常以社会居民离医疗机构的距离或到达医疗机构所需要的时间表示；二是经济上的可及性，也就是当需要卫生服务时有无支付能力。经济上可及性的关键问题表现为是否享有医疗保障制度和有适当的经济收入水平。社会居民的经济水平、受教育程度、到医疗机构的时间与距离、医疗服务价格和费用、医疗保险都是影响卫生服务可及性的主要因素。

卫生服务可及性体现在技术适宜、地理接近、服务方便、关系亲密、结果有效，价格便宜等一系列使人易于接受的特点。任

何地区建立卫生服务机构时都应在地点、服务内容、服务技术、服务质量、服务时间、服务价格与收费方式等方面充分考虑群众的可及性，使绝大部分群众能够充分得到和利用到卫生服务。

1968 年，美国安德森教授首先提出家庭卫生服务的行为模型，形成了安德森卫生服务利用的行为模式，认为是卫生服务可及性的基础。经过几十年的研究与发展，2000 年，世界卫生组织在其《世界卫生报告——卫生体系：改善绩效》一书中，首次把卫生服务可及性作为评价卫生体系的一个重要方面。

卫生服务可及性与卫生服务可得性相对，实际上是卫生服务提供方所能够提供的卫生服务的数量和种类等，包含了经济、文化、地理等多方面因素，要使用当地适宜的医学技术，分析可用性和可接受性，做到可行性。卫生服务的可及性可以分为潜在的可及性、实现的可及性、平等的可及性、不平等的可及性、有效的可及性和有效率的可及性。

对卫生服务可及性的研究有助于监测卫生服务需要、需求和利用，并探索三者之间的关系；有助于促进卫生服务的社会公平性；有利于提高卫生服务质量和服务效率，节约卫生资源；有利于分析卫生服务的利用，诠释卫生服务利用的影响因素，帮助决策者利用政策手段提高卫生服务可及性。通过研究社会成员实际发生的卫生服务利用，可以找出潜在的促进和阻碍卫生服务利用的各种因素，评价可及性的程度，它是理解卫生政策、制定卫生政策的关键要素之一。

可及性是衡量卫生服务质量的一个重要指标，对可及性的研究能够为卫生决策者和研究者提供循证决策。随着医疗卫生体制改革的推进，卫生服务可及性大大改善。深入研究影响卫生服务利用和可及性的各种促进因素和阻碍因素，重新调整、改革中国的卫生政策，有利于提高为广大人民群众健康服务的质量。

（胡 志）

wèishēng fúwù kědéxìng

卫生服务可得性（availability of health service） 政府、企业和社会团体分别为社会居民提供的卫生资源的种类、数量及卫生服务能力水平。卫生服务可得性通常指能够满足人们需求的卫生服务提供能力，包括卫生机构设立的地点、规模，以及所提供卫生服务的类型、数量和质量等都能够满足本地区居民对卫生服务的需求。提高卫生服务可得性的关键是在卫生资源有限的情况下，如何根据居民的卫生服务需要和卫生服务需求，合理地配置各类卫生资源，使之能够得到有效的利用，为居民提供能够满足其需要和需求的卫生服务。

卫生服务的可得性以满足居民合理的需求为出发点，以医疗机构服务的形成过程为线索，当服务人口患病或出现健康风险后，就形成了一定的就医需要，被感知了的就医需要只有当患者在经济、时间、交通等资源条件许可时才能转化为有效的就医需求，有了明确的就医需求之后，患者还会在对不同医疗服务的成本（包括直接和间接成本）和效益的估计与权衡后作出选择。

每个地区或多或少都有一些卫生服务设施，从绝对数量上，大地区比小地区需求量更多，而很少考虑实际人口的覆盖面。卫生服务可得性能够将卫生服务提供方所提供的卫生服务资源与居民能够获得的潜在卫生服务数量和种类等做出具体的评判比较，为卫生行政管理部门制定政策措施提供可靠的理论依据，促使卫生资源得到公平合理的分配与利用。

卫生服务可得性是卫生经济政策分析的公平性主要体现之一，评价指标包括：社区年生产总值、卫生总费用占国内生产总值（GDP）比例、财政卫生支出占财政总支出的比、财政卫生总费用、财政卫生总费用占财政支出比、卫生总费用个人负担比、每千人病床数、年开放总床日数、每千人卫生技术人员数、每千人医生数、每千人护士数、社区卫生服务中心覆盖人口数、每千人社区观察床位设置数、社区卫生服务中心平均日开放时间、每个人员工作时间、社区卫生服务中心日开放时间。

解决医疗卫生服务需求矛盾，应以"可得性"作为政府政策的基本出发点。医疗卫生服务的"可得性"受到需求者经济收入水平的限制。因此，制定有效的实现卫生服务可得性的政策应以社会大众实际生活水平为依据，不能让社会大众再来承担执行"政策"的成本，这样会增加卫生服务的不公平性。因此，制定卫生服务政策必须以"可得性"为主导。

（胡 志）

wèishēng fúwù kěchíxùxìng

卫生服务可持续性（sustainability of health care） 卫生服务可以长久维持的过程或状态。卫生服务可持续发展是对传统卫生事业发展观念的拓展和创新。卫生部门贯彻可持续发展战略，是一种最有效利用资源和保护环境的模式，其核心是对卫生资源的高效循环利用，以提高卫生资源利用效率为基础，实现人与自然的和谐，从而建立起资源节约型、环境友好型的医疗卫生体系。

1980年3月，联合国大会首次使用了"可持续发展"概念。1987年，世界环境与发展委员会公布了题为《我们共同的未来》报告，将可持续发展定义为："既能满足当代人的需要，又不对后代人满足其需要的能力构成危害的发展"。它系统阐述了可持续发展的思想，成为现今普遍采纳的定义。1996年3月，中国八届人大四次会议明确把"实施可持续发展，推进社会主义事业全面发展"作为其战略目标。1997年，中共十五大把可持续发展战略确定为中国"现代化建设中必须实施"的战略。卫生服务作为社会事业发展不可或缺的一部分，在发展中也需要树立可持续性目标。近年来，卫生事业可持续发展的研究日益增多，卫生服务可持续性受到越来越多的关注。

卫生服务可持续性是提高卫生事业经济效益的重要措施，是增强卫生行业竞争力的重要途径。通过合理配置能够有效提高中国卫生资源利用率，解决卫生资源相对匮乏，缓解资源瓶颈制约，降低办医成本，增加就诊人数，和谐医患关系，提高经济和社会效益，促进医疗卫生与社会生活、社会经济的科学、健康、和谐发展，切实改善环境质量，推进环境友好型医疗卫生服务建设，使卫生行业卫生服务的竞争力得到增强。

卫生事业能够通过提供各种卫生服务，满足人们对健康的需要，保障社会经济的可持续发展。影响卫生服务利用的因素包括社会经济条件、地理环境、交通、教育、传统文化、服务质量等。如何合理分配卫生资源，降低医疗费用，提高卫生事业的社会效益，提高卫生服务质量及提高人群健康水平，这些都需要诸多社会经济因素的综合作用，需要可持续性。

卫生服务可持续性被广泛应用于卫生服务领域。在社区卫生服务的绩效评价体系中，可持续性评价是其重要组成部分。社区卫生服务的健康和可持续发展需要政府及其有关部门建立与之相适应的政策，在机制、体制等方面给予有效的支撑。在农村社区医疗卫生服务的探索中，可持续性评估主要包括经费投入机制的可持续性和动力激励机制的可持续性。在新型农村合作医疗（简称新农合）的筹资分析方面，其可持续性问题涉及多种因素，包括制度环境和治理结构等，新农合筹资的合理性和可持续性对于保证新型农村合作医疗具有重要的意义；在公共卫生服务领域，要求政府对公共卫生投入时不仅要考虑到满足当代人公共卫生服务需求，同时必须考虑到满足后代人对公共卫生服务的需求；在卫生评价方面，影响项目可持续性的因素包括项目机制完善的程度、项目机制与政策环境的一致性，社会人群对该项目的认同程度与参与程度，这三点越完善，项目的可持续性就越好；在精神卫生服务领域、妇幼卫生、卫生决策的制定等方面都将可持续性作为评价指标的依据和政策制定的出发点。

卫生服务可持续性主要强调了卫生服务资源的永续利用。充分发挥政府功能，运用经济、法律、行政等手段推进卫生资源配置结构的战略性调整，以整合性卫生服务为重点，引导社会资源向卫生系统转移，逐步调整各级卫生服务机构的资源配置比例，使卫生资源配置趋向合理，提高资源利用效率，才能不断增强卫生服务的供给能力，才能实现卫生服务利用的可持续性目标。

(胡 志)

wèishēng fúwù kějìxìng

卫生服务可计性（accountability of health service）

卫生服务工作可通过某项具体的能够计量和测算的标准化指标进行考察、审核及评价的属性。卫生服务的可计性使卫生服务工作有据可依、有量可评。可计性的内涵指通过统计方法获得客观数据，用于定量追踪事物发展的客观规律。在医疗卫生行业中，卫生服务可计性主要用于评价卫生服务工作的客观性，是提高卫生服务能力、倡导科学化管理、健全卫生服务管理机制的一项重要内容。卫生服务可计性可为卫生管理工作的科学性提供依据，使卫生工作有据可依、有章可循，是测量卫生工作的过程、卫生服务的质和量的依据，也是消费者获得医疗卫生服务连续性的基础。

科学管理之父——泰勒建立的科学管理理论为计量管理的发展奠定了重要的基础。泰勒倡导的以作业管理为核心的管理理论，以各个环节和要素的标准化为表现形式，开启了标准化管理的先河，如计件工资制、计时工资制等。直到今天，科学管理的许多思想和做法仍被许多国家参照采用。

参考了企业工作中的管理方法，表现为数字化管理模式，即利用计算机、通信、网络等技术，通过统计技术量化管理对象与管理行为，实现研发、计划、组织、生产、协调、销售、服务、创新等职能的管理活动和方法，用于考量工作人员的工作成效，如生产合格产品的数量、工作天数、工作时间量等。

卫生服务可计性的应用范围较多。具体表现为：对卫生政策而言，可为制定适宜的卫生政策提供科学的循证依据；对卫生工作者而言，可以计算出卫生工作者劳动的时间长短、撰写论文的数量、参加会议或培训学习的次数等；对卫生消费者而言，是消费者获得医疗卫生服务知情权和获得连续性卫生服务的基础。卫生服务可计性是卫生服务定量评价的基础，是卫生工作者自我检查与完善的重要手段，是上级部门和群众对卫生服务进行监管与评估的依据，是卫生管理工作科学性的关键。卫生服务可计性的应用前景十分广阔，可用于制定科学可行的卫生发展规划，促进卫生事业可持续性发展；可用于评价国家或地区间医疗卫生事业的差距，促进人人健康的公平；可用于提高卫生服务管理水平，促进卫生决策的科学化；可用于公平合理地分配卫生资源，为群众提供高质量的医疗卫生保健服务。

（胡 志）

wèishēng fúwù fúlìxìng
卫生服务福利性（public welfare of health care）
政府投入并提供相关卫生政策和卫生服务，以满足广大社会成员的医疗卫生服务需求，提高整个人群的健康水平为目的福利待遇问题。卫生服务是针对个人和人群进行有益于健康的医学行为和全方位、人性化的管理和看护。卫生服务既是卫生事业发展的基本对象，也是实现卫生事业发展目标的必然载体，其终极目标是人类整体生存和发展权利的实现与社会、经济的稳定发展。发展的手段主要是政府和社会投入及政策支持。所谓"福利"是经济学中相对于"工资"而言的个人消费分配的一种补充形式。福利并不与劳动直接相连，它是政府或社会团体通过再分配形式给劳动者或社会成员的一种物质帮助或照顾，是社会（包括国家、团体或社会成员）以免费、减费或优惠的形式给予社会成员的物质、金钱或劳务照顾和帮助。而"福利性"即是一切福利活动和福利经济关系所具有的共同属性，即帮助、照顾、救济性和免费、减费、非营利性这两个共同特征。凡是具有这两种共同属性的经济现象和经济关系，都应属于福利，都具有福利性质。卫生事业的福利性包含四层含义：政府把卫生事业纳入经济和社会发展总体规划，保证必要的投入；保证医疗卫生这一社会性事业的公正、公平；建立社会医疗保障制度；政府不设置营利性医疗机构。福利水平的高低决定于社会经济发展水平。

中国在改革开放之前，卫生事业的性质定义为社会主义福利事业，包括政府提供的社会福利和企业事业单位提供的集体福利。1990 年全国卫生厅（局）长会议把中国卫生事业的性质确定为公益性的福利事业。1996 年 12 月召开的全国卫生工作会议，在《中共中央、国务院关于卫生改革与发展的决定》中，明确提出我国卫生事业的性质是政府实行一定福利政策的社会公益事业。

为了保障人民群众的基本生命健康权，卫生服务是应该得到优先发展和保障的，并逐步满足人民群众日益增长的健康需求水平。卫生事业的发展要和国民经济和社会发展相协调，人民健康保障的福利水平必须与经济发展水平相适应。卫生服务福利性的前提是以经济发展为基础，并能够为卫生服务的实现提供的经费水平。

卫生服务是伴随着经济社会的发展对社会劳动力保障水平的不断提高，进而将国家对社会的管理职能应用于医疗卫生服务领域的一种结果。国家为了维护人民生命健康权力，保障经济发展，必须履行其社会事务管理职能，通过政府组织、政府投入及社会筹资等手段，动员各种社会力量建立起包括基本医疗卫生服务供给、基本医疗保险、医疗卫生服务政策等在内的一项综合性的社会保障制度。卫生服务的福利性对指导我国卫生工作方针与政策的制订，为人民群众提供安全、有效、方便、价廉的公共卫生和基本医疗服务具有重要作用。

在物质文明快速发展的当今社会，健康仍然是基本人权，是人们的基本需要。卫生服务不能完全由市场调节，社会、政府有责任保证人们健康的基本需要。当人们无力满足这个基本需要时，国家应进行干预，保证居民的基本医疗卫生保健，切实体现出其优越性和卫生服务的福利性。因此，实现卫生服务的福利性应该是世界各国社会经济发展的基本目标和卫生事业发展追求的基本目的。

（胡 志）

wèishēng fúwù gōngyìxìng
卫生服务公益性（public benefit of health care）
国家、社会组织和个人共同筹资提供的卫生服务，以为人民健康服务为宗旨，全社会共同受益的公益事业。在《现代汉语词典》中，"公益"被解释为"公共的利益"（多指卫生、救济等群众福利事业）。公益是指"人人需要，共同受益"，核心是"公众受益，各方尽责"。卫生服务的公益性是在具有中国特色的社会主义制度下，由政府、社会组织和个人三方共同筹资提供，不以经济利益为目的，以社会效益为主的公益性事业。卫生服务与人民切身利益密切相关，因此卫生服务应坚持政府的主导地位，社会组织和个人共同参与，坚持以人为本的原则，以为人民健康服务为宗旨，以维护人民的健康为根本目的。

20 世纪 80 年代初，许多人提出了卫生事业不仅具有福利性，而且具有生产性、经济性、商品性、公益性、文化性等特点。1990 年全国卫生厅（局）长会议上，把中国卫生事业的性质确定为公益性的福利事业，提出了卫生服务具有公益性的属性。但是，随着中国社会经济的发展，多年的卫生改革与发展的实践证明这种定性并不准确。1996 年 12 月召开的全国卫生工作会议，明确提出中国卫生事业的性质是政府实行一定福利政策的社会公益事业，再次强调了中国卫生服务的公益性。在 2009 年出台的《中共中央 国务院关于深化医药卫生体制改革的意见》中提出：以人人享有基本医疗卫生服务为根本出发点和落脚点，从改革方案设计、卫生制度建立到服务体系建设都要遵循公益性的原则，把基本医疗卫生制度作为公共产品向全民提供。这说明了中国卫生事业发展的方向是注重保持卫生服务的公益性，努力为人民群众提供安全、有效、方便、价廉的公共卫生和基本医疗服务。

健康是人们生产和生活的基本条件，是人最重要的基本权利。但是卫生服务的供给和消费需要消耗一定的人力物力等资源。在社会主义市场经济体制下，人们需要支付一定的费用才能购买和使用卫生服务。但人们自身所具备的经济实力不足以保障自己的健康，因此政府有责任在卫生事业中发挥主导作用，以国家及社会公众的整体利益为目标，倡导国家、社会组织和个人的共同参与，坚持卫生服务公益性特征。

卫生服务的公益性应在坚持政府主导的同时，强调全社会的参与，让卫生事业的发展与社会经济发展的水平相适应。现阶段，中国医疗卫生行业不仅存在"看病难，看病贵"的问题，还存在医疗资源配置不合理等问题。因此坚持卫生服务的公益性不仅要求公立医院坚持公益性，努力提供安全、有效、价廉、群众满意的医疗服务，而且要大力建设和完善社区卫生服务体系。通过更合理地配置卫生资源，让公益性贯穿于整个医疗卫生服务系统。

在中国特色的社会主义市场经济体制下，卫生事业的发展应始终坚持卫生服务的公益性原则。通过政府主导，坚持社会效益为主，让卫生服务回归公益性本质。通过建设覆盖城乡居民的公共卫生服务体系、医疗服务体系、医疗保障体系、药品供应保障体系的基本医疗卫生制度，实现人人享有均等的基本公共卫生服务的目标才能实现。

(胡　志)

lián xù xìng wèi shēng fú wù

连续性卫生服务（continuous health service）

以全生命周期的健康管理理论为指导，基层卫生服务机构与综合医疗机构通过信息共享双向转诊的机制共同为患者提供无缝隙的、连续的、不重复的卫生服务。卫生服务不连续在各国都是普遍存在的问题。

21 世纪初，中国的卫生服务体系已基本覆盖城乡居民，但由各级各类卫生机构构成的卫生服务体系并不统一和协调，在卫生服务提供过程中，各类医疗卫生机构完全从疾病或疾病不同发展阶段出发开展业务活动，没有真正实现预防为主、防治结合的发展策略；同时，由于城乡卫生机构之间以及城市和农村的各级卫生机构之间资源配置的不均衡，功能定位的不明确，各级机构为了保障自身经济利益相互间缺乏有机联系和协作关系，亦即形成了公共卫生机构之间、公共卫生机构和医疗机构之间以及医疗机构之间在工作内容上相互独立、各自为战的局面，没有建立起以一个"完整的人"的健康为基础的防治服务体系，最终也就难以提供连续、高效的服务。随着医药卫生体制改革的不断深入，很多社区卫生服务机构和乡镇卫生院开始实施包括双向转诊制度在内的连续性服务制度，但双向转诊的程序、标准和约束与监管方法还有待于规范，客观上中国双向转诊和分级医疗就医模式的真正形成，真实意义上全程的、负责任的连续性服务制度的建立尚待时日。卫生服务连续性的缺失会给患者带来经济上的损失，阻碍良好医患关系的建立；会造成患者就医观念的偏移和就医盲目性增加；会致使患者医疗服务的中断，最终导致卫生服务体系总体上运行的成本增加，而服务的效果和效率低下。为了真正实现卫生服务连续性，必须建立起政府、医疗卫生机构、公共卫生机构、医疗信息技术"四体联动"的机制：政府应有效整合、合理布局卫生资源，并增加社区人力投入以逐步实现医疗信息的连续性；同时要构建由卫生行政部门具体负责的健康档案、电子病历、疾病监测预警一体化信息平台以实现公共卫生机构与医疗机构的信息共享；还需建立政府支撑下以契约或协议为载体的医院社区联动机制。

基本内容 对于卫生服务的"连续性"人们有着多种理解。韦氏字典对"连续性"的解释为"在时间上没有中断和终止"。罗杰斯（Rogers）和柯蒂斯（Curtis）认为"连续性"在医学上是指患者到医生那里就诊时，他们彼此已经有了一些了解。皮洛托（Pilotto）及其同事认为"连续性"应解释为："为患者提供服务的医生不能中断的责任。" 概括起来，人们对连续性卫生服务有四种认识：一是指长期的连续性，即存在于患者与医生的长期接触中，有时指的是对患者的长期服务；二是指地域的连续性，即不管患者身处何处，医生对患者提供服务；三是指全方位的连续性，即不管患者得了什么病，医生都对患者提供服务；四是指以家庭为基础的连续性，即医生提供服务的对象为整个家庭，而不仅仅是单独的患者。同时不同的医学学科对连续性服务的看法也存有较大差异，就全科医学而言，学术界一致认为其连续性应体现在：①人生的各个阶段，从婚育咨询开始，经过孕产－新生儿－婴幼儿－儿少－青春－中老年直至濒死都可覆盖在全科医疗服务之下，当患者去世后，全科医师还要顾及其家属居丧期的保健。②健康－

疾病－康复的各个阶段，全科医师对其服务对象负有三级预防的不间断责任，从健康促进、危险因素的监控，到疾病的早、中、晚期的长期管理。③任何时间地点，包括服务对象住院或会诊期间，甚至出差或旅游期间，全科医师对其都负有持续性责任，要根据患者需要，事先或随时提供服务。由此看来，卫生服务的"连续性"是指一种责任和关系的连续，而不是一直由某个医生负责治疗某种疾病。当社区居民进入连续性卫生服务体系后，在其出生到死亡的整个生命周期过程中，无论在健康或疾病的状态下，都能获得前者所提供的在时间与空间上连续的卫生服务，这种服务不会因服务提供者或者服务机构的变化而遭遇中断或重复提供。

研究方法 21世纪以来，中国针对连续性卫生服务的研究主要侧重于连续性卫生服务的运行现状及其影响因素、连续性卫生服务体系的构建、运行机制和测量评价等，尤其是针对基层医疗服务和社区卫生服务，既有定性研究，也有定量研究，具体研究方法包括文献综述、描述性研究、时间序列预测模型（ARMA模型）等。关于服务连续性的测量方法国内的研究并不多，就社区卫生服务而言，国内的学者采用就诊者中每次就诊都找同一位医生和经常找同一位医生的比例以及社区医生为就诊患者指导进一步的诊疗服务的比例来反映服务的连续性。国外相关文献提供的测量指标较多，包括以下几个：①医师的连续性指标（provider continuity index，PCI）。为自己的患者提供服务的次数/这个医师所提供的所有就诊次数。②家庭医师的连续性比例（usual provider conti-

nuity ratio，UPC）。患者看他（她）自己的医师的次数/患者所有的就诊次数，该测量方法在以诊所为基础的社区中可能是应用最普遍、最有效的测量方法之一。③调整连续性指标（modified continuity index，MCI）。$MCI = 1 - S/(n+0.01)$。式中S为提供者的总数；n指就诊总次数。此方法不适用于就诊次数太大或太小的患者，在工作中即使没有为患者指派专门的医师也可计算。此外，还有照顾连续性指标（continuity of care index，COC）、随后的连续性指标（sequential continuity index，SECON）及家庭连续性指标（family continuity index，FCI）等。

意义 卫生保健系统实施连续性卫生服务将有助于优化卫生资源配置、促进患者合理分流；可以促使医疗机构职能分明、加强医疗协作；同时也适应了人口老龄化和疾病谱的改变；并且可以降低医疗费用、节约医保资金；可以通过缩短病情延误时间、改善患者的病情转归、降低再就诊率以及规范医疗服务、提高医疗服务的质量，从而提高患者对医生及医疗服务的满意度；还可以提高医院的运行效率、提高医务人员的研究素质、提高医生的满意度，进而促进整个医疗卫生保健服务的发展。

（洪倩）

wèishēng zhèngcè píngjià

卫生政策评价（health policy evaluation） 按照一定的价值标准，以具备专业资质的评价者作为主体，运用公认的科学研究方法，包括社会科学和自然科学研究方法，排除政策执行过程中环境等非政策因素的干扰，对卫生政策进行价值判断的过程。评价结果往往作为政策去向的依据。

卫生政策评价起源于20世纪60～70年代的美国。进入20世纪90年代后，随着全世界财政状况的紧缩及新型公共管理思想的普及，各国纷纷强化政策评价或实施政策评价工作，旨在获取有关政策效果、效益、效应方面的信息，作为决定政策变化、政策改进及制定新政策的依据。政策评价产生的原因主要是学科与研究群体的推动、政府的内部与外部动力、技术手段的完备等。现今政策评价的发展趋势已经走向职业化和学科化。随着研究范围的日益拓宽，研究方法和角度早已突破了早期模式，评价标准已经从对经济和效率的关注转向了对效益和"顾客满意"的关注，评价重点也逐步从以加强责任为目的的综合性评价转移到以改善政策为目的的形成性评价。

评价内容　①评价的目的：一是致力于将卫生政策价值客观地加以体现，尤其是定量体现。也就是说，运用公认的方法和标准，评价特定政策方案的实施是否具有价值以及具有什么样的价值。一项构思精良的政策投入运行后究竟有什么效果，政策的实际效益和效率如何，往往并不是显而易见的。为了避免盲目状态，有必要利用一切可行的技术和手段收集相关信息，并在此基础上加以分析和科学的阐释，以确定一项政策的特征和优缺点，检测一项政策的实际效益和效率。二是为确定政策去向提供依据。为了收到预期的效果，政策执行一段时间后，政策决策者必须根据政策执行的实际情况，决定政策是"延续、修正、终止还是法律化"，而政策评价正是做出这种决定的主要依据。②评价的基本程序：第一阶段，评价准备阶段

（确立评价对象，明确评价目的，选择评价标准，规定评价手段）；第二阶段，评价实施阶段；第三阶段：评价总结阶段（写出评价报告和总结评价工作）。③评价标准准则和依据的选择：是决定卫生政策评价的结果是否科学、客观和符合公平的依据、基本点和根本要求。标准大致分八个方面，即投入工作量、绩效、效率、充分性、公平性、适当性、执行力和社会发展总指标等，其中公平和效率在医疗卫生政策分析中被普遍采用。

研究方法　①简单"前－后"对比分析法：将政策执行前和执行后的两种情况进行对比，这种方法简单明了，但无法明确该项政策的效果是由政策本身引起的，还是其他原因造成的。②"投身－实施后"对比分析法：将政策执行前的趋向线投射到政策执行后的评价时点（A1）上，并将这一点与政策执行后的实际时点（A2）进行对比，以确定政策的效果，这种方式更加准确，比前一种更进一步，但困难在于如何详尽的收集政策执行前的相关资料、数据，以建立起政策执行前的趋向线。③"有－无"政策对比分析法：实际上是有对照的对比分析，在政策执行前和政策执行后两个试点上，分别就实施政策和未实施政策两种情况进行前后对比，然后再比较两者对比的结果，以确定政策效果。其优点是可以在评价中对不同政策目标或其他政策要素的情况进行比较，较精确地测量出一项政策的效果。④"控制对象－实验对象"对比分析：评价者将政策执行前后的同一评价对象分为两组，一组为试验组，对其施加政策影响；一组为控制组，不对其施加政策影

响。然后比较这两组在政策执行之后的情况，以确定政策的效果。这种分析方法排除了非政策因素的影响，所得到的政策效果较为准确，但却要求政策执行部门的大力支持和配合。

作用　①检验卫生政策实施的效果：该政策方案的实施是否有价值以及有什么样的价值、价值的大小，检验政策的基本理论及政策的实际效果。②避免了单纯依靠主观经验或直觉制定政策的缺点，有利于提高政策的科学化和民主化水平。③可监督政策资源的有效配置。④能使政策部门内部形成浓厚的竞争意识，提高服务质量和工作效率。⑤决定卫生政策的生命周期，即通过对政策效果的分析，来确定特定政策是否需要进行部分措施调整、是否需要终止执行、是否进入法律化程序、原政策是否延续执行等。

（胡　志　杨金侠）

wèishēng xiàngmù píngjià

卫生项目评价（health project evaluation）　一个卫生项目实施周期结束后，对卫生项目的预期目标、实施过程、取得的成效、成本－效益、存在的问题与教训等进行客观测量、系统分析之后做出评价的一系列活动过程。目的是为完善新的卫生项目决策、提高项目管理水平及制定相关卫生政策提出建议。

卫生项目有三层基本内涵：第一，有特定的目的，且有特定的实施环境与要求；第二，是一个系统工程，需要有专门的组织和人员在规定的时间内完成一系列相互关联的活动；第三，以结果为导向，问题针对性强。卫生项目按来源分类有国际合作项目、外资项目和内资项目；按复杂程

度分类，有综合项目和独立项目。根据卫生项目类别的不同，评价的目的、内容、价值取向等会有所差异，但均应主要围绕五个关键问题展开：一是有没有达到预期目标；二是有没有按照既定的设计去开展活动；三是成本－效果或成本－效益如何；四是取得的成效和经验；五是存在的问题或教训。

评价内容 卫生项目评价一般在项目实施的中期和末期进行。一个完整、科学的卫生项目评价过程包含三个关键环节，即在项目开始之际分别开发一套用于中期评价的过程评价指标和用于终末评价的结果评价指标；开展基线调查；选择未实施某项目的地区作为对照，使对实施效果的测量更科学。内容则分为三大类：准备性评价、过程评价和结果评价。

对卫生项目的评价根据项目来源和评价主体的不同分为外部评价和内部评价两种。外部评价即由卫生系统内或外、与项目实施系统或单位没有关联的专业机构完成，一般是针对国际合作和外资贷款项目，评价活动既系统又复杂；内部评价往往是本系统或本单位组织的评价，一般是内资项目和独立项目，评价活动则相对简单。

卫生项目评价必须坚持公正性、独立性与科学性。①公正性是任何制度化活动的最高准则，也是卫生项目评价具有可信性的一种保证。遵循公正性的评价能够保证在发现问题、分析原因和做出结论时的客观性，这样得出的结论不仅具有合理性更具有公信力，这项原则必须贯穿于卫生项目评价的整个过程。②独立性是指任何人不能既是运动员又是裁判员，这也是对卫生项目评价的合法性要求。在卫生项目评价的过程中必须避免项目决策者或项目管理者自己评价自己的情况发生，独立性也同样要求贯穿于卫生项目评价的全过程。③科学性是指卫生项目评价方案的设计、评价方法与技术、评价指标等必须是合理、适宜和科学的，否则评价结果缺乏可信性。

评价方法 卫生项目评价方法包括定性研究方法、定量研究方法、现场调研、典型案例研究、层次分析法、递进评价模型、聚类评价模型、模糊评价法。

应用 20 世纪 70 年代，许多国家、世界银行及亚洲银行的双边和多边援助组织在评价其世界范围的资助活动中广泛使用项目评价。当今项目评价在一些国家已逐渐形成一门产业，并越来越受到社会各界的高度关注。项目评价在卫生领域中也得到了广泛应用。与国外相比，中国的卫生项目评价起步晚但发展迅速，改革开放以后，随着经济的迅猛发展，社会公共项目的投入大增，卫生项目评价正日益受到重视。政府在高度重视，积极开展对外政府间的双边和多边卫生项目活动，引进大量援助资金的同时，亦吸收借鉴了国外先进的卫生项目评价理论和成果。

功能 ①纠偏功能：在项目实施进程中，一般是在项目进展的中期，主要利用项目中期评价指标评价项目的中期目标是否实现，项目的活动设计是否科学、可行，项目活动开展是否偏离原来的设计等，为纠正偏差提供信息依据。②决策优化功能：资源的稀缺性特征决定了科学决策与优化资源配置的重要性，而科学决策建立在循证的基础之上，评价可以满足这种需要——持续性的基于证据的项目优化决策。资源的有限性同时也决定必须把有限的资源配置到亟待解决的问题上，因此，政府用于投入卫生服务项目的资源政策必须是具有科学性然后才可能做到优化配置资源。而卫生项目评价的基本功能之一就是为决策者提供优化决策的建议和意见。③知识累积功能：埃弗特·韦唐（Evert Vedung）认为，知识积累可以扩充一些学术研究领域的知识库存，主要涉及理论构建和理论检验，通过评价进行知识的归纳和总结可以促进项目管理者和员工更好地进行类比思考和自我认识。卡罗尔·H. 韦斯（Carol H Weiss）认为，项目评价有一个很少用到的功能就是获取有关社会干预的基础性知识，包括能够提供研究变革的社会促进因素和环境因素以及提供了研究项目发展理论的机会，尽管其学术性意义大于实践性意义。在卫生项目评价的动态过程中人们对项目评价的知识储备不断丰富，并对这些在卫生项目评价的实践中获得的知识进行必要的归纳推理以达到理论的升华，进而指导后来的卫生项目评价，从而最大化地摆脱盲目带来的不确定性，以节约成本，使项目评价得出的结论更具有针对性和科学性。

（胡 志 杨金侠）

wèishēng zǔzhī jìxiào píngjià

卫生组织绩效评价（performance of health organization） 用一定的定性指标、定量指标及其相关评价标准，对卫生组织内部在一定时期内所完成的工作数量、质量、效率及效益等情况进行评价。此评价是卫生组织进行综合评价的重要途径和手段。

简史 卫生系统运用绩效评价的时间不长，最早也只是针对系统内部某个要素进行评价，并没有形成系统化的评价体系。美国率先对医院的绩效进行评价，并逐步形成许多得到政府认可的独立的评审机构。随后，日本、英国、澳大利亚等国家逐步运用卫生绩效评价对本国的卫生组织活动进行评审，以规范卫生组织行为，最大限度地保障本国人民的健康权益不受侵害。20世纪80年代以来，世界各国不断运用卫生组织绩效评价体系对本国的卫生系统进行绩效评价，并逐步形成了具有国际影响力和各国达成统一认识的卫生服务绩效评价体系。这为世界各国认识本国卫生事业发展的不足，增强国际间的学习与交流提供了有利的帮助。

自20世纪90年代起，中国开始进行卫生系统绩效评价工作。其评价领域主要集中在卫生机构或卫生系统中某个组成部分，对公共卫生等领域涉及较少。其评价的内容主要包括成本效益、服务效率、医疗卫生服务质量等方面，虽然涉及面较窄，但对中国卫生组织整体绩效的提升，具有重要的促进作用。

评价目的 传统的组织绩效评价是管理者运用一定的指标体系对组织的整体运行效果做出的综合性概括。传统的组织绩效评价主要是针对企业等营利性组织所进行的，其目的是：①为员工的晋升、离职等做出判断依据。②对员工或团队对组织的贡献进行客观判断。③将此作为员工薪酬的发放标准之一，有利于提高员工工作积极性。④对组织今后的任务规划、人员招聘、盈利目标等做出判断。组织绩效评价是企业进行自我评价的一种有效手段。通过绩效评价，可以对组织的整体运营过程做出较为客观的分析，有利于组织的持续发展。

国际上，一般将医疗、教育等带有公益性和注重社会效益的部门统称为"第三部门"。对第三部门组织的绩效评价，不仅要重视经济效益，同时要更加注重社会效益。非营利组织的不营利，不是说组织可以亏损或应该亏损，可以不讲求经济效益。非营利组织只有提高自身管理水平，不断提高经济效益和社会效益，才能为组织的发展奠定更加坚实的社会基础和经济基础。

长期以来，对卫生、教育类组织的绩效评价，由于其客观存在的评价难问题，成为管理学发展中的薄弱环节。由于缺乏有效的监督评价体系，造成人力、物力、财力等资源的浪费。为提高卫生、教育等组织的运行效率，使有限的资源得到有效的利用，必须加强对非营利性组织包括卫生组织的绩效评价。随着市场经济的发展，卫生组织逐利现象越来越明显，其公益性、福利性明显减弱。社会上出现的医患关系紧张、"看病难、看病贵"等问题，暴露出中国卫生事业的发展状况。新医改明确了医疗卫生事业的公益性地位，注重卫生事业公平与效率的协调，以保证中国卫生事业的协调发展。建立卫生组织绩效评价的完整体系，从制度、方法上确保卫生事业持续发展十分必要。

评价作用 企业运用组织绩效评价主要是：对员工进行客观评价，以为员工晋升、转岗、离职等提供重要依据；激发员工的工作积极性，增强员工间的良性竞争，促进企业的发展；掌握和了解员工及员工所处的团队对整个组织的贡献，以帮助组织及时进行调整；作为对员工发放薪酬的一个标准，提高员工的工作积极性；整体评价组织的运行状况以及经济效益，为各利益相关者提供信息，以便调整组织运行方向，为组织取得利益最大化服务。

卫生组织利用绩效评价的主要目的和企业大致相同。但卫生组织承担的是社会公益性事业，不能将经济效益放在首位，而应重视社会效益。因此，卫生组织绩效评价应重视其社会效益，淡化经济效益。只有如此，才会使卫生组织持续、健康发展。

非营利性组织的评价，不但要关注经济效益，更加需要注重社会效益。国际上，对于卫生系统和医院的绩效评价指标主要有：认证制度、费用管制、医院报告等。卫生系统的评价指标经过世界各国同行专家们的不断努力，现已初具规模。《2000年世界卫生报告》以全新的视角和观点对世界各国卫生绩效进行评估。这使得长期以来缺乏可靠、统一的卫生系统评价标准和理论基础的局面得到有效改善，为更好地指导各成员国卫生组织绩效评价提供了有效思路和参考借鉴。卫生系统绩效评价的指标主要有健康期望寿命、健康资源分布状况、卫生系统反应性指数、卫生费用支出公正性指数、总卫生系统达到的目标、人均卫生费用、卫生系统反应性指数分布、总卫生系统绩效等。卫生组织绩效评价应以此为依据而展开。

(杨善发)

yùnchóuxué

运筹学（operational research）用分析、实验、量化的方法对管理系统中的有限资源进行统筹安排，为决策者提供有定量依据的最优方案，以实现最有效管理的学科。从内容讲，运筹学是一种定量的科学方法，用于研究在物质条件（人、财、物）已定的情况下，为了达到一定的目的，如何统筹兼顾整个活动所有各个环节之间的关系，为选择一个最好的方案提供数量上的依据，以便能为最经济、最有效地使用人、财、物作出综合性的合理安排。

简史 早在两千多年前人们就用运筹学的朴素思想。例如，齐王赛马和丁渭修皇宫的故事，说明中国很早就在生产实际中运用了运筹方法。但是运筹学作为一门新兴学科是第二次世界大战期间在英国产生的。此前虽然有相关的研究，但集中地、大规模地和系统地对运筹学开展研究和应用，则发生在第二次世界大战期间。它研究的内容是综合协调、统筹规划先进的军事技术和装备，以期发挥最大的效益。由于在第二次世界大战中的成功运用，运筹学在英国、美国受到高度重视，并立即被运用到战后经济重建和发展当中。战后的运筹学主要在以下两方面得到了发展：其一是运筹学的方法论，形成了运筹学的许多分支；其二是计算机的迅猛发展和广泛应用，使得运筹学的方法论能成功地解决管理中的决策问题，成为广大管理者进行有效管理和最优决策的常用工具。

20世纪50年代中期，运筹学从西方引进中国。中国史书《史记·高祖本记》中有"夫运筹策帷幄之中，决胜于千里之外"的记载，所以中国学者把"operations research"翻译成"运筹学"，包含运用筹划，以策略取胜等意义。后来一大批中国学者在推广和应用运筹学方面作了大量工作，并取得了很大成绩，在世界上产

生了一定影响。经过几十年的发展，运筹学已成为一个内容广泛、理论完善、有重要应用前景的学科。

特点 ①定量化决策科学：运筹学是运用数学手段以寻求解决问题的最优方案。②以整体最优为目标：运筹学研究中不是对各子系统的决策行为孤立评价而是把相互影响和制约的各个方面作为一个统一体，从系统整体利益出发，寻找一个优化协调的方案，使系统的总效益最大。③多种学科的综合性科学：管理系统涉及很多方面，所以运筹学研究中所涉及的问题必然是多学科性的。运筹学研究中要吸收其他学科的专家及最新成果，经多学科的协调配合，提出问题，探索解决问题的最佳途径。④应用模型技术：运筹学研究是通过建立所研究系统的数学模型，进行定量分析的，而实际的系统往往是很复杂的，运筹学总是以科学的态度，从诸多因素中抽象其本质因素建立模型，用各种手段对模型求解并加以检验，最后向决策者提出最优决策方案。

研究内容 包括规划论（包括线性规划、非线性规划、整数规划、目标规划和动态规划）、图论与网络计划、库存论、决策论、对策论、排队论、可靠性理论等。

研究方法 运筹学应用系统的、科学的、数学分析的方法通过建立和求解数学模型，在有限资源的条件下，计算和比较各个方案可能获得的效果，以寻求解决问题的最满意方案。研究过程如下。①分析情况，确认问题：首先必须对系统的整个状况、目标等进行认真分析，确认问题是什么，确定决策目标及决策中的关键因素，各种限制条件、问题

的可控变量以及有关参数，并要明确评价的标准等。②抓住本质，建立模型：抓住问题的本质或起决定性作用的主要因素，用一个简单的模型去刻画系统和过程。建立起模型后，还需要实际数据对它进行反复的检验和修正，直到确信它是实际系统和过程的一个有效代表为止。③模型求解，检验评价：应用各种数学手段和电子计算机对模型求解，然后检查解是否反映现实问题，并按一定标准作出评价并通过灵敏度分析，及时对模型和导出的解进行修正。④决策实施，反馈控制：在作出决策并付诸实施后，要保持良好的反馈控制，以便能对是否继续实施还是要修改模型做出迅速的反应。整个过程可用框图表示（图）。

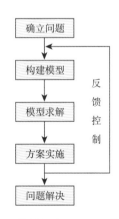

图 运筹学解决实际问题的过程

应用 运筹学应用领域非常广阔，它已渗透到农林、交通运输、建筑、机械、冶金、石油化工、航天航空、汽车、水利、邮电、纺织、教育、医疗卫生等方面。从运筹学应用的范围来看，小到一个科室的计划安排，大至国民经济计划的最优化方案分析，它都可以发挥作用，具有适应性强、应用面广、计算技术比较简便的特点。

在医药卫生事业管理中，可应用运筹模型来解决的问题难以穷举，如在卫生系统的规划设计方面，可用于医疗网点的规划与管理、新建医院的选址与规模、急救中心的设计与运作以及区域卫生规划；在卫生资源配置与利用方面，可用于大型医疗设备的配置与管理、卫生人力资源的开发与合理利用、建立卫生资源合理配置与利用的评价体系；在药品库存管理方面，可用于确定合理的库存策略、计算最佳的库存量；在血库的管理方面，用存贮论方法可以在满足对血液需求时尽量减少迟延时间，保证供应，又尽量减少血库设施的经营费用；在贵重医疗卫生设备的更新方面，可用于确定在何时更新设备可使总成本最小；在疾病控制管理方面，可用于控制某种流行病发病率方案的制定、控制某种疾病发病率的各种干预措施的成本效益分析与评价；在卫生人才的雇佣、选拔和优化组合方面可解决：为达到某技术目标或服务功能而使人力成本最小，或重组现有人力发挥最大功能等问题；在财务管理方面，可用于经济项目的预测、预算、成本分析、现金管理、再投资决策等。

现实世界是错综复杂的，环境是不断变化的，存在众多不确定因素和人文因素，现代运筹学为了适应多变的环境和解决复杂问题，正在探索与系统分析相结合，与未来学相结合，引入一些非数学的方法和理论，采用软系统的思考方法。总之，面对大系统及其复杂性，建立新的运筹学理念，推动新的理论与算法的研究，是现代运筹学研究的发展方向。

（胡志秦侠）

yàowù jīngjìxué
药物经济学（pharmaceutical economics） 用现代经济学的研究方法，结合流行病学、决策学、统计学等多学科研究成果，分析药品研发、遴选和治疗方案的成本、效益或效果，评价其经济学价值的差别，提高药物资源的研发、配置、利用效率，使得药物研发、生产、流通、使用环节更为经济的交叉学科。药物经济学泛指西方经济学在药物治疗评价上的应用，包括一切有关药物临床应用的经济学研究，是一门应用性非常强的学科。

简史 药物经济学是20世纪70年代开始研究和发展起来的一门新兴学科，是随着成本效益（果）分析在药物治疗决策上的应用而逐渐成熟和发展起来的。1966年，瑞思（Rice）发表《疾病成本估计》一文，成本效益（果）分析开始了其在临床上的应用；1970年，埃可顿（Acton）运用成本效益（果）分析研究心肌梗死的预防，这是该研究方法首次在医疗卫生领域的重要应用；1975年，纽荷赛（Neuhauser）和鲁维齐（Lewicki）在新英格兰医学杂志发表了有关便潜血的研究是成本效益（果）分析首次应用于临床操作程序；1977年，温斯坦（Weistein）和史太升（Staton）在新英格兰医学杂志发表两篇文章，提出成本和效益的比较是合理分配和利用有限卫生资源的科学决策方法，并系统阐明了如何应用成本效益（果）分析进行卫生决策的方法学问题。

1979年，美国由于药耗上涨，美国国会责令其技术评估办公室（OTA）将上述两种方法用于医疗保健系统，1980年OTA的报告全面总结了成本效益（果）分析在医疗卫生领域的应用。随后药物经济学概念正式出现，并得以迅速发展。1989年在美国出版了第一本药物经济学专业期刊*Pharmacoeconomics*，1991年，专著《药物经济学原理》出版，标志着药物经济学研究作为一门独立学科已经形成。发达国家已在积极应用药物经济学研究成果指导卫生实践。1991年，加拿大安大略省的药品报销目录确定标准中增加了药学经济学评价的要求；1998年，美国的医疗保险公司（蓝盾）要求申请进入报销目录的药品必须提供有效性、安全性和经济价值方面的证据；1998年，芬兰要求销售新药向药价管理局提供经济学评价资料。

中国药物经济学起步比较晚，直到1993年张钧等在《中国药房》杂志上才发表了《药物经济学概述及在我国运用的几点设想》，2000年以后发表的文章数量快速增加。中国政府对于药物经济学的研究和应用越来越重视，2007年10月1日开始施行的现行《注册管理办法》第15条新增规定，要求对上市药品进行价值评估。在国家发展和改革委员会药品定价环节以及基本药物遴选和医疗保险报销药品目录的遴选等，都明确提出要有药物经济学评价作为决策依据。

研究内容 广义的药物经济学主要研究药品供需方的经济行为，供需双方相互作用下的药品市场定价，以及药品领域的各种干预政策措施等。狭义的药物经济学是将经济学基本原理、方法和分析技术运用于临床药物治疗过程，以药物流行病学的人群观为指导方法和分析技术运用于临床药物治疗过程，并以药物流行病学的人群观为指导，从全社会角度展开研究，以求最大限度地合理利用现有医药卫生资源。

研究方法 主要有以下几种。①成本分析：仅关注投入成本，可以为总体医疗费用的控制和医疗资源优化配置提供基本信息。②成本－效益分析：将药物治疗的成本与所产生的效益归化为以货币为单位的数字，用以评估药物治疗方案的经济性。③成本－效果分析：与成本－效益分析的差异在于，药物治疗的效果不以货币为单位表示，而是用其他量化的方法表达治疗目的，如延长患者生命时间等。④成本－效用分析：更细化的成本效果分析，不仅关注药物治疗的直接效果，同时关注药物治疗对患者生活质量所产生的间接影响，着重与分析医疗成本与患者生活质量提升的关系。⑤最小成本分析：用于两种或多种药物治疗方案的选择，虽然只对成本进行量化分析但也需要考虑效果，这是最小成本分析与成本分析的区别。

同邻近学科的关系 药物经济学是综合运用经济学、流行病学、决策学、统计学等多学科研究成果，综合性、边缘性很强。研究方法主要是经济学方法，发展受经济学等学科发展程度的影响。从发表的药物经济学研究结果来看，在方法学上还存在缺点。另外各国卫生信息系统有很大差异，会影响到药物经济学资料的收集和评价的结果。因此迫切需要建立一些基本的、标准的药物经济学评价研究指南，发展一个较为统一的、理想的方法，使药物经济学的未来发展建立在试验的基础上，需要临床学、药理和药剂学、流行病学、卫生统计学和卫生经济学的紧密配合。

应用 药物经济学的研究成果能够为政府提供合理配置卫生资源和技术（特别是药品）的决策手段；协助医疗保险部门制定合理的报销政策；帮助医院、临床医务人员优化治疗方案；给消费者提供全面的药物治疗信息；指导制药企业的新药开发及市场营销决策等。药品费用快速增长是个不争的事实，药物经济学不仅注重药物治疗的成本，同时也关注药物治疗的结果，在控制药品费用方面具有较强的科学性和可接受性，主要体现在：①指导新药的研制生产。②用于制定基本医疗保险药品目录。③帮助制订医院用药目录、规范医师用药。④确定药物的适应范围。⑤帮助患者正确选择药物。

（丁 宏）

yīyuàn guǎnlǐxué

医院管理学（hospital management） 用管理学基本理论与方法研究医院管理现象及其内在规律的学科。它既与医学技术发展和管理理论进步相关联，又与其他自然科学和社会科学相融合，是管理科学的一个分支学科，既是一门应用学科，又是一门交叉学科。学习医院管理科学知识，了解和掌握医院管理学的理论与方法，结合医院管理的实践活动，可提高医院管理水平、医疗服务质量和医院整体效益。

简史 医院管理学学科体系建立于20世纪30年代左右。20世纪初开始，医院的规模日趋扩大，结构日趋复杂，医学技术和医疗活动不断得到扩充与进步。1910年美国学者豪兰（Howland）等提出医院管理是一门独立的学科，提倡对医院管理人员进行管理教育。1935年美国外科协会调查委员会主席麦克依陈（MacEchen）出版了专著《医院的组织和管理》。1934年美国芝加哥大学开始设立医院管理课程，此后，许多大学设立了此课程，培训医院管理人员。美国的经验和成果引起了世界各国的重视。日本厚生省于1949年成立了"医院管理研修所"，负责医院管理教育，轮训医院管理干部；1961年改为"医院管理研究所"，进一步充实研究组织，使之成为医院管理的教育和科研中心；1964年开始建立医院管理专修科，对医科大学的毕业生进行为期1年的管理专业教育，许多医科大学也设立了医院管理课程，培养医院管理人员。

新中国成立初期，医院管理工作主要是采用苏联的管理体制和方法，同时也在积累建设时期的医院管理经验。1952年中华医学会成立了医院行政管理研究会；1957年卫生部召开了第一次全国医院工作会议并颁布了《综合医院工作制度》和《医院工作人员职责》；1962年医院行政管理研究会配合卫生部召开了会议，讨论了《关于改进医院工作若干问题的意见》；以后又制定了高等医学院校《附属医院工作四十条》。卫生部在全面总结新中国成立以来医院管理工作经验的基础上，修改与制定了《全国医院工作条例》，修订颁发了《医院工作制度及各级人员职责》等文件，对整顿医院工作起了很大的指导作用，也促进了全国医院的科学管理。1980年11月中华医学会在北京召开了第一届全国医院管理学术会议，成立了中华医学会医院管理学会；1996年1月中华医学会医院管理学会升格为中华医院管理学会，后于2006年2月更名为中国医院协会；1991年卫生部成立了医院管理研究所，它已逐渐成为中国医院管理学研究和培训的中心机构。1963年解放军总后勤卫生部主编的《军队医院管理》是中国第一部医院管理学专著。1983年郭子恒主编的《医院管理学》是一部较为系统的医院管理学专著。1981年《中国医院管理》杂志在哈尔滨创办，1985年中华医学会北京分会创办了《中华医院管理杂志》，1997年中华医院管理学会创办了《中国医院》杂志，它们促进了医院管理学术研究的繁荣。1997年1月，《中共中央、国务院关于卫生改革与发展的决定》明确指出新时期卫生工作方针、卫生改革发展基本原则。医院作为卫生事业的重要组成部分，其公益性得到了进一步明确。2009年4月《中共中央 国务院关于深化医药卫生体制改革的意见》和2010年2月卫生部等五部委制定的《关于公立医院改革试点的指导意见》更明确提出要建立科学规范的公立医院管理体制、补偿机制、运行机制和监管机制，促使公立医院履行公共服务职能，为群众提供安全、有效、方便、价廉的医疗卫生服务。随着医疗保障制度进一步完善，医疗法制逐步健全，医院经营方式更加灵活，医院自身可持续发展能力日益增强，中国医院医务人员素质、医疗技术水平、医院管理水平、硬件设施条件以及服务能力均有显著提升。

研究内容 医院管理学的研究内容非常广泛，可分为综合理论和应用管理两大部分。综合理论部分主要研究医院管理的原理、原则等基本理论问题，包括医院管理学的概念、研究对象、学科体系、学科发展历史、医院管理职能、基本原理和医院管理方法等。应用管理部分主要研究医院管理系统中相互有联系又有区别的各个要素，包括人的管理（组织、人力资源管理）、事的管理（医疗、服务、质量管理）、信息管理（信息化及病案管理）、资源管理（物资、设备、工作设施与工作环境管理）、经营管理（理财、成本核算、经营效益评价）等。

在不同的历史时期，医院管理学研究的内容也有不同。在计划经济向市场经济转型阶段，医院管理学研究的内容涉及医院管理与市场经济、医院管理体制、医院经营机制、医院运行机制、人事与分配制度、医德医风研究等。有关医院质量管理、医院科技管理、职业道德建设、医院经营管理、医院卫生管理、医院管理理论研究等，是医院管理学研究的经常性课题。

研究方法 主要包括观察总结、比较研究、历史研究、案例分析和试验研究等方法。

同邻近学科的关系 卫生事业管理学是研究卫生事业管理活动一般规律和一般方法的学科，是医学科学与管理科学、经济学、社会学等相互交叉渗透而形成的交叉学科。卫生事业管理学宏观上规范着医院管理学研究的主要原则和范畴，而医院管理学研究的发展既丰富了卫生事业管理学的内容，也提高了卫生事业管理学的研究深度。医院管理学要运用卫生统计学、流行病学原理和方法，通过对相关数据的正确搜集、整理与分析来研究医院管理领域的问题，做好医疗卫生服务统计和影响因素的分析工作。医学伦理学和卫生法学分别以医学领域中的道德现象和法律关系为研究对象，它们与以医院管理现象及其内在规律为研究对象的医院管理学形成了互为补充的知识布局，对人们全面认识医院管理现象及其内在规律具有不可或缺的作用。

应用与有待解决的课题 医院管理学是一项涉及多领域知识的、系统复杂的综合学科。它在提高医院医疗服务质量、促进医疗技术进步和医院科学和谐发展方面起着举足轻重的作用。随着中国社会主义市场经济的建立和完善、医疗卫生体制改革不断深化，医疗机构内外环境发生了根本性的变化，传统医院管理模式已不适应新形势发展的要求，迫切需要从全新的角度重新思考医院管理的变革。

医务人员通过学习医院管理学知识，可正确认识医疗卫生事业改革的形势，特别是医院所遇到的挑战，应对医院发展的各种挑战，推动医院管理的科学化、规范化和标准化。同时，要增强医务人员管理意识，提高医务人员综合素质，切实为群众提供优质高效的医疗服务并解决他们反映突出的热点难点问题，为医疗行业创造良好的社会效益和经济效益，促进医院工作健康、科学、可持续发展。

医院管理学是一门实践性很强的应用学科，随着医院管理理论与实践的不断发展，要加强医院管理的理念创新、理论创新、方法创新、技术创新，进一步增强医院服务功能。医院管理学要始终坚持理论与实践的统一。要注重研究反映在医院经营、医疗质量、医疗服务、医患关系等医院管理中的新问题；要注重研究医院的规划和调控，界定各类医院的类别、数量、规模、布局、结构和大型设备配置标准；要注重研究以管办分开为主的各种管理形式，以及科学构建医院法人治理结构和医院内部运行机制；同时注重研究医院外部补偿机制、内部管理机制和监督控制机制等医院管理重大而现实课题。医院管理学要注重教学方法的研究，在教学中通过提供具有时效性、典型性、启发性的案例，增强教学内容的针对性与实用性；及时补充最新理论来激发学习兴趣，拓宽学习视野，将知识传授与能力培养、素质提高紧密结合起来，达到培养医院管理创新人才的目的。

（杨善发　肖锦铖）

wèishēng guǎnlǐ xīnlǐxué

卫生管理心理学（health management psychology）　用心理学和卫生管理学理论与方法研究卫生组织中人的心理及行为活动规律的应用学科。此学科是从卫生管理学、管理心理学等学科衍生出来的一门新兴、交叉学科。管理心理学在西方被称为"工业与组织心理学"，主要研究工业生产中提高劳动生产率的方法和措施。随着时代的发展，管理理论研究也在不断深化，从单纯地研究企业管理逐步向卫生、教育、行政等领域拓展，并形成了一些交叉学科，卫生管理心理学就是其中之一。在其发展过程中，它的重点一直围绕着以人为中心的管理基础理论、实验技术和方法的研究，属于心理学的一门应用学科。卫生管理心理学伴随着社会化大生产、人们健康需求的不断提高和医学科技的广泛应用而产生并不断发展。作为管理心理学的一个新的分支，卫生管理心理学具有广阔的发展前景。

简史　20 世纪 20 年代，管理学产生于美国。随着管理学的发展，管理心理学等相关学科也逐步形成发展。20 世纪 50 年代中期，美国垄断资本主义盛行，大量资本集中到少数资本家手中。为了提高工作效率、缓解劳资矛盾，以及随着 20 世纪初心理学的发展和大量专业心理学人才的出现，管理心理学应运而生。20 世纪 60 年代后，管理心理学迅速发展，对其的研究已不单单局限于心理学家，社会学家、管理学家、人类学家也加入到管理心理学研究中。研究对象也从单一的企业向医院、学校、政府组织、社会团体、非营利性组织、公共机构等领域扩展，取得了一大批具有实用价值的研究成果。

中国管理心理学研究起步较晚。改革开放后，随着西方现代科学技术的不断引进，西方先进的管理理念和思想也随之被引入国内。和西方国家一样，最早的管理心理理论也出现在工业部门。1985 年中国行为科学学会正式成立，1990 年中国医学行为科学学会在原上海医科大学正式成立，这些使中国卫生管理心理学和行为科学研究进入一个新的发展阶段。

研究范围　管理是通过计划、组织、协调、控制等环节有效运用人力、物力、财力、信息、技术、时间等资源，以达到最大效能的活动过程。卫生管理心理学的研究范围一般分为个体、群体、组织等三个层次，主要研究医疗卫生服务活动中医患双方的心理活动与行为规律，为调整医疗卫生服务行为、减少医患矛盾等提供思路与方法。

研究方法　包括以下几种。①观察法：通过有目的、有计划的观察，记录被观察者的行为，并根据观察所得分析被观察者的心理活动特点等。根据被观察者所处实际情况的不同，可分为自然观察法和控制观察法。自然观察法是在完全自然的环境下观察实验对象的具体活动和行为，被观察者一般不知道自己处于被观察的状态。此种观察的好处是可以取得所需要的真实资料。控制观察法则是在限定条件下进行观察，观察对象一般知道自己处于被观察的状态。②实验法：研究者有目的地在严格控制的环境中或创设一定条件的环境，对某种心理现象进行观察的方法。实验法可分为实验室实验和现场实验两种。实验室实验是在专门的实验室里借助仪器所进行的实验；现场实验则是在实际的具体场所中进行的，如霍桑试验等。③心理测量法：研究者采用精密的测量仪器对被观察者进行相关测量分析的研究方法，如智力测试、个性测试等。④个案研究法：对某一个人或某一群体进行连续调查，搜集有关研究资料，全面而系统地对其心理发展变化的全过程进行研究的方法。个案研究虽具有较强的针对性，但其普遍推广价值有限。⑤问卷调查法：针对具体的研究对象，设计出带有目的性的问卷，对研究对象进行定性或定量研究调查的方法。其设计的问卷可以是开放式的，可以是封闭式的，也可以两者同时使用，要根据研究目的而定。

同邻近学科的关系　卫生管理心理学与多门学科有着紧密的关系：心理学是管理心理学的重要基础学科，它是对人的认知、个性、需求、需要、心理品质、工作满意度等的研究，对研究卫生组织中医务人员和患者等的相关心理活动提供重要的理论依据。管理学对于组织管理、组织绩效等方面的研究对卫生部门具有参考价值。虽然卫生领域属于"第三部门"，与企业等营利性组织在性质上有很大差异，但是两者在一些方面仍具有相通之处，借助于管理学的研究成果，可以更好地对卫生组织进行管理，提高卫生组织绩效与服务质量。社会学是研究人类社会和社会行为的科学，人的行为是在与其所属的群体中发生社会关系时所产生的，社会学在组织文化、沟通和组织行为等方面的研究对卫生管理心理学有重要的借鉴价值。人类学是研究人类不同文化所具有的不同习俗及其比较，以及不同文化的历史演变等内容，人类学中对组织文化以及文化差异的研究，为卫生组织中不同人群的行为习惯差异提供了解释。社会心理学是研究社会、群体环境中人与人之间相互作用时的心理活动及其规律的一门学科，它为卫生管理心理学提供了群体心理行为、沟通、冲突等方面的理论。

意义 卫生管理心理学借助于心理学、社会学、人类学等的研究成果与方法，为研究医疗卫生这一特定领域中人与人、群体与群体、人与群体之间的相互活动关系提供了重要的参考价值。随着医疗技术的发展及人类对健康要求的不断提高，卫生管理心理学对如何正确引导患者树立正确的健康观，规范医生合理用药，协调处理好患者与医生、医院之间的关系，创造一个更加和谐的医患关系等，都具有重要的意义。在人们对健康的期望值不断提高、医学科技不断发展、医药费用不断增长、医疗保障不断完善的今天，如何处理好医疗卫生领域中的各种矛盾，使人们的健康、社会效益等能达到一个相对平衡的状态，卫生管理心理学研究需要

不断发展和深化。研究卫生管理心理学很有意义。①有助于强化以人为中心的管理理念：现代管理已经不单是靠简单的监督、惩罚等措施来完成的，它需要具有人情味的管理。研究表明，越是高级的脑力劳动者，就越需要实行具有人情味的管理，以充分发挥其主观能动性。而卫生部门作为脑力劳动者占主体、以人为服务对象的知识密集型组织，更需要以人为中心的管理。②有助于人尽其能、物尽其用：每个人的知识水平、能力、特长等是不尽相同的，要使组织产生更大的绩效，就需要使每个人都发挥其最大的效能。而充分把握人的心理潜能、了解其特长，会使组织运转更加有效。卫生组织也不例外。③有助于人际关系的改善：梅奥的人际关系理论表明组织活动中人与人关系的重要性，而管理心理学则对群体行为及其心理活动进行研究，改善群体关系，提高群体生产效率。④有助于组织的长远发展：人尽其才、提高群体效率的最终目的，是为了提高组织的整体绩效。因此，管理心理学研究有助于组织的变革与发展。卫生管理心理学作为管理心理学的一个分支，对卫生服务绩效与质量的提高和卫生事业的科学发展等都具有积极作用。

(杨善发)

wèishēng zǔzhī xíngwéixué
卫生组织行为学（behaviors of health organizations）

研究卫生组织中人的心理和行为表现及其规律的学科。是组织行为学理论与方法在卫生组织管理中的应用，属于卫生事业管理学的分支学科。它不仅融合了心理学、社会学、人类学、政治学等有关学科的知识，还将卫生系统内的有关理论

和知识加以吸收和应用。因此，综合性和应用性是本学科的基本特点。

简史 19 世纪末到 20 世纪初，科学管理理论在实践中暴露出一系列问题与弊端。20 世纪 20 年代，行为科学理论的形成，使组织行为学应运而生。古典管理理论分为科学管理理论和组织管理理论两部分。科学管理理论的代表人物弗雷德里克·温斯洛·泰勒（Frederick Winslow Taylor）经过长时间的研究，将该理论分为工作定额、标准化、能力与工作相适应、差别计件工资制、计划职能与执行职能相分离等五个主要部分。组织管理理论的代表人物有亨利·法约尔（Henri Fayol）和马克思·韦伯（Max Weber）等，亨利·法约尔提出管理的五个基本要素，即计划、组织、指挥、协调、控制；马克思·韦伯对管理理论的主要贡献是提出了"理想的行政组织体系"理论。

泰勒制推行的初期，对提高生产效率起到了积极的推动作用。但这种制度将人的能动性排除在生产之外。工人生产积极性的下降，导致劳动效率不断降低。为解决这一问题，人们开始寻找新的管理办法来解决这个问题。梅奥进行的霍桑实验对管理理论的发展起到了里程碑式的作用，其所创建的人际关系学说开辟了管理的新领域。该理论重视"人"在生产中的作用，认为金钱并不是激励员工的唯一动力，员工在生产活动中更加重视人与人之间的交往。20 世纪 50 年代，该学科被正式命名为"行为科学"，并在此后的发展中逐步由理论研究转向实际应用研究，组织行为学学科随之产生和发展起来。随着组织行为学理论内涵的不断丰富发

展和广泛应用，教育组织行为学、卫生组织行为学等概念与学科也被提出并发展起来。

研究范围 组织行为学主要研究在个体、群体、组织系统三个层面上人们的行为方式与行为管理问题。所有组织都需要通过管理者的有效管理，以达到组织目标。组织行为学根据管理者在组织中所扮演的角色的不同以及管理技能，来研究管理活动的有效性。卫生组织行为学依据其研究对象的特殊性和卫生组织服务对象在卫生服务过程中的参与性，既要研究卫生组织内有关人员的行为方式与组织管理问题，又要注重研究卫生组织服务对象的行为方式与行为管理问题，研究医疗卫生服务供方和需方的活动规律以及心理变化规律，以和谐医患之间的关系，提高卫生服务绩效和人们的健康水平。

研究方法 主要有：观察法，包括自然观察法和控制观察法；调查法，包括会谈法、电话调查和问卷调查等；心理测验法；案例法；情境模拟法；系统法；实验法等。卫生组织行为学以"人"为主要研究对象，在进行研究时，无论采取何种研究方法，都应考虑到伦理问题。在科学研究中正确处理好可能发生的伦理问题，会对研究和研究结果的应用起到积极作用。

同邻近学科的关系 卫生组织行为学的综合性强，与心理学、社会学、社会心理学、人类学和政治学等学科都有密切的联系，但在利用、吸收、融合这些相关学科的理论、知识与方法的过程中，要充分重视卫生组织的特殊性和卫生组织服务对象在卫生服务过程中的参与性等问题，突出卫生组织作为"第三部门"的性质、任务与特点，使卫生组织行为学形成自身特有的概念体系、理论与方法。

作用 卫生组织行为学的研究改变了过去人们单凭直觉来预测行为活动的做法，并帮助卫生事业管理者认识到在管理时要对不同文化、不同信仰的员工进行差别对待。掌握卫生组织行为学有助于对不同类型和层次的卫生组织内部行为与组织管理问题进行深入、全面和客观的了解，并运用这些知识使卫生组织更加有效运作。卫生组织行为学对提高卫生组织效率与效益、提高员工工作积极性、改善组织环境、降低缺勤率、减少流动率、提高人民群众满意度、形成良好的组织文化、促进组织发展与变革等方面都有着重要的指导作用。

(杨善发)

xúnzhèng wèishēng fúwù

循证卫生服务（evidence-based health care） 用循证医学的思维和方法，以当前科学研究的最佳成果为依据，指导疾病预防和治疗问题中的政策和实践，解决患者群体及人群卫生问题的行为和措施。它强调对个人、群体的任何卫生服务策略和措施的制定都要考虑资源和价值，即使证据的质量很差或最终还是根据价值和资源制订策略与措施也必须去寻找和评价它们，其目的就是通过循证的过程来指导公共卫生保健领域中干预措施的制订与实施。

概念形成 循证卫生服务源于循证医学的发展。1992年，循证医学作为一种模式由加拿大麦克马斯特（McMaster）大学内科学系教授盖亚特（Guyatt GH）领导的循证医学工作组正式命名。1996年，加拿大著名的临床流行病学家萨基特（Sackett DL）等发表在《英国医学杂志》的文章中提出，循证医学是指对个体患者的临床医疗决策的制订，应当基于当前最佳的科学研究的成果。2000年，萨基特（Sackett DL）等在其主编的第二版《循证医学：如何实践和教学》一书中进一步指出，循证医学是最佳的证据、临床经验和患者价值的有机结合，即任何临床医疗决策的制订仅仅依靠临床经验是不够的，应基于当前最佳的科学研究成果，并充分考虑患者对治疗的选择、关注和期望，即循证临床决策。

20世纪末期，循证医学已不仅仅局限于临床患者，而是扩展到整个保健系统。在资源有限的情况下，如何利用有限的资源提供最佳的服务，是决策者必须考虑的问题。只有根据科学证据制定出的决策才能达到这样的目的。这就促使卫生工作者考虑利用循证医学的思想方法解决患者群体及人群的卫生问题，随即出现了循证卫生服务。

循证卫生服务的概念来源于英国临床流行病学家科克伦（Archie Cochrane）关于"医疗卫生保健的疗效和效益问题"的阐述，他认为卫生资源是极为有限的，因此这些资源就应该被有效地利用，应通过评价，证明利用这些资源达到了理想的效果。循证卫生服务的产生既发扬了自然科学实验与理性的传统，又体现了现代医学对患者价值观和个人愿望的重视。

基本内容 包含四个方面：①研究如何依据最佳证据制定卫生服务政策，为卫生工作者，尤其是决策者不断获取最新信息服务。通过运用他人总结出的事实依据，提高自己的决策能力，从而实现资源的有效配置，缓解医疗保健系统的压力，使接受卫生服务的人群以最小的危险、最少的花费获得最多、最有效的卫生服务，从而增进全人群的健康。②科学筛查检查项目，首先选择为疾病诊断提供金标准的检查项目，再次选择经过临床医学论证可提供疾病预后判断、功能评估的项目，而对于某些较迎合患者心理、没有科学证据支持、甚至为诊断治疗带来误导效应的检查项目则不考虑。③了解各医学领域发展的最新动态，及时掌握常见疾病的最新诊治进展。同时，学会善于从患者临床资料或居民电子健康档案中发现有价值的信息，进一步选择针对性的检查，直至能够进行明确诊断，并对病情作综合评估，为下一步治疗或卫生服务做准备。④评估依据最佳证据制定的卫生服务决策是否达到了预期效果，并据此提出改进建议，重新提出问题，进入新一轮的循证过程。

在循证卫生服务中，需结合不同类型研究证据的侧重点有的放矢。按不同设计类型获取证据的力度对下列研究方法进行介绍。①系统性综述（systematic review）：在各种研究方法中，系统性综述在评价干预措施和研究结局方面的效果是最佳的，原因在于其属于二次研究，既可以是一种类型的研究，也可以是不同类型研究方法的综合。与一次研究相比，其关注的不再是个体或者人群，而是在一次研究的基础上对其结论进行复习、分析和整理。另外，系统性综述使得出结论的过程更加透明化，而且结论与单一的研究证据相比更加可信，但是对其进行仔细谨慎的质量评价仍然不可缺少。②随机对照试验（randomized controlled trial，RCT）：是

检验临床干预措施效果的金标准，但不是所有的 RCT 都能令人信服。有学者通过对 250 个随机对照试验的检查发现，约 40% 的研究由于未严格做到随机分组，从而夸大了试验产生的效果。在公共卫生领域，开展大规模人群干预措施的实施过程中，很难做到以个体为单位的随机化，而且还可能遇到伦理学问题，所以较少使用传统的随机对照，而是以整群随机，即社区干预项目多见。③观察性研究（observational study）：与 RCT 相比，观察性研究在评价公共卫生干预措施方面有着明显的优势，相对简单、可行性好，易于接受（避免了伦理学问题），但在研究过程中容易产生偏倚，而且难以估计和控制，所以对观察性研究的评价主要是侧重于偏倚的评价。④决策分析（decision analysis）：循证卫生服务中的决策是在对最佳质量的研究证据仔细评价后才制定出来的。利尔福（Lilford）、罗伊斯顿（Royston）认为决策分析是理论到实践的桥梁。决策分析具有双向性，既可以根据理论指导实践，也可以从实践中获得新的理论知识。⑤定性研究（qualitative study）：以上提到的研究都属于定量研究，但在收集研究证据的过程中有时会碰到定性研究。对定性研究的质量评价主要考虑该研究的理论基础、数据收集的范围和方法、对数据的描述，以及该研究的代表性等。

与循证医学的关系　作为邻近学科，循证医学是审慎地、准确地和明智地应用当前最佳的科学研究成果，结合医生的个人专业技能和多年临床经验，考虑患者对治疗的选择、关注和期望，制定出适合患者的治疗措施。它

强调任何医疗决策的确定都要基于临床科研所取得的最佳证据。循证卫生服务和循证医学的不同在于前者是把最好的证据用于患者群体和人群，而后者只限于患者个体。但无论是循证卫生服务还是循证医学，其最终目的都是为医疗工作者提供一种思维方法，即尽可能用最佳研究成果来指导医疗或保健决策，减少或消除不适当的、无效的甚至有害的医疗保健实践。

应用　自从循证卫生服务的概念被提出以来，其内涵和外延在日益丰富，已广泛应用于公共卫生的诸多领域，如临床实践、政策制定和卫生服务中的采购和管理等方面，它的实施方法、过程与循证医学相似，只是把最好的证据用于患者群体和人群，而不是循证医学的只限于患者个体。循证卫生服务毕竟尚在发展、完善中，对循证医学的科学基础、哲学思考还有争议，实践过程也面临许多困难和挑战。

（胡　志　杨金侠）

xúnzhèng wèishēng juécè

循证卫生决策（evidence-based health decision-making）

处理和解决卫生领域相关问题时需依据现有最佳的研究证据，同时结合实际情况和大众卫生服务需求，制定出切实可行的卫生政策，减少或消除无效的、不恰当的、昂贵和可能有害的卫生实践的一系列活动过程。

概念形成　20 世纪 90 年代初，随着全球医学临床实践、医学科研和医学教育的发展，循证理念逐渐运用于医学领域，在西方发达国家形成"循证医学"（evidence based medicine，EBM）的科学理念。1992 年，加拿大麦克马斯特（McMaster）大学内科学

系教授盖亚特（Guyatt GH）在《美国医学会杂志》（JAMA）撰文，首次提出"循证医学"这一术语。随后，循证医学影响不断扩大，国外医学中的临床实践、相关的健康领域各个方面、健康政策和管理均广泛采取了循证的取向。循证理念在西方发达国家尤其是英国、美国的各个公共部门如卫生、教育等以循证实践的名义被迅速和普遍地采纳，进一步发展出了循证实践（evidence practice）的概念，并逐步应用到公共卫生政策研究和决策中，循证卫生决策随之产生并逐渐被卫生领域的相关决策者、研究者和工作者所采纳和应用，循证卫生决策的产生和发展不仅为广大卫生机构和卫生工作者提供了一种先进的工作理念和工作方式，而且使其决策水平得到了巨大提高。

基本内容 循证卫生决策的关键是证据的获取；核心是证据的评价；目的是为科学决策提供依据，促进证据向政策和实践的转化。当然，循证卫生决策不是仅仅依靠卫生研究者或者卫生决策者就能实现的，而是需要两者之间的紧密联系和有效沟通，从而指导各级政府或卫生部门制定出符合公众最高利益的公共卫生政策，更好地发挥其决策指挥作用。循证卫生决策主要包括：查找和搜集证据；整理总结证据和利用证据进行决策等内容。影响循证卫生决策效果的因素：一是要有研究证据；二是要有可利用的卫生资源；三是政策的价值取向。

国际上的循证卫生决策主要通过科克伦（Cochrane）和坎贝尔（Campbell）两个协作网之间的合作来实现。Cochrane 协作网成立于 20 世纪 90 年代，是世界上第一个循证医学中心，其评价结果在政府的卫生决策、循证医学教育等方面发挥了重要作用。Campbell 协作网是另一个循证决策的组织，成立于 2000 年，为决策者和执业医师提供了大量的可靠证据。中国的循证公共卫生决策起步比较晚，1997 年成立了第一个循证医学中心，并于 1999 年 3 月被国际 Cochrane 协作网正式批准成为世界上第 13 个中心，也是亚洲第 1 个、亚太地区的第 2 个 Cochrane 中心。

循证决策方法是一种卫生政策研究的工具，常用于政策的制定。它包含多种方法，如系统性综述、决策分析、应用社区信息与流行病学技术方法循环、结合各种方法的矩阵分析和以需要为基础的卫生评价等。

作用 ①实施循证卫生决策可提高决策者收集、评估和利用证据的能力，营造一个有利于循证决策的文化和环境，在实践中可以根据新出现的现象和"证据"，修订现行的卫生政策，使卫生改革与发展走上良性、可持续发展的道路。②运用循证卫生决策的研究方法可以找出归因危险数据之间存在的差距，有助于进一步完善疾病经济负担的评价方法。③循证证据可应用于不同人群（如健康人群、亚健康人群、高危人群、患病人群及特殊人群等），用于探索某项或多项干预措施对某类人群或者某种健康问题产生的效果或影响。④采用成本－效果、成本－效用和成本－效益等方法来评价干预措施所取得的成果，如已经证明有效的干预措施，是否应该扩大其干预措施的范围等，开发新的信息系统来监测那些有效的干预措施和未经证实或无效的干预措施，以利于评价干预措施的执行情况和是否值得推广，用以指导决策者制定各个层面的公共卫生政策。

（胡 志 杨金侠）

索　引

条目标题汉字笔画索引

说　明

一、本索引供读者按条目标题的汉字笔画查检条目。

二、条目标题按第一字的笔画由少到多的顺序排列，按画数和起笔笔形横（一）、竖（丨）、撇（丿）、点（、）、折（乛，包括丁乚𠃋等）的顺序排列。笔画数和起笔笔形相同的字，按字形结构排列，先左右形字，再上下形字，后整体字。第一字相同的，依次按后面各字的笔画数和起笔笔形顺序排列。

三、以拉丁字母、希腊字母和阿拉伯数字、罗马数字开头的条目标题，依次排在汉字条目标题的后面。

三　画

四　画

八　画

九　画

十　画

条 目 外 文 标 题 索 引

T

U

V

W

内 容 索 引

说 明

一、本索引是本卷条目和条目内容的主题分析索引。索引款目按汉语拼音字母顺序并辅以汉字笔画、起笔笔形顺序排列。同音时，按汉字笔画由少到多的顺序排列，笔画数相同的按起笔笔形横（一）、竖（丨）、撇（丿）、点（、）、折（乛，包括丁乚く等）的顺序排列。第一字相同时，按第二字，余类推。索引标目中夹有拉丁字母、希腊字母、阿拉伯数字和罗马数字的，依次排在相应的汉字索引款目之后。标点符号不作为排序单元。

二、设有条目的款目用黑体字，未设条目的款目用宋体字。

三、不同概念（含人物）具有同一标目名称时，分别设置索引款目；未设条目的同名索引标目后括注简单说明或所属类别，以利检索。

四、索引标目之后的阿拉伯数字是标目内容所在的页码，数字之后的小写拉丁字母表示索引内容所在的版面区域。本书正文的版面区域划分如右图。

a	c	e
b	d	f

拉丁字母

阿拉伯数字

本卷主要编辑、出版人员

执行总编　谢　阳

编　　审　谢　阳

责任编辑　王　霞　傅保娣

索引编辑　王小红

汉语拼音编辑　王　颖

外文编辑　顾良军

名词编辑　王晓霞

参见编辑　周艳华

责任校对　苏　沁

责任印制　陈　楠

装帧设计　雅昌设计中心·北京